Rehabilitatives Krafttraining

Theoretische Grundlagen und
praktische Anwendungen

Lorenz Radlinger
Willy Bachmann
Johannes Homburg
Urs Leuenberger
Gabriela Thaddey

379 Abbildungen
471 Einzeldarstellungen
135 Tabellen

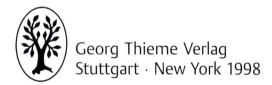

Georg Thieme Verlag
Stuttgart · New York 1998

Dr. Lorenz Radlinger
CH-3053 Münchenbuchsee, Dozent an der Feusi
Physiotherapieschule, Bern und an der Schule
für Physiotherapie am Inselspital, Bern,
Diplomsportlehrer, Sportwissenschaftler

Willy Bachmann
Physiotherapeut, CH-Bern

Johannes Homburg
Physiotherapeut, CH-Rüfenacht

Urs Leuenberger
Physiotherapeut, CH-Rüfenacht

Gabriela Thaddey
Physiotherapeutin, CH-Bern

Zeichnungen von Barbara Gay, Stuttgart
Umschlaggrafik von Martina Berge, Erbach/Erns-
bach

Die Deutsche Bibliothek – CIP-Einheitsaufnahme

Radlinger, Lorenz:
Rehabilitatives Krafttraining : theoretische
Grundlagen und praktische Anwendungen ; Tabel-
len / Lorenz Radlinger ... – Stuttgart ; New York :
Thieme, 1998

Geschützte Warennamen (Warenzeichen) werden nicht besonders kenntlich gemacht. Aus dem Fehlen eines solchen Hinweises kann also nicht geschlossen werden, daß es sich um einen freien Warennamen handele.

Das Werk, einschließlich aller seiner Teile, ist urheberrechtlich geschützt. Jede Verwertung außerhalb der engen Grenzen des Urheberrechtsgesetzes ist ohne Zustimmung des Verlages unzulässig und strafbar. Das gilt insbesondere für Vervielfältigungen, Übersetzungen, Mikroverfilmungen und die Einspeicherung und Verarbeitung in elektronischen Systemen.

© 1998 Georg Thieme Verlag
Rüdigerstraße 14, 70469 Stuttgart
Printed in Germany

Satz: Mitterweger Werksatz GmbH,
68723 Plankstadt

Druck: Gutmann + Co, Heilbronn

ISBN 3-13-110321-3

Wichtiger Hinweis:
Wie jede Wissenschaft ist die Medizin ständigen Entwicklungen unterworfen. Forschung und klinische Erfahrung erweitern unsere Kenntnisse, insbesondere was Behandlung und medikamentöse Therapie anbelangt. Soweit in diesem Werk eine Dosierung oder eine Applikation erwähnt wird, darf der Leser zwar darauf vertrauen, daß Autoren, Herausgeber und Verlag große Sorgfalt darauf verwandt haben, daß diese Angabe **dem Wissensstand bei Fertigstellung des Werkes** entspricht.

Für die Angaben über Dosierungsanweisungen und Applikationsformen kann vom Verlag jedoch keine Gewähr übernommen werden. **Jeder Benutzer ist angehalten,** durch sorgfältige Prüfung der Beipackzettel der verwendeten Präparate und gegebenenfalls nach Konsultation eines Spezialisten festzustellen, ob die dort gegebene Empfehlung für Dosierungen oder die Beachtung von Kontraindikationen gegenüber der Angabe in diesem Buch abweicht. Eine solche Prüfung ist besonders wichtig bei selten verwendeten Präparaten oder solchen, die neu auf den Markt gebracht worden sind. **Jede Dosierung oder Applikation erfolgt auf eigene Gefahr des Benutzers.** Autoren und Verlag appellieren an jeden Benutzer, ihm etwa auffallende Ungenauigkeiten dem Verlag mitzuteilen.

Vorwort

Die Verwendung von Krafttrainingsmethoden und -mitteln ist heutzutage als deutlicher Trend in der Physiotherapie zu erkennen, jedoch in den Anfängen. Dabei besteht neben dem Kennenlernen des Krafttrainings eine gewisse Unsicherheit im Umgang mit den Aspekten des Krafttrainings im therapeutischen Bereich. Diese Unsicherheit rührt möglicherweise daher, dass die Krafttrainingsmethoden bislang besonders im Sport Anwendung finden, wo die Belastbarkeit der Sportler eine wesentlich andere als die der Patienten ist.

Auf der einen Seite besteht also ein grosses Potential: Denn durch die hochdifferenzierten Kraftanforderungen im Sport sind die Krafttrainingsmethoden in ihren Grundlagen, Durchführungen, Methoden, Wirkungsweisen und Tests aus Sicht der Sportmedizin und Leistungsphysiologie und übergreifend in der Trainingswissenschaft recht gut untersucht und abgeklärt.

Auf der anderen Seite besteht für Physiotherapeuten die berechtigte Frage: Sind die Krafttrainingsmethoden auf die Therapie am Patienten übertragbar? Wir möchten diese Frage eindeutig bejahen, gleichzeitig aber aufzeigen, dass Anpassungen notwendig sind.

Unser Anliegen in diesem Buch ist es deshalb, über die weitreichende Bandbreite des Krafttrainings und seine Variationen zu informieren. Dabei sollen die spezifischen Möglichkeiten und Anwendungen der vielfältigen Krafttrainingsarten und -methoden in der Prävention und Rehabilitation im grundsätzlichen Verständnis (Prinzipien) klar gemacht werden. Auf diese Weise kann die Therapeutin von sich aus ableiten, bei welchen Patienten bzw. welchen Zielen das Krafttraining im einzelnen zu verwenden ist.

Ein Hauptaugenmerk liegt im Sinne der notwendigen Anpassungen darauf, neben den Prinzipien des Krafttrainings therapeutisch notwendige und vielfältige Variationen aufzuzeigen. Denn nur die variable Handhabung des Krafttrainings kann gewährleisten, dem Patient jederzeit individuell gerecht zu werden.

Die Darstellungen berücksichtigen die theoretisch und empirisch wissenschaftlichen Grundlagen zum Krafttraining, soweit diese eine therapeutische Praxisrelevanz aufweisen. Darüber hinaus ist es notwendig, die Anpassung des Krafttrainings an die Bedürfnisse des Patienten unter den Aspekten der klinischen und therapeutischen Erfahrung zu beschreiben.

Zum besseren Verständnis empfehlen wir als Grundlagenliteratur das Buch „Rehabilitative Trainingslehre" (Thieme Verlag Stuttgart, 1998).

Wir danken...

- den Direktoren der Feusi Physiotherapieschule Bern, Dr. Bernd Gross und Eugen Mischler für die langjährige Unterstützung;
- dem Schulteam der Feusi Physiotherapieschule Bern für das Lesen und Kritisieren der Texte;
- Frau Dr. Brigitte Walz (Bern) und Roland Bärtsch (Bern) für das ausführliche Lesen des gesamten Manuskriptes und die konstruktive Kritik aus der Sicht der Physiologin und des Sportlehrers;
- Herrn Gregor Hüni und den Mitarbeitern der Firma Leuenberger Medizintechnik AG (Wallisellen) für die äusserst grosszügige personelle, räumliche, apparative und finanzielle Unterstützung bei den Fotoarbeiten;
- Frau Monika Rufener (Winthertur), die lange Zeit zu unserer Arbeitsgruppe gehörte, für ihre Beiträge und Diskussionen.

Wir gedenken unserer engagierten Kollegin Birgit Warnecke, die zu unserer Arbeitsgruppe gehörte, und uns zu Beginn unserer gemeinsamen Arbeit mit vollen Kraft unterstützt hat.

Bern im Frühjar 1998   Die Autoren

Inhalt

1	Ziele und Aufgaben der Muskelkräftigung in Rehabilitation, Prävention und Sport	1
2	Kraft im Alltag	3
3	Physikalische und mechanische Aspekte der Kraft und des Krafttrainings	7

3.1	Definitionen	7
3.2	Physikalische Größen	8
	Kinematik der geradlinigen Bewegung	8
	Dynamik der geradlinigen Bewegung	9
3.3	Physiotherapeutischer Bezug zu den physikalischen Kraftaspekten	11

	Hebelarm und Drehmoment	12
	Trainierbarkeit	16
	Funktion zweigelenkiger Muskeln .	19
	Funktionelle Vielfältigkeit von Muskeln	19

4	Motorische Beanspruchungsform Kraft	21

4.1	Maximalkraft	23
4.2	Schnellkraft und Reaktivkraft	24
4.3	Kombinationen von Kraft und Ausdauer	26

	Maximalkraftausdauer	27
	Kraftausdauer	27
	Ausdauerkraft	28
	Lokale aerobe Ausdauer	29

5	Testverfahren zur Ermittlung der Kraft und der Belastungsintensitiät	31

5.1	Aufgaben von Testverfahren	31
5.2	Subjektive, semiobjektive und objektive Testverfahren	31
5.3	Klinische Skala der Kraftwerte M0 – M6	32
5.4	Klinisch-funktionelle Krafttests	34

5.5	Tests zur Kraftleistungsfähigkeit . . .	39
	Isometrische Krafttests	40
	Dynamische Krafttests	42
5.6	Berechnung der Belastungsintensität	44
5.7	Praxisgerechtes Finden der richtigen Belastungsintensität	46

6	Methoden des Krafttrainings	49

6.1	Therapieziele – Kraftarten – Anwendungsbereiche	49
6.2	Komplexe Kraftentwicklung	49
6.3	Differenzierte Kraftentwicklung	52
6.4	Allgemeine und spezielle Kraftentwicklung	53
6.5	Erklärung der Trainingsmethoden . .	55
6.6	Methoden der komplexen Kraftentwicklung	59
	Methode der leichten Krafteinsätze mit mittleren Wiederholungszahlen	61
	Methode der mittleren Krafteinsätze mit ermüdender Wiederholungszahl	61
6.7	Methoden der differenzierten Kraftentwicklung	62

	Methoden des Muskelaufbau-trainings	62
	Methodenvarianten des Muskel-aufbautrainings	66
	Kombinierte Methode	69
	Vor- und Nachteile der kombinierten Methode	72
	Methoden des intra-muskulären Koordinationstrainings .	73
	Vor- und Nachteile des intra-muskulären Koordinationstrainings .	75
	Methoden des Reaktivkrafttrainings	77
	Methoden der Kombination von Kraft und Ausdauer	79
6.8	Variationen der Krafttrainings-methoden bei Beschwerden	84

| 7 | Trainingsmittel | 89 |

| 8 | Referenz-, Kraft- und Dehnübungen | 95 |

8.1	Übungen der Hüftflexoren	98
	Referenzübungen	98
	Kraftübungen	99
	Dehnübungen	101
8.2	Übungen der Hüftextensoren	102
	Referenzübungen	102
	Kraftübungen	103
	Dehnübungen	105
8.3	Übungen der Hüftabduktoren	106
	Referenzübungen	106
	Kraftübungen	107
	Dehnübungen	110
8.4	Übungen der Hüftadduktoren	112
	Referenzübungen	112
	Kraftübungen	113
	Dehnübungen	115
8.5	Übungen der Hüftinnenrotatoren	116
	Referenzübungen	116
	Kraftübungen	117
	Dehnübungen	119
8.6	Übungen der Hüftaußenrotatoren	120
	Referenzübungen	121
	Kraftübungen	121
	Dehnübungen	123
8.7	Übungen der Knieflexoren	124
	Referenzübungen	124
	Kraftübungen	125
	Dehnübungen	126
8.8	Übungen der Knieextensoren	127
	Referenzübungen	127
	Kraftübungen	128
	Dehnübungen	131
8.9	Übungen der Fußflexoren	132
	Referenzübungen	133
	Kraftübungen	134
	Dehnübungen	136
8.10	Übungen der Fußextensoren	137
	Referenzübungen	137
	Kraftübungen	138
	Dehnübungen	139
8.11	Übungen der Zehenflexoren	140
	Referenzübungen	141
	Kraftübungen	142
	Dehnübungen	142
8.12	Übungen der Zehenextensoren	143
	Referenzübungen	143
	Kraftübungen	144
	Dehnübungen	144
8.13	Übungen der Schultergürtelelevatoren	145
	Referenzübungen	145
	Kraftübungen	146
	Dehnübungen	147
8.14	Übungen der Schultergürtel-depressoren	148

	Referenzübungen	148
	Kraftübungen	149
	Dehnübungen	150
8.15	Übungen der Schultergürtel-retraktoren	151
	Referenzübungen	151
	Kraftübungen	152
	Dehnübungen	153
8.16	Übungen der Schultergürtel-protraktoren	154
	Referenzübungen	154
	Kraftübungen	155
	Dehnübungen	156
8.17	Übungen der Schulterflexoren	157
	Referenzübungen	157
	Kraftübungen	158
	Dehnübungen	160
8.18	Übungen der Schulterextensoren	161
	Referenzübungen	161
	Kraftübungen	162
	Dehnübungen	163
8.19	Übungen der Schulterabduktoren	164
	Referenzübungen	164
	Kraftübungen	165
	Dehnübungen	166
8.20	Übungen der Schulteradduktoren	167
	Referenzübungen	168
	Kraftübungen	169
	Dehnübungen	171
8.21	Übungen der Schulterinnenrotatoren	172
	Referenzübungen	173
	Kraftübungen	173
	Dehnübungen	175
8.22	Übungen der Schulteraußen-rotatoren	176
	Referenzübungen	176
	Kraftübungen	177
	Dehnübungen	179
8.23	Übungen der Ellbogenflexoren	180
	Referenzübungen	181
	Kraftübungen	181
	Dehnübungen	183
8.24	Übungen der Ellbogenextensoren	184
	Referenzübungen	184
	Kraftübungen	185
	Dehnübung	187
8.25	Übungen der Unterarmsupinatoren	188
	Referenzübungen	188
	Kraftübung	189
	Dehnübung	189
8.26	Übungen der Unterarmpronatoren	190
	Referenzübungen	190
	Kraftübungen	191
	Dehnübung	192

8.27	Übungen der Handgelenksflexoren	. 193		Referenzübung	212
	Referenzübungen	193		Kraftübung	212
	Kraftübungen	194	8.38	Übungen der Daumengrundgelenks-	
	Dehnübungen	195		flexoren	213
8.28	Übungen der Handgelenks-			Referenzübung	213
	extensoren	196		Kraftübung	213
	Referenzübungen	196	8.39	Übungen der Daumengrundgelenks-	
	Kraftübungen	197		extensoren	214
	Dehnübungen	198		Referenzübung	214
8.29	Übungen der Fingergrundgelenks-			Kraftübung	214
	flexoren	199	8.40	Übungen des Daumenendgelenks-	
	Referenzübungen	199		flexors	215
	Kraftübungen	200		Referenzübung	215
	Dehnübung	200		Kraftübung	215
8.30	Übungen der Fingergrundgelenks-		8.41	Übungen des Daumenendgelenks-	
	extensoren	201		extensors	216
	Referenzübung	201		Referenzübung	216
	Kraftübungen	201		Kraftübung	216
	Dehnübung	202	8.42	Übungen der Halsflexoren	217
8.31	Übungen der Fingerabduktoren	203		Referenzübungen	218
	Referenzübung	203		Kraftübungen	219
	Kraftübungen	204		Dehnübung	220
8.32	Übungen der Fingeradduktoren	205	8.43	Übungen der Halsextensoren	221
	Referenzübungen	205		Referenzübungen	222
	Kraftübungen	205		Kraftübungen	223
8.33	Übungen der Fingermittelgelenks-			Dehnübung	224
	flexoren	206	8.44	Übungen der Rumpfflexoren	225
	Referenzübungen	206		Referenzübungen	225
	Kraftübungen	206		Kraftübungen	226
	Dehnübung	206		Dehnübung	229
8.34	Übungen der Fingerendgelenks-		8.45	Übungen der Rumpfextensoren	230
	flexoren	207		Referenzübungen	230
	Referenzübung	207		Kraftübungen	231
	Kraftübungen	208		Dehnübungen	234
	Dehnübung	208	8.46	Übungen der Rumpfrotatoren	235
8.35	Übungen der Daumenabduktoren	209		Referenzübungen	235
	Referenzübung	209		Kraftübungen	236
	Kraftübungen	209		Dehnübung	239
8.36	Übungen der Daumenadduktoren	210	8.47	Übungen der Rumpflateralflexoren	240
	Referenzübung	210		Referenzübungen	240
	Kraftübungen	211		Kraftübungen	241
8.37	Übungen der Daumen- und			Dehnübung	243
	Kleinfingeroppositionsmuskeln	212			

9	**Trainingspläne**				**245**
	Vorgehensweise bei der Erstellung von Trainingsplänen	246	9.3	Trainingsplan für die postoperative Nachbehandlung bei Status nach Diskushernienoperation L_5/S_1	276
9.1	Trainingsplan für die posttrauma-tische Nachbehandlung bei Bankhart-Läsion	249	9.4	Trainingsplan für die Behandlung nach Läsion des N. peronaeus	295
9.2	Trainingsplan für die postoperative Nachbehandlung bei Status nach Tibiakopfosteotomie	262	9.5	Trainingsplan für die postoperative Nachbehandlung bei Status nach vorderer Kreuzbandplastik	322

Literatur 351

Quellenverzeichnis 359

Sachverzeichnis 363

1 Ziele und Aufgaben der Muskelkräftigung in Rehabilitation, Prävention und Sport

Die muskuläre Kraft stellt die Basis für jede körperliche Bewegung oder Haltung dar. Neben den Bewegungen des eigenen Körpers setzt man die Muskelkraft ebenso zum Bewegen oder Überwinden von äußeren Widerständen (z. B. Gegenständen) ein.

Besondere Bedeutung hat dabei nicht unbedingt die maximal mögliche Kraft, sondern im Vordergrund steht die situationsspezifische Ausführung von alltäglichen, beruflichen, sportlichen oder therapeutischen Bewegungen. Die Zielsetzung eines präventiven wie rehabilitativen Krafttrainings läßt sich entsprechend dieser Anforderungen wie in Abb. 1.**1** beschreiben:

Im Detail sind für die aktive Stabilisation und Ausführung von dynamischen Bewegungen vielfältige Kraft- und Koordinationskomponenten und im ganzheitlichen Sinn verwandte Aspekte notwendig. All diese Größen müssen in einem präventiven wie rehabilitativen Krafttraining isoliert und in der gegenseitigen Beeinflussung berücksichtigt werden:

- *Muskuläre Kraft* (intermuskuläre Koordination, intramuskuläre Koordination, Muskelmasse) zur Stabilisierung bzw. Verbesserung der Muskelfunktionen, Ausgleich bzw. Verminderung von Schäden und Muskelschwächen, Sicherung der Gelenke und Prophylaxe gegen weitere Verletzungen, Reedukation;

- *Beweglichkeit* zur Aufrechterhaltung der Gelenkbewegung der für die Gelenkführung notwendigen Muskelabschnitte, zum Ausgleich immobilisationsbedingter Defizite, Erhaltung bzw. Verbesserung der artikulären und periartikulären, muskulären, neuro-dynamischen Beweglichkeit;

- *Ausdauer* zur verbesserten allgemeinen wie lokalen Ermüdungswiderstands- und Regenerationsfähigkeit (z. B. Haltung und aktive Stabilisation während der Bewegung oder verbesserte Durchblutung);

- *Koordination* und *Sensorik* zur gesunden, ökonomischen, physiologisch-funktionsgerechten Aktivität im Alltag, Beruf oder Sport;

- *Schmerzlinderung* zur ungehemmten Aktivierung aller psychophysischen Leistungskomponenten;

- *Beschleunigung des Heilungsprozesses* nach Verletzung oder Erkrankung mit adäquaten Anpassungserscheinungen am Bewegungsapparat (Knochen, Knorpel, Bänder, Sehnen, Bindegewebe, Haut);

- *Pädagogische* und *psychologische Einflußnahme* mit dem Ergebnis einer hohen, individuell und sozial verantwortungsvollen Leistungsbereitschaft [1.1].

1 Ziele und Aufgaben der Muskelkräftigung in Rehabilitation, Prävention und Sport

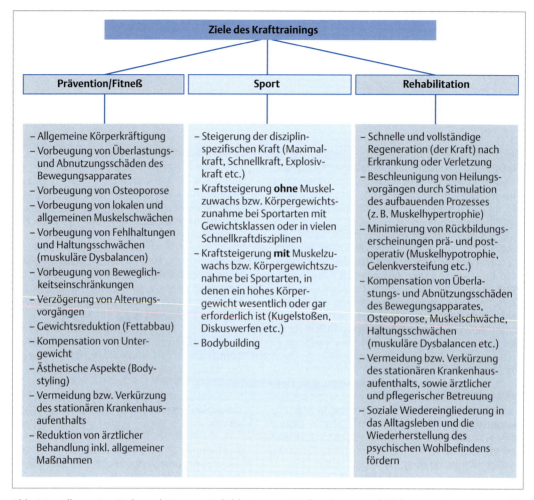

Abb. 1.1 Allgemeine Ziele und Einsatzmöglichkeiten von Krafttraining (nach Ehlenz et al.; Denner; Kubli Lanz; Pickenhain et al.)

2 Kraft im Alltag

Bewegung. Leben heißt *Bewegung* – Bewegung in jeder Zelle, und für unser Auge besonders sichtbar durch muskuläre Aktivität. Es liegt daher auf der Hand, daß unsere Kommunikation mit der Außenwelt und unser persönlicher Ausdruck zu einem wesentlichen Teil mittels Muskelaktionen bewerkstelligt werden (Sprache, Musik, Tanz, bildende und darstellende Kunst, körperliche Mobilität, Sport etc.). Die genetisch und durch die Anpassungsfähigkeit des Organismus an die Umwelt bedingten anatomischen Formen (Knochen, Gelenke, Bänder, Muskulatur etc.) sind nach einem Plan ausgerichtet, der die Kraftentwicklung des jeweiligen Individuums für die Aktivitäten des täglichen Lebens einbezieht.

Bewegung findet immer statt – sogar wenn Änderungen in der motorischen Region der Gehirnrinde eintreten, beispielsweise beim Denken. Es kann dadurch in der Muskulatur eine Änderung geschehen. Hierauf beruht der Schluß, daß genauso gut keine Bewegung ohne vorangegangenen Gedanken möglich ist, wie jeder Gedanke eine Bewegung auslöst [2.1].

Traditionelle und moderne Arbeits- und Lebensformen beruhen auf einem funktionsfähigen Geh- und Greifapparat. Mit ihm entwickeln wir Fähigkeiten, die eng an Kraft gebunden sind. Dies ist nur mittels eines der Anforderung genügenden und adaptierfähigen neuromuskulären Systems mit der daraus resultierenden Kraftentwicklung zu verwirklichen. Ist die dazu nötige Kraft nicht oder ungenügend vorhanden, entsteht ein Defizit, was im weitesten Sinn als Behinderung bzw. Einschränkung der Aktivitäten des täglichen Lebens anzusehen ist.

Alltägliche Leistungsanforderung. Die Leistungsfähigkeit ausschließlich aus der Sicht der Kraft zu erläutern, wäre zu eng gefaßt. Betrachtet man nämlich alltägliche Leistungsanforderungen, die von unserem Körper verlangt werden, sieht man, daß aufgrund der geringen aber oft langen Belastung allen gemeinsam die aerobe Ausdauerfähigkeit zugrunde liegen muß. Im Alltag entsprechen Aktivitäten wie langandauerndes Sitzen, Stehen, Gehen, Laufen etc. diesem Grundsatz. Die normale alltägliche Leistungsanforderung und deren minuten- bis stundenlange Aufrechterhaltung (z.B. Sitzhaltung) vollzieht sich eindeutig nur unter aerober Energiebereitstellung. Deshalb gehören wir und alle Wesen mit Muskulatur, die vorwiegend eine langandauernde Arbeit mit geringer Intensität absolvieren, zur Gattung der Aerobier. Die Mehrheit unserer Leistungsanforderungen an die Energiebereitstellungssysteme sind denn auch aerob. Grob geschätzt könnte man sagen, etwa 99 % unserer 24-Stunden-Aktivität ist aerob.

Demgegenüber sind wir zusätzlich imstande, auf anaerobe Energiebereitstellungssysteme zurückzugreifen. Dann nämlich, wenn wir Kraftleistungen vollbringen müssen. Im Alltag wären dies kurze, intensive Bewegungsabläufe wie Heben, Bücken (unter Last), Aufstehen, Flaschen oder Gläser öffnen, sportliche Aktivität (z.B. Sprint) etc.

Somit sind wir bei den alltäglichen physiologisch gering intensiven und langandauernden Erfordernissen insbesondere auf *aerobe Ausdauer*, bei kurzen und intensiven Bewegungsabläufen mit wenigen Wiederholungen auf *anaerobe Kraft* angewiesen. In diesem Sinn nützt eine hohe Kraftentwicklungsfähigkeit, wie sie z.B. im Bereich der anaeroben alaktaziden oder anaeroben laktaziden Beanspruchungen erreichbar ist, alleine für die alltäglichen Erfordernisse wenig.

Die normalen alltäglichen Leistungsanforderungen verlangen keine hohe Energieumwandlung, denn unser Atmungs- und Herz-Kreislauf-System liegt im allgemeinen in einem relativ tiefen extensiven Bereich (Atemfrequenz ca. 15–20/min, Herzfrequenz ca. 60–100/min, Laktatwerte ca. 1–2 mmol/l). Anders sieht es bei besonderen Situationen aus, die hohe Kraft erfordern. Die dazu benötigte Energie muß rasch und in großer Menge anaerob bereitgestellt werden. Beispielsweise das Heben eines schweren Gegenstandes entspricht einer solchen Aufforderung.

Die aerobe Ausdauerfähigkeit ist ihrerseits nicht nur auf die Leistungsfähigkeit unseres Atmungs- und Herz-Kreislauf-Systems angewiesen. Sie ist in Wechselbeziehung mit der nötigen Kraftentwicklung unserer Skelettmuskulatur zu setzen, die im jeweiligen Fall beansprucht wird.

Kraft und Ausdauer. Der Zusammenhang bzw. die gegenseitige Abhängigkeit zwischen Kraft und Ausdauer läßt sich an einem klinischen *Beispiel* erläutern:

Nehmen wir an, ein Patient ist auf Grund einer schwerwiegenden Pathologie oder durch verordnete Bettruhe immobilisiert. Immobilisation bedeutet dann Verlust der Leistungsfähigkeit. Die Mobilisation des Patienten sollte daher so früh als möglich, d. h. sobald es die klinischen Umstände erlauben, erfolgen. Denn dann bleiben die negativen Folgen der Immobilisation gering, und die Progredienz der durch die Immobilisation verursachten katabolen Prozesse geht nicht weiter. Insbesondere die muskuläre Immobilisationshypotrophie, die verminderte Vitalkapazität und die Herz-Kreislauf-Leistungsfähigkeit verschlechtern sich nicht mehr in zunehmendem Maße, und zudem kann sich die Selbständigkeit des Patienten wieder verbessern. Nun beobachten wir u. U. bei der ersten Mobilisation, daß die Kraft des Patienten gerade ausreicht, um aufzustehen und eine kurze Strecke zu gehen (z. B. zur Toilette). Weil es den Patienten sehr anstrengt, bedeuten das Aufstehen und die wenigen Schritte zur Toilette für den Patienten eine Leistungsanforderung unter anaerober Kraft (u. U. Maximalkraftausdaueranforderung). Die Intensität der Belastung (Aufstehen) ist subjektiv für den Patienten aktuell sehr hoch und der Umfang dementsprechend klein (1 × Aufstehen und ca. 10 Sekunden Gehen). In diesem Fall ist die Intensität zu hoch und die Belastungsdauer zu kurz, um einen therapiewirksamen Ausdauereffekt erreichen zu können. Die Ausdauer bleibt also weiterhin unberücksichtigt und wird mit zunehmender Immobilisationszeit weiter abnehmen. Macht der Patient aber ein Krafttraining, hat das zur Folge, daß das Aufstehen für ihn nicht mehr eine Maximalkraftausdaueranforderung ist. Er hat nun mehr Reserven zur Verfügung, mit denen er die Anzahl der Schritte als weniger intensiv empfindet. Der Patient muß in Zukunft aber weitere Strecken schaffen, damit er Selbständigkeit und bessere Lebensqualität erreichen kann. Ein *Krafttraining*, um den Bewegungsablauf koordinativ wie belastungsmäßig zu ermöglichen und Reserven zu schaffen, *und* ein dazu parallel geführtes *Ausdauertraining*, um die Bewegung lange ausführen zu können, wäre die logische Konsequenz.

Übertragen wir diese Situation in den Alltag, kommt man wieder zum Schluß, daß wir nun für einzelne hochintensive Bewegungen anaerobe Kraft benötigen und sonst dominant aerobe Ausdauerleistungen vollbringen.

Alltag = Kraft + Ausdauer

Umgangssprachlich läge es auf der Hand, die Notwendigkeit, daß wir Kraft und Ausdauer brauchen, als „Kraftausdauer" zu bezeichnen. Dies geschieht in vielen therapeutischen Literaturquellen. Physiologisch betrachtet ist Kraftausdauer aber die Fähigkeit zur maximalen anaeroben Glykolyse, d. h. soviel Glukose wie möglich pro Zeiteinheit zur Energiegewinnung umzusetzen und gleichzeitig die entstehende hohe Übersäuerung lange auszuhalten (Laktattoleranz). Das ist aber nur bei bestimmten Sportarten, typisch beim 400 m-Lauf, von Bedeutung.

Kraftverlust. Die beanspruchte Muskulatur kann ihre Kraft aus verschiedenen Gründen verlieren:

- Alterung (solange dies nicht durch ein Krafttraining kompensiert wird),
- Herz-Kreislauf-Insuffizienz (z. B. O_2-Mangel),
- Immobilisation (Inaktivitätshypotrophie, Hypokinetose),
- Stoffwechselerkrankungen (Trophik, z. B. Muskeldystrophie),
- Trauma (Inaktivitätshypotrophie),
- Entzündungen (Hemmechanismen),
- Degeneration (neuromuskulär),
- Schmerzen (Hemmechanismen) [2.2].

Bei geringer Kraft können bestimmte Bewegungen erschwert werden. In der Folge nimmt bei intensiven Kraftbelastungen die Zahl der möglichen Bewegungen ab. Die geringere Belastbarkeit führt dazu, daß ein größerer Aufwand für Bewegungen nötig wird. Weil auf diese Weise jede Bewegung mühsamer wird, vermindert sich normalerweise die Aktivität, was die Kraft gleichzeitig weiter vermindert.

Als Folge dessen werden Ausweichbewegungen sichtbar.

Beispielhaft beobachtet man dies an Patienten mit symptomatischer Koxarthrose, die sich u. U. allmählich ein Duchenne- oder Trendelenburg-Hinken aneignen.

Zu einem Kraftverlust kommt es nicht immer nur aufgrund einer schmerzbedingten Schonung, wie man es nach Traumen beobachten kann, sondern es können ebenso inadäquate Lebensgewohnheiten, wie Bewegungsmangel oder schlechte Ergonomie zu einem Verlust der Kraft führen.

Hypothetisch könnte man den Schluß ziehen, daß die Lebensgewohnheiten sehr häufig die Ursache von Krankheiten sind. Ein Beispiel wären Rückenbeschwerden als Folge einer Haltungsinsuffizienz. Sie haben unter anderem ihre Ursache in einer oft zu lange eingenommenen „bequemen", passiven Sitzhaltung. Diese ist aber belastend für die passiven und aktiven Strukturen der Wirbelsäule. Ein lokal aerob dynamisches Ausdauer- und ein Krafttraining können Voraussetzungen schaffen, die nützlich entgegenwirken. Solange dies zu einem günstigen Sitzverhalten führt, ist ein solches Training aus präventivmedizinischer Sicht ideal.

Betrachtet man arbeitsphysiologische Aspekte, so stellt die leistungsfähige Muskulatur einen maßgebenden Faktor für die verschiedenen Arbeitsleistungen des Menschen dar.

Die Einschränkung der Kraft kann relativ gering sein (z. B. leichter Kraftverlust im M. quadriceps femoris, besonders im M. vastus medialis), aber eine relativ große Wirkung nach sich ziehen. Wenn beispielsweise dadurch die Kniestabilisation z. B. beim Treppabgehen vermindert ist, bedeutet dies gleichzeitig eine erhöhte Gelenkbelastung. Es kann deshalb zu einem Retropatellarsyndrom kommen. Das Training erhöht die Kraft wieder. Danach sind Situationen unter erhöhten Kraftanforderungen wieder möglich. Die Ausdauer ist jedoch nicht automatisch mitverbessert worden. Dies könnte ein Ausdauertraining leisten.

Interessanterweise sind gerade die alltäglichen Bewegungsabläufe gute Trainingssituationen. So zum Beispiel das Treppensteigen, Haus- und Gartenarbeit, Fahrradfahren, Sitzen, Stehen, Gehen, Freizeitsportarten etc. Wichtig sind aber die Regelmäßigkeit unter Berücksichtigung der methodischen Durchführung sowie funktioneller und ergonomischer Gesichtspunkte.

3 Physikalische und mechanische Aspekte der Kraft und des Krafttrainings

Mit der Überzeugung, daß unter anderem das Denken in Begriffen der physikalischen Mechanik ein gründlicheres Verständnis des Bewegungsgeschehens in der Physiotherapie fördert, erläutern wir hier einige für uns wichtige Aspekte der Kraft. Kenntnisse dieser Art können dem Physiotherapeuten helfen, Bewegungen (Statik und Dynamik) selbständig zu analysieren und konstruktiv zu verbessern. Die Grundregeln und Definitionen werden im allgemeinen nicht weiter erläutert, sie sind in jedem Buch über Mechanik oder Biomechanik ausführlich beschrieben.

3.1 Definitionen

Die Betrachtung der Kraft darf nicht nur auf einer physikalisch definierten Grundlage basieren, weil die Kraft im Sinne einer körperlichen Tätigkeit nicht allein als eine der motorisch-konditionellen Fähigkeiten angesehen werden darf. Rein physikalisch gilt Kraft als Ursache von Bewegungsänderung oder bleibende oder vorübergehende Formveränderung an Körpern. Die einwirkende Kraft kann also an der Beschleunigung, die ein Körper erfährt und an der Größe der bewegten Masse erkannt werden. Die Bewegungsgleichung nach Newton ist gleichzeitig die Grundgleichung der Mechanik und lautet:

Kraft im physikalischen Sinn

ist das Produkt aus Masse mal Beschleunigung; ausgedrückt in der Formel $\vec{F} = m \cdot \vec{a}$. (F = Kraft, m = Masse und a = Beschleunigung).
Die Einheit der Kraft ist Newton [N].

$$1N = kg \cdot m/s^2$$

Diese physikalische Gesetzmäßigkeit läßt sich durch die biologische Betrachtungsweise ergänzen:

Kraft im biologischen Sinn

ist die Fähigkeit des Nerv-Muskel-Systems, durch Muskeltätigkeit Widerstände zu überwinden (konzentrische Muskelaktion), ihnen entgegenzuwirken (exzentrische Muskelaktion) bzw. sie zu halten (isometrische Muskelaktion) [3.1].

Auch die Betrachtung der Leistung läßt sich beim Menschen nicht nur auf einer physikalischen Ebene einordnen. Weil die Leistung im physikalischen Sinn als ein Komplex aus einer Vielzahl einzelner Aspekte zu betrachten ist, folgt deshalb nach der physikalisch gestützten Definition der Leistung eine auf den Menschen bezogene Unterscheidung:

Leistung

ist physikalisch gesehen der Quotient aus Arbeit und der für die Arbeit benötigten Zeit:

$$\text{Leistung} = \frac{\text{Arbeit}}{\text{Zeit}}; \quad P = \frac{W}{t}$$

da Arbeit = Kraft mal Weg ist, ergibt sich:

$$P = \frac{\vec{F} \cdot \vec{s}}{t}$$

und da $\frac{\vec{s}}{t} = \vec{v}$ ist, ergibt sich:

Leistung = Kraft mal Geschwindigkeit,

$$P = \vec{F} \cdot \vec{v}$$

(W = Arbeit; P = Leistung; $\vec{F}$ = Kraft, t = Zeit; $\vec{v}$ = Geschwindigkeit)

Den Begriff *Arbeit* verwendet man in der Physik für die Überwindung eines Widerstandes. Dieser Widerstand kann verschiedene Ursachen haben. Genannt werden beispielsweise die Gravitationskraft, die Reibung oder die Elastizität. Die Reibungskraft und die Hubarbeit sind Beispiele für zu überwindende Kräfte bzw. für gelei-

3 Physikalische und mechanische Aspekte der Kraft und des Krafttrainings

stete Arbeit. Allen Arbeitsverrichtungen ist dagegen immer eines gemeinsam: Die Verschiebung des Körpers gelingt nur mittels Überwindung einer entgegengesetzten Kraft.

Der Begriff der *Leistung* kommt dadurch zustande, daß Arbeit in Beziehung zur Zeit steht. Die Bewegung des Körpers vollzieht sich immer in einer gewissen Zeit. Dieser Zeitbegriff kann allerdings sehr dehnbar sein. Eine Einzelzuckung eines Muskels bei Reflexauslösung dauert einige Millisekunden, eine Wanderung kann über mehrere Stunden gehen, die Herztätigkeit vollzieht sich während eines ganzen Lebens. So leistet beispielsweise ein Mensch bei horizontaler Strecke und einer Gehgeschwindigkeit von 5 km/h etwa 60 W. Maximale Leistungen liegen für kurze Zeit im Bereich von 4000–4500 W. Solche Leistungen findet man im Sport z. B. beim Hochsprung während ca. 0,1 s unter Annahme eines Wirkungsgrades von 25 % [3.2].

Diese allgemeine Definition, wie sie grundsätzlich für die Physik angenommen wird, gilt für den Menschen nur in einem begrenzten Rahmen. Der Grund liegt in den unterschiedlichen leistungsbestimmenden Faktoren. Die Physik entspricht einer äußeren Belastung, innere Beanspruchungen gelten dagegen als physiologisch. So ergeben sich Betrachtungsweisen, die so grundverschiedene Parameter aufweisen, daß sie getrennt definiert werden müssen:

> **Leistung**
>
> ist physiologisch gesehen der Energieumsatz pro Zeiteinheit [3.3].

Bei einer linearen Steigerung der physikalischen äußeren Belastung reagiert der menschliche Organismus nur selten ebenso linear (z. B.

Herzfrequenzanstieg unterhalb der anaeroben Schwelle). Zumeist verläuft ein physiologischer Prozeß kurvenförmig und weist immer einen Grenzwert auf.

Die Leistungsentwicklung unterliegt im psychologischen Bereich verschiedenen leistungsbestimmenden Faktoren. Es gibt psychologische Beanspruchungsparameter, die einen hemmenden oder aktivierenden Einfluß auf die erreichte Leistungsfähigkeit haben. Wenn ein Individuum Schmerzen hat, vermindern sich die Leistungsbereitschaft, die Motivation und die Streßtoleranz, was sich auf die zu leistende Arbeit vermindernd auswirkt [3.4].

> **Leistung**
>
> ist psychologisch gesehen das klassifizierbare Bewältigen vorgegebener Testaufgaben bzw. das Erreichen spezieller kognitiver, affektiver und psychomotorischer Fähigkeiten. Anders ausgedrückt, die Menge in einer bestimmten Zeit richtig gelösten Aufgaben oder die Menge und Güte der gegebenen Antworten [3.5].

In der *Pädagogik* weit verbreitet ist die Meinung, Leistung als Gesamtheit von Vollzug und Resultat in wertender Weise anzusehen. Zum Beispiel definiert Klafki:

> **Leistung**
>
> ist Ergebnis und Vollzug einer Tätigkeit, die mit Anstrengung und gegebenenfalls Selbstüberwindung verbunden ist und für die Gütemaßstäbe anerkannt werden [3.6].

3.2 Physikalische Größen

In den folgenden zwei Kapiteln werden die Kinematik und die Dynamik als physikalische Größen beschrieben.

Kinematik der geradlinigen Bewegung

Die Kinematik beschreibt die *Bewegungen der Körper* (Lage und Lageänderungen im Raum), ohne dabei auf die Kräfte als die Ursachen für die verschiedenen Bewegungsarten einzugehen. Bewegung heißt, Änderung der Position im Raum im Verlauf der Zeit [3.7].

> Bewegung wird beschrieben als **Geschwindigkeit (v)**. Dies ist die Strecke (s) geteilt durch die dafür benötigte Zeit (t):
>
> $$\vec{v} = \vec{s}/t \ [m/s];$$
>
> Geschwindigkeit = Strecke geteilt durch Zeit [Meter/Sekunde]

3.2 Physikalische Größen

Unter gleichförmiger Bewegung

versteht man eine Bewegung, deren Momentangeschwindigkeit in jedem beliebigen Zeitpunkt denselben Betrag hat, d. h. also die Geschwindigkeit ist konstant. Bei einer gleichförmigen Bewegung nimmt der zurückgelegte Weg linear mit der Zeit zu, d. h. s und t sind einander direkt proportional $(\sim)$: $s \sim t$, das bedeutet:

$s = v \cdot t$ [m];

Strecke = Geschwindigkeit mal Zeit [Meter]

Die ungleichförmige Bewegung

beschreibt eine Bewegung, deren Betrag der Momentangeschwindigkeit sich ändert [3.7].

Die gleichmäßig beschleunigte Bewegung

beschreibt eine Bewegung, deren Momentangeschwindigkeit sich linear ändert, also $v \sim t$ [3.8].

$v = a \cdot t$ [m/s];

Geschwindigkeit = Beschleunigung mal Zeit [Meter/Sekunde]

In den vorhergehenden Kapiteln werden nur die Beträge der jeweiligen Werte erfaßt. Zur vollständigen Beschreibung einer Bewegung gehört aber noch die Angabe der *Bewegungsrichtung*. Daraus folgt: Wege, Geschwindigkeiten und Beschleunigungen sind Vektoren, zu deren vollständiger Beschreibung die Angabe von Betrag und Richtung gehört [3.9].

Dynamik der geradlinigen Bewegung

Das erste Newton-Axiom lautet:
Ohne äußere Beeinflussung verharrt ein Körper im Zustand der Ruhe oder der geradlinig gleichförmigen Bewegung.

Im zweiten Newton-Axiom werden die Kräfte definiert:
Ändert ein Körper seinen Bewegungszustand – sei es, daß er aus der Ruhe in Bewegung gebracht oder seine Geschwindigkeit dem Betrage oder der Richtung nach geändert wird –, so muß gemäß dem ersten Newton-Axiom eine äußere Ursache dafür vorliegen.

In diesem Zusammenhang sind folgende Begriffe definiert [3.10]: Ursachen für Änderungen des Bewegungszustandes eines Körpers nennen wir *Kräfte*.

Verursachen zwei Kräfte F_1 und F_2 an demselben unveränderten Körper verschiedene *Beschleunigungen* a_1 und a_2, so sollen sich die Kräfte verhalten wie die entsprechenden Beschleunigungen: $F_1 : F_2 = a_1 : a_2$, dann gilt bei unverändertem beschleunigten Körper $F \sim a$, d. h., die Kraft ist proportional der Beschleunigung.

Die Eigenschaft aller Körper, sich Änderungen ihres jeweiligen Bewegungszustandes zu widersetzen, nennt man Beharrungsvermögen, Trägheit oder *träge Masse* (gemessen m kg).

Die trägen Massen m_1 und m_2 zweier Körper, die durch dieselbe Kraft beschleunigt werden, sollen umgekehrt proportional zu den erzielten Beschleunigungen a_1 und a_2 sein.

$m_1 : m_2 = a_1 : a_2$

Das gilt unter der Bedingung, daß die Kraft F konstant ist.

Die vereinbarten Vergleichsverfahren für Kräfte und träge Massen beruhen beide auf Beschleunigungsmessungen. Sie lassen sich deshalb zusammenfassen:
Aus $a \sim F$ bei $m = $ konstant und $a \sim 1/m$ bei $F = $ konstant folgt: $a \sim F/m$. Das entspricht dem zweiten Newton-Axiom: $F \sim m \cdot a$

Die Einheit für *Kraft* lautet wie folgt:

$F = m \cdot a$ $[N = kg \cdot m/s^2]$;

Kraft = Masse mal Beschleunigung [Newton = Kilogramm mal Meter/Sekunde im Quadrat]

Auf jeden Körper übt die Erde eine Anziehungskraft aus. Diese Kraft heißt *Gewichtskraft* F_G, Gravitationskraft oder Schwerkraft. Die Gewichtskraft F_G ist proportional zur trägen Masse m : $F_G \sim m$.

3 Physikalische und mechanische Aspekte der Kraft und des Krafttrainings

$$F_G = m \cdot g \quad [N] (g = 9{,}81 \text{ m/s}^2 =$$
Beschleunigung des freien Falles = Erdbeschleunigung)

Gewichtskraft = Masse mal Erdbeschleunigung [Newton]

Die träge Masse eines Körpers hängt nicht nur von seinem Volumen, sondern auch von der Stoffart ab. Eine für jeden Stoff charakteristische Konstante nennt man *Dichte* rho (ρ).

$$\rho = m/V \quad [\text{kg/dm}^3];$$
Dichte (rho) = Masse (eines Körpers) geteilt durch dessen Volumen [Kilogramm pro Kubikdezimeter]

Nicht nur Geschwindigkeiten und Beschleunigungen, auch Kräfte zeigen erst durch Betrag und Richtung ihre Größe an, d. h. Kräfte sind ebenfalls *Vektoren*.

Additionsaxiom: Greifen an einem Körper in demselben Punkt gleichzeitig mehrere Kräfte an, so erhält man durch vektorielle Addition die resultierende Kraft $\vec{F}_r$ (Abb. **3.4**, s. S. 13) [3.11].

Das **dritte Newton-Axiom** (actio = reactio) beschreibt folgendes:

Jede Kraft $\vec{F}$ besitzt eine Gegenkraft oder Reaktionskraft $\vec{F}'$. Beide sind gleich groß und einander entgegengesetzt gerichtet $(\vec{F}') = (-\vec{F}')$.

Kräfte sind Ursachen für Beschleunigungen und Formänderungen. Verformungen, die nach Entfernung der sie erzeugenden Kraft wieder vollkommen verschwinden, sind **elastische Verformungen**.

Verformungen, die nicht verschwinden, nennt man **plastische Verformungen**.

Zur Berechnung der Kräfte darf die *Reibung* in vielen Fällen nicht vernachlässigt werden. Dabei unterscheiden wir drei verschiedene Arten von Reibung:

■ *Reibung der Ruhe* oder *Haftreibung* [3.12]:
Die Haftreibungskraft F_R' ist der zur Oberfläche parallelen Zugkraft entgegengerichtet und bis zu einem maximalen möglichen Wert F_{Rmax}' dieser dem Betrag nach gleich. F_{Rmax}' hängt nicht von der Größe der Auflagefläche ab und ist proportional der Normalkraft F_N. Der Proportionalitätsfaktor ist die Haftreibungszahl μ'.

$$F_{Rmax}' = \mu' \cdot F_N \quad [N];$$
Maximale Haftreibungskraft = Haftreibungszahl mal Normalkraft [Newton]

■ *Reibung der Bewegung* oder *Gleitreibung*: Die Gleitreibungskraft F_R ist der zur Oberfläche parallelen Zugkraft entgegengesetzt gerichtet. Ihr Betrag hängt nicht von der Größe der Auflagefläche und nicht von der Geschwindigkeit ab und ist proportional der Normalkraft F_N. Der Proportionalitätsfaktor ist die Gleitreibungszahl μ.

$$F_R = \mu \cdot F_N \quad [N];$$
Gleitreibungskraft = Gleitreibungszahl mal Normalkraft [Newton]

μ hängt von der Beschaffenheit beider Kontaktflächen ab. Es gilt meist $\mu < \mu'$ (μ ist kleiner als μ').

■ *Rollreibung F_{RR}*:
Diese Variante tritt auf, wenn ein Rollkörper auf einer Unterlage (z. B. ein Autoreifen auf der Straße oder ein Hüftkopf in seiner Pfanne) abrollt. Außerdem spielen meist noch Adhäsionskräfte zwischen Rollkörper und Unterlage eine Rolle. Alle Einflüsse werden oft pauschal durch die Rollreibungszahl μ_R erfaßt, wobei stark vereinfachend die Rollreibungskraft gilt.

$$F_{RR} = \mu_R \cdot F_N \quad [N];$$
Rollreibungskraft = Rollreibungszahl mal Normalkraft [Newton].

Die *Trägheitskraft* hat den gleichen Betrag wie die beschleunigende Kraft $F_a = m \cdot a$ und ist dieser entgegengesetzt gerichtet [3.13].

3.3 Physiotherapeutischer Bezug zu den physikalischen Kraftaspekten

---

$F_{Tr} = - \, m \cdot a \quad [N];$

Trägheitskraft = entgegengesetzt gerichtete Beschleunigung mal Masse [Newton].

Betrachtet man die Wirkung einer Kraft F, die mit dem Abstand l vom Dreh-, respektive Bezugspunkt angreift, so entsteht ein *Drehmoment M*.

Das Drehmoment entsteht stets durch ein Kräftepaar. Oft wird die zweite Kraft, die gleich groß wie die Kraftkomponente in der Drehebene, aber dieser entgegengesetzt gerichtet ist, durch ein Lager (Gelenklagerung) aufgebracht.

Das Drehmoment M

kennzeichnet ein Paar von gleich großen Kräften F und −F, die an einem starren Körper (s. Beachte:) im Abstand des sog. Radiusvektors r voneinander in entgegengesetzten Richtungen angreifen. M ist ein Vektor, dessen Richtung durch die Rechtsschraubenregel festgelegt ist, d. h., er hat die Richtung, in der eine Schraube mit Rechtsgewinde vorwärts aus der Richtung von r in die Richtung von F gelangt. Sein Betrag von M ist das Produkt aus dem Betrag des Radiusvektors r und dem Betrag der wirksamen Kraftkomponenten F, der in der Drehebene liegenden Kraft F_E:

$M = r \cdot F$

Ersetzt man den Radius r durch den Hebelarm s, so ergibt sich:

$M = F \cdot s \quad [Nm];$

Drehmoment = Kraft mal Hebelarm [Newtonmeter]

Druck

wirkt senkrecht auf die Fläche A eine flächenhaft verteilte Kraft F, so nennen wir den Quotienten aus dem Betrag F der Kraft und der Fläche A den **Druck p**:

$p = F/A \quad [N/m^2 = Pascal = Pa]$

Druck = Kraft geteilt durch Fläche [Newton pro Quadratmeter]

Beachte:

Einen starren Körper denken wir uns aus vielen einzelnen Massenpunkten zusammengesetzt, die ihre Lage gegeneinander unverändert beibehalten, gleichgültig, welchen Einflüssen der Körper unterliegt [3.14].

3.3 Physiotherapeutischer Bezug zu den physikalischen Kraftaspekten

Die Kraft als Ursache von Bewegungsänderungen von Körpern, wie sie in der Physik definiert ist, trifft auch für körperliche Bewegungen zu.

Die *Kraft F* bezieht sich einerseits auf Trainingsmittel, wie z. B. Gummiband, Hanteln oder therapeutischen Widerstand, andererseits auf den Menschen selbst, d. h. dessen Körpermasse und die der Masse (m) durch die Kontraktionsfähigkeit bzw. -schnelligkeit der Muskulatur erteilte Beschleunigung (a) [3.15].

Da die Kraft direkt mit den Faktoren Masse (Hypertrophie) und Beschleunigung (Frequenzierung, Rekrutierung) im Zusammenhang steht, kann sie alternativ durch Veränderung eines oder beider Faktoren zusammen verändert werden. In der Praxis ist das nur begrenzt möglich. Die größeren Möglichkeiten der Kraftsteigerung liegen in der Erhöhung der Körpermasse durch Muskelzuwachs. Dies führt dazu, daß ungeachtet des Ziels, beim Krafttraining eine Kraftsteigerung in den meisten Fällen nur über Muskelzuwachs angestrebt wird. Sinnvoll ist dies aber nur bis zur optimalen Relation von Körpermasse zu -größe bzw. von Körpermasse zu

Absolutkraft, d.h. zu einer optimalen Relativkraft [3.16].

> Die **Absolutkraft** gilt als momentan höchstmögliches Kraftpotential der beanspruchten Muskulatur.

Eine Steigerung der Muskelmasse über die optimalen Verhältnisse hinaus ist wenig effektiv, weil der Zusammenhang zwischen Körpermasse und Kraftanstieg nicht linear ist. Die Körpermasse steigert sich nämlich kubisch (Querschnitt × Länge), die Kraft quadratisch (Querschnitt). Daraus folgt, daß die Absolutkraft noch zunehmen kann, Beschleunigungsvermögen und Relativkraft aber sinken, weil zuviel „Masse" bewegt werden muß. Neben der Relativkraft sinkt das Beschleunigungsvermögen, was aber, außer im Sport, meistens nicht von großer Bedeutung ist (Abb. 3.**1** und 3.**2**).

Ein Muskel in „zylindrischer" Form ist aus mechanischer Sicht wirkungsvoller, da bei einer Kontraktion die beteiligten Fasern parallel zu ihrer Wirkungslinie (Abb. 3.**2**; Kraft F) ziehen (im Gegensatz zu hypertrophierten Muskeln

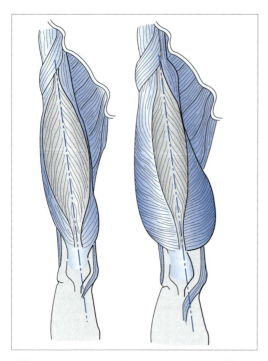

Abb. 3.**1** Anpassungsformen von Muskelprofilen in Folge von Beanspruchung in verschiedenen Bereichen am Beispiel des M. quadriceps femoris (nach Ehlenz et al. 1991, 54)

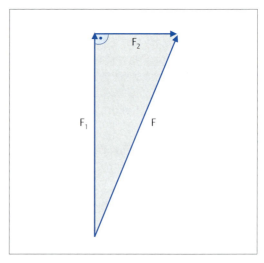

Abb. 3.**2** Zerlegung der schräg angreifenden (resultierenden) Kraft F in zwei Teilkräfte (nach Ehlenz et al. 1991, 55)

im unteren bzw. im oberen Bereich, wo ein Großteil der Fasern schräg zur Wirkungslinie zieht).

Die Zerlegung der Kraft F in die Kräfte F_1 und F_2 zeigt, daß sich bei zunehmendem Dickenwachstum des Muskels die Zugrichtung ändert, d.h. der Winkel zwischen F und F_1 nimmt zu (F_2 wird größer). Dies bedeutet eine Abnahme der Effektivität, was die obige Aussage zusätzlich erklärt.

Hebelarm und Drehmoment

Die Muskulatur ist ein kontraktiles Organ, das die Bewegungen von Körperteilen gegeneinander ermöglicht. Diese Bewegungen vollziehen sich grundsätzlich um Drehpunkte bzw. Achsen – in unserem Fall Gelenke – und sind somit in Richtung des Kreisbogens. Für die Realisierung von Kraft ist diese Tatsache von entscheidender Bedeutung, da durch solche Rotationen von Körperteilen und Gelenken laufend veränderte Drehmomente bzw. Hebelverhältnisse entstehen, die von der Muskulatur laufend veränderte Kraftfähigkeiten fordern. Damit ein gleichmäßiger Bewegungsablauf gewährleistet ist, paßt sich die Muskulatur den entsprechenden Gegebenheiten an [3.17].

Wirkt nun auf einen Drehpunkt eine *Kraft F* mit dem (senkrechten) *Abstand l* vom Drehpunkt, so ist das *Drehmoment M* definiert als Produkt aus Kraft und Abstand der Kraft vom Bezugspunkt:

3.3 Physiotherapeutischer Bezug zu den physikalischen Kraftaspekten

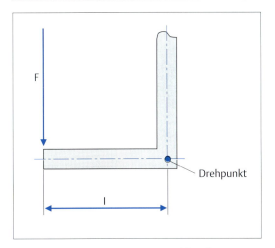

Abb. 3.3 Drehmoment $M = F \cdot l$ [Nm]

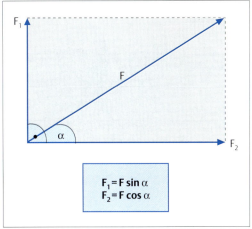

Abb. 3.4 Zerlegung und Zusammensetzen von Kräften;
F: zu zerlegende Kraft;
F_1: Kraft-Komponente 1 (Kraftvektor 1);
F_2: Kraft-Komponente 2 (Kraftvektor 2) (F_1 und F_2 rechtwinklig zueinander); α: Winkel zwischen F und F_2

$M = F \cdot l$ [Nm];

Drehmoment = Kraft mal Abstand der Kraft zum Drehpunkt [Newtonmeter]

Das bedeutet, daß bei fehlender Kraft mit einem längeren Hebel, oder bei einem kürzeren Hebel mit zusätzlicher Kraft, das gleiche Drehmoment erreicht werden kann. Mit anderen Worten: was an Kraft gespart wird, muß an Weg zugesetzt werden und umgekehrt.

Zusammensetzen und Zerlegen von Kräften

Wird ein Körper gleichzeitig durch zwei Kräfte belastet, so ist es möglich, die angreifenden Kräfte durch eine einzige zu ersetzen, ohne an der Kraftwirkung auf den Körper etwas zu ändern. Diese Kraft heißt *Resultierende* F_R. Sie kann durch Zusammensetzen der Einzelkräfte gefunden werden.

Die Resultierende zweier in verschiedenen Richtungen angreifenden Kräfte ist gleich der Diagonalen des aus den beiden Kräften gebildeten Parallelogramms.

Umgekehrt ermöglicht das Parallelogramm die Zerlegung einer Kraft in zwei Kraftkomponenten [3.18].

Um eine Kraft in zwei Komponenten zu zerlegen, muß deren Richtung oder Größe bekannt sein. Meistens ist die Orientierung ihrer Wirkungslinien bekannt, die durch den Angriffspunkt der zu zerlegenden Kraft zieht. Damit ist das Parallelogramm konstruierbar.

Oft müssen Kräfte in zueinander senkrechte Komponenten zerlegt werden, wie sie bei den meisten Bewegungen vorkommen (Abb. 3.4).

Daraus folgt: $M = F_1 \cdot \cos \alpha$
Drehmoment = Kraft F mal Abstand (mal Cosinus von Winkel α)

Um nun Kräfte zu berechnen (Abb. 3.5), die bei irgendwelchen mechanischen Vorgängen auftreten, benutzen wir das **Hebelgesetz**:

$F_1 \cdot l_1 = F_2 \cdot l_2$

Kraft (F_1) mal Kraftarm (l_1) = Last (F_2) mal Lastarm (l_2)

Das bedeutet, daß die beiden Drehmomente ($F_1 \cdot l_1$ und $F_2 \cdot l_2$) gleich sind, oder anders ausgedrückt, vom Betrag her zeigen die Kräfte in entgegengesetzte Richtungen. Damit ist die vektorielle Summe beider Produkte = 0.

Die Abb. 3.5a–d sollen die komplexe Problematik auftretender Kräfte veranschaulichen. Es wird deutlich, wie wichtig es für Kraftrealisierung ist,

- *wo* am Hebelarm, d.h. wie weit entfernt vom Drehpunkt (je weiter, desto günstiger ist die Kraftentwicklung) und
- unter welchem *Winkel* der Muskel (in der Praxis sind es mehrere Muskeln) ansetzt.

3 Physikalische und mechanische Aspekte der Kraft und des Krafttrainings

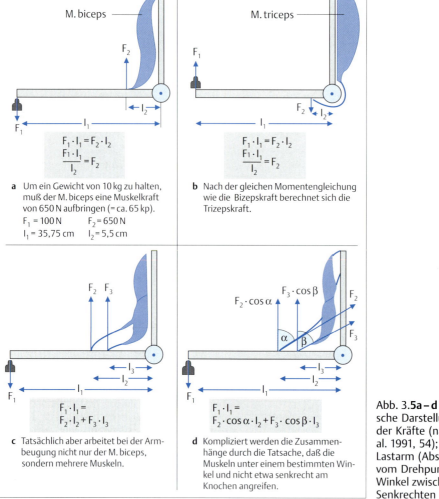

Abb. 3.5a–d Schematische Darstellung auftretender Kräfte (nach Ehlenz et al. 1991, 54); F = Kraft; l = Lastarm (Abstand der Kraft vom Drehpunkt); cos α = Winkel zwischen F_2 und der Senkrechten

a Um ein Gewicht von 10 kg zu halten, muß der M. biceps eine Muskelkraft von 650 N aufbringen (= ca. 65 kp).
$F_1 = 100$ N $F_2 = 650$ N
$l_1 = 35{,}75$ cm $l_2 = 5{,}5$ cm

b Nach der gleichen Momentengleichung wie die Bizepskraft berechnet sich die Trizepskraft.

c Tatsächlich aber arbeitet bei der Armbeugung nicht nur der M. biceps, sondern mehrere Muskeln.

d Kompliziert werden die Zusammenhänge durch die Tatsache, daß die Muskeln unter einem bestimmten Winkel und nicht etwa senkrecht am Knochen angreifen.

In den meisten Lagen des Knochens als Hebel greifen die Muskeln unter stumpfem oder spitzem Winkel am Hebel an. Dies führt zu einem nicht zu kompensierenden Kraftverlust. Dieser Verlust ist um so größer, je weiter die Kraftrichtung (Zugrichtung) des Muskels von der Senkrechten (zum entsprechenden Hebelarm) abweicht (Abb. **3.5**, $F = F_2 \cos \alpha$). Der oben genannte Verlust wird durch die Tatsache, daß meistens mehrere Muskeln – oder bei dickeren Muskeln mehrere Muskelanteile – unter verschiedenen Winkeln angreifen, nur unwesentlich kompensiert.

Die Arbeitsweise des Muskels beeinflußt den Wirkungsgrad oder Verlust der eingesetzten Energie. Bei schräg verlaufenden Muskeln (Muskelfasern) „entwringt" sich der Muskel bei einer Kontraktion, d. h., die Wirkungslinie nähert sich der Muskellängsachse (die Orientierung der Wirkungslinien der einzelnen Fasern ändert sich). Bei einer exzentrischen Arbeitsweise „verwringen" sich die Muskelfasern, d. h., die Wirkungslinie entfernt sich von der Muskellängsachse [3.19]. Wie in Abb. **3.6** und Abb. **3.7** ersichtlich ist, bedeutet auch eine Muskelverdickung durch Kontraktion eine Abnahme der Effektivität.

Das Drehmoment verändert sich bei einer Armbeuge mit einer Last (Widerstand) im Stehen. Es ist Null beim hängenden Arm, steigt auf ein Maximum bei 90°-Flexion und nimmt dann bis zum Ende der Bewegung wieder ab.

3.3 Physiotherapeutischer Bezug zu den physikalischen Kraftaspekten

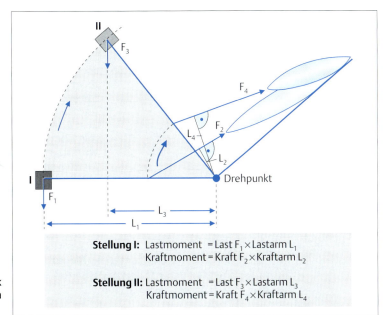

Abb. 3.6 Änderung der Drehmomente bei der Beugung im Ellbogengelenk (nach De Marées 1981, 114 in Grosser et al. 1987, 109)

Stellung I: Lastmoment = Last $F_1 \times$ Lastarm L_1
Kraftmoment = Kraft $F_2 \times$ Kraftarm L_2

Stellung II: Lastmoment = Last $F_3 \times$ Lastarm L_3
Kraftmoment = Kraft $F_4 \times$ Kraftarm L_4

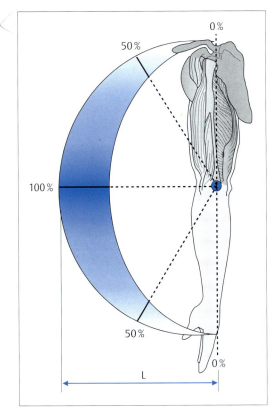

Abb. 3.7 Volle Armbeuge mit Drehmoment; ausgedrückt in Prozent des Maximums (nach Schnell/Spitz in Grosser et al. 1987, 110)

Proportional der steigenden und sinkenden Drehmomente bzw. Kraftanforderungen paßt sich die Muskulatur mit steigendem und wieder sinkendem Muskelbauch (Kraftentwicklung) an [3.20].

Das auf einen Muskel wirkende Drehmoment ist somit abhängig vom senkrechten Abstand vom Drehpunkt zu seiner Wirkungslinie [3.21].

Muskelzugkraft. Sie ist abhängig von der Gesamtheit der *mechanischen, anatomischen* und *physiologischen* Bedingungen.

■ Zu den *mechanischen Bedingungen* rechnet man die Belastung, die den Muskel dehnt und dessen Kontraktion entgegenwirkt. Mit einer Vergrößerung der Länge des gedehnten Muskels wächst dessen elastische Anspannung (bei unveränderter Erregung) an. Das ist bei großen Dehnungen besonders ausgebildet und steht in Verbindung mit den Erscheinungen der nichtlinearen Elastizität. Die Muskelzugkraft wächst nur bis zu einer bekannten Grenze der Vergrößerung der Belastung an. Bei Überschreitung dieser Grenze wird trotz weiteren Anwachsens der Belastung die Muskelzugkraft nicht weiter vergrößert (Abb. 3.**8**) [3.22].

Nebst der Längenveränderung des Muskels gilt es, die passiven Strukturen zu beachten, die auf der einen Seite des Gelenks gestaucht und auf der anderen gedehnt werden, d. h., diese gespeicherte Energie erzeugt ein nicht-

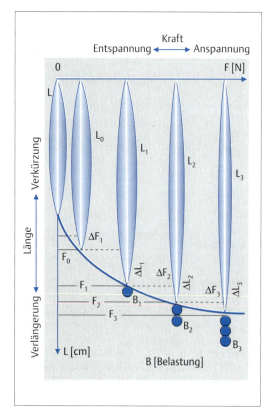

Abb. 3.8 Spannungs-Dehnungs-Diagramm: Elastizität (Abhängigkeit der Deformation und der Anspannung von der Belastung) (nach Grosser et al. 1987, 45);
L_{0-3} = Länge des Muskels von der Ruheposition bis zur maximalen Übungslänge;
F_{0-3} = Kraft [N] bei unterschiedlicher Muskellänge und äußerer Belastung;
ΔF_{1-3} = Kraftdifferenz zwischen zwei aufeinander folgenden Belastungen;
B_{1-3} = äußere Belastungsstufen

muskuläres Drehmoment. Solche Drehmomente unterstützen die reine Muskelkraft in einigen Positionen, während sie ihr in anderen entgegenwirken [3.23].
Die Massenkompensation ist ein weiterer wichtiger Aspekt. Zum Beispiel gilt es bei der Messung der Lumbalextensorenkraft unter anderem die Massen des Körpers, der beiden Arme und des Kopfes zu kompensieren, damit das Testresultat nicht verfälscht wird [3.24].
Als letzteres darf die Reibung zwischen Körper, Unterlage und Trainingsgerät nicht außer acht gelassen werden [3.23].

■ Zu den *anatomischen Bedingungen* zählt man den Muskelaufbau und seine Anordnung im gegebenen Bewegungsmoment. Vom Muskelaufbau hängt der physiologische Querschnitt ab, welcher durch alle Fasern im Muskel senkrecht zu deren Achse verläuft. Von der Anordnung der Fasern hängt der Grad der Nichtlinearität in den elastischen Eigenschaften des Muskels ab. So werden, wenn ein Muskel mit schrägem Faserverlauf nur wenig gedehnt wird, die Elastizitätskräfte stark erhöht. Die Muskel- und Muskelfaseranordnung in bezug auf die Achse des Gelenks und des Gliedes hat also im Drehmoment der Bewegung Auswirkungen auf die:

– Größe des Kraftarmes und des -moments der Muskelzugkraft,
– Richtung der Muskelzugkraft [3.25].

Betrachtet man die Kraft- und die Lastseite gemeinsam, ergeben sich – im Rahmen der Muskelkraftentwicklung – wichtige Fakten für das Krafttraining und die Bewegungstechnik. Bei den Gelenken gibt es einen engeren Winkelbereich, in dem die größten Kraftmomente aufgebracht werden können, weil sich während des Bewegungsablaufes die Kraft- und Lastdrehmomente ändern.
Der experimentell gefundene optimale Arbeitswinkelbereich ist nicht immer mit dem theoretisch günstigen 90°-Winkel identisch. Z.B. für die Ellbogenbeugung 60–120°, für die Kniestreckung 110–120°, für die Kniebeugung ca. 20°. Der Grund liegt neben der Hebellänge in weiteren Einflußfaktoren. Bei hohen Krafteinsätzen kommt die Beachtung günstiger Arbeitswinkel zum Tragen [3.26].

■ Die *physiologischen Bedingungen*, welche die Größe der Muskelzugkraft bestimmen, führen im Grunde genommen auf die Bedingungen der Erregung des Muskels und deren Änderung, speziell bei Ermüdung zurück. Die Muskelzugkraft hängt von der Anzahl der erregten Muskelfasern ab. Die maximale Erregung der größten Anzahl von Fasern ermöglicht die größte Muskelzugkraft [3.27].

Trainierbarkeit

Es bestehen erhebliche Schwierigkeiten, einen Muskel durch ein Krafttraining (mit einfachen Trainingsmitteln wie Hanteln, Körpergewicht etc.) in allen Bereichen gleichmäßig zu trainieren.

Die Tatsache des optimalen Arbeitswinkelbereichs weist darauf hin, daß beim Krafttraining mit einer bestimmten Last nicht über den ganzen Bewegungsweg die optimale Spannung des Muskels aufrechterhalten werden kann. Um diesen Nachteil auszugleichen, gibt es prinzipiell vier Möglichkeiten, die in der Therapie Anwendung finden können:

- nur im erforderlichen oder belastbaren Winkelbereich mit der günstigsten Last trainieren;

- in Segmenten mit der jeweils günstigen Last trainieren, so daß für die Teilbereiche annähernd gleiche Spannungen erhalten bleiben (Abb. 3.9);

- mit eigens zu diesem Zweck geschaffenen Geräten, die aufgrund ihrer Konstruktion annähernd den gleichen Spannungszustand des Muskels über den ganzen Bewegungsweg ermöglichen;

- durch Verlegen der Bewegungsebene (z.B. Schrägbrett, s. Abb. 3.**10a**, s. S. 18) [3.28].

Ein Verlegen der Bewegungsebenen kann aus anderen Gründen erforderlich sein, um z.B. einen größeren Bereich eines Muskels oder einer Muskelgruppe effektiver zu belasten bzw. zu trainieren oder damit das Krafttraining in Bewegungsrichtung der Anforderung zu forcieren bzw. zu entlasten (Schmerz, Kraft).

Beispiel: Beim Aufrichten aus der Rückenlage (Abb. 3.**10a** u. **b**, s. S. 18) ist ein Bewegungsumfang des Oberkörpers, aus einer Vordehnung sogar über 90° respektive 135° möglich. Der wirksame Belastungsbereich für die Bauch- und Hüftmuskulatur als Antrieb dieser Bewegung umfaßt jedoch höchstens 60°, also nur 2/3 der 90° [3.29].

Nach der größten Belastung (größtes Drehmoment) am Anfang der Bewegung, wird die Belastung aufgrund der immer kleiner werdenden Drehmomente immer geringer (Abb. 3.**10c**, s. S. 18). Liegt kein Gegenzug der dorsalen Struktur vor, ist nach Überwindung der 90°-Position des Oberkörpers überhaupt keine Belastung für die Bauch- und Hüftmuskulatur mehr gegeben (Drehmoment = 0).

Wird die Bewegungsebene beim Rumpfbeugen nun z.B. um 45° verlegt (durch Ausführung der Übung auf einem „Bauchmuskelbrett"), verändert sich die Bewegungsamplitude des Oberkörpers von 180° nicht, aber der wirksame Belastungsbereich wird um 45° verlängert (Abb. 3.**10a**, s. S. 18).

Allerdings geht die Verlängerung des wirksamen Belastungsbereiches auf Kosten einer geringeren Anfangsbelastung der Bauch- und Hüftmuskulatur, da sich durch die Schräglage ein kleineres Anfangsdrehmoment und somit eine geringere Belastung ergibt.

Je größer die Schräglage, desto geringer ist in diesem Falle die Anfangsbelastung. Am Beispiel der Rumpfbeuge wird durch die Verlegung der Bewegungsebene nicht nur der Belastungsbereich verlängert, sondern auch verändert. Im Gegensatz zur Rumpfbeuge im Liegen aus flacher Position, bei der, bedingt durch das große Anfangsdrehmoment, hauptsächlich der obere Teil der Bauchmuskulatur entsprechend beansprucht wird, verschiebt sich die Beanspruchung bei Ausführung auf dem Schrägbrett durch Verringerung der Anfangsdrehmomente auf den mittleren Teil der Bauchmuskulatur.

Soll der untere Teil der Bauchmuskulatur optimal trainiert bzw. beansprucht werden, muß man die Körperlage so verändern, daß statt des Oberkörpers nun die Beine unten liegen. Daß beim Aufrichten von Oberkörper und Beinen neben der Bauch- und Hüftmuskulatur auch noch andere Muskeln beteiligt sind, ist für die Thematik ohne Bedeutung.

Um die *Kraftentfaltung* zu steigern, sollten die Übungen nach oder aus einer leichten Vordeh-

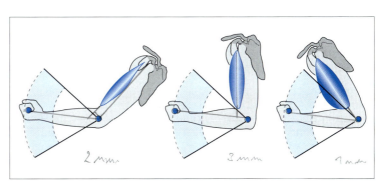

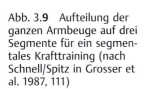

Abb. 3.**9** Aufteilung der ganzen Armbeuge auf drei Segmente für ein segmentales Krafttraining (nach Schnell/Spitz in Grosser et al. 1987, 111)

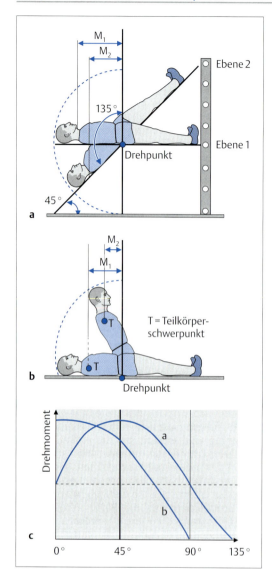

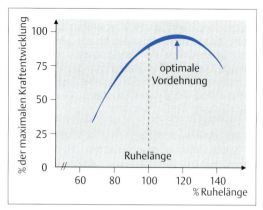

Abb. 3.11 Schematische Darstellung der Kraftentwicklung des Skelettmuskels in Abhängigkeit von seiner Ausgangslage (nach Grosser et al. 1987, 120)

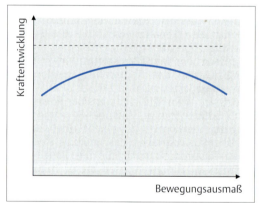

Abb. 3.10a–c a Verlängerung des wirksamen Belastungsbereichs der Bauch- und Hüftmuskulatur (Kurve b) (nach Ehlenz et al. 1983, 57)
b Geringere Belastung der Bauch- und Hüftmuskulatur (Kurve a) (nach Ehlenz et al. 1983, 56)
c Drehmomentkurve der Bauch- und Hüftmuskulatur aus der Ebene (a) und mit Schrägbrett (b)

Abb. 3.12 Ideale Kraftkurve einer Muskelgruppe über das ganze Bewegungsausmaß (nach Jones 1993, 34)

nung über das ganze Bewegungsausmaß ausgeführt werden (Abb. 3.11). Dabei wird der Agonist – nach entsprechender Vorbereitung (Aufwärmen und Dehnen) – über das volle Bewegungsausmaß (physiologische Amplitude) gekräftigt und der Antagonist gedehnt (Abb. 3.12). Mit diesem aktiven Bewegungstraining ist so eine muskuläre Dysbalance (intra- oder intermuskulär) ausgleichbar.

Die vom Muskel erzeugte Spannung hängt von der Zahl der möglichen Brückenbildungen zwischen den kontraktilen Proteinen Aktin und Myosin ab. D. h. bei auseinandergezogenen kontraktilen Proteinen (große Muskellänge bzw.

große Gelenkwinkel) und bei ineinandergeschobenen kontraktilen Proteinen mit Überlappung der Aktinfilamente (kleine Muskellänge bzw. kleiner Gelenkwinkel), kann nur eine geringere Zahl von Brückenbindungen zustande kommen als bei mittlerer Muskellänge. Deshalb kann die Spannungsentwicklung ungenügend sein [3.30].

Da oft eine intramuskuläre Dysbalance besteht, d.h. unausgeglichen kräftige Bewegungssektoren (z.B. am Ende des Bewegungsausmaßes eine deutliche Kraftverminderung), ist diese Art zu kräftigen geradezu ideal; z.B. Rumpfextensoren: Rückenmuskeln sind beim Bücken im notwendigen Bereich trotz Krafttrainings oft eingeschränkt!

Funktion zweigelenkiger Muskeln

Zweigelenkige Muskeln erfüllen die Funktionen in zwei benachbarten Gelenken (z.B. M. rectus femoris, M. gastrocnemius oder M. triceps brachii).

In der Funktion dieser Muskeln liegen drei Besonderheiten vor:

1. Die Muskeln sind fast alle *Strecker* im einen *und Beuger* im anderen Gelenk. Dadurch erzeugen sie entgegengesetzt gerichtete Drehmomente und sind bei vielen Bewegungen andauernd aktiv und dementsprechend belastet. Dies hat natürlich Rückwirkungen auf ein gezieltes Training.
   Beispiele: Der M. rectus femoris wird im Lauf zur Kniestreckung (Stützphase) und zur sofort folgenden Oberschenkelhebung (Schwungphase) beansprucht.
   Der M. triceps brachii ist mit seinem langen Kopf beim Gehen an Stöcken, am Herabführen der Arme (mit angebeugtem Ellenbogen) und folgendem Strecken im Ellenbogengelenk beteiligt. Die Beanspruchung beim nachfolgenden Stützen ist deutlich zu spüren [3.31].
2. *Gleichzeitiges Beugen und Strecken* in den zwei benachbarten Gelenken. Dabei verkürzt sich der Muskel gewissermaßen auf der einen Seite und verlängert sich auf der anderen (z.B. Hüftbeugung und Kniestreckung zugleich). Die Muskellänge ändert sich aber kaum (ca. 6–8% der Ausgangslänge). D.h. der Muskel arbeitet nahezu *isometrisch*. Die isometrische Kontraktionsform bringt keine mechanische Leistung, läßt jedoch in einer Muskelkette eine gute Energieübertragung zu. Darin wird der Hauptvorzug zweigelenkiger Muskeln gesehen [3.32].
3. Die *Funktion* in einem Gelenk wird nur dann voll erfüllt, wenn im anderen der entsprechende Gelenkwinkel für die optimale Vorspannung vorliegt.

Der M. rectus femoris arbeitet nur bei gestrecktem Hüftgelenk voll. Er ist mit ca. 16% (die beiden Mm. vastii ca. 84%) an der Kniestreckung beteiligt.

Umgekehrt wird die volle Beugefunktion im Hüftgelenk nur bei gebeugtem Knie erreicht. Der Anteil des M. rectus femoris bei der Hüftbeugung beträgt ca. 42% (M. iliopsoas ca. 31%). D.h. bei gestreckten Knien überwiegt der M. iliopsoas, bei gebeugten der M. rectus femoris. Der M. gastrocnemius entfaltet für die Fußgelenkstreckung nur bei gestrecktem Knie seine volle Kraft. Dabei hat der M. gastrocnemius ca. 48% Anteil an der Kraft (der M. soleus ca. 39%). Die Mm. flexor digitorum superficialis und digitorum profundus können bei neutraler oder gebeugter Handgelenkstellung wegen der *aktiven Insuffizienz* ihre volle Beugekraft nicht aufbringen [3.33].

Funktionelle Vielfältigkeit von Muskeln

Der einzelne Muskel ist nicht als einzelne, isolierte Funktionseinheit zu verstehen, darauf weist die Doppelfunktion von zweigelenkigen Muskeln hin.

Die Aufgabe eines Muskels ist nicht nur von seinem Ursprung und Ansatz bestimmt, sondern im wesentlichen auch von der jeweiligen Muskelgruppenverbindung. Aus diesem Wissen heraus entwickelt sich die Betrachtungsweise von Bewegungen hin zu muskulären Funktionseinheiten, Muskelschlingen oder *Muskelketten* [3.34]. Hieraus soll erkannt werden, daß ein Muskel vielfältige Aufgaben zu erfüllen hat und sich seine Wirkung nicht nur auf ein Gelenk beschränkt. Innerhalb der Muskelketten sind häufig die Einzelmuskeln nicht als Ganzes eingebettet, sondern als sog. *Aktone* [3.35]. Darunter versteht man funktionelle Teileinheiten innerhalb einer Kette, d.h. Muskelteile, deren erzeugte Kraftdrehmomente in bezug auf das Gelenk in der Richtung immer übereinstimmen [3.36].

Ein weiterer zu beachtender Aspekt der Effektivität des speziellen Krafttrainings ist die (bereits angesprochene) Bewegungsrichtung der *Alltagsbewegung*, hierbei

■ soll eine Übereinstimmung zwischen den am Krafttraining und den an der Alltagsbewegung primär beteiligten Muskeln erreicht werden;

- können Muskeln, die an der Realisierung der Bewegung absolut keinen Anteil haben, ausgeklammert werden;

- erhöht sich beim Training die betreffende Bewegungskoordination.

Es ist nicht immer einfach, alltägliche oder berufsspezifische funktionelle Bewegungen mit Krafttraining zu verbinden, wie z. B. bei Maurer- oder Malerarbeiten. Funktionelle Bewegungen, die unter Last ausgeführt werden sollen, bieten vor allem koordinative Schwierigkeiten. Beispielsweise sind PNF-Muster mit einem Gummiband kaum selbständig auszuführen (kein dreidimensionaler Widerstand möglich).

4 Motorische Beanspruchungsform Kraft

Unter Berücksichtigung der Standardliteratur zur Trainingslehre fällt auf, daß zum Thema Kraft vielfältige Begriffs- und Definitionsvariationen existieren, die sich häufig inhaltlich überschneiden oder terminologisch aus verschiedenartigen sportpraktischen oder wissenschaftsorientierten Belangen abgeleitet sind [4.1].

Deshalb scheint es notwendig, durch einen Überblick und eine klare begriffliche Zuordnung und Abgrenzung die verschiedenen Aspekte der Kraft vorzustellen. Wir beziehen uns für den Bereich der Physiotherapie im wesentlichen auf die wissenschaftsorientierten Kraftbegriffe und deren Ordnung. Zur Übersicht dienen Abb. 4.**1** und Abb. 4.**2**. Die Erläuterungen finden Sie in den unmittelbar nachfolgenden Kapiteln.

Die Maximalkraft stellt für alle Kraftfähigkeiten die *Basisfähigkeit* dar: Schnellkraft, Reaktivkraft und die Kombinationen von Kraft und Ausdauer sind dementsprechend als Subkategorien zu verstehen. Dies bedeutet für die Krafttrainingsmethodik, daß zur Verbesserung *aller* Kraftfähigkeiten die Maximalkraft eine wesentliche Größe darstellt und deshalb mittrainiert werden muß.

Zur Differenzierung der in der Physiotherapie relevanten bzw. nicht relevanten Kraftfähigkeiten stellen wir in Tab. 4.**1** die einzelnen Begriffe nebeneinander und beziehen uns auf die leistungsbegrenzenden Prozesse der neuromuskulären Erregungsübertragung wie Energiebereitstellung [4.2].

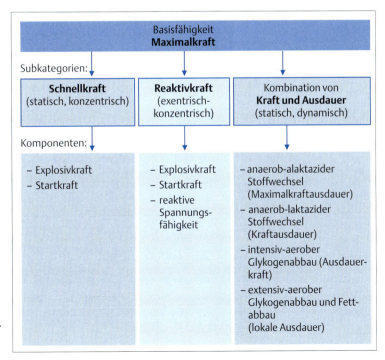

Abb. 4.**1** Hierarchische Gliederung der Kraft in die verschiedenen Kraftarten und ihre Komponenten (modifiziert nach Bührle/Schmidtbleicher 1981, 11ff; Schmidtbleicher 1984, 1785ff; Bührle 1985, 82ff und 1989, 311ff; Martin et al. 1993, 102; Grosser/Zintl 1994, 35).

4 Motorische Beanspruchungsform Kraft

Begriffliche Differenzierung	Kraft (anaerob)				Ausdauer (aerob)	
	Stufe 6	Stufe 5	Stufe 4	Stufe 3	Stufe 2	Stufe 1
	Supramaximalkraft	Maximalkraft	Maximalkraftausdauer	Kraftausdauer	Ausdauerkraft	Lokale aerobe Ausdauer
Leistungsbegrenzende Faktoren	neuromuskuläre Erregungsübertragung	neuromuskuläre Erregungsübertragung	dominant alaktazide Energiebereitstellung	dominant laktazide Energiebereitstellung	dominant lokal-aerobe Energiebereitstellung: aerober Glykogenabbau	lokal-aerobe Energiebereitstellung: aerober Glykogenabbau und Lipolyse
	Reaktiv – wie Elastizitätskräfte	Voraktivierung, Frequenzierung, Rekrutierung	anaerober Abbau von Kreatinphosphat	anaerobe Glykolyse	„lokaler aerob-anaerober Übergang bis anaerobe Schwelle (lokaler maximaler Laktat-steady-state)"	„lokale aerobe Schwelle"
Differenzierte Ziele	Intramuskuläre Koordination	Intramuskuläre Koordination	Muskelaufbau	Kraftausdauer		
	Erhöhung der Kraftbildungsgeschwindigkeit	Optimierung der intramuskulären Koordination	Hypertrophie der Muskelstruktur	Verbesserung des anaerob-laktaziden Energieflusses (maximale Glykolyse; Laktattoleranz)	Verbesserung des lokal maximalen Laktat-steady-state (intensiv)	Verbesserung der lokalen aeroben Kapazität (extensiv) Regenerationsverbesserung
Methoden	Schnell- und Reaktivkraftmethoden zur Optimierung des Dehnungsverkürzungszyklus (DVZ)	Maximalkrafttrainingsmethoden zur Verbesserung der Innervationsfähigkeit der Muskulatur	Maximalkrafttrainingsmethoden zur Vergrößerung des Muskelquerschnittes	Methoden des Kraftausdauertrainings	intensive Dauermethode extensive Intervallmethode	extensive und variable Dauermethode
Allgemeine Ziele	Verbesserung der Innervationsfähigkeit		Erweiterung des anaeroben Energiepotentials		Erweiterung des aeroben Energiepotentials	

Tabelle 4.1   Überblick und begriffliche Abgrenzung der lokalen Kraft- und Ausdauerfähigkeiten durch Differenzierung der leistungsbestimmenden neuromuskulären wie metabolischen Faktoren (Zusammenstellung aus: Zintl 1988, 105; Martin et al. 1993, 126).

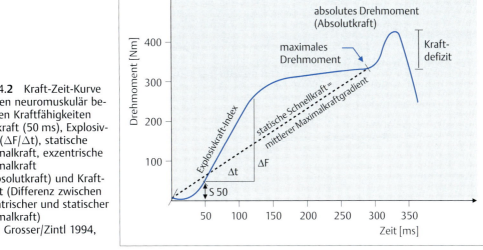

Abb. 4.2 Kraft-Zeit-Kurve mit den neuromuskulär bedingten Kraftfähigkeiten Startkraft (50 ms), Explosivkraft ($\Delta F/\Delta t$), statische Maximalkraft, exzentrische Maximalkraft (= Absolutkraft) und Kraftdefizit (Differenz zwischen exzentrischer und statischer Maximalkraft) (nach Grosser/Zintl 1994, 35)

Die Kraft als komplexe Erscheinungsform läßt sich je nach Kombination des Belastungsgefüges operationalisieren. Dabei hängt sie von folgenden Kriterien ab:

- Höhe der Krafteinsätze pro Muskelaktion,
- Schnelligkeit der Krafteinsätze pro Muskelaktion,
- Dauer der Krafteinsätze pro Muskelaktion,
- Frequenz der Krafteinsätze und
- Anzahl der Muskelaktionen bzw. Dauer der Muskelaktion (im Falle einer isometrischen Belastung).

Je nach Ausprägung der einzelnen Komponenten nehmen die Maximalkraft, die Schnellkraft, die Reaktivkraft, die Kombinationen von Kraft und Ausdauer oder die Ausdauer an Bedeutung für die zu erbringende Kraftleistung zu [4.3].

➡ Die Zuordnung der sechs Stufen erfolgt in Analogie zur Abstufung der Belastungsintensität (vgl. Radlinger et al. Rehabilitative Trainingslehre. Thieme, Stuttgart 1998)

4.1 Maximalkraft

Die Maximalkraft
ist definiert als die Fähigkeit des Nerv-Muskel-Systems willkürlich die größtmögliche Kraft gegen einen Widerstand auszuüben. Sie tritt sowohl in isometrischen als auch in dynamisch-konzentrischen und -exzentrischen maximalen Muskelaktionen auf.

Der Nachweis erfolgt heute oft meßtechnisch an einem unüberwindlichen Widerstand (standardisierte isometrische Kraftmessung).
Die Maximalkraft kann als der willkürlich aktivierbare Anteil der Absolutkraft interpretiert werden (Tab. 4.2) [4.4]. Die *willkürliche Maximalkraft* (= 100%) wird also durch eine statische Muskelaktion ermittelt (Abb. 4.2).

Dynamisch-konzentrische Maximalkraft. Sie liegt vor, wenn sie gegen eine Last aufgebracht wird, die gerade noch einmal bewegt werden kann (Einer-Wiederholung). Dabei kann die konzentrische Maximalkraft 15–50% tiefer sein als die statische [4.5]. Die Differenz entsteht dadurch, daß bei dynamischen Bewegungen die Last im Gegensatz zu statischen beschleunigt werden muß. Dimensionsanalytisch gelten konzentrische und statische Maximalkraft als identische Fähigkeit [4.6]. Deshalb nutzt man in der Praxis der Einfachheit halber den dynamisch konzentrischen Maximalkrafttest [4.7].
Lehnertz unterscheidet jedoch konzentrische und statische Muskelaktionen mit der Begründung, daß aus molekularbiologischer Sicht beim Halten einer Kraft kein Gleitvorgang zwischen dicken und dünnen Myofilamenten erfolgt, was den Energieumsatz entscheidend beeinflußt [4.8].

Dynamisch-exzentrische Maximalkraft. Sie entsteht bei der Dehnung eines Muskels. Der Muskel kann dabei maximal statisch vorkontra-

4 Motorische Beanspruchungsform Kraft

Kraftart	Hauptsächliche Einflußfaktoren			
	Morphologisch Biomechanisch	Nerval	Energetisch	Motivational
Maximalkraft	physiologischer Querschnitt %-Satz FT-/ST-Faserfläche optimale Ausgangslänge	maximale Frequenzierung und Synchronisation (= intramuskuläre Koordination) zentrales Innervationsmuster (= intermuskuläre Koordination)	anaerob-alaktazider Stoffwechsel mit maximaler Flußrate	Willensstoßkraft Ausschalten hemmender Faktoren

Tabelle 4.2 Hauptsächliche Einflußfaktoren der Maximalkraft (Ehlenz et al. 1995, 62f).

hiert sein (Abb. 4.2, s. S. 23). Die erreichbaren Werte liegen je nach Trainingszustand und Muskelgruppe bis zu 45 % höher als die der statischen Maximalkraft [4.9]. Die Differenz erklärt sich hauptsächlich durch die für diese Belastungsart typische Speicherung von Energie in den passiven elastischen Strukturen des tendomuskulären Systems während der exzentrischen Phase und der Freisetzung (Nutzung) in der konzentrischen Phase sowie durch das Auslösen des Dehnungsverkürzungszyklus (= Muskelspindelreflex). Dieser Dehnungsreflex erhöht die Innervationsaktivität und damit die Kontraktionsstärke [4.10].

Diesem Modell steht die Theorie zur Seite, daß bei exzentrischer Arbeitsweise ein aktivierter Muskel einen erheblichen Widerstand ohne Phosphatverbrauch leistet. Begründet wird diese Auffassung mit dem kraftwirksamen elektromagnetischen Kontakt [4.11]. Diesen molekularbiologischen Aspekt möchten wir an dieser Stelle nicht vertiefen.

Kraftdefizit. Die Differenz (in Prozent) zwischen exzentrischer und statischer Maximalkraft wird als Kraftdefizit bezeichnet (Abb. 4.2, s. S. 23). Das Kraftdefizit kann je nach Muskelgruppe, Meßverfahren, Trainingszustand und Berechnungsart variieren und dabei Werte zwischen 5 und 40 % annehmen. Grundsätzlich läßt sich sagen, je kleiner das Kraftdefizit (z. B. 5 %), desto besser

ist das mögliche Potential einer maximalen Willkürkontraktion ausgeschöpft, d. h., die intramuskuläre Koordination läßt sich kaum mehr verbessern; ein Punkt, der besonders im Sport an Bedeutung gewinnt. Für die Therapie im allgemeinen bringt die Kraftdefizitbestimmung keine wertvollen Hinweise. Außerdem ist sie meßtechnisch aufwendig.

Absolutkraft. Sie ist das höchstmögliche Kraftpotential, das ein Muskel aufgrund seines physiologischen Querschnitts und seiner Qualität zur Verfügung hat (Abb. 4.2, s. S. 23).

Sie setzt sich aus der willkürlich entwickelbaren statischen Maximalkraft und der willkürlich nicht erfaßbaren Kraftreserve (autonom geschützte Reserve) zusammen. Meßmethodisch wird die Absolutkraft durch die exzentrische Maximalkraft oder durch maximale Elektrostimulation erfaßt [4.12].

Relative Kraft. Sie ist das Verhältnis von isometrischer Maximalkraft zum Körpergewicht (Quotient von Kraft und Körpergewicht: z. B. 100 Nm/65 kg = 1.54 Nm/kg). Für Patienten heißt das, die körperliche Leistung bezogen auf die relative Kraftfähigkeit kann einerseits durch die Erhöhung der Kraft, andererseits durch den Verlust an Körpermasse gesteigert werden.

4.2 Schnellkraft und Reaktivkraft

Auf den ersten Blick erscheinen Schnell- und Reaktivkraft eindeutig und ausschließlich dem Sport zugehörig. Doch im alltäglichen Leben kann besonders für die unteren Extremitäten

eine gewisse Ausprägung dieser Fähigkeiten notwendig sein, z. B. zum Auffangen eines Mißtrittes, zur Stabilisation von statisch-exzentrischen Belastungen beim Treppabgehen oder

4.2 Schnellkraft und Reaktivkraft

beim Heruntersteigen von hohen Tritten. In der Therapie bedient der Therapeut sich deshalb entsprechender Methoden. Diese Methoden haben außerdem den Effekt, daß die intramuskuläre Koordination mit ihnen gesteigert werden kann (Tab. 4.**3**).

Schnellkraft. Sie kann zunächst übergreifend als Kraftanstieg pro Zeiteinheit (Kraftgradient) angesprochen werden (Abb. 4.**2**, s. S. 23).

In Abhängigkeit von der statischen und dynamischen Muskelarbeitsweise unterscheidet sich die Schnellkraft nochmals in:

▪ *statische Schnellkraft:* der mittlere Kraftanstieg bis zur statischen Maximalkraft (= Maximalkraft-Gradient) und

▪ *konzentrische Schnellkraft*: Kraft mal Geschwindigkeit, d. h. die Muskelarbeit (= Kraft mal Weg), die in der zur Verfügung stehenden Zeit gegenüber der beweglichen Last verrichtet wird.

Zwei weitere Fähigkeiten zur schnellkräftigen Kontraktion sind willkürlich definiert:

▪ *Startkraft:* der Kraftwert, der 50 ms nach Kontraktionsbeginn erreicht wird, also die Fähigkeit zu einem hohen Kraftanstieg von Beginn der Bewegung an.

▪ *Explosivkraft:* der maximale Kraftanstieg (= maximaler Kraftgradient ausgedrückt durch $\Delta F/\Delta t$) innerhalb der Kraft-Zeit-Kurve, d. h. der höchstmögliche Kraftanstieg im Laufe einer schnellen Kraftentwicklung.

Die Schnellkraftkomponenten Start- und Explosivkraft sind wesentliche Faktoren bei schnellkräftigen Bewegungen, für die sehr wenig Zeit (z. B. < 200 ms beim Absprung von Hoch- oder Weitsprung) zur Verfügung steht.
Wegen neuraler und mechanischer Besonderheiten (Dehnungsreflex und Elastizität der aktiven wie passiven Struktur) gegenüber der konzentrischen Schnellkraft wird die Reaktivkraft als eigenständige Kraftart definiert.

Kraftart	Komponenten	Hauptsächliche Einflußfaktoren			
		Morphologisch Biomechanisch	Nerval	Energetisch	Motivational
Konzentrische Schnellkraft	Maximalkraft Explosiv- und Startkraft	physiologischer Querschnitt %-Satz FT-/ST-Faserfläche optimale Vordehnungslänge Kontraktionsgeschwindigkeit	maximale Frequenzierung und Rekrutierung in der Zeit mit Asynchronität (= intramuskuläre Koordination) zentrales Innervationsmuster und reflektorische Steuerung (= intermuskuläre Koordination)	anaerob-alaktazider Stoffwechsel mit maximaler Energieflußrate	Willensstoßkraft Ausschalten hemmender Faktoren
Reaktivkraft	Maximalkraft Explosiv- und Startkraft reaktive Spannungsfähigkeit	physiologischer Querschnitt %-Satz FT-/ST-Faserfläche Kontraktionsgeschwindigkeit Steifheit des arthrotendomyotischen Systems	maximale Frequenzierung in der Zeit mit Asynchronität (= intramuskuläre Koordination) zentrales Innervationsmuster (= Basisinnervation) Vorinnervation Reflexinnervation	anaerob-alaktazider Stoffwechsel mit maximaler Energieflußrate Speicherung und Nutzung elastischer Energie	Willensstoßkraft

Tabelle 4.**3** Hauptsächliche Einflußfaktoren der Schnell- und Reaktivkraft (Ehlenz et al. 1995, 62f).

26   4 Motorische Beanspruchungsform Kraft

Reaktivkraft. Darunter versteht man die exzentrisch-konzentrische Schnellkraft bei kürzestmöglicher Koppelung beider muskulärer Arbeitsphasen, in einem Dehnungsverkürzungszyklus (Dehnung = exzentrische Phase; Verkürzung = konzentrische Phase → Dehnungsverkürzungszyklus). Diesen Dehnungsverkürzungszyklus (DVZ) findet man in zwei Arten: nämlich einen langsamen (> 250 ms) mit relativ großem exzentrischen Bewegungsausmaß und geringerer Kraftentwicklung und einen schnellen DVZ (< 250 ms) mit geringem Bewegungsausmaß und höherer Kraftentwicklung.
Beispiel: Ein typisches Beispiel für die Anwendung oder Umsetzung der Reaktivkraft mit einem langsamen DVZ in der Physiotherapie ist der „Stretch" im PNF. Durch das Auslösen eines monosynaptischen Reflexes findet ein faszilitierender (übergreifender) Effekt auf die vorgedehnte oder kontrahierte Muskulatur statt. Der Therapeut gibt auf die Muskulatur einen exzentrischen Impuls. Die betroffene Muskulatur gibt zunächst exzentrisch nach, da der gerichtete Bewegungsimpuls zu hoch für die entwickelte willkürliche Kraft ist. Durch die exzentrische Muskelaktion spannt sich das gesamte tendomuskuläre System, was den Dehnungsreflex auslöst. Unmittelbar darauffolgend beschleunigt die reaktive konzentrische Muskelaktion den betroffenen Körperteil. Das Ziel dieser Technik besteht z. B. im erleichterten Bewegungsstart [4.13].

4.3   Kombinationen von Kraft und Ausdauer

Als generelle und zunächst unspezifische Definition von Kraft- und Ausdauerkombinationen schlagen wir in Anlehnung an Ehlenz et al. [4.14] folgende Charakterisierung vor:

Kraft und Ausdauer

kombiniert in der dynamischen Bewegungsaktion ist die Fähigkeit, bei einer bestimmten Wiederholungszahl von Kraftstößen (= Kraft mal Zeit) innerhalb eines definierten Zeitraumes die Verringerung der Kraftstoßhöhen möglichst klein zu halten.

Die Kombination von **Kraft und Ausdauer** in der statischen Bewegungsaktion ist die Fähigkeit, bei einer bestimmten Muskelspannung (= statische Kraft) über die definierte Anspannungszeit den Spannungsverlust möglichst gering zu halten.

Entscheidend für das Verhältnis von Kraft und Ausdauer ist das Verhältnis von Belastungsintensität zu Belastungsdauer.

Bei der differenzierten Einteilung der grundsätzlich verschiedenen Kombinationen von Kraft und Ausdauer ziehen wir jeweils die dominant leistungsbestimmenden Faktoren hinzu (Tab. 4.**4**). Dies sind im wesentlichen energetische Faktoren. Die unterschiedlichen Arten der Kombinationen von Kraft und Ausdauer ergeben sich demnach in Abhängigkeit von der Ausbelastung innerhalb einer bestimmten Zeit, und in Abhängigkeit von den verschiedenen Arten der Energiebereitstellung. Die dominant zuständige Stoffwechselleistung ist das eigentliche Charakteristikum, das die vier Erscheinungsformen von Kraft und Ausdauer unterscheidet.

Die Arten der Kombination von Kraft und Ausdauer	Leistungsbestimmende energetische Größe
1. Maximalkraftausdauer	anaerob alaktazide Energiebereitstellung
2. Kraftausdauer	anaerob laktazide Energiebereitstellung
3. Ausdauerkraft	gemischte aerob-anaerobe Energiebereitstellung (aber dominant aerob, d. h. unterhalb des individuellen lokalen maximalen Laktat-steady-state)
4. Lokale aerobe Ausdauer	rein aerobe Energiebereitstellung

Tabelle 4.**4** Die verschiedenen Arten der Kombinationen von Kraft und Ausdauer und ihre leistungsbestimmenden Größen.

Maximalkraftausdauer

Die Maximalkraftausdauer erscheint in der Literatur unter verschiedenen Begriffen (submaximale Kraftausdauer, hochintensive Kraftausdauer, Kurzzeitkraftausdauer). Doch gemeinsam ist allen Beschreibungen die Beurteilung der hauptsächlichen Einflußfaktoren (Tab. **4.5**). Zunächst ist auf der energetischen Seite vergleichbar zum Muskelaufbautraining die alaktazide Komponente ausschlaggebend. Doch ein zusätzlicher wesentlicher Faktor für eine hohe Maximalkraftausdauer (z.B. im Sport) stellt die Maximalkraft dar.

Die für den Alltag notwendige Maximalkraftausdauer (kurzzeitige intensive Belastung), erreicht jeder Patient, der mittels Muskelaufbaumethoden trainiert. Die weitere Berücksichtigung der wesentlich intensiveren intramuskulären Koordinationsmethoden kann ausbleiben, denn in alltagsspezifischen Handlungen bedarf es in der Regel keiner maximal ausgeprägten Maximalkraftausdauer. Die optimale Ausprägung durch ein Muskelaufbautraining reicht vollkommen aus und hat darüber hinaus für therapeutische Belange den Effekt der Hypertrophie.

Für sportspezifische Belastungen erfolgt die Steigerung der Maximalkraftausdauer über die Periodisierungsmaßnahmen zur Entwicklung der Maximalkraft. Die spezifischen Trainingswirkungen im Bereich der Maximalkraftausdauer sind [4.15]:

◾ Beanspruchung und Verbesserung der anaerob-alaktaziden Energiebereitstellung (Phosphatabbau und -resynthese);

◾ Stimulierung des aeroben Stoffwechsels für die Verbesserung der Phosphatresynthese (in den Pausen);

◾ Stimulierung des aeroben Stoffwechsels für die Verbesserung der Laktatelimination (Laktataufstockung in der Serienpause);

◾ Förderung der aeroben Ausdauer (Summierung von Pausen).

Kraftausdauer

Ebenso wie bei der Maximalkraftausdauer herrscht bei der Kraftausdauer eine Begriffsvielfalt (Mittelzeitausdauer, submaximale Kraftausdauer, mittelintensive Kraftausdauer).

Wesentliche Eigenschaft des Kraftausdauertrainings bleibt die Tatsache, daß es sich hier um ein dominant anaerob-laktazides Training handelt (Tab. **4.6** s. S. 28). Das heißt, während der Ausführung dieser Belastung akkumuliert das Laktat, der pH-Wert sinkt. Die Belastung findet dementsprechend oberhalb des lokalen maximalen Laktat-steady-state statt. Letztlich muß die muskuläre Arbeit wegen Übersäuerung (Einstellen der Enzymaktivität) abgebrochen werden.

Wie schon häufig angedeutet, erscheint uns die Verbesserung der laktaziden Kraftausdauer nicht als therapierelevante Maßnahme. Das läßt sich wie folgt begrüden: Der hochprozentige Anteil der alltäglichen Belastung erfolgt auf aerobem Weg. Die spezifischen Ziele eines Kraft-

Kraftart	Komponenten	Hauptsächliche Einflußfaktoren			
		Morphologisch Biomechanisch	Nerval	Energetisch	Motivational
Maximal-kraft-ausdauer	Maximal-kraft anaerob-alaktazide Stoffwech-selleistung	physiologischer Querschnitt %-Satz FT-/ST-Faserfläche	optimale Frequen-zierung und Rekru-tierung (= intramuskuläre Koordination) zentrales Innerva-tionsmuster (= intermuskuläre Koordination) Transmitterkonzen-tration	anaerob-alakt-azider Stoff-wechsel mit ma-ximaler Flußrate (Kreatinphos-phat) Ca^{2+}-Konzentra-tion (interfilamentär)	Willens-spannkraft bei maxi-maler Ausbelastung

Tabelle 4.**5** Hauptsächliche Einflußfaktoren der Maximalkraftausdauer (Ehlenz et al. 1995, 63).

4 Motorische Beanspruchungsform Kraft

Kraftart	Komponenten	Hauptsächliche Einflußfaktoren			
		Morphologisch Biomechanisch	Nerval	Energetisch	Motivational
Kraft-ausdauer	Maximal-kraft laktazide Stoffwech-selleistung	physiologischer Querschnitt	optimale Frequen-zierung und Rekru-tierung (= intramuskuläre Koordination) zentrales Innerva-tionsmuster (= intermuskuläre Koordination)	anaerob-alaktazider Stoff-wechsel anaerob-laktazi-der Stoffwechsel mit maximaler Flußrate pH-Wert (intrazellulär)	Willens-spannkraft

Tabelle **4.6**   Hauptsächliche Einflußfaktoren der Kraftausdauer (mod. nach Ehlenz et al. 1995, 63)

ausdauertrainings sind aber auf vorwiegend an-aerob-laktazide Eigenschaften angelegt [4.16]:

- maximale anaerobe Glykolyse,
- Aktivierung der Laktatproduktion,
- Verbesserung der Pufferkapazität und Säure-toleranz,
- hauptsächliche Beanspruchung der FT-Fasern,
- Entwicklung und Erweiterung der anaeroben Kapazität.

Keine dieser Eigenschaften bedarf für unser All-tagsleben einer maximalen Ausprägung. Denn diejenigen sogenannten „Kraftausdauerleistun-gen", die dort erbracht werden, sind zumeist nur gering anaerob (knapp oberhalb des lokalen maximalen Laktat-steady-state) und damit do-minant aerob. Deshalb erscheint uns die Ent-wicklung der Ausdauerkraft und lokalen Mus-kelausdauer als präventive und rehabilitative therapeutische Maßnahme eindeutig wichtiger.
Verzichtet man aber auf die hohe laktazide Komponente und variiert die Kraftausdauer da-hingehend, daß nur mit einer geringen oder mittleren Ausbelastung gearbeitet wird, bleiben zum einen die Laktatwerte tief und entspre-chend auch alle Negativanteile dieser Übersäue-rung im verträglichen Rahmen für die Präven-tion und Rehabilitation. Zum anderen wird auf diese Weise der Weg offen gelassen, im Sinne einer Kraftausdauer des Dehnungsverkürzungs-zyklus die neuronalen Komponenten zur erhöh-ten Ermüdungsresistenz zu bringen.
Mit dieser Variation der Kraftausdauer ist man sehr nah an der komplexen Kraftentwicklung.

Ausdauerkraft

Die Grenze zwischen anaerober und aerober Energiebereitstellung liegt zwischen der Kraft-ausdauer und Ausdauerkraft (auch: aerobe Kraftausdauer, Langzeitkraftausdauer). Der we-sentliche Belastungsanteil der Ausdauerkraft liegt im intensiven aeroben Bereich; dies jedoch nur knapp unterhalb der Grenze zur Kraftaus-dauer. Die hauptsächlichen Einflußfaktoren der Ausdauerkraft sind in Tab. 4.7 dargestellt.

Global kann man sagen, die Anwendung der Me-thoden zur Entwicklung der Ausdauerkraft führt zur Erweiterung der aeroben Kapazität [4.17]:

- Entwicklung der lokalen Sauerstofftransport-kapazität,
- Verbesserung des aeroben Stoffwechsels un-ter verstärkter Glykogennutzung,
- Verbesserung der Umstellung zwischen Gly-kogen- und Fettstoffwechsel,
- Glykogenentleerung und Superkompensation des Glykogens,
- Nutzung des Laktat-steady-state (Laktatbil-dung und -kompensation),
- Anheben der lokalen individuellen anaeroben Schwelle,
- Ausbildung eines neuromuskulären Bewe-gungsstereotyps,
- erweiterte Faserrekrutierung,
- erhöhte Belastungsverträglichkeit,
- Beschleunigung der Wiederherstellung,
- Optimierung der Wundheilung.

Anhand der aufgezählten Anpassungserschei-nungen und Trainingswirkungen ist offensicht-lich, daß diese Trainingsart dem Alltagsbedarf

Kraftart	Komponenten	Hauptsächliche Einflußfaktoren				
		Morphologisch Biomechanisch	Nerval	Energetisch	Motivational
Ausdauerkraft	Maximalkraft aerobe intensive Stoffwechselleistung	physiologischer Querschnitt %-Satz ST-Faserfläche	optimale Frequenzierung und Rekrutierung (= intramuskuläre Koordination) zentrales Innervationsmuster (= intermuskuläre Koordination)	aerober glykolytischer Stoffwechsel mit maximaler Flußrate	Willensspannung

Tabelle 4.**7** Hauptsächliche Einflußfaktoren der Ausdauerkraft (mod. nach Ehlenz et al. 1995, 63)

sehr nahe kommt und sich generell ausgezeichnet für die Therapie eignet.

Die übliche Anwendung dieser Ausdauerkraftmethoden kann mit den Trainingsmitteln des Krafttrainings (Hantel, Gummiband, eigener Körper etc.) oder mit ausdauerspezifischen Mitteln (z. B. Armkurbelergometern) erfolgen.

Besser noch als die lokale Belastung wäre das allgemeine dynamisch-aerobe Training großer Muskelgruppen mittels Ruder-, Fahrradergometer oder Laufband, aerober gymnastischer Übungen (Aerobic) oder anderer Ausdauerübungen (Schwimmen, Wandern etc.). In diesem Fall werden die Methoden der allgemeinen aeroben dynamischen Ausdauer zur Realisierung der oben genannten Zielsetzung eingebracht. Es sind dies [4.18]:

– intensive (kontinuierliche) Dauermethode,
– variable Dauermethode und
– extensive Intervallmethode mit Langzeitintervallen.

Lokale aerobe Ausdauer

Neben der aeroben Ausdauerkraft stellt die lokale aerobe Ausdauer für die Therapie ein äußerst wichtiges Faktum dar (Tab. 4.**8**). Hollmann/Hettinger schreiben hierzu: „Die lokale aerobe dynamische Muskelausdauer ist für die Präventivmedizin, die Bewegungstherapie und die Rehabilitation sowie für den Leistungssportler gleichermaßen von sehr großer Bedeutung. Hier spielen sich diejenigen Durchblutungs- und Stoffwechselmechanismen ab, für welche das kardiopulmonale System (Herz, Kreislauf

Kraftart	Komponenten	Hauptsächliche Einflußfaktoren				
		Morphologisch Biomechanisch	Nerval	Energetisch	Motivational
Lokale Ausdauer	aerob-extensive Stoffwechselleistung	physiologischer Querschnitt %-Satz ST-Faserfläche	optimale Frequenzierung und Rekrutierung (= intramuskuläre Koordination) zentrales Innervationsmuster (= intermuskuläre Koordination)	aerober Stoffwechsel mit geringer Intensität	Willensspannkraft

Tabelle 4.**8** Hauptsächliche Einflußfaktoren der lokalen Ausdauer (Ehlenz et al. 1995, 63; Zintl 1994, 110)

und Atmung) letztlich nur den Diener darstellen. Das primäre Regulans ist in diesem Sinne die Körperperipherie, deren Bedarfsdeckung in möglichst ökonomischer Weise dann die Aufgabe der zentralen Regulation darstellt" [4.19].

Diese gering intensive Belastung der Muskulatur hat in ihren Trainingswirkungen die aeroben Eigenschaften des Muskels im Zentrum der Betrachtung. Die Regenerationsfähigkeit des Patienten verbessert sich wesentlich [4.20]:

– Ökonomisierung des peripheren Kreislaufes (Kapillarisierung, Kollateralenbildung, zweckmäßige intramuskuläre Blutverteilung),
– Erweiterung der aeroben Kapazität,
– Erweiterung des aeroben Stoffwechsels mit Verbesserung der Fettverbrennung,
– Regenerationsbeschleunigung,
– Stabilisierung eines erreichten Leistungsniveaus,

– Ökonomisierung der Bewegungstechnik,
– Ausbildung einer Vagotonie,
– Verbesserung der ST-Faser-Rekrutierung,
– Optimierung der Wundheilung.

Ebenso wie bei der Verbesserung zur Ausdauerkraft führt die übliche Verbesserung der lokal-aerob-dynamischen Muskelausdauer der Einfachheit halber über die Methoden zur allgemein-aerob-dynamischen Leistungsfähigkeit ($\rightarrow$). Hier ist besonders die extensive (kontinuierliche) Dauermethode zu erwähnen [4.21].

➡ Bei der lokal-aerob-dynamischen Muskelausdauer ist eine Muskelmasse von weniger, bei der allgemein-aerob-dynamischen Muskelausdauer mehr als 1/7 bis 1/6 der gesamten Skelettmuskulatur aktiv. Das Herz-Kreislauf-System bildet bei der lokalen im Gegensatz zur allgemeinen Muskelausdauer keine leistungslimitierende Größe [4.22].

5 Testverfahren zur Ermittlung der Kraft und der Belastungsintensität

5.1 Aufgaben von Testverfahren

Testverfahren zur leistungsdiagnostischen Ermittlung der Kraft haben in der Physiotherapie folgende Aufgaben:

- *Bestimmung der genauen Widerstandslast* (Belastungsintensität) für die unterschiedlichen Krafttrainingsmethoden.

- *Bestimmen des gegenwärtigen Leistungszustandes* bzw. von Komponenten dieses Zustandes: Dies geschieht zum interindividuellen Leistungsvergleich von Patienten zur Beobachtung der Leistungsentwicklung bei unterschiedlichen Behandlungsmethoden zu bestimmten Zeitpunkten innerhalb des therapeutischen Prozesses.

- *Analysieren der Veränderungen von Komponenten des Leistungszustandes* im zeitlichen Verlauf einer Therapie: Das Ziel lautet hier, die intraindividuelle Leistungsentwicklung des Patienten zu dokumentieren.

- *Erkennen von Wechselwirkungen einer Einflußgröße des Leistungszustandes* auf eine andere, um feststellen zu können, welche Zusammenhänge existieren: Beispielsweise beobachtet der Therapeut den Zusammenhang zwischen einer Veränderung der dynamisch-konzentrischen Maximalkraft der medialen Glutäalmuskulatur und dem komplexen Gangverhalten des Patienten [5.1].

Für das Krafttraining liegen

- *biomechanische* (z.B. Kraftmeßplatten, Beschleunigungsmesser) oder *elektrophysiologische* (z.B. EMG) Methoden vor, die in der Regel mehr der aufwendigen wissenschaftlichen *Feindiagnostik* dienen und insofern oft keine ökonomische Nützlichkeit für die Praxis aufweisen;

- *sensomotorische Testverfahren* für den klinischen wie therapeutischen Gebrauch vor. Diese Gebrauchstests sind zur *Grobdiagnose*.

Beide Verfahren sind unter standardisierten Bedingungen durchzuführen. Diese stellen eine notwendige Voraussetzung dar, um die eigenen Testergebnisse mit denen anderer Therapeuten (interindividuelle Vergleichbarkeit) oder mit Norm- bzw. Richtwerten vergleichen zu können. Ebenso muß man denselben Patienten in seiner Entwicklung durch Wiederbefunde exakt dokumentieren (intraindividuelle Vergleichbarkeit).

Standardisierung heißt demnach, die Bedingungen der Durchführung in allen Phasen des Tests, die Auswertung und Interpretation für alle Testwiederholungen eindeutig und einheitlich festzulegen [5.2].

Ein therapeutisch-praktischer Gesichtspunkt ist, daß Testübung und Krafttrainingsübung so gut wie möglich übereinstimmen sollten.

Im folgenden sind einige Varianten der grobdiagnostischen sensomotorischen Leistungsdiagnostik aus dem klinischen Alltag aufgeführt. Diese sollen beschrieben und interpretiert werden.

5.2 Subjektive, semiobjektive und objektive Testverfahren

In Anlehnung an Hettinger und Hollmann/Hettinger wählen wir die folgende Terminologie zur Klassifizierung von klinischen Testverfahren [5.3]:

Objektive Messung. Objektiv ist eine Messung, wenn diese unabhängig vom Meßinstrumentarium oder von den beteiligten Personen ist.

5 Testverfahren zur Ermittlung der Kraft und der Belastungsintensität

In der Regel führt im klinischen Bereich ein geeichtes Gerät oder ein Gerät mit Angabe des maximalen Meßfehlers die Messung aus (z. B. EMG, EEG, EKG, ENG, HF, RR, CT, MRI, elektronischer Kraftmeßstuhl oder Kraftaufnehmer).

Hierbei nimmt man an, der Faktor Mensch könne vernachlässigt werden. Trotzdem bleibt zum Teil ein hohes Maß an subjektiver Beeinträchtigung sowohl durch die messende wie auch gemessene Person (Durchführungsobjektivität: z. B. Applikation von Elektroden, willentliche Beeinflußbarkeit des Muskeltonus während der EMG) oder durch die subjektiven Einflüsse des Versuchsleiters bei der Auswertung und Interpretation der Ergebnisse.

Semiobjektive Messung. Es bleibt zu diskutieren, ob der Begriff semiobjektiv den genannten Umständen nicht gerechter wird. Semiobjektiv ist eine Messung, wenn selbst bei exaktesten Meßeinrichtungen subjektive Faktoren zusätzlich einfließen und in ihrem Ausmaß nicht abgeschätzt werden können. Z. B. wenn der Therapeut eine Messung am Patienten mittels eines einfachen Gerätes ausführt, welches er selber bedient (z. B. Goniometer, Federwaage zur Kraftmessung). Ganz offensichtlich steht hier der Versuch im Vordergrund, das Meßergebnis unter

standardisierten Bedingungen so genau wie möglich zu halten. Jedoch darf das rein zahlenmäßige Ergebnis (Winkelgrad, kg etc.) nicht darüber hinwegtäuschen, daß beim Erwerb dieser Zahl subjektive Beeinträchtigungen vorkommen (Motivation des Probanden, Handhabungsfehler des Therapeuten etc.).

Subjektive Messung. Subjektiv ist eine Messung, wenn sie ausschließlich einer Beobachtung oder Palpation des Patienten oder des Therapeuten (z. B. Anamnese, funktionelle Demonstration der symptomatischen Bewegung) und dementsprechend einem Experten-Rating gleichkommt. Als Ergebnis erhält man in der Regel qualitative Beobachtungskriterien (z. B. gutes/schlechtes Gangbild), die im besten Fall kategorisch quantifiziert werden (z. B. gut = 1; schlecht = 2; unzureichend = 3). Subjektive Methoden verwenden Therapeuten zur klinischen Diagnostik häufig. Die wesentlichen Unsicherheitsfaktoren sind:

– die subjektive (nicht-standardisierte oder ungenügend standardisierte) Untersuchungsdurchführung,
– der subjektive Beurteilungsmaßstab des Untersuchers,
– der subjektive Einfluß des Patienten.

5.3   Klinische Skala der Kraftwerte M0 – M6

In der klinischen Diagnostik und im physiotherapeutischen Befund hat sich für Patienten mit zentralen und peripheren neurologischen Erkrankungen zur Beurteilung der aktuellen Maximalkraft die vom British Medical Research Council empfohlene Skala (Tab. 5.**1**) bewährt [5.4]. Die Einteilung in sieben Kraftstufen (M0 – M6) dient zur Darstellung der isometrischen und dynamisch-konzentrischen Maximalkraft, die ein Patient in einzelnen Muskeln aufbringen kann. Als äußerer Widerstand wirkt die Schwerkraft oder der Widerstand des Therapeuten.

Eine Variante der Beschreibung der Zwischenstufen anstelle von (−) lautet: „Liegt der Kraftgrad zwischen zwei Beurteilungsnoten, so wird der untere Wert dokumentiert" [5.5].

Bei Muskelkraftwerten von M0 und M1 können keine Widerstände überwunden werden. Deswegen findet eine dynamisch-konzentrische Kontraktion erst ab M2 statt. Bei diesen niedrigen Kraftwerten zeigt ein Myofeedback dem Patienten die sonst nicht wahrnehmbare (M0) oder aber die elektrische Muskelaktivität ohne sichtbare Bewegung (M1) durch optische oder akusti-

sche Signale in seiner Intensität. Myofeedback hat daher bei derartig geringer Muskelkraft eine hohe motivationssteigernde Wirkung und eignet sich bestens zur Steuerung der Therapieintensität. Während der Therapie begleitet der Patient die vom Therapeuten geführte Bewegung unter voller kognitiver Anstrengung, d. h., der Patient assistiert bei der Bewegung so willkürlich wie möglich. Die verbale Unterstützung seitens des Therapeuten motiviert den Patienten zusätzlich [5.6].

Die Bewertung M1 bis M5 basiert immer auf der einmaligen maximalen Belastung entsprechend dem aktuellen Niveau und ist in diesem Sinn ein isometrischer oder dynamischer Maximalkrafttest.

M2 oder M3 erhalten zusätzlich die Charakterisierung „ca. 25 % bzw. ca. 50 % der Normalkraft" [5.7]. Dies dürften relativ ungenaue Angaben sein, denn die „Normalkraft" der jeweiligen Muskulatur fällt von Individuum zu Individuum sehr unterschiedlich aus. Außerdem hat dieser Prozentwert für die ideale therapeutische Belastungsintensität keine Konsequenz.

5.3 Klinische Skala der Kraftwerte M0 – M6

	Merkmal	Testdurchführung	Parameter
M0	keine Kontraktion	Palpation der Ansatzsehne oder des Muskelbauches	keine Kontraktion spür- oder sichtbar
M1	sichtbare Kontraktion ohne Bewegungseffekt	vgl. M0	noch keine Gelenkbewegung möglich (= isometrisch)
M2	aktive Bewegung unter Aus-schaltung der Schwerkraft	Ausschaltung der Schwer-kraft; keine zusätzlichen äußeren Widerstände	vollständiger Bewegungsweg möglich; wenn unvollständig: M2–
M3	aktive Bewegung gegen Schwerkraft	Widerstand lediglich durch die Schwerkraft; keine zu-sätzlichen äußeren Wider-stände	vollständiger Bewegungsweg möglich; wenn unvollständig: M3–
M4	aktive Bewegung gegen leichten Widerstand	gleiche Ausgangsstellung wie M3, aber noch leichten Widerstand dazugeben	Widerstand kann über des ganze Bewegungsausmaß gegeben werden; sonst: M4–
M5	aktive Bewegung gegen starken Widerstand	gleiche Ausgangsstellung wie M3, aber noch starken Widerstand dazugeben	Widerstand kann über das ganze Bewegungsausmaß gegeben werden, d. h. normale Kraft: sonst: M5–
M6	aktive Bewegung gegen ma-ximalen Widerstand	gleiche Ausgangsstellung wie M3, aber noch maximalen Widerstand dazugeben	Bewegung wird vollständig mindestens zehnmal durch-geführt

Tabelle 5.1 Skala der Muskelwerte M0 – M6 (mod. nach Janda 1986, 10ff; Mummenthaler 1986, 398; Wie-ben/Falkenberg 1991, 4ff; Daniels/Worthingham 1992, 2ff).

Die Beurteilung M0 – M3 unterliegt einer ge-wissen, jedoch offensichtlich akzeptablen und trennscharfen Bandbreite. Diese Werte dienen dem klinischen Diagnostiker daher relativ effizi-ent zur Abschätzung der aktuellen lokalen mus-kulären Leistungsfähigkeit.

Den Kraftwerten M4 – M6 liegen dieselben Referenzübungen zugrunde wie M3 [5.8]. Das bedeutet, die Abstufungen erfolgen ab M4 nur noch über die Intensität, die mit therapeuti-schem Widerstand ausgeführt, doch sehr sub-jektiv und ungenau bleibt. Genauere Kraftwerte ab M4 ließen sich bei den meisten Übungen durch andere Vorgehensweisen erzielen (vgl. Kap: 7). In der Praxis zieht der Therapeut häufig den Rechts-/Links-Vergleich zur Beurteilung heran, obwohl eine Seitendominanz angenom-men werden muß.

Per exakt definierter Referenzübung lassen sich die einzelnen Muskelgruppen recht gut auf die Kraftwerte hin überprüfen. Doch muß man sich bewußt sein, daß hier je nach Refe-renzübung (mit dem eigenen Körpergewicht) große Unterschiede bezüglich des Drehmo-ments auftreten können: So haben die Rumpfex-tensoren beim Abheben des Oberkörpers aus der Bauchlage eine sehr große, der M. quadriceps bei der Kniestreckung aus dem Sitz eine mittlere und die Handextensoren bei der Handextension die kleinste Körpermasse zu bewegen. Das Dreh-moment ist entsprechend den Hebel- und Mas-senverhältnissen sehr unterschiedlich.

Die Bewertung M6 erscheint besonders über-denkenswert, denn die Instruktion „maximaler Widerstand" läßt doch einiges an Ausführungs-unschärfe zu. Zudem kann der Widerstand nicht maximal sein, wenn damit trotzdem 10 Wieder-holungen ausgeführt werden können. Weiterhin führt der „maximale Widerstand" durch den Therapeuten bei kleinen Muskelgruppen zur Be-wegungsunfähigkeit, bei großen eventuell zu einer unwesentlichen Belastung. Die Anwei-sung: „Die Bewegung wird mindestens zehnmal durchgeführt" führt zu einem Maximalkraftaus-dauertest bis Kraftausdauertest, während die übrigen Muskelwerte M0 bis M5 reine Maximal-kraftbelastungen sind.

Aus den genannten Gründen trennen wir Tab. 5.1 zwischen M5 und M6 und lassen die Bewertung M6 in unseren weiteren Betrachtun-gen aus.

Zusammenfassend läßt sich sagen, daß der Test, der sich ohne Hilfsmittel durchführen läßt, ein sehr ökonomisches Verfahren darstellt. Zur klinischen Beurteilung der Muskelkraft von M0 bis M3 ist der Test recht genau, da die Parameter (Tab. 5.1) der Bewegung gut und ziemlich eindeutig erfaßbar sind. Ab M4 kommt aber der subjektiv intraindividuell und interindividuell stark variierende therapeutische Widerstand hinzu und läßt die Trennkriterien zu unscharf und die Abstufungen zu grob werden. Deshalb trennen wir Tab. 5.1 zwischen M3 und M4.

Neben der hier dargestellten Bewertungsmethode zur manuellen Muskelfunktionsprüfung existieren ähnliche weitere. Auf deren Darstellung verzichten wir an dieser Stelle, denn die grundsätzlich bestehenden Problematiken sind vergleichbar [5.9].

5.4 Klinisch-funktionelle Krafttests

Zur klinischen Untersuchung der Muskelkraft größerer Muskelgruppen liegt ein homogenes Konditionstestprofil vor [5.10], dessen Ziel es ist, Aufschluß über die Maximalkraft und Kraftausdauer der getesteten Muskelgruppen zu erhalten. Dazu dienen neun definierte und beschriebene Referenzübungen. Diese sind nur mit dem eigenen Körpergewicht, zur Testung der Maximalkraft mit therapeutischem Widerstand und zur Testung der Kraftausdauer ohne weitere Hilfsmittel oder Zusatzgeräte auszuführen (Abb. 5.1 u. 5.2).

> Zur Klassifizierung von Konditionstests siehe Neumaier, Bös, Grosser/Starischka [5.11].

Der jeweilige Test kann von einem Therapeuten allein verbal instruiert und durchgeführt werden. Der Therapeut protokolliert dabei

- das Geschlecht und das Alter des Probanden,
- die ausgeführte Übung,
- die maximale Wiederholungszahl (rangskaliert) und
- Lokalisation und Intensität von Schmerzen.

Bestimmung der Maximalkraft. Spring et al. [5.12] setzen das Testverfahren zur Bestimmung der Maximalkraft ein und formulieren dabei folgende Prinzipien:

1. Information des Patienten über Ziel und Sinn der Testung.

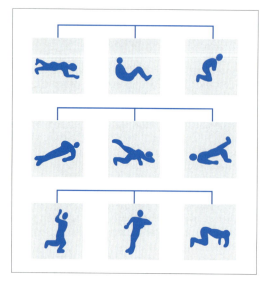

Abb. 5.1 Die neun Referenzübungen zur Testung der Kraftausdauer (nach Spring et al. 1990, 29ff)

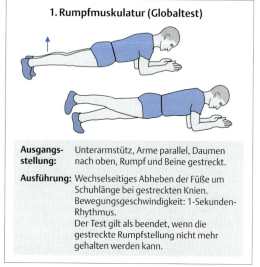

Abb. 5.2 Exemplarische Darstellung und Beschreibung der 1. Referenzübung Rumpfmuskulatur (nach Spring et al. 1990, 30)

2. Normierte Ausgangsstellung einnehmen.
3. Patienten gegen den nachgebenden Widerstand des Untersuchers über den ganzen Bewegungsumfang maximal spannen lassen.
4. Ist eine Bewegung gegen den Widerstand des Untersuchers nicht möglich, erfolgt die Testbewegung gegen die Schwerkraft allein. Ist der Widerstand so immer noch zu groß, wird durch eine geeignete Lagerung die Schwerkraft ausgeschaltet. Kommt so keine Bewegung zustande, wird visuell oder palpatorisch die Muskelspannung beurteilt.
5. Nach Möglichkeit im Seitenvergleich testen.

Dies stellt einen Ansatz dar, in Anlehnung an die klinische Kraftskala, die dynamisch-konzentrische Maximalkraft für komplexe und funktionelle Bewegungen zu testen. Doch entstehen bei der Anwendung einige grundsätzliche Probleme, die zum Teil ähnlich gelagert sind, wie die der Maximalkraftskala. Die wesentlichen sind:

- Die Normierung der Stellungen und Bewegungen für jede einzelne Übung müßte eindeutiger sein. Eine ausführliche Beschreibung liegt bislang nicht vor.
- Bis M3 (eine dynamisch-konzentrische Bewegung entgegen der Schwerkraft) sind keine dynamischen Bewegungen möglich. Die Erleichterungen (Lagerungen) müßten je Übung beschrieben werden.
- Hinzu kommt, daß ab M4 der subjektive Anteil des Untersuchers (Widerstand, Zuordnung, Interpretation) eine wesentliche Rolle spielt.
- Die Zuordnung zu M0 – M5 müßte anhand der auftretenden Bewegungskriterien für jede Übung beschrieben sein.

Testung der Kraftausdauer. Hierzu geben Spring et al. [5.13] diese Anweisungen:

1. Information des Patienten über Ziel und Sinn der Testung.
2. Normierte Ausgangsstellung einnehmen.
3. Bewegung exakt einüben. Die Bewegungsumkehr ist fließend. Ein Stopp am Umkehrpunkt ist zu vermeiden.
4. Die Bewegung im geforderten Tempo überwacht durchführen lassen.
5. Trick- und Ausweichbewegungen sind sofort zu korrigieren.
6. Sobald die geforderte Stellung nicht mehr gehalten werden kann, wird der Test abgebrochen.
7. Die Anzahl der Wiederholungen wird protokolliert.

Anhand von Normtabellen kann der Therapeut differenziert nach Geschlecht und Alter die aktuelle Leistungsfähigkeit seines Patienten beurteilen (Abb. 5.**3** u. 5.**4a** u. **b**, s. S. 36). Im Grundsatz erhalten die Therapeuten ein recht ökonomisches und unkompliziertes Testverfahren an die Hand, das eine hohe Praxisnähe für die Therapie und die Autotherapie hat. Außerdem bietet kaum ein anderes klinisch-motorisches Testverfahren diese empirisch breit abgestützte Normierung.

Darüber hinaus erscheint dieses Verfahren besonders interessant, um die Leistungsfähigkeit und den Beitrag einzelner Muskeln innerhalb eines komplexen funktionellen Bewegungsmusters qualitativ zu beurteilen. Doch ist dies weder als Primärziel des Tests formuliert noch sind Angaben zu qualitativen Bewegungsveränderungen, Korrektur- und Beurteilungsmöglichkeiten gemacht.

Aus einem testtheoretisch ausgerichteten Blickwinkel muß es unbefriedigend erscheinen, daß der Test, ohne testtheoretisch ausreichend evaluiert zu sein, eine solch hohe Relevanz in der diagnostischen Praxis haben soll. Wir möchten uns in der Kritik auf einige Hauptpunkte und exemplarisch anhand einer Übung (Übung 1: Globaltest Rumpfmuskulatur; s. Abb. 5.**2**) auf die Teststandardisierung beziehen.

Zu allen *Hauptgütekriterien* stehen keine Angaben der Autoren zur Verfügung:

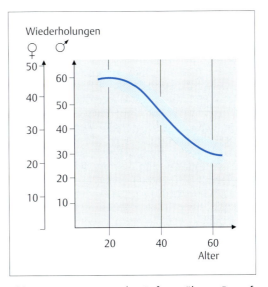

Abb. 5.3 Normwerte der Referenzübung Rumpfmuskulatur differenziert nach Geschlecht und Alter (nach Spring et al. 1990, 31)

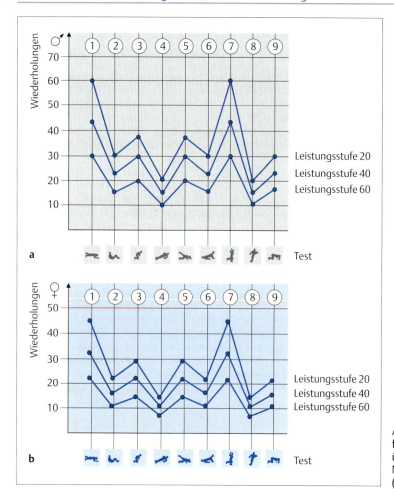

Abb. 5.**4a u. b** Normwerte für die neun Referenzübungen differenziert nach Männern (**a**) und Frauen (**b**) (nach Spring et al. 1990, 29)

- So stellt sich offensichtlich die Frage der Gültigkeit (*Validität*) des gesamten Testverfahrens. Denn wenn in der Übersicht zu den Normwerten (Abb. 5.**4**) innerhalb der Übungen und zwischen den Übungen Werte von um 10 mit solchen um 30 Wiederholungen verglichen werden, zeigt dies unmittelbar auf, daß man unzulässigerweise durch diese Art der Belastung unterschiedliche Stoffwechselbereiche (nämlich anaerob-alaktazid und anaerob-laktazid) miteinander vergleicht. Dies bezieht sich zum einen auf den Vergleich zwischen verschiedenen Patienten, zum anderen entsteht die ähnliche Problematik, wenn die Entwicklung eines Patienten beschrieben wird; zunächst absolviert er nur z. B. 5 Wiederholungen (= intramuskuläre Koordination), später 10 Wiederholungen (= alaktazide Energiebereitstellung), wiederum später 25 Wiederholungen (= laktazide Energiebereitstellung). Die Art der zu messenden Kraft müßte also konkretisiert werden. Bei einer leistungsstarken Person oder einer sehr schwachen und übergewichtigen Person ist bei Übung 1 nicht die Rumpfmuskulatur limitierend, sondern die Schultergürtelmuskulatur. Es kommt in diesem Bereich zu einem Leistungsabfall, ohne daß die eigentlich laut Test anzusprechende Rumpfmuskulatur ermüdet. Offensichtlich mißt der Test in diesem Fall nicht die Kraftausdauer der Rumpfmuskulatur, sondern die des Schultergürtels.

- Die Zuverlässigkeit (*Reliabilität*) sowie die *Objektivität* bezogen auf die Durchführung und Interpretation des Tests muß anhand der knappen Ausführungsbeschreibung kritisiert werden, da wesentliche Aspekte der Ausführung für Kraftausdauertests nur unzureichend angegeben sind, wodurch große Ungenauigkeiten auftreten können. D. h., die Standardisierung der Testinstruktion, -durchführung und -interpretation sollte genauer sein. Dies wäre z. B. die exakte Beschreibung und Kontrolle:

- der Testvorbereitung: Unterlage; ohne/mit Schuhen/Socken; Bekleidung; Metronom; Spiegel zur Kontrolle etc.;
- der Instruktion: Motivation des Patienten; Ausgangsstellungen/Endstellung (ASTE/ESTE); Behandlung von Trick- und Ausweichbewegungen; Abbruchkriterien; Instruktion in Übungshaltung (= Vorermüdung). Die Übung sollte mit all ihren Kriterien dem Patienten bekannt und von ihm koordinativ gekonnt sein, bevor man testet. Während des Tests sollte keine Kommunikation notwendig sein;
- der Ausgangsstellung: Zehenstellung; OSG-, Knie-, Oberarm-, Rumpf-, Ellbogen-, Handgelenkwinkel; Hände in Pro- oder Supination; Abstand zwischen beiden Füßen/Armen (= starker Einfluß auf Rotation); Wirbelsäulen-Neutralstellung (LWS, BWS und HWS!) etc;
- des Bewegungsablaufes: Rhythmusvorgabe (Metronom); Einüben von Rhythmus; Bewegungsfluß und -harmonie (rund, gleichmäßig, Wechsel von ASTE zu ESTE ohne Spannungswechsel etc.); zulässige Bewegungsamplitude etc.;
- der konkreten Angabe von Trick- und Ausweichbewegungen (unzulässige Variation von ASTE/ESTE): Hüfte zu hoch (= Hüftflexionsübung); Rumpfrotation bedingt durch Fußstellung/Ermüdung; Rundrücken; Abstand Körper/Unterlage; Bewegungsamplitude; Bewegungsharmonie und -fluß etc.;
- der Abbruchkriterien:
  - Der Therapeut beendet die Übung: ein-/mehrfaches Auftreten von Trick- und/oder Ausweichbewegungen; ein-/mehrfache Arrhythmie.
  - Der Patient beendet die Übung: hört einfach auf; lacht; Motivationsmangel; Schmerz etc.
  - Weitere Kriterien: Atmung und Atemrhythmus; Pausendauer zwischen den Tests bei eventueller Testwiederholung oder einem neuen Test etc.
  - Darüber hinaus erscheint die Bewertung von unter Schmerz abgebrochenen Übungen nicht eindeutig.
  - Ein weiterer wesentlicher Kritikpunkt muß sein, daß die Übungen alle mit dem eigenen Körpergewicht durchgeführt werden. Unter diesen Umständen

erreichen z. B. adipöse Testpersonen wegen ihres höheren Körpergewichtes die eindeutig höhere physikalische wie physiologische (Kraftausdauer-?) Leistung, die sich dann aber nicht in einer hohen Wiederholungszahl äußert. Deshalb schneiden diese, wenn sie in die Normwerte eingeordnet werden, deutlich zu schlecht ab.

▪ Aus diesem Kraftausdauertest leitet sich *keine Krafttrainingsmethode* zur Verbesserung der angestrebten körperlichen Eigenschaften ab. Allzu stark impliziert das Verfahren für den praktisch arbeitenden Therapeuten, die Kraftausdauer würde über eine steigende Reizhäufigkeit (über die Anzahl der Wiederholungen) optimal verbessert. Doch wir halten nicht die hier getestete anaerob-laktazide Kraftausdauer, sondern vielmehr die aerobe Ausdauer und die Maximalkraft für den relevanten Konditionsfaktor im Alltag. Und selbst dann, wenn die Kraftausdauer verbessert werden soll, führt der optimierte methodisch-therapeutische Weg über die gleichzeitige Verbesserung der Maximalkraft und der Ausdauer [5.14].

▪ Die Normierung mittels Differenzierung zwischen den Geschlechtern erscheint sinnvoll. Anders jedoch bei der *Normierung über das Alter*: eine für die Therapie sinnvolle Normierung müßte abhängig vom Alter abgestufte Leistungsklassen quantitativ und qualitativ beschreiben. Besonders interessant wäre zunächst die Klassifizierung der Grenze zwischen „pathologisch" und „funktionsfähig". Weiter könnten z. B. mehrere differenzierende Stufen von „knapp funktionsfähig" bis zu „außerordentliche Leistungsfähigkeit" reichen.

Insgesamt erscheint dieses Verfahren zwar sehr ökonomisch und praxisgerecht. Es müßte aber, um den bestehenden wissenschaftlichen Kriterien gerecht zu werden, wesentlich eindeutiger angelegt und besser überprüft sein. (Zu den angelegten Kriterien vgl. Bös [5.15]). Dies beinhaltet zunächst eine gründliche Überarbeitung der Standardisierung der einzelnen Testübungen, die Überprüfung der Gültigkeit, Zuverlässigkeit und Objektivität. Erst wenn diese Kriterien einer Prüfung standhalten, ist die Normierung zur Unterscheidung oder Gruppierung von Leistungsvermögen, Alter, Geschlecht etc. anhand von repräsentativen Massenuntersuchungen sinnvoll [5.16].

5.5 Tests zur Kraftleistungsfähigkeit

Grundsätzlich sind mit modernen, elektronisch gesteuerten, aber auch mechanischen Kraftmaschinen Möglichkeiten gegeben, die verschiedenen Aspekte und Arten der Kraft sehr genau zu bestimmen. Doch beinhalten diese Verfahren meist den Nachteil eines hohen finanziellen, technischen, personellen und räumlichen Aufwandes. Aus diesem Grund verzichten wir auf deren Darstellung.

Die hier vorgestellten Formen der isometrischen und dynamischen Krafttests erfüllen insbesondere den Anspruch der Praxisnähe. Einfache Durchführung und Auswertbarkeit, geringer Platz-, Personal- und Zeitbedarf stehen dabei im Vordergrund der Betrachtung.

Krafttests sind notwendig, um den Kraftverlauf während einer Therapie dokumentieren zu können. Dabei unterscheiden sich in Anlehnung an die Arten der Kraft die Kapazitätstests der:

- Maximalkraft,
- Maximalkraftausdauer (anaerob-alaktazides Leistungsvermögen) und
- Kraftausdauer (anaerob-laktazides Leistungsvermögen).

➡ Die Testung der Ausdauerkraft und der lokalen aeroben Muskelausdauer unterliegen den Gesetzmäßigkeiten von Ausdauertests. Aus diesem Grunde werden sie nicht dargestellt.

Jede einzelne Kraftart kann je nach Bedarf oder Möglichkeit bezüglich der Muskelaktionsform gemessen werden. Für die Therapie kommen also in Frage die

- isometrische oder
- dynamische Muskelaktion.

Belastungsdauer und Wiederholungszahl. Die in Tab. 5.2 vorgeschlagenen Wiederholungszahlen und die Belastungsdauer für die Krafttests orientieren sich an den leistungsbestimmenden Größen der jeweiligen Kraftart und den damit verbundenen typischen Belastungsbereichen.

Bei allen isometrischen Tests soll der äußere Widerstand innerhalb der angegebenen Zeiten gegeben werden.

Bei den dynamischen Tests ist darauf zu achten, daß man bei der Ausführung der Wiederholungszahlen die minimale wie maximale Belastungsdauer nicht unter- bzw. überschreitet. Die Bewegung erfolgt dabei gleichmäßig rund und langsam bis mittelschnell. Die genaue Bewegungsgeschwindigkeit legt der Therapeut fest (z. B. 4 Sekunden für den gesamten konzentrischen wie exzentrischen Bewegungsweg).

Als Zusatzinformation zu jedem Krafttest wird auf einer 100-Punkte-Skala (Abb. 5.**5**) die *Intensität eventueller Beschwerden* quantifiziert. Der Patient nennt außerdem die *Art der Beschwerde*. Weiterhin gibt die Erfassung der *Motivation* (Bereitschaft zur maximalen Anstrengung) einen wichtigen Hinweis auf die Qualität des Meßergebnisses.

Der Patient gibt mit einem senkrechten Strich auf der Skala eventuelle Schmerzen etc. in ihrem genauen Grad an. Die Intensität wird in Millimeter von links her gemessen. Dies dient als zusätzliche Information. Denn im Therapieverlauf kann die zwar gleichbleibende Kraftleistung bei sinkender Beschwerdeintensität einen Fortschritt andeuten.

Analog geht man bei der Erfassung der Motivation vor. Das *psychische Befinden* (z. B. Angst, Motivation) von Patienten, das die Leistung in einem Maximalkrafttest wesentlich bestimmt, ist ebenfalls in einer Skala einzutragen. Der angegebene Wert entspricht der Stärke des willkürlichen Einsatzes. Die sportliche Praxis, die dieses Verfahren kennt, zeigt, daß Krafttests sehr motivationsabhängig sind und deswegen erheblichen Schwankungen unterliegen [5.17].

Für die vollständige Darstellung einer Testleistung müssen demnach

	Maximalkraft	Maximalkraftausdauer	Kraftausdauer
isometrisch	6 Sekunden	10–30 Sekunden	45–90 Sekunden
dynamisch	1–3 Wiederholungen	6–15 Wiederholungen (in mindestens 10 bis maximal 30 s)	25–50 Wiederholungen (in mindestens 45 bis maximal 90 s)

Tabelle 5.**2**   Idealtypische Belastungsdauer und Wiederholungszahlen bei isometrischen und dynamischen Maximalkraft-, Maximalkraftausdauer- und Kraftausdauertests

5.5 Tests zur Kraftleistungsfähigkeit   39

Name: _____   Vorname: _____

Alter: _____   Geschlecht: w   m

Test: isometrisch   dynamisch konzentrisch-exzentrisch
             isokinetisch   dynamisch exzentrisch

             Maximalkraft   Maximalkraftausdauer   Kraftausdauer

Art der Beschwerden: **stechender Schmerz im Ellbogengelenk**

Test Nr. _____   Datum __ . __ . 1998   Intensität _____ Whlg/Bel. Dauer _____ Ns _____
Test Nr. _____   Datum __ . __ . 1998   Intensität _____ Whlg/Bel. Dauer _____ Ns _____
Test Nr. _____   Datum __ . __ . 1998   Intensität _____ Whlg/Bel. Dauer _____ Ns _____

Intensität der Beschwerden:
             keine Beschwerden   extreme Beschwerden
             ├──┤

Intensität der Motivation:
             keine Motivation   extreme Motivation
             ├──┤

Komplex-Ergebnis:

Ns   ×   Beschwerdegrad ×   Motivation

_____   ×   _____   ×   _____   = _____

Bemerkungen:
_____
_____
_____
_____
_____
_____
_____

Abb. 5.**5**   Formular zur Testung der Muskelkraft einschließlich der Erfassung von Beschwerde- und Motivationsgrad

– ein ausgewählter spezifischer Krafttest,
– eine Angabe über eventuelle Beschwerden und
– eine Angabe über die eingebrachte Motivation vorliegen.

Der Therapeut informiert den Patienten grundsätzlich über den gesamten standardisierten Testablauf. Dieser muß dem Patienten in allen Teilen bekannt sein und er muß den Testablauf beherrschen.

Der Übungsabbruch bei Tests erfolgt, wenn der Patient

– nicht tolerierbare Schmerzen, Beschwerden oder Symptome angibt. Diese sollten qualifiziert und mittels der 100-Punkte-Skala quantifiziert werden. Die Veränderung dieser Merkmale kann ebenso gut wie ein Krafttest den Verlauf der Leistungsfähigkeit dokumentieren,

- die isometrisch einzuhaltende Position (ASTE) mit dem zulässigen Bewegungssektor von ± 5° zum zweitenmal verläßt,
- die dynamische Bewegung räumlich-zeitlich nicht mehr korrekt ausführt,
- ausbelastet ist.

Auf eine vollständige Darstellung jedes einzelnen Tests mit ausführlicher Erläuterung der Standardisierung (ASTE, Bewegungsausführung, Bewegungsvarianten, Abbruchkriterien etc.) wird an dieser Stelle aus Umfanggründen verzichtet.

Isometrische Krafttests

Die Durchführung von isometrischen Krafttests beschränkt sich in der Praxis bislang auf jene Verfahren, die mit äußeren Widerständen arbeiten (z. B. Gewichtsmanschetten, Hanteln, Kraftmaschinen). Diese ergeben ein ablesbares Ergebnis, z. B., die Patientin konnte maximal 2 kg halten.

Dieses Ergebnis soll um die Zeitkomponente (Belastungsdauer) bei statischen Tests erweitert werden. Bei dieser Vorgehensweise definiert sich die Übungsposition aus den Referenzübungen zu dem Muskelkraftwert M3.

Vorgehensweise: **In einer hubvollen Position**

mit einem möglichst großen Hebel ist ein gegebenes Gewicht vom Therapeuten so zu dosieren, daß der Patient es bestenfalls bis zur für den Krafttest maximal angegebenen Zeit halten kann. Hält der Patient das Gewicht länger, so ist die Intensität zu erhöhen, bis der angegebene Zeitraum eingehalten wird.

Beispiel: Krafttest der isometrischen Maximalkraftausdauer.

Die Patientin soll auf isometrische Maximalkraftausdauer der Ellbogenflexoren getestet werden. Die Therapeutin gibt der Patientin eine Kurzhantel von 2 kg in die Hand. Sie nimmt an, daß die Patientin dieses Gewicht maximal 30 Sekunden in der 90°-Ellbogenflexion halten kann. Die Patientin hält das Gewicht jedoch über die Maximalzeit von 30 Sekunden hinaus. Ohne den Übungsabbruch durch Ermüdung abzuwarten, unterbricht man den Test. Es wird zur vollständigen Erholung der Patientin eine Pause von mindestens drei Minuten gewährt. Das Gewicht der Kurzhantel wird auf 3 kg erhöht. Der Versuch beginnt erneut. Nach 18 Sekunden beendet die Patientin den Test wegen lokaler Ausbelastung. Sie verläßt aufgrund ihrer Ermü-

dung den zulässigen Bewegungssektor von ± 5° bei 90° oder ihrer Ausgangsstellung. Die Therapeutin erhält den Testwert von 540 Ns. Dieser wird wie folgt berechnet:

Kraft:	3 kg (3 kg · 9,81 m/s^2) $\cong$ 30 Newton [N] (aufgerundet)
Belastungsdauer:	18 Sekunden [s]
Testwert:	30 N · 18 s $\cong$ 540 Ns

Demgegenüber bringen häufig angewandte physiotherapeutische Widerstände (Gummibänder, therapeutischer Widerstand etc.) kein bezifferbares Ergebnis. Das Meßergebnis kann nicht genügend genau quantifiziert werden und ist für die Verlaufskontrolle durch isometrische wie dynamische Tests nicht zu gebrauchen.

Die hubvolle Ausführung hat bei isometrischen Tests wesentliche Nachteile, die mit dem folgenden Verfahren ausgeschaltet werden können.

Etwas aufwendigere Maßnahmen bei Kraftmessungen (z. B. Meßapparaturen mit Dehnungs-Meß-Streifen oder Piezo-Elementen, elektronisch gesteuerte Kraftmaschinen) sind nicht zuletzt wegen der Kosten in der Regel in den Praxen nicht vorhanden. Diese böten aber eine interessante Möglichkeit der Kraftmessung [5.18].

Vorgehensweise: **Die isometrischen Krafttests**

mit Hilfe eines Kraftaufnehmers (Abb. 5.**6**) sind in einer definierten hubfreien Übungsposition durchzuführen: dabei können die Referenzübungen zu M1/M2 und andere einfache und vergleichbare therapeutische Übungen herangezogen werden. Die zu testende Person soll in der entsprechenden übungsspezifischen Position relativ rasch – aber nicht impuls- oder schlagartig – die maximale Spannung gegen einen Kraftaufnehmer entwickeln und diese über die Meßzeit stabilisieren, weiter steigern oder die Verluste gering halten. Die Meßdauer wird vorher genau festgelegt (z. B. für den Test der Maximalkraftausdauer 10 Sekunden).

Gemessen wird während dieses Vorganges

- die maximale isometrische Spannung mittels von Hand gehaltener oder fixierter Meßaufnehmer (Federwaage mit Schleppzeiger, piezoelektrischen oder Dehnungs-Meß-Streifen-Kraftaufnehmer als maximale Kraft [N]) als Kennzeichnung der willkürlichen, isometrisch maximal generierbaren Kraft;

5.5 Tests zur Kraftleistungsfähigkeit

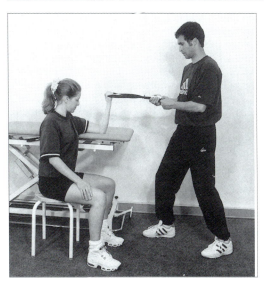

Abb. 5.6 Testung der isometrischen Maximalkraft mittels eines handgehaltenen Kraftaufnehmers

- die maximale isometrische Spannung auf isokinetischen Kraftmaschinen (0°/s) als maximales Drehmoment [Nm] als Kennzeichnung der willkürlichen, isometrisch maximal generierbaren Kraft,

- die Fläche unter der Kraft-Zeit-Kurve. Die Kurve wird dementsprechend integriert:

$$\int_{T=0\,s}^{T=20\,s} f(t)\,dt$$

Das Maß der Fläche repräsentiert die jeweilige Leistungsfähigkeit in der gemessenen Kraftart. Diese Betrachtungsweise des Kraft-Zeit-Verlaufes führt zu der etwas ungewöhnlichen Maßeinheit Newtonsekunden [Ns];

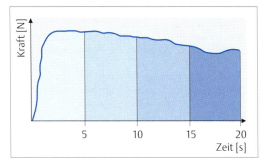

Abb. 5.7 Kraft-Zeit-Verlauf einer 20sekündigen isometrischen Maximalkraftausdauermessung mit vier Meßphasen

- der in z. B. vier gleich lange Phasen eingeteilte Zeitverlauf, deren Kraft-Zeit-Verlauf wieder integriert wird. Durch die Beobachtung der sich verändernden Flächen dieser vier Phasen ist es möglich, den Kraftabfall über die Zeit zu beobachten. Charakterisiert wird hierdurch die Fähigkeit, die Kraft über die Meßzeit hoch zu halten.

Beispiel: Maximalkraftausdauertest von 20 Sekunden,
Phase 1 = 0,001 – 5,000 s
Phase 2 = 5,001 – 10,000 s
Phase 3 = 10,001 – 15,000 s
Phase 4 = 15,001 – 20,000 s (Abb. 5.7)
[5.19].

Einige Untersuchungen zeigen, daß sich der isometrische Maximalkrafttest (100 %-Test) mittels einer handgehaltenen Federwaage mit Maximalwertregistrierung für den klinischen Alltag eignet. Dabei überwiegen die *positiven Aspekte:*

- gut differenzierende Quantifizierung in Newton,
- einfach applizierbar und einfache Handhabung,
- sehr gute bis ausgezeichnete Zuverlässigkeit,
- annehmbare bis sehr gute Objektivität [5.20],
- preiswert.

Die eventuell *negativen Aspekte* sind:

- Ein isometrischer Maximalkrafttest kann in der Praxis nur bei gut belastbaren und motivierbaren Patienten durchgeführt werden.

- Unter pathologischen Bedingungen ist eine derart hohe Belastung, die eine willkürlich maximale kurzzeitige Ausbelastung verlangt, nur selten einsetzbar. Es bedarf einer genauen pathologischen Abklärung. Schmerz und Bewegungsangst verhindern häufig die Ausbelastung. Eventuell ist das sekundäre Schädigungsrisiko hoch.

Die Möglichkeit zur *isometrischen Kraftmessung* mittels eines einfachen Kraftaufnehmers soll im folgenden ausführlicher dargestellt werden. Die Vorgehensweise hierzu ist denkbar einfach und kommt den ökonomischen Anforderungen in der Praxis sehr entgegen. Um die isometrische Kraft zu messen, sollten folgende Bedingungen erfüllt sein:

- Die Testübung soll – wenn immer möglich – hubfrei ausgeführt werden. Dazu dienen die Referenzübungen zum Kraftwert M2 (vgl. Kap. 8).
  Der Grund dafür liegt darin, daß die gemessene Kraft der wirklich entwickelten Kraft gleich sein soll. Dies ist aber nicht der Fall, wenn neben dem zu bewältigenden äußeren Widerstand (z.B. Kurzhantel) ein Körpersegment und ein eventuelles Zusatzgewicht (Gips, Schiene etc.) hubvoll gegen die Schwerkraft gehoben werden müssen. Denn das Gewicht des Körpersegmentes und das des Zusatzgewichtes gehen hubvoll nicht mit in die Messung ein. Die hubvolle Bewegungsausführung hat aus diesem Grund Nachteile:
  - Zusatzgewichte wie Gips, Schienen, Verbände, Metallimplantate, Kleider etc. als äußere Faktoren tragen zu Gewichtsveränderungen bei.
  - Innere Faktoren wie Hypotrophie, Hypertrophie, Körpergewichtsveränderungen z.B. durch Fettabbau, Schwellungen etc. verfälschen die Kraftmessungen weiter.

- Die Ausgangsstellung und die Applikation des Kraftaufnehmers müssen eindeutig sein und im Sinn einer Standardisierung bei jeder erneuten Messung immer gleich bleiben. Nur so wird die Vergleichbarkeit der Meßwerte gewährleistet.

- Jeder beliebige Bewegungswinkel kann in der hubfreien Position mit der Einschränkung der aktiven/passiven Insuffizienz gemessen werden.

Um die **isometrische Maximalkraft** zu messen, schlagen wir einen *Sechs-Sekunden-Test* vor. Der Patient soll mit Beginn der Messung gegen den Kraftaufnehmer so schnell wie möglich eine möglichst hohe Kraft entwickeln und diese über sechs Sekunden maximal hoch halten. Die Kraftentwicklung zu Beginn der Messung erfolgt aber nicht impuls- oder schlagartig, denn auf diese Weise würden unwillkürliche Kräfte wirksam (Dehnungsverkürzungszyklus, Muskelelastizität), die nicht Gegenstand der Betrachtung eines statischen Maximalkrafttests sind.
Die Meßzeit von sechs Sekunden bei isometrischen Maximalkrafttests ist daher abzuleiten, daß es mindestens zwei bis vier Sekunden dauert, bis die maximale isometrische Spannung entwickelt werden kann [5.21].
Auf die gleiche Weise und unter den gleichen Bedingungen läßt sich die statische anaerobalaktazide **Maximalkraftausdauer** bestimmen. Nur muß die Meßzeit für den typischen Bereich der anaerob-alaktaziden Leistungsfähigkeit auf mindestens 10 bis maximal 30 Sekunden erhöht werden. Bei der Messung mit einem Kraftaufnehmer fixiert der Therapeut eine eindeutige Belastungsdauer innerhalb des angegebenen Rahmens (z.B. 20 Sekunden; vgl. Abb. 5.**7**, s. S. 41).

Ebenso läßt sich der Test für statische anaerob-laktazide **Kraftausdauertests** einsetzen. Die typische Belastungszeit verlängert sich hierfür wiederum auf mindestens 45 bis maximal 90 Sekunden. Dies ist ein eher sportrelevanter Test.

Dynamische Krafttests

Günstig ist im Vergleich zu den isometrischen auch bei den dynamischen Krafttests die hubfreie Ausführung. Dies bedingt aber die Anwendung von besonderen, dazu geeigneten Kraftmaschinen. In Frage kommen Maschinen mit hubfreien Bewegungen oder Maschinen, welche die Masse bzw. bestimmte Gewebeelastizitätskomponenten softwaremäßig kompensieren. Aus schon genannten Gründen sollen aber einfach durchzuführende und praxisnahe Tests den Vorzug erhalten.
Zur *Vorgehensweise* machen wir folgenden Vorschlag:

- Als Testübung gilt die jeweilige Referenzübung zu M3 (vgl. Kap. 8). Die geschilderten Nachteile des hubvollen Bewegungsweges müssen aus ökonomischen Gründen in Kauf genommen und bei der Ergebnisdarstellung und Interpretation berücksichtigt werden.

- Der Patient absolviert die Übung dynamisch-konzentrisch, dann dynamisch-exzentrisch. Die muskuläre Spannung wird immer aufrechterhalten. Es kommt während des Tests zu keiner Entlastung oder Bewegungspause. Jede Bewegungsrichtung (z.B. konzentrisch = Flexion und exzentrisch = Extension) entspricht einer halben Bewegung. Dementsprechend sind konzentrische und exzentrische Phase gemeinsam ein Bewegungsablauf.

- Die Bewegungszeit legt der Therapeut fest. Die Bewegung sollte langsam, kontrolliert und gleichmäßig „rund" erfolgen. Deshalb empfehlen wir beispielsweise: 1 Sekunde für die konzentrische und 1 Sekunde für die exzentrische Bewegung. Dies ergibt eine Gesamtzeit für eine dynamische Wiederholung von 2 Sekunden. Zur Orientierung des Patienten gibt ein Metronom den Bewegungsrhythmus vor.

5.5 Tests zur Kraftleistungsfähigkeit 43

■ Die pro Kraft angegebene Minimalzeit darf nicht unterschritten, die Maximalzeit nicht überschritten werden.

■ Gewichtsmanschetten, Kurzhanteln, einzelne Gewichtsscheiben etc. geben den äußeren Widerstand. Die Angabe erfolgt zunächst in kg.

■ Aufgrund der relativ großen Bandbreite der Belastung erscheint es möglich, in maximal drei Versuchen die richtige Intensität zu finden. Zwischen den Versuchen gibt der Therapeut eine intensitätsangepaßte vollständige Pause zur Erholung von mindestens 3 Minuten Dauer.

Wird im Test die Mindestzeit unterschritten, ist die Intensität zu hoch, das Gewicht der Kurzhantel muß gesenkt werden. Das Gewicht ist beim Überschreiten der Maximalzeit zu gering und ist zu erhöhen.

Dynamisch-konzentrischer Krafttest zur Feststellung der Maximalkraft ab M4. Die Überprüfung der dynamisch-konzentrischen Maximalkraft legt fest, wieviel Last auf einem bestimmten Arbeitsweg gerade noch einmal bewegt werden kann. Dieser Test bezieht sich dabei auf dieselben Referenzübungen wie bei M3 oder auf einfache in der Therapie angewandte Übungsformen. Mittels dieser Übungen wird auf definierte Weise (Applikation eines fein abgestuften Zusatzgewichtes) ein *Ein-Wiederholungstest* dynamisch-konzentrisch absolviert. Ab M4 kann der Patient mehr Masse als seine eigene Teilkörpermasse bewegen. Deshalb nimmt der Therapeut zur Erhöhung des äußeren Widerstandes und zur weiteren Differenzierung kleine, fein abgestufte Zusatzgewichte (0,5, 1,0, 1,5,...kg) [3.22].

Sollte die Belastung eines Ein-Wiederholungstests für den betreffenden Patienten zu hoch sein, kann man eventuell mit entsprechender Reduktion des äußeren Widerstandes einen weniger intensiven Test (z.B. 2-, 3-, 4- bis maximal 5-Wiederholungentest) anwenden. Dieser gibt in Anlehnung an die IK-Krafttrainingsmethoden immer noch Auskunft über die Ausprägung der intramuskulären Koordination. Dabei müssen die maximale Belastungsdauer und die Bewegungsfrequenz genau festgelegt sein.

Dynamisch-konzentrisch-exzentrischer Test zur Feststellung der Maximalkraftausdauer (lokal anaerob-alaktazide Kapazität). Die Vorgehensweise ist identisch mit derjenigen beim Ein-Wiederholungstest. Nur verwendet der Therapeut jetzt eine Belastungsintensität, die zu einer Wiederholungszahl führt, die innerhalb der Zeitdauer des dominant anaerob-alaktaziden Stoffwechsels liegt und damit diesen repräsentiert. Diesen Test kann der Patient erst dann absolvieren, wenn er mehr als 6 Wiederholungen auszuführen in der Lage ist. Die Belastungsdauer darf 30 Sekunden nicht überschreiten. Die Anpassung erfolgt ebenfalls mit fein abgestuften Gewichten. Die Bewegungsfrequenz ist mit je einer konzentrischen und exzentrischen Bewegung pro Sekunde und gleichförmigen „runden" und impulsfreien Bewegungen definiert.

Beispiel: Dynamische Maximalkraftausdauer der Ellbogenflexoren.

Die Therapeutin wählt eine Kurzhantel mit 2 kg. Sie nimmt an, daß die Patientin dieses Gewicht mindestens 6mal ($6 \cdot 2 \text{ s} = 12 \text{ s}$), aber höchstens 15mal ($15 \cdot 2 \text{ s} = 30 \text{ s}$) dynamisch über die vollständige Bewegungsamplitude bewältigen kann. Die Patientin beginnt den Test und muß nach 12 vollständigen und korrekten Bewegungen den Test wegen Ausbelastung abbrechen. Daraus ergibt sich der folgende Testwert von 480 Ns:

---

12 vollständige Wiederholungen · 2 Sekunden
= 24 s Belastungsdauer

2 kg ($9{,}81 \text{ m/s}^2 \cdot 2{,}0$ kg)
$\cong$ 20 N (aufgerundet)

20 N · 24 s
$\cong$ 480 Ns

Mit den oben beschriebenen Methoden stehen der Physiotherapie weitere einfache Methoden der Kraftmessung zur Verfügung. Mittels dieser Methoden kann eine differenziertere Kraftbeurteilung als mit den Bewertungen M4, M5 oder M6 erfolgen. Eine genaue Festlegung (Standardisierung) dieser Tests muß noch im einzelnen erfolgen.

Zu betonen bleibt, daß diese Tests primär als Krafttests unter dem Aspekt der konditionellen Ausbelastung zu verwenden sind. Funktionell-koordinative Beobachtungen und Aspekte (alltäglich-funktionelle Bewegungen etc.) bleiben demgegenüber zweitrangig.

5.6 Berechnung der Belastungsintensität

In den meisten Darstellungen der Belastungsnormative im Krafttraining findet man die Angaben zur Belastungsintensität in Prozentwerten [5.23]. So heißt es beispielsweise, die Muskelaufbauintensität liegt zwischen 40 und 60 %. Was bedeutet das?

Dieser Beschreibung liegt in der Regel ein isometrischer Maximalkrafttest zugrunde. Das Testergebnis wird gleich 100 % gesetzt. Um dann auf die richtige Belastungsintensität schließen zu können, rechnet man für die Muskelaufbauintensität auf z. B. 50 % zurück.

Beispiel: isometrischer Maximalkrafttest:
5,0 kg = 100 %
Intensität Muskelaufbautraining:
2,5 kg = 50 %

Die Angaben zu den Reizintensitäten sind dem Kraftsport entliehen, wo recht homogene Gruppen ein vergleichbares Krafttraining absolvieren. Deshalb können die Intensitäten mit einer gewissen Bandbreite hier zur guten Orientierung dienen.

Im Grundsatz wäre dies ein einfaches Verfahren und in der Praxis gut anwendbar. Anders ist die Situation in der Physiotherapie mit ihrem sehr heterogenen Patientengut. Einige wesentliche Aspekte beeinträchtigen diese Vorgehensweise im klinischen Alltag außerordentlich, so daß die Berechnung der Reizintensität aus einem 100 %-Test letztlich *nicht empfohlen* werden kann:

▪ Das isometrische Kraftmaximum liegt bei untrainierten Patienten – und diese stellen das Gros in der Physiotherapie – ca. 15 – 30 % höher als das dynamisch-konzentrische Kraftmaximum. Das wiederum bedeutet, der Patient kann die hohen Intensitäten von 90, 80 und eventuell 70 % dynamisch gar nicht bewältigen, wenn diese von einem isometrischen Kraftmaximum aus berechnet werden.

Beispiele: isometrische Maximalkraft:
20 kg = 100 %
dynamisch-konzentrische Maximalkraft:
15 kg
90 % für IK-Training 18 kg
80 % für IK-Training 16 kg
70 % für IK-Training 14 kg

In diesem Beispiel hat die Patientin bei einer bestimmten Übung eine isometrische Maximalkraft von 20 kg. Die dynamisch-konzentrische Maximalkraft liegt 25 % darunter, nämlich bei 15 kg. Das bedeutet ein Gewicht von 15 kg kann sie ein einziges Mal dynamisch-konzentrisch bewegen. Berechnen wir jetzt ausgehend von der isometrischen Maximalkraft 90 % (= 18 kg) oder 80 % (= 16 kg), um diese Intensitäten als Trainingsreiz zu benutzen, stellen wir fest, daß sie diese Gewichte nicht bewältigen kann. Erst 70 % (= 14 kg) der isometrischen Maximalkraft wird die Patientin ca. 1 – 3mal dynamisch überwinden können. Die Berechnung der hohen Reizintensität ist also häufig nicht realistisch, da diese praktisch nicht ausgeführt werden kann.

▪ Im Gegensatz zu homogeneren leistungssportlichen Krafttrainingsgruppen liegt in der Physiotherapie ein außerordentlich breites Spektrum an Leistungsfähigkeit bezüglich der Kraft vor. Das Patientengut muß als sehr heterogen bezeichnet werden. Eigene und andere Untersuchungen [5.24] zeigen zum einen, daß zwischen der Belastungsintensität und der Belastungsdauer kein linearer Zusammenhang besteht. Zum anderen nimmt die Korrelation zwischen Maximalkraft und Wiederholungszahl ab, je weiter die Wiederholungszahl steigt und sich damit von koordinativen zu mehr metabolischen leistungsbestimmenden Parametern verändert [5.25].

Aus diesen Gründen nimmt die Streuung zu, je weiter die relative Belastungsintensität sinkt. Das verhindert eine exakte Bestimmung der Therapieintensität (Tab. 5.**3**).

Deutlich erkennt man in Tab. 5.**3** verschiedene Punkte, die aufzeigen, daß die Berechnung der Reizintensität ausgehend von einem 100 %-Test für heterogene Gruppen *nicht sinnvoll* ist.:

– Bei 90 bzw. 80 % beträgt der erreichte Minimalwert 1, der Maximalwert 9 bzw. 16. Diese Patienten mit nur einer Wiederholung würden mit 90/80 % Intensität ein intramuskuläres Koordinationstraining absolvieren, die anderen mit 9 und 16 Wiederholungen ein Muskelaufbautraining. Wobei 16 Wiederholungen schon am obersten zulässigen Rand der Wiederholungszahl für ein Muskelaufbautraining lägen.

– Ähnlich bei 70 %: Ein Patient macht mit drei Wiederholungen IK-Training, ein anderer mit 20 ein anaerob-laktazides Kraftausdauertraining.

– Die angestrebte Wiederholungszahl für z. B. Muskelaufbautraining liegt im engeren Bereich zwischen 8 und 12. Die Reizinten-

Reizintensität in %	Mittlere erreichte Wiederholungszahl	Standard-abweichung	Minimal erreichte Wiederholungszahl	Maximal erreichte Wiederholungszahl
90	2,35	1,71	1	9
80	5,67	2,63	1	16
70	9,36	2,96	3	20
60	13,22	4,52	5	31
50	19,32	8,91	6	61
40	38,14	15,23	21	155
30	62,81	51,48	20	400
20	177,41	129,08	38	400

Tabelle 5.**3**　Darstellung der Mittelwerte, Standardabweichungen, Minima und Maxima bezüglich der dynamisch-konzentrischen-exzentrischen Wiederholungen bei 90–20 % Intensität ausgehend von einem 100 %-Test an einer heterogenen Probandengruppe (n = 144) (Radlinger 1987, 166ff)

sität für Muskelaufbau liegt nach Literaturangaben bei 40–60 % [5.26]. Nun finden wir in der Tabelle bei 40–60 % mittlere erreichte Wiederholungszahlen, die über dem Optimalbereich liegen, nämlich ca. 13,22 bis 38,14. Wäre die Wiederholungszahl um 13 noch für Muskelaufbau geeignet, so liegt die obere mit ca. 38 deutlich im laktaziden Bereich.

- Bei 20 und 30 % erreicht der Proband mit der minimalen Wiederholungszahl 20 bzw. 38 Wiederholungen, die Maximalwerte liegen schon bei 400. Die einen Versuchspersonen trainieren damit die laktazide Energiebereitstellung, die anderen schon die aerobe Ausdauer [5.27].

Das umgekehrte Verfahren, nämlich aus den absolvierten Wiederholungszahlen die Belastungsintensität abzuschätzen, finden wir bei Rühl [5.28] (Tab. 5.**4**, s. S. 46). Hier drängt sich die Frage auf, welchen Sinn dieses Vorgehen haben soll, zumal wir oben zeigen konnten, daß zwischen 100 % und den geringeren Reizintensitäten

(90…20 %) kein linearer Zusammenhang besteht. Unseres Erachtens erscheint es wichtig, den gewünschten Zielbereich (intramuskuläre Koordination oder Muskelaufbau) anhand des Kriteriums „Ausbelastung in einer methodenspezifischen Belastungsdauer" beschreiben zu können. Bei wieviel Prozent sich dieser offensichtlich individuell verschiedene Bereich einordnet, ist nebensächlich und hat für die richtige Therapieintensität keine Bedeutung.

Außerdem finden sich in Krafttrainingstabellen unterschiedlicher Autoren Angaben zu den Prozentzahlen, die sehr stark voneinander abweichen [5.29]. Diese Differenzen weisen auf Beobachtungsergebnisse, die aus unterschiedlich leistungsfähigen homogenen wie heterogenen Probandengruppen resultieren.

Alle genannten Gründe sprechen dafür, daß wir die Berechnung der Therapieintensität aus dem 100 %-Test in den weiteren Beschreibungen und besonders in der Methodik nicht darstellen. Deren praktische Anwendung böte für die Physiotherapie zu viele unlösbare Probleme.

Abschätzung der Belastungsintensität	
Belastungsintensität in %	Wiederholungszahl
100	1
95	2
90	3 – 4
85	5 – 6
80	7 – 8
75	9 – 10
70	11 – 13
65	14 – 16
60	17 – 20
55	21 – 24

Anwendungsbeispiel

Die Armstreckung in Rückenlage mit einer Langhantel von 20 kg ist für den Trainierenden gerade 18mal durchführbar. Daraus errechnet sich seine Maximalleistung wie folgt:
Ist-Leistung laut Tabelle: 20 kg = 60 %

$$\text{Maximal-Kraftleistung (kg)} = \frac{\text{Maximale Belastungsintensität } (100\%) \cdot \text{Ist-Gewicht } (20\text{ kg})}{\text{Ist-Intensität } (60\%)} = 33.3 \text{ kg}$$

Tabelle 5.**4** Abschätzung der Belastungsintensität nach Rühl (1992, in Kolster 1994, 636).

5.7 Praxisgerechtes Finden der richtigen Belastungsintensität

So kompliziert die Betrachtung in den vorherigen Kapiteln war, so einfach läßt sich die gesuchte Therapieintensität für ein differenziertes Krafttraining in der Praxis finden. Dazu müssen die zwei folgenden grundsätzlichen Kriterien stimmen:

■ es muß mit der Dauer und dem Ende der Belastung eine (annähernde) Ausbelastung stattfinden;

■ die Belastungsdauer muß dem gewünschten Krafttrainingsziel auf neuromuskulophysiologischer Ebene entsprechen (z. B. bei Muskelaufbau zwischen 6 und 25 Sekunden).

Bei der Erfassung der richtigen Therapieintensität müssen folgende Parameter à priori festgelegt werden:

– die Übung,
– das Trainingsmittel,
– die Muskelarbeitsweise bzw. Muskelaktionsform,
– die Bewegungsgeschwindigkeit,
– die Belastungsdauer.

Der Therapeut und der Patient schätzen aufgrund ihrer Erfahrung oder Kenntnis ab, wie hoch das Zusatzgewicht liegen müßte und wählen z. B. 3 kg. Jetzt versucht der Patient unter oben festgelegten Bedingungen, das Gewicht so oft wie möglich dynamisch zu bewegen.

Kann er das Gewicht deutlich mehr als 10mal nämlich z. B. 40mal bewegen, muß es entsprechend erhöht werden (z. B. auf 7,5 kg). Hier empfiehlt es sich, den Patienten nach ca. 6 – 8 Wiederholungen zu fragen oder zu beobachten, ob das Gewicht gut, zu leicht oder zu schwer ist. Eventuell kann der Therapeut den Versuch frühzeitig abbrechen, und es müssen nicht unnötig viele Wiederholungen absolviert werden. Auf diesem Weg finden Therapeut und Patient durch eine Gewichtssteigerung das

Gewicht, mit dem eine Ausbelastung innerhalb von 10 Wiederholungen gelingt. Ist der Patient nach dem ersten Versuch schon nach z. B. 6 Wiederholungen erschöpft, führt die langsame Reduktion des Gewichtes (z. B. auf 2,5 kg) zum Erfolg.

Die günstigste – weil schonende – Vorgehensweise ist die allmähliche Erhöhung der Reizintensität bei zunächst zu hohen Wiederholungszahlen.

Etwas schwieriger verhält es sich, wenn die Reizintensität nicht eindeutig festgelegt werden kann, wie es beim therapeutischen Widerstand, bei Gummibändern und Übungen mit dem eigenen Körpergewicht der Fall ist.

Hier gibt der Therapeut seinem Patienten die Information über die notwendige Ausbelastung innerhalb der Belastungsdauer und wählt z. B. eine adäquate gymnastische Kräftigungsübung, das Gummiband der richtigen Stärke oder den notwendigen Widerstand seinerseits, damit dieses Prinzip umgesetzt werden kann. Unter Belastung beobachtet er den Patienten auf Anzeichen der Ermüdung und versucht so, in Zusammenarbeit mit dem Patienten und dessen subjektiven Aussagen, die Ausbelastung innerhalb der gewählten Belastungsdauer zu erreichen und zu garantieren.

Generell kann ein Hinweis auf das sich einstellende spezifische Gefühl der Ausbelastung dem Patienten eine wirksame Hilfe sein.

6 Methoden des Krafttrainings

6.1 Therapieziele – Kraftarten – Anwendungsbereiche

In den bisherigen Kapiteln sind die verschiedenen Grundlagen, die als notwendige Voraussetzung für ein Krafttraining dienen, dargestellt. Auf der Basis dieser theoretischen Ausführungen soll in diesem Kapitel die Umsetzung der Theorie in die Praxis erfolgen. Dies geschieht mittels der verschiedenen Krafttrainingsmethoden, die je nach Zielsetzung (Therapieziel) und gewählter Methode eine eher komplexe, sehr differenzierte oder spezielle Trainingswirkung haben.

Um also ein Krafttraining methodisch korrekt angehen zu können, sind verschiedene Komponenten zu berücksichtigen, welche die Zielstellung und Trainingswirkung betreffen:

- komplexe, differenzierte, allgemeine oder spezielle Kraftentwicklung,
- mögliche oder notwendige Muskelaktionsform (isometrisch, konzentrisch, exzentrisch, Dehnungsverkürzungszyklus),
- Muskelzuwachs (Hypertrophie),
- intra- oder intermuskuläre neuromuskuläre Funktionsverbesserung,
- anatomisch-funktionelle oder alltäglich-funktionelle Übungs- und Belastungsgestaltung,
- Zielsetzung der Belastung (Präventions-/vorbereitende Therapie, Rehabilitationsstufe, Leistungsstufe),

- allgemeines oder lokales Krafttraining,
- volle Bewegungsamplitude oder nur bestimmte Bewegungssegmente.

Die verschiedenen Therapieziele und therapierelevanten Erscheinungsformen der Kraft lassen sich mittels bestimmter Trainingsmethoden umsetzen. Die Reihenfolge im rehabilitativen Krafttraining geht dabei über die Entwicklung der komplexen Kraft zur Entwicklung der differenzierten Kraft und schließlich zur Entwicklung der spezifischen Kraft.

Die zeitliche Länge der einzelnen Phasen kann dabei sehr unterschiedlich sein: zum Teil wird eine ausführliche Kräftigung über alle Bereiche bei z. B. chronisch therapiebedürftigen Patienten notwendig. Die Leistungsentwicklung des Patienten könnte aber auch so schnell voranschreiten, daß eine Phase der Kraftentwicklung nur kurz anzusprechen oder sogar das Überspringen einer Phase möglich ist. Eine akzentuierte, gleichzeitige Anwendung der Methoden kommt ebenso in Frage.

Mit Tab. 6.1 und Tab. 6.2 (s. S. 52) u. 6.3 (s. S. 53) geben wir einen Überblick über die komplexen und differenzierten Methoden in diesem Kapitel, die wir als therapierelevante Auswahl sehr vielfältiger und verschiedener Krafttrainingsmethoden vorstellen möchten.

6.2 Komplexe Kraftentwicklung

Die komplexe Kraftentwicklung stellt eine Art Basistraining oder primäre Aktivierung in der Prävention wie Rehabilitation dar (Tab. 6.1.). Dabei unterscheiden sich wesentliche übergeordnete Ziele:

■ Im Bereich der *Prävention/vorbereitenden Therapie* eignen sich die Methoden der komplexen Kraftentwicklung für Anfänger, Kinder, Jugendliche, Fortgeschrittene, die etwas für ihre Gesundheit und Fitneß tun möchten

oder für Patienten z. B. vor einer geplanten Operation mit nachfolgender Immobilisation im Rahmen einer allgemeinen Kräftigung.

■ In der *Rehabilitation* geht es zunächst ebenso um die allgemeine, allseitige und umfassende Kräftigung der großen Muskelgruppen (Beine, Rumpf, Schultergürtel, Arme) des Patienten. Dies geschieht nur insofern abhängig von der speziellen pathologischen Situation, daß die betroffene Region aus der allseitigen Kräf-

6 Methoden des Krafttrainings

Komplexe Kraftentwicklung		
Krafttrainingsart	**Therapiemethoden**	**Anwendungsbereiche Therapieziele/-wirkungen**

Komplexe Kraft
 	
(Re-) Aktivierungs-
methoden
	▪ Methode der geringen Kraft-
	einsätze mit mittleren bis
	hohen Wiederholungszahlen
	
	▪ Methode der leichten
	Krafteinsätze mit mittleren
	Wiederholungszahlen
	
	▪ Methoden der mittleren
	Krafteinsätze mit ermüden-
	den Wiederholungszahlen
		für Anfänger, Kinder, Jugendliche, Fort-
		geschrittene
		
		Gesundheit und Fitneß, Prävention, Rehabi-
		litation
		
		Stufe 1: Präventionstherapie, vorbereitende
		         Therapie
		Stufe 2: Rehabilitation (ab Aufbauphase 2)
		Stufe 3: Gesteigerte Leistungsfähigkeit
		         (bis Leistungsphase 1)
		
		Gleichzeitige komplexe Wirkung der
		Methoden:
		– sensorische Stimulation,
		– intermuskuläre Koordination,
		– intramuskuläre Koordination,
		– Muskelquerschnittsvergrößerung,
		– aerober Stoffwechsel,
		– anaerob-alaktazider Stoffwechsel,
		– anaerob-laktazider Stoffwechsel,
		– Fettabbau,
		– Erarbeiten des aktiven Bewegungs-
		  umfanges,
		– Tonisieren (Erhöhung des Ruhetonus),
		– Verbesserung der Funktionstüchtigkeit
		  von Binde- und Stützgewebe

Tabelle 6.**1**   Überblick über Trainingsmethoden, Anwendungsbereiche und Wirkungen der komplexen Kraftentwicklung (mod. nach Ehlenz et al. 1995, 108)

tigung ausgeschlossen wird. Eine solche Art der allgemeinen Kräftigung sollte ökonomischerweise zum Beispiel während eines Krankenhausaufenthaltes, in einem Gruppenturnen oder bei der ambulanten Behandlung als Autotherapie erfolgen.

▪ Die *Behandlung der* (lokalen) *pathologischen muskulären Region* führt der Therapeut ebenfalls zu Beginn der Therapie (Rehabilitationstufe 2 ab Aufbauphase 2) mittels komplexer Krafttrainingsmethoden und mehrerer problemadäquat gewählter Übungen aus.

Die hier vorgestellten Methoden der komplexen Kraftentwicklung haben den Vorteil, daß sie bevorzugt mit geringer Belastungsintensität operieren. Die Wiederholungszahlen sind dementsprechend hoch. Außerdem strebt der Therapeut keine maximale, sondern je nach Methode nur eine geringe, mittlere oder submaximale Ausbelastung an. Sowie diese eintritt, kann der Patient

die Belastung beenden. Aufgrund der gering beanspruchten Voraussetzungen eignet sich diese Methode in der Prävention zur Erhaltung der Gesundheit oder Fitneß und, zu einem recht frühen Zeitpunkt in der Rehabilitation, zur Vorbereitung auf die differenzierte Kraftentwicklung im Rahmen einer komplexen oder allgemeinen und speziellen Kräftigung.

Jedoch muß man sich bewußt sein, daß eine komplexe Methode *keinesfalls* die *ausgeprägten Effekte* erreicht, wie die differenzierten Methoden des Muskelaufbaus und der Verbesserung der intramuskulären Koordination. Konkret heißt das, die Methode der komplexen Kraftentwicklung spricht recht global viele Parameter der Kraftentwicklung gleichzeitig an und erreicht dabei keine besonders hohe Ausprägung einer einzelnen angesprochenen Komponente. Sie hat einen komplexen Wirkungscharakter. Denn alle global beteiligten biologischen Systeme werden mehr oder weniger durch diese Belastung angesprochen (Zentralnervensystem,

Hormone, Enzyme, Energiespeicher, passiver und aktiver Bewegungsapparat etc.).

Ein System, das allerdings grundsätzlich sehr schnell reagieren muß, ist das Nervensystem mit koordinativen Anpassungen. Ein Kräftigungseffekt mittels komplexer Kraftmethoden läßt sich also besonders der Innervationsverbesserung zuschreiben. Auch die Zeitspanne, in dem ein Effekt erwartet werden kann, ist gegenüber den differenzierten Methoden wesentlich länger. Das zu erwartende Kraftniveau liegt aufgrund der geringen Intensität dieser Methoden deutlich unter dem der differenzierten Methoden.

Für ein sportliches Training (Stufe 3: gesteigerte Leistungsfähigkeit) eignet sich der Einsatz der komplexen Kräftigungsmethoden bei allen Altersklassen bis ca. zur Leistungsphase 1.

Welche Kraftart für den Patienten im Alltag, im Beruf oder bei der körperlichen Fitneß leistungsbestimmend ist, steht bei der Anwendung der komplexen Methode nicht im Zentrum der Überlegungen, sondern das Augenmerk liegt auf „unspezifischer Kräftigung".

Der Therapeut wählt die Übungen im Rahmen des komplexen Krafttrainings unabhängig von einer Übungsübereinstimmung mit einer funktionellen Bewegungsstruktur für den Alltag, Beruf oder Sport aus. Die angewandten Übungen müssen also nicht mit z.B. einer Alltagsbewegung übereinstimmen oder näherungsweise verwandt sein. Die Auswahl trifft der Therapeut zumeist auf der Basis funktionell-anatomischer und pathologischer wie biomechanischer Überlegungen. Darüber hinaus bieten sich gerade zum Erlernen von funktionellen Alltagsbewegungen diese Methoden an (z.B. Gangschule, Entlastungstraining).

Die Methoden können der langsamen Entwicklung der Reaktivkraft bei funktionell-alltäglichen Bewegungen dienen.

Die Methoden der komplexen Kraftentwicklung haben heute im Gegensatz zu den differenzierten Kraftmethoden einen großen Anteil in der therapeutischen Kräftigung.

6.3 Differenzierte Kraftentwicklung

Zwar werden in einem differenzierten Krafttraining ebenso viele biologische Komponenten gleichzeitig angesprochen, wie in einem komplexen, doch jetzt mit einer deutlichen Gewichtung im Rahmen einzelner gewünschter Wirkungsbereiche. Die therapeutisch wichtigen Haupttrainingsarten und Wirkungsbereiche des differenzierten Krafttrainings sind:

- das Hypertrophietraining,
- das intramuskuläre Koordinationstraining,
- die Verbindung beider Aspekte im kombinierten Krafttraining,
- die Kombinationen von Kraft und Ausdauer sowie
- Schnell- und Reaktivkraft.

Dabei sind im therapeutischen Sinne folgende Überlegungen für die Methoden der differenzierten Kraftentwicklung wesentlich:

▨ Orientierung an den anatomisch-funktionellen Bewegungsrichtungen der einzelnen Muskeln und Muskelgruppen, wenn ein deutlicher Kraftverlust vorliegt (M1–M3) (vgl. allgemeine Kraftentwicklung).

▨ Orientierung an den Muskeln und Muskelgruppen, die primär für Alltags-, Berufsbewegung etc. des Patienten leistungsbestimmend

sind. Die Übungen im Krafttraining sollen die geforderte Originalübung so gut wie möglich nachahmen („Imitationsübungen"). Dies ist mit Hilfe der bekannten Trainingsmittel nicht immer gut möglich (vgl. spezielle Kraftentwicklung).

▨ Orientierung an den therapeutisch erwünschten Krafteffekten (Muskelhypertrophie, intramuskuläre Koordination, Reaktivkräfte etc.)

Die differenzierten Methoden erzielen nämlich im Vergleich zu den komplexen Methoden:

- einen spezifischen Krafteffekt für therapeutische Belange (z.B. Reaktivkraft),
- einen höheren Ausprägungsgrad dieses angestrebten Krafteffektes,
- eine schnellere, beschleunigte Erhöhung dieses Krafteffektes,
- ein generell höheres Niveau der im Rahmen der komplexen Bandbreite angesprochenen Komponenten,
- eine höhere Intensität für die Entwicklung der intermuskulären Koordination,
- eine höhere Intensität zur Schulung der Sensorik.

Ein weiterer wesentlicher Grund zur Unterscheidung liegt im Grad der Ausbelastung. Denn die differenzierten Methoden arbeiten typischerweise mit einer maximalen Ausbelastung innerhalb der Serie und über alle Serien, welche die idealen Bedingungen für den spezifischen Anpassungseffekt schafft.

Der Therapeut achtet dabei insbesondere auf die subjektiven Zeichen, die mit zunehmender Ermüdung bis hin zur Ausbelastung auftreten können:

- Koordinationsmängel, kompensatorische Bewegungen und Ausweichbewegungen, Instabilitäten,
- Reduzierung des Bewegungsausmaßes oder -rhythmus,
- Neigung zur Preßatmung,
- verminderte körperliche und psychische Leistung,
- verminderte Konzentration und Aufmerksamkeit,
- Verschlechterung der Wahrnehmungsfähigkeit,
- Muskelschmerzen durch die Belastung,
- zunehmende Schmerzen, Schmerzhemmung bei der vorliegenden Pathologie,
- Parästhesien,
- Angst,
- Augenflimmern, Ohrensausen, Übelkeit, Abgeschlagenheit,
- Apathie gegen äußere Reize,
- Bewegungsabbruch.

Dem Phänomen der *zunehmenden Ermüdung* muß Rechnung getragen werden. Denn neben dem Ziel der differenzierten Kraftentwicklung steht in der Therapie immer vorrangig die Entwicklung einer optimalen sensomotorischen Bewegung. Diese muß koordinativ einwandfrei sein. Insofern hat eine „saubere" Bewegung immer den Vorzug gegenüber der maximalen Ausbelastung – obwohl diese das Ideal bezüglich der Kraftentwicklung darstellt. Das bedeutet in der Regel, daß ein durchschnittlicher Patient nicht zur maximalen muskulären Ausbelastung gelangt, denn das Auftreten der genannten Bewegungsbeeinträchtigung muß wegen der aufgeführten Gründe zum Bewegungsabbruch und zur Pause führen.

Gleichzeitig findet man nur selten Patienten, welche die psychische Fähigkeit zur maximalen Ausbelastung mitbringen, Frauen und Kinder verhalten sich häufig so, daß sie sich unter der Belastung sehr anstrengen. Sie wollen sich aber während der Bewegung noch wohl fühlen. Dagegen zeigen besonders ambitionierte Personen manchmal die Neigung, trotz schlechter Bewegungsausführung unter Ermüdungsbedingungen die Ausbelastung mit „Gewalt" unter Ausweich- und Kompensationsmechanismen herbeizuführen. Hier sollte der Therapeut korrigierend eingreifen.

Differenzierte Kraftentwicklung		
Krafttrainingsart	**Trainingsmethoden**	**Anwendungsbereiche Therapieziele/-wirkungen**
Hypertrophie-training (Maximal-krafttraining)	▫ Extensive MA-Methode ▫ Standard MA-Methode I (konstante Lasten) ▫ Standard MA-Methode II (progressiv ansteigende Lasten) ▫ Intensive MA-Methode MA-Methode der forcierten aeroben Rephosphorylierung ▫ Isokinetische MA-Methode ▫ Desmodromische MA-Methode ▫ Zusätzliche therapeutisch relevante Varianten der MA-Methoden ▫ Kombinierte Methode	Anfänger, Kinder, Jugendliche, Fortgeschrittene Gesundheit und Fitneß, Prävention Stufe 1: Präventionstherapie, vorbereitende Therapie Stufe 2: Rehabilitation (ab Aufbauphase 2) Stufe 3: Gesteigerte Leistungsfähigkeit (bis Leistungsphase 4) Differenzierte Wirkung der Methoden: ▫ Muskelquerschnittsvergrößerung (Typ-I- und Typ-II-Fasern) ▫ Phosphatspeichererhöhung ▫ Verbesserung des anaerob-alaktaziden Stoffwechsels ▫ Verbesserung der aeroben Rephosphorylierung

Tabelle 6.**2** Überblick über Trainingsmethoden, Anwendungsbereiche und Wirkungen der differenzierten Kraftentwicklung des Muskelaufbautrainings (mod. nach Ehlenz et al, 1995, 108)

6.4 Allgemeine und spezielle Kraftentwicklung

Differenzierte Kraftentwicklung		
Krafttrainingsart	**Therapiemethoden**	**Anwendungsbereiche Therapieziele/-wirkungen**
Intramuskuläre Koordination (Maximalkraft-training)	▫ Kombinierte Methode ▫ Dynamisch-konzentrisch-exzentrische IK-Methode ▫ Isometrische IK-Methode ▫ Dynamisch-exzentrische IK-Methode ▫ Isometrisch-exzentrische IK-Methode (reaktive Belastungen) ▫ Extensive Kombination von Muskelaktionen (KOMA) ▫ Intensive Kombination von Muskelaktionen (KOMA)	Fortgeschrittene Stufe 2: Rehabilitation (Aufbauphase 2 und 3 nur für Patienten mit M1 – >M3) Stufe 3: gesteigerte Leistungsfähigkeit (ab Leistungsphase 2) Differenzierte Wirkung der Methoden: ▫ Verbesserung der Innervation (Frequenzierung, Rekrutierung, Dehnungsverkürzungszyklus)

Tabelle 6.**3**　Überblick über Krafttrainingsarten, Trainingsmethoden, Anwendungsbereiche und Wirkungen der differenzierten Kraftentwicklung der intramuskulären Koordination (mod. nach Ehlenz et al. 1995, 108)

Für das physiotherapeutische Krafttraining wird folglich zumindest innerhalb einer Serie nicht die maximale, sondern die submaximale Ausbelastung die Regel sein. Dabei muß sich der Therapeut bewußt sein, daß der maximale Trainingseffekt nicht ganz erreicht wird. Die Aufgabe für ihn wird also lauten:

Merke:

„Führe deinen Patienten bei der differenzierten Kraftentwicklung so nah wie möglich an eine maximale Ausbelastung. Dabei darf seine Bewegungskoordination nicht leiden".

Differenziertes Krafttraining wird oft allzu schnell als sportliche Methode abgetan. Die In-tensität wird als zu hoch erachtet. Eine tiefergehende Auseinandersetzung mit dieser Problematik zeigt jedoch sehr schnell, daß die aktuelle Leistungsbereitschaft des Patienten fast automatisch gut in die methodische Belastungsgestaltung einfließt. Denn wenn ein Sportler z. B. 15 Wiederholungen auf hohem Niveau mit 20 kg absolviert, kann der geschwächte Patient dies eben nur mit z. B. 1,5 kg. Trotzdem machen beide physiologisch genau das gleiche: Sie trainieren in dem Bereich, der eine Muskelhypertrophie verursacht.

Die Tab. 6.**2** und 6.**3** geben einen Überblick über die therapeutisch relevanten Methoden der differenzierten Kraftentwicklung.

6.4　Allgemeine und spezielle Kraftentwicklung

Allgemeine Kraftentwicklung. Sie hat eine Basisfunktion. Es handelt sich um eine optimale und allgemeine Ausbildung aller Muskeln oder Muskelgruppen im Bereich der Rehabilitation. Das geschieht unabhängig von der vorliegenden Pathologie, denn der gesamte Körper muß bestimmte Kraftleistungen erfüllen können, die in der Krankheitsphase zum Teil recht stark abnehmen.

Die Übungen müssen nicht mit alltäglich-funktionellen Bewegungen koordinativ übereinstimmen. Es geht vielmehr darum, die Muskel-innervation, die Muskelstruktur, die Energiebereitstellung und eventuell den Einsatzwillen zu schulen.

Auf dem niedrigen bis normalen Leistungsniveau unserer Patienten ist die positive Transferwirkung der allgemeinen Kraftentwicklung auf funktionelle Bewegungen des Alltags oder Berufes noch relativ hoch. Mit steigendem Leistungsniveau geht dieser positive Übertragungseffekt mehr und mehr verloren, bis er sich sogar ins Gegenteil kehrt: Im Hochleistungsbereich des Sports kann ein zu umfangreiches allgemeines

6 Methoden des Krafttrainings

Krafttraining die spezielle Kraftleistungsfähigkeit negativ beeinflussen. Hier müssen die Bewegungen und Belastungen soweit wie möglich identisch mit den disziplinspezifischen Bewegungen sein [6.1].

Spezielle Kraftentwicklung. Im allgemeinen, komplexen und differenzierten Krafttraining wird häufig eine bewegungsunspezifische Kräftigung auf anatomisch-funktioneller Basis angestrebt und ausgeführt. Bei der speziellen Kraftentwicklung ist die Berücksichtigung einer akzentuierten Trainingswirkung mit einer hohen Ähnlichkeit bzw. Identität von Trainingsübungen und funktionellen Alltagsbewegungen von hoher Wichtigkeit. Hier liegt das Hauptgewicht auf funktionellen alltags-, berufs- oder sportdisziplinspezifischen Bewegungsmustern. Dabei geht es weniger um muskulär-morphologische Anpassungen, sondern der wesentliche Aspekt ist die Verbesserung des typischen bewegungsspezifischen Innervationsmusters. Als Stichwort kann hier der Begriff „Timing", die räumlich-zeitliche Ausprägung einer Bewegung, stehen.

Darunter sind konkret

– die kinematischen Verhältnisse (Weg-Zeit-Komponenten) und
– die dynamischen Verhältnisse (Kraft-Zeit-Komponenten) der Bewegung zu verstehen.

Die Entwicklung einer einwandfreien ergonomischen und ökonomischen Bewegungstechnik und die präzise Entwicklung der koordinativen Fähigkeit steht im Vordergrund.

Für einen optimal hohen positiven Transfer von der Trainingsübung auf die spezifische Alltagsbewegung muß ein sehr hoher Zusammenhang bzw. besser eine Identität zwischen den Übungen (Bewegungsprogrammen) bestehen. Mit einer gewissen Variationsbreite liegt also die Übereinstimmung von funktionell-bewegungsspezifischen, kinematischen und dynamischen Aspekten in den Übungen vor.

Bei der konkreten Übung bezieht sich dies auf die Berücksichtigung von Muskelschlingen, Arbeitswinkeln, muskulären Aktionsformen (meist konzentrisch oder exzentrisch, auxotonisch, DVZ), Zeitdauer der Belastung, Wirkungsrichtung und Krafteinsatz. Hinzu kommen wesentliche koordinative Anforderungen (z. B. Gleichgewicht, Differenzierungsfähigkeit, Rhythmisierungsfähigkeit, Anpassungs- und Umstellungsfähigkeit).

> **Merke:**
> Die Trainingsübung, die der spezifischen funktionellen Alltags-, Berufs- und Sportbewegung am nächsten kommt, wird immer die spezifische Bewegung selbst sein.

Doch *Vorsicht!* Allzu schnell neigt man dazu, diese Bewegung zur Imitationsübung umzufunktionieren, indem er z. B. leichte Zusatzlasten oder eine andere Bewegungsfrequenz hinzunimmt. Durch eine Zusatzlast kann aber die Richtung der Belastung in einen anderen als in den verlangten resultierenden Kraftvektor übergehen. Damit geht die Übereinstimmung der Übungen verloren, weil sich die Trainingsübung von der Alltagsbewegung koordinativ entfernt. Dies hat eine besondere Bedeutung bei z. B. neurologischen Patienten, die ein neues Bewegungsprogramm entwerfen sollen. Das Üben der korrekten Bewegungsmerkmale ist dringend notwendig, um eine koordinativ einwandfreie Bewegung zu programmieren. Und das heißt für Alltagsbewegungen (gehen, treppensteigen, laufen, bücken etc.), daß nur mit dem eigenen Körpergewicht gearbeitet werden darf.

Eindeutig anders verhält es sich bei einer Bewegung, bei der typischerweise Zusatzlasten notwendig sind: mit Rucksack auf den Schultern wandern, eine Tasche tragen, etwas heben etc. Hier ist ein adäquates Zusatzgewicht zu verwenden.

Ebenso verhält es sich bei berufs- oder sportspezifischen Bewegungen. Hier ist es selbstverständlich, daß z. B. die arbeits- oder disziplinspezifische Bewegung im Original geübt wird. Die typische Stellung und dynamische Bewegung des Körpers und die adäquate Belastung – auch durch Zusatzlasten (Maurer hebt Mörtel und Steine, Sportler bewegt einen Speer) – muß zwingend eingehalten werden. Dies geschieht natürlich unter ergonomischen Gesichtspunkten, d. h., unphysiologische Stellungen oder Bewegungen werden dabei vermieden.

Auf dem niedrigen Leistungsniveau des durchschnittlichen Patienten ist der positive Transfer von komplexen und differenzierten Krafttrainingsmethoden auf die spezielle Kraftentwicklung jedoch noch sehr hoch. Anders dagegen im Leistungssport: Ein zu umfangreiches, komplexes oder differenziertes Krafttraining kann die spezielle Kraftleistungsfähigkeit negativ beeinflussen, wenn das spezielle Krafttraining vernachlässigt wird [6.2].

Das bedeutet, daß möglicherweise eine gute Kraft vorhanden ist, diese aber koordinativ (intermuskulär) nicht umgesetzt werden kann.

6.5 Erklärung der Trainingsmethoden

In den tabellarischen Darstellungen zu den verschiedenen Krafttrainingsmethoden sind die Parameter

- Name der Methode,
- Muskelaktionsform,
- Bewegungsausführung/-geschwindigkeit,
- kontinuierliche Belastung/intermittierende Belastung,
- Belastungsdauer/Wiederholungen,
- Belastungsintensität als Grad der inneren Beanspruchung, Ermüdung, Ausbelastung,
- Belastungsintensität als Grad des äußeren Widerstandes (in Prozent von der dynamisch-konzentrischen Maximalkraft),
- Anzahl der Serien und
- Pausendauer

aufgeführt.

Um die tabellarischen Beschreibungen der Kraftmethoden verstehen und ausführen zu können, werden diese Parameter zunächst ausführlich beschrieben, damit ihre Bedeutung und ihr grundsätzlicher Sinn deutlich werden:

Name der Methode. Der Name der Methode sollte, wenn immer möglich, eine Grobinformation über folgende Aspekte geben: Intensität der Methode (extensiv, Standardmethode, intensiv etc.), Art der Methode (Muskelaufbau, intramuskuläre Koordination etc.), Muskelaktionsformen.

Muskelaktionsformen. Die Angaben informieren darüber, wie die Bewegung absolviert werden soll. Hier sind die Muskelaktionsformen (isometrisch, dynamisch-konzentrisch und -exzentrisch, dynamisch-exzentrisch, DVZ) angesprochen.

Der Muskeltonus bleibt während der geforderten Belastungsdauer aufrechterhalten, d. h., in keiner Phase der Bewegung entspannt sich der Muskel. Dies geschieht unabhängig von einer dynamischen, isometrischen, kontinuierlichen oder intermittierenden Bewegungsausführung.

Beim Training des Dehnungsverkürzungszyklus (DVZ) kann die Pause zwischen den einzelnen Belastungen bis zu fünf Sekunden betragen.

Bewegungsausführung/-geschwindigkeit. Hier werden Angaben wie *haltend* für die isometrische Muskelaktion, *langsam bis zügig, explosiv* etc. für die jeweiligen Muskelaktionen gemacht. Gerade die Muskelaktionsform und die Bewegungsgeschwindigkeit haben entscheidenden Einfluß auf die dominant angesprochenen Muskelfasertypen. Die Bewegungsgeschwindigkeit bleibt für therapeutische Zwecke normalerweise im Bereich von langsam bis mittelschnell. Schnelle dynamische oder reaktive Bewegungen können unter dem Aspekt des tolerierbaren Schmerzes und des spezifischen Ansprechens bestimmter Muskelfasertypen ebenso zur Anwendung kommen.

Für die Entwicklung der Reaktivkraft und der Schnellkraft ist die Bewegungsausführung explosiv.

Bei der isometrischen Bewegungsausführung sollte besonders bei gleichzeitigem Anspannen von Agonist und Antagonist (= Mantelspannung oder Ko-Kontraktion), aber auch bei isometrischen Muskelaktionen gegen einen festen Widerstand das folgende Anspannungsverhalten angestrebt werden:

1. Der Patient nimmt die gewünschte isometrische Übungsposition ein.
2. Zu Beginn der Belastung steigt die Intensität der Kontraktion langsam.
3. Die Intensität der Kontraktion sollte über die Zeit maximal sein, d. h., der Patient versucht die Intensität zu finden, die er gleichmäßig hoch über die Reizdauer halten kann, ohne deutlich in der Intensität abzufallen oder die isometrische Bewegungsposition zu verlassen.
4. Zum Ende der kontinuierlichen Belastung läßt er die Intensität langsam sinken.

Diese Vorgehensweise wird in Abb. 6.1 anhand einer Kraft-Zeit-Messung schematisch dargestellt.

Um einen eindeutigen und zielorientierten Krafteffekt zu erreichen, darf die *Intensität* auf

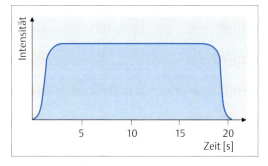

Abb. 6.1 Idealisierte Kraft-Zeit-Kurve bei einer isometrisch-kontinuierlichen Belastung über 20 Sekunden Belastungsdauer

keinen Fall zu Beginn der Kontraktion extrem hoch sein, um dann im Laufe der Belastungsdauer sehr stark abzufallen. Denn auf diese Weise wäre am Anfang die intramuskuläre Koordination gefordert, zwischendurch vielleicht die Maximalkraftausdauer und letztlich die Kraftausdauer. Dabei geht unser konkretes Therapieziel in dieser Spannweite der Intensitäten und Trainingswirkungen diffus unter. Der wirklich erzielte Effekt kann dann nicht mehr beschrieben werden.

Die *Bewegungsausführung* folgt den alltäglich- oder anatomisch-funktionellen Aspekten, die der Therapeut festlegt und kontrolliert. Selbstverständlich ist, daß der Patient anstrebt, die Bewegung bezüglich der Koordination und Bewegungskontrolle einwandfrei auszuführen.

Jede Bewegung im Krafttraining muß vom Patient korrekt (kontrolliert) auszuführen sein; d.h., das Timing (räumlich-zeitliche Verhalten) entspricht einer ökonomisch-funktionellen und übungsadäquaten Bewegungsausführung, die vom Therapeuten nach funktionellen Aspekten festzulegen, zu kontrollieren und gegebenenfalls zu korrigieren ist.

Die normale anatomisch-physiologische Bewegungsamplitude bestimmt den Winkel, über den die Bewegung auszuführen ist. Der Patient strebt unter Berücksichtigung von Vorsichtssituation oder Kontraindikationen an, so bald wie möglich das gesamte Bewegungsausmaß zu nutzen. Damit werden während der dynamischen Bewegungsweise in der konzentrischen Phase der Antagonist und in der exzentrischen Phase der Agonist in einer funktionellen und ökonomischen Art gut gedehnt. Arbeitet man nur mit reduzierten Bewegungsumfängen oder nur in bestimmten Bewegungssektoren, kommt es zu einem ungünstigen Phänomen, nämlich daß der trainierte Bewegungsbereich sehr kräftig ist. Der untrainierte Bewegungssektor, der nicht mit in das Bewegungsausmaß einbezogen wurde, bildet sich entsprechend gering aus. Der zu kräftigende Muskel leidet bezogen auf sein Kraft-Bewegungswinkel-Verhältnis an einer Art „intramuskulärer Dysbalance"! Diese Grundregel gilt für alle dynamischen Krafttrainingsarten.

Kontinuierliche versus intermittierende Belastung. Der Therapeut kann auf der einen Seite die Bewegungsausführung als *kontinuierliche* (= andauernde) Belastung gestalten. Der Muskeltonus bleibt dabei über die gesamte Muskelaktionsdauer innerhalb einer Serie ohne Unterbruch erhalten. Auf der anderen Seite kann er die Bewegung intermittierend (= unterbrochen) ausführen lassen.

Im Rahmen der Methode werden beispielsweise 20 Sekunden Belastungsdauer verlangt. Der Patient kann diese Belastungsdauer in z.B. vier gleiche Teile à fünf Sekunden aufteilen. Bei der intermittierenden Belastungsgestaltung darf die Pause zwischen den Teilen maximal fünf Sekunden lang sein. Insofern ähnelt diese Vorgehensweise den dynamischen Bewegungsausführungen, da es innerhalb einer Serie durch die kurzen Pausen zu einer Art von isometrischen *Wiederholungen* kommt.

Die Pause von maximal fünf Sekunden Dauer zwischen den Anspannungen dient dem kurzen Entlasten und Durchbewegen der belasteten Muskulatur und besonders der betroffenen Gelenke. Dabei geht der eventuelle Effekt einer „Kaltschweißung" verloren. Hierunter versteht man das Aufeinanderpressen zweier Knorpelflächen unter sehr hohem Druck, so daß der synoviale Flüssigkeitspuffer weggepreßt wird. In der Folge reiben die Knorpelbeläge unmittelbar aufeinander, und es kann zu einer Schädigung des hyalinen Knorpels kommen [6.3]. Die kurze Pause zwischen den Wiederholungen ist für die Erholung des Metabolismus oder der neuromuskulären Erregungsübertragung nahezu irrelevant.

Diese Methode ermöglicht durch die mehrmalige kurze Belastungszeit zwei *Belastungsintensitäten*:

- Eine normal hohe Intensität. Die Intensität findet der Therapeut mittels isometrisch-kontinuierlicher Belastung über eine definierte Belastungsdauer im Rahmen der jeweiligen Methode. Er benutzt dann genau diese Intensität, unterbricht aber die Übung im Sinn der intermittierenden Methode.

- Eine höhere Intensität. Durch die mehrmalige nur kurze Belastungsdauer und den geringen Effekt der Erholung innerhalb der kurzen Pause könnte der Therapeut die Intensität etwas erhöhen. Diese leichte Intensivierung der Methode wird aber erst zu einem späteren Zeitpunkt in der Rehabilitation eingesetzt.

Die genaue *Bewegungsausführung* bei der intermittierenden Bewegungsausführung ist wie folgt:

Die Reizintensität steigt langsam an, bleibt gleichmäßig hoch und sinkt gegen Ende der kurzen Belastungszeit wieder ab. Dann folgt die kurze Pause mit der Entlastungsphase und dem Durchbewegen. Der Kraft-Zeit-Verlauf ist schematisch in Abb. 6.**2** dargestellt. In diesem Beispiel würde sich eine Gesamtbelastungsdauer

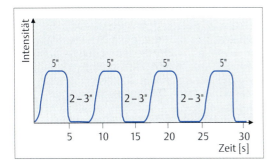

Abb. 6.2 Idealisierte Kraft-Zeit-Kurve bei isometrisch-intermittierender Belastung

von 20 Sekunden ergeben. Erst jetzt erfolgt die Serienpause. Für die Reaktivkraft beträgt die Pausendauer zwischen einzelnen Sprüngen innerhalb einer Serie mindestens sechs Sekunden.

Die intermittierende Belastung läßt sich grundsätzlich bei jeder Art der Kraftentwicklung verwenden. Sie ist aber nur in den Tabellen zum Muskelaufbautraining als Möglichkeit explizit aufgeführt.

Belastungsdauer/Wiederholungen. Im Zusammenhang mit dem therapeutischen Ziel (z. B. Verbesserung der intramuskulären Koordination) und der damit zwingend verbundenen Reizintensität legen wir die Belastungsdauer (isometrisch in Sekunden) oder die Anzahl der Wiederholungen (dynamisch) fest. So bedeutet z. B. an dieser Stelle eine 5, daß fünf Wiederholungen gemeint sind. Die Übung ist also fünfmal nacheinander dynamisch auszuführen. 10″ hingegen bedeutet eine isometrische Ausführung mit einer Belastungsdauer von 10 Sekunden. Die 5 Wiederholungen und die 10″ entsprechen einer Serie.

Zum Therapiebeginn ist die Belastungsdauer/Wiederholungszahl im Rahmen der jeweiligen Methode eher hoch. Das bedeutet, die Belastungsintensität ist bei der Verwendung dieser Methode zunächst so gering wie möglich. Mit fortschreitender Therapiedauer nimmt die Belastungsdauer/Wiederholungszahl ab, d. h., die Intensität steigt.

Belastungsintensität als Grad des äußeren Widerstandes (in Prozent von der dynamisch-konzentrischen Maximalkraft). Häufig findet man in der Literatur zur Reizintensität im Krafttraining Prozentangaben, welche die Intensität beschreiben. Diese beziehen sich zumeist auf den 100 %-Wert eines isometrischen Maximalkrafttests. Doch wie schon erläutert wurde, läßt sich auf diese Weise bei einem bezogen auf die Kraft heterogenen Patientengut die Intensität nicht ausreichend genau fixieren. Die Prozentangabe in Verbindung mit dem Maximalkrafttest hat deswegen für Anwendungen in der Physiotherapie keine unmittelbare Bedeutung zur Bestimmung der genauen Belastungsintensität. Sie steht in unseren Tabellen ausschließlich als Vergleichsmöglichkeit und Groborientierung zu den Krafttrainingsmethoden anderer Literaturstellen.

Um die methodentypische Reizintensität zu finden, geht man wie in Kapitel 5.7 beschrieben vor. Zu Beginn der Therapie ist die Intensität im Rahmen der jeweiligen Methoden eher niedrig. Sie steigt erst im Verlauf der Therapie durch die verschiedenen Arten der Belastungssteigerungen.

Belastungsintensität als Grad der inneren Beanspruchung, Ermüdung, Ausbelastung. Die Belastungsintensität wird auf dieser Ebene rein subjektiv bewertet. Sie soll eine Angabe darüber ermöglichen, wie stark die Belastung den Patienten innerhalb einer Serie ermüdet bzw. ausbelastet. Wir teilen die subjektive Belastungsintensität in fünf Grade ein:

1. *gering:* d. h., der Patient könnte die Belastung deutlich mehr als doppelt so lange ausführen bis die maximale Ermüdung eintritt.
2. *mittel:* d. h., der Patient könnte die Belastung in etwa doppelt so lange ausführen bis die maximale Ermüdung eintritt.
3. *submaximal:* d. h., der Patient könnte z. B. noch 2–3 (4–6″) weitere Wiederholungen/Belastungsdauer ausführen bis die maximale Ermüdung eintritt.
4. *maximal:* d. h., der Patient könnte keine oder maximal eine weitere Wiederholung ausführen.
5. *(supramaximal):* d. h., der Patient absolviert eine Belastung, die über 100 % ihrer willkürlichen isometrischen Maximalkraft liegt. Reaktiv- und Elastizitätskräfte machen dies möglich, was typisch für dynamisch- oder isometrisch-exzentrische IK-Belastungen ist. Das subjektive Empfinden wird jedoch „maximal" sein.

Beispiel „gering": Eine Patientin hört nach 10 Wiederholungen auf. Ihre Ausbelastung soll gering sein. Sie könnte also mit der gleichen Intensität noch deutlich mehr als zehn weitere Wiederholungen ausführen.

Merke:

Für alle fünf Stufen des Ausbelastungsgrades gilt die Bedingung, daß ein Rückgang des Belastungsumfanges in Form von z. B. wenigen Wiederholungen oder geringerer Belastungsdauer vorkommen darf. Auf keinen Fall darf es aber zu einer Verschlechterung der Bewegungsqualität auf der sensomotorischen Ebene kommen. Die Bewegung muß immer koordinativ (räumlich-zeitlich) gleich gut und einwandfrei bleiben.

Die Methoden der differenzierten Kraftentwicklung arbeiten idealtypisch mit einer maximalen Ausbelastung. Die Einschränkungen zu dieser Aussage werden bei der differenzierten Kraftentwicklung ausgeführt.

Die komplexe Kraftentwicklung hingegen verlangt nur eine geringe bis submaximale Ausbelastung.

Anzahl der Serien. Durch die Anzahl der Serien zeigen wir auf, wie häufig z. B. eine Gruppierung von fünf Wiederholungen (= Serie) nacheinander durchgeführt werden soll. Über die Serienzahl erreichen wir eine optimierte Gesamtbelastung für eine Übung entsprechend dem kraftmethodischen Therapieziel.

Die Angaben erfolgen zum Beispiel mit dieser Schreibweise: *2-(3-4)-10.*

Das bedeutet, zu Beginn des Trainings sollte die Patientin zur allmählichen Angewöhnung und zum Üben der Bewegungskoordination zunächst nur *zwei* Serien absolvieren.

Die Serienzahl steigt im weiteren Therapieverlauf bei Patienten mit etwa normaler Belastungs- und Erholungsfähigkeit bei der angewendeten Methode auf *drei* bis *vier.*

Mit drei Serien pro Übung erreicht die Patientin in der Regel ein sehr gutes Leistungsniveau, das durch eine Steigerung auf vier Serien nur unwesentlich verbessert wird. Im Rahmen eines Rehabilitationstrainings können über die gesamte Therapiephase, wenn nötig, die drei Serien aus ökonomischen Gründen beibehalten werden. Es ergibt sich eine kürzere Trainingszeit pro TE [6.4].

Fünf und mehr Serien sind bei einer gesteigerten Leistungsfähigkeit (z. B. sehr gut trainierte Sportler) notwendig.

Sehr schwache (M1 – M3) oder schlecht belastbare Patienten (mit Schmerzen), die sich vielleicht nur mittel ausbelasten können, müssen ebenfalls mehr Serien absolvieren. Denn die für eine differenzierte Kraftentwicklung notwendige Ausbelastung findet nicht innerhalb einer Serie statt. Die Ausbelastung muß dann über eine deutlich erhöhte Anzahl der Serien provoziert werden (z. B. bis *10* oder *mehr*).

Von einer Ausbelastung über die Serien sprechen wir dann, wenn ein Patient in einer Serie nur noch weniger als 80 % seiner in der ersten Serie erzielten Belastungsdauer oder Wiederholungszahl erbringen kann.

Pausendauer. Zwischen den Serien sorgt die Serienpause für die Erholung des Patienten. Die liegt z. B. für ein IK-Training in folgender Schreibweise vor: $15'' - (3' - 5') - 10'$. Das bedeutet: Kann sich der Patient relativ normal ausbelasten und erholen, gelten die in Klammern angegebenen Werte ($3' - 5'$ = drei bis fünf Minuten).

Bei einer schlechten Ausbelastungsfähigkeit und normaler Erholungsfähigkeit verringert man die Pausendauer deutlich ($15'' - $ = 15 Sekunden bis...).

Bei einer guten Belastbarkeit aber einer schlechten Erholungsfähigkeit kann die Pause sich individuell deutlich verlängern ($-10'$ = bis zehn Minuten).

Ein Training der Sensorik, der intramuskulären Koordination von alltäglich-funktionellen Entlastungs- oder Belastungsbewegungen (intermuskuläre Koordination) verlangt die längere *vollständige Pause,* damit die mit der maximalen Intensität verbundene maximale Innervationsfrequenz willkürlich wieder generiert bzw. die Übung ohne jegliche Vorermüdung ausgeführt und wiederholt werden kann.

Heißt das Therapieziel „metabolische Ausschöpfung" (Muskelaufbau), kommt die *unvollständige Pause* zur Anwendung, damit die Erschöpfung innerhalb und über mehrere Serien zunimmt. Die Pause ist dementsprechend eher kürzer zu halten.

Nach der ersten Serie kommt die Serienpause, dann folgt die zweite Serie. Dann wieder die Serienpause usw.

6.6 Methoden der komplexen Kraftentwicklung

Die Anwendung der Methoden der komplexen Kraftentwicklung bietet normalerweise keine besonderen Probleme. Denn die mögliche Variationsbreite ist sehr groß. Der Therapeut muß deswegen letztlich weniger auf die Kontrolle der Methodenparameter und die Ausbelastung achten als bei den differenzierten Methoden.

Die komplexen Ziele dieses Trainings sind:

- Unterstützung der Wundheilung,
- Adhäsions- und Kontrakturprophylaxe,
- spezifisches Aufwärmen zu Beginn der TE,
- Anwendung einfacher Übungen,
- Erarbeitung des Bewegungsumfanges,
- Tonisieren,
- Verbesserung der Funktionstüchtigkeit von Binde- und Stützgewebe,
- aerober und anaerober Stoffwechsel (lokale Muskelausdauer),
- hauptsächliches Ansprechen der Muskelfasertypen I, IIc und IIa; bei reaktiver Ausführung auch IIb,
- Kapillarisierung,
- intermuskuläre Koordination (Ökonomisierung der Bewegungskoordination oder -technik, Entwicklung alltäglich-funktioneller Bewegungen),
- intramuskuläre Koordination,
- Muskelaufbau (Hypertrophie),
- Fettstoffwechseltraining,
- Gesundheits- und Fitneßtraining.

Die drei Methoden (Tab. 6.**4**) unterscheiden sich hinsichtlich der Anwendung für unterschiedliche Behandlungsziele deutlich. Dies soll nun verdeutlicht werden.

Methode der geringen Krafteinsätze mit mittleren bis hohen Wiederholungszahlen

Wesentlich für diese Methode ist über die Belastungsdauer bzw. die Anzahl der Wiederholungen die **geringe Ausbelastung** des Patienten. Darauf hat der Therapeut das Hauptaugenmerk zu legen. Dieser Aspekt ist wichtig, damit eine Ermüdung die sensomotorische Leistung nicht beeinflußt. Das führt eventuell dazu, daß sich ein Patient nicht auf die Übung konzentrieren kann, die Bewegungskoordination schlecht wird, Schmerzen auftreten, Angst vor der Bewegung auftritt etc.

Somit ist diese Methode in der *Rehabilitation* besonders bei Patienten einzusetzen, die sich nur schlecht belasten können oder dürfen. Die Anwendungsmöglichkeiten hier sind vielfältig: aktiv mobilisieren zur Adhäsionsprophylaxe, leichte Bewegungen zur Ödemresorption oder zur Beschleunigung der Wundheilung oder zur Verbesserung der Regenerationsfähigkeit, leichte intra- und intermuskuläre Kräftigungseffekte, leichte Hypothrophieprophylaxe oder leichtes Muskelaufbautraining u. v. a. m. Auch für *gut belastbare Patienten* ist die Einsatzmöglichkeit vielfältig. Entwicklung der Belastbarkeit bei alltäglich-, berufsspezifisch- oder sportspezifisch-funktionellen Bewegungen: gehen, treppensteigen, fahrradfahren, laufen, heben, bükken, hinsetzen, aufstehen, sitzen, Tennis spielen u. v. a. m.

Dabei können mit dieser Methode ebenso Bewegungen erlernt werden, die während der Rehabilitation zur Entlastung oder Stabilisierung dienen: Gehen an Unterarmstöcken, Ko-Kontraktion zur Stabilisierung des Knies beim Aufstehen aus dem Bett etc.

- Zu Beginn sollten in der Rehabilitation eher niedrige Wiederholungszahlen mit geringer Intensität zur allgemeinen Gewöhnung gewählt werden. Später kann die Zahl bei Bedarf und entsprechend den Fähigkeiten des Patienten z. B. zur Ausprägung eines Bewegungsstereotyps (Bewegungsautomatismus) steigen.

- Wenn die Intensität weiter abnimmt bzw. die Wiederholungszahl steigt, kann der Übergang hin zu den aeroben Ausdauermethoden stufenlos sein.

- Mit dieser Methode werden aufgrund der geringen Intensität hauptsächlich die Muskelfasertypen I (Slow twitch), IIc (intermediäre oxidative Faser) und IIa (Fast twitch oxidativ) angesprochen.

- Bei schnellkräftigen oder reaktiven Belastungen kommt es bei geringen Intensitäten zum verstärkten Einsatz der schnellen Muskelfasertypen (IIA, IIb).

- Die Bewegungsamplitude entwickelt sich eventuell während der dynamischen Kräftigung je nach Möglichkeit. Ziel ist der volle Bewegungsumfang.

- Viele therapeutische Konzepte arbeiten unter anderem bereits mit dieser Art von Kraftentwicklung, und diese dürfte bis jetzt die meistverwendete Krafttrainingsmethode sein.

Tabelle 6.4 Methoden der komplexen Kraftentwicklung (mod. nach Ehlenz et al. 1995, 109ff)

Methodenparameter \ Name der Methode	Methode der geringen Krafteinsätze mit mittleren bis hohen Wiederholungszahlen		Methode der leichten Krafteinsätze mit mittleren Wiederholungszahlen		Methode der mittleren Krafteinsätze mit ermüdenden Wiederholungszahlen	
Muskelaktionsform	isometrisch	dynamisch konzentrisch-exzentrisch	isometrisch	dynamisch konzentrisch-exzentrisch	isometrisch	dynamisch konzentrisch-exzentrisch
Bewegungsausführung/ -geschwindigkeit	kontinuierlich haltend	langsam bis zügig	kontinuierlich haltend	langsam bis zügig	kontinuierlich haltend	langsam bis zügig
Belastungsdauer/ Wiederholungen	10–100"	10–100	ca. 50 % der Maximalzeit (Zielzeit: 10–30")	ca. 50 % des Wiederholungsmaximums (Zielbereich: 8–15)	5–20"	5–10
Belastungsintensität als Grad der inneren Beanspruchung, Ermüdung, Ausbelastung	gering		mittel		submaximal	
Belastungsintensität als Grad des äußeren Widerstandes in % der dynamisch-konzentrischen Maximalkraft	50–50 %		45–65 %		70–85 %	
Serien	2–(3–4)–10		2–(3–4)–10		2–(3–4)–10	
Pausendauer	15"–3'		15"–3'		15"–(90"–3')–5'	

6.6 Methoden der komplexen Kraftentwicklung

▨ Das typische Trainingsmittel zur Entwicklung einer alltäglich-funktionellen Bewegungskoordination ist der eigene Körper. Dabei muß die geringe Ausbelastung aber gewährleistet bleiben.
Darüber hinaus kommen nur leichte zusätzliche äußere Widerstände in Frage (häufig therapeutischer Widerstand, Gummiband, Wasser etc.).

▨ Die Pause dient der Regeneration. Zumeist wird dies eine zentrale Regeneration sein (Konzentration). Typischerweise erhält der Patient während der Pause Hinweise, Bewegungskorrekturen, regenerative oder vorbereitende Übungen (Schmerzlinderung, Mobilisation etc.).

Methode der leichten Krafteinsätze mit mittleren Wiederholungszahlen

Gegenüber der Methode der geringen Krafteinsätze mit mittleren bis hohen Wiederholungszahlen stellt diese Methode eine allmähliche Steigerung dar. Die Belastungssteigerung erfolgt über die Belastungsintensität. Diese sollte so dosiert sein, daß es innerhalb von 8 – 15 Wiederholungen (10 – 30 Sekunden Belastungsdauer) zu einer **mittleren Ausbelastung** kommt.
Zur richtigen *Wiederholungszahl/Belastungsdauer* kommt man auf folgende Weise:
Der Patient kann auf der einen Seite die mittlere Ausbelastung subjektiv abschätzen und bei der entsprechenden Wiederholungszahl die Belastung beenden, oder der Therapeut testet seinen Patienten auf die maximal mögliche Wiederholungszahl. Dieses Maximum sollte etwa zwischen 15 und 30 Wiederholungen liegen, damit bei 50 % dieser Belastung zwischen 8 und 15 Wiederholungen möglich sind. Es sollten nicht mehr, aber auch nicht weniger Wiederholungen ausgeführt werden, damit der Patient einen mittleren Bereich der Belastungsintensität erreicht.

▨ Beim Training mit dieser Methode erhöht sich die Belastbarkeit des Patienten langsam und geht in Richtung anaerobe Kräftigung. Der Einsatz als regenerative Maßnahme kommt insofern weniger in Frage.

▨ Mit dieser Methode werden aufgrund der mittleren Intensität hauptsächlich die Muskelfasertypen IIa angesprochen.

▨ Bei mittelintensiven schnellkräftigen oder reaktiven Belastungen kann es allmählich zu einem steigenden Einsatz vom Muskelfasertyp IIb kommen.

Die Methode der geringen Krafteinsätze mit mittleren bis hohen Wiederholungszahlen und die Methode der leichten Krafteinsätze mit mittlerer Wiederholungszahl werden fälschlicherweise häufig als „Kraftausdauermethode" betitelt. Davon unterscheiden sich diese wegen der nur geringen bzw. mittleren Ausbelastung aber deutlich. Denn für die Entwicklung einer differenzierten anaerob-laktaziden Kraftausdauer ist die maximale Ausbelastung ein Muß.

Methode der mittleren Krafteinsätze mit ermüdender Wiederholungszahl

Aufgrund der relativ hohen Intensität und der Anforderung, die Belastung **submaximal ermüdend** zu gestalten, verbessert diese Methode im Rahmen der anaerob-alaktaziden Belastungsgestaltung die Maximalkraftausdauer.
Die typische Anwendung der Methode liegt damit häufig am *Beginn der Rehabilitationszeit* im Bereich der Hypotrophieprophylaxe bzw. der Muskelhypertrophie.

▨ Mit dieser Methode werden aufgrund der submaximalen Intensität hauptsächlich die Muskelfasertypen IIa und IIb angesprochen.

▨ Bei submaximalen reaktiven (statisch-exzentrischen oder langsamer Dehnungsverkürzungszyklus) Belastungen kommt es zu einem relativ schnellkräftigen Einsatz des Muskelfasertyps IIb.

▨ Die richtige submaximale Ausbelastung liegt dementsprechend dann vor, wenn der Patient im Rahmen der 5 – 10 Wiederholungen seine Belastung beendet und nach Belastungsende maximal noch 2 – 3 Wiederholungen möglich gewesen wären.

▨ Aus der Anwendung dieser Methode resultiert für den Patienten mit geringer bis normaler Leistungsfähigkeit ebenfalls schon ein ausgeprägtes Niveau der intramuskulären Koordination.

▨ Der Patient sollte bei dieser Belastungsintensität nur Übungen mit einer guten koordinativen Ausführung verwenden.

6 Methoden des Krafttrainings

■ Diese Methode kommt zum Erlernen von alltäglich-funktionellen Bewegungen kaum mehr zur Anwendung, weil sie zumeist die für diese Bewegungen typischen Belastungsintensitäten schon deutlich überschreitet. Im engen Sinn könnte man sie schon zu den differenzierten Methoden rechnen.

Alle Methoden der komplexen Kraftentwicklung können neben der oben beschriebenen einfachen isometrisch- oder dynamisch-kontinuierlichen Belastungsausführung ebenfalls *intermittierend* oder zur vorsichtigen Entwicklung einer impulsiven Kraftentwicklung bzw. der reaktiven wie elastischen Komponenten als Dehnungsverkürzungszyklus (DVZ) ausgeführt werden. Dies betrifft insbesondere Sprungübungen.

6.7 Methoden der differenzierten Kraftentwicklung

Die Methoden der differenzierten Kraftentwicklung berücksichtigen die Verbesserung der Maximalkraft. Das Phänomen der **Maximalkraft** setzt sich leistungsbestimmend aus zwei Komponenten zusammen; nämlich aus der:

■ Verbesserung der *intramuskulären Koordination* (Rekrutierung, Frequenzierung) und der

■ Erhöhung der vorhandenen *muskulären Masse*, die durch ein Muskelaufbautraining vergrößert wird und als Voraussetzung für eine hohe intramuskuläre Koordination (statisch) gesehen wird.

Bei der Erhöhung der Maximalkraft über das verbesserte Zusammenspiel der Muskeln untereinander (intermuskuläre Koordination) handelt es sich ausschließlich um ein Koordinationstraining. Deshalb zählt die intermuskuläre Koordination nicht zu den Maßnahmen des Maximalkrafttrainings, sondern zur speziellen Kraftentwicklung. Die auf diese Weise erzielten Verbesserungen sind im Gegensatz zum Muskelaufbautraining und zur intramuskulären Koordination bewegungsspezifisch und lassen sich nicht auf andere Bewegungsfertigkeiten übertragen [6.5].
  Im sportlichen Training wie in der Therapie kommen die entsprechenden Methoden zur intramuskulären Koordination sowie die des Muskelaufbautrainings entweder isoliert oder sequentiell zur Anwendung: z. B. zunächst die Hypertrophie, dann die intramuskuläre Koordinationsverbesserung. Zum allmählichen und nicht abrupten Übergang zwischen diesen Trainingsarten können beide Methoden im kombinierten Training (mittels der Organisationsform des Pyramidentrainings) eingesetzt werden. Gemeinsam ist den Methoden des Maximalkrafttrainings, daß sie auf der metabolischen Seite innerhalb des anaerob-alaktaziden Stoffwechsels stattfinden. Man muß sie von der Kraftausdauer abgrenzen, die durch den laktaziden Stoffwechsel gekennzeichnet ist. Die Kraftausdauer gehört in diesem Sinne auch zu den Methoden der differenzierten Kraftentwicklung, weil das Ziel darin besteht, besonders die anaerob-laktaziden leistungsbestimmenden Komponenten zu verbessern.

Methoden des Muskelaufbautrainings

> **Methoden des Muskelaufbautrainings**
> nennt man auch Methoden der wiederholten submaximalen Kontraktionen. Typisch für diese Methoden sind dementsprechend Krafteinsätze gegen submaximale Widerstände bei langsamer bis zügiger Bewegungsausführung mit mittleren Serienzahlen.

Für die physiotherapeutische Anwendung wird nicht die ideale maximale, sondern eher die submaximale Ausbelastung (Ermüdung) die Regel sein.
  Das Muskelaufbautraining dürfte neben den Methoden der komplexen Kraftentwicklung jene Form sein, die in der therapeutischen Anwendung deutlich überwiegt. Eine ausführliche Betrachtung dieser Methoden erscheint uns deshalb nötig.
  Der wesentliche Trainingsreiz für die Muskelhypertrophie ist die vollständige Ausbelastung im Rahmen des anaerob-alaktaziden Energiebereiches, d. h. im Rahmen von 6–30 Sekunden bzw. 6–15 Wiederholungen [6.6]. Die Wiederholungszahl kann auch über 15 liegen, wenn die Bewegungen schneller ausgeführt und die 30 Sekunden Maximalzeit eingehalten werden.
  Zum Muskelaufbau trägt wesentlich die relativ lange Belastungsdauer mit möglichst hohen muskulären Spannungen bei, die zur Mikro-

traumatisierung der Muskelfasern führen können. Mit großer Wahrscheinlichkeit stellen diese Kleinstverletzungen im Muskelgewebe den Reiz für eine Zunahme an Muskelmasse dar [6.7].

In der Rehabilitation haben diese Methoden primär folgende Ziele:

- *Hypotrophieprophylaxe*, d. h., die Muskulatur vor einer Hypotrophie zu bewahren oder diese zu verlangsamen;

- *Hypertrophie*, d. h., die Muskulatur in ihrem Querschnitt zu vergrößern.

Für den normalen untrainierten bis leicht trainierten Patienten verbessert sich dabei deutlich die Kraft durch eine Zunahme der intra- und intermuskulären Koordination.
Häufig besteht die Angst, durch den Einsatz dieser Methoden solch große Muskelmassen aufzubauen wie ein Bodybuilder. Diese Angst ist unbegründet: Ohne zusätzlich spezifisch ausgerichtete (eiweißreiche) Ernährung und eine hochintensive Ausbelastung – die bei Patienten ohnehin nur sehr selten möglich ist – bleibt der erzielte Gewinn an Muskelmasse in einem normalen Maß. Der Körperbau wird gegen Abschluß einer monatelangen Therapie im besten Fall etwas athletischer, da der Patient an Muskelmasse gewinnt. Dies wird am Muskelprofil sichtbar. Das therapeutische Ziel des Muskelaufbautrainings liegt normalerweise in der Erhaltung oder dem Wiederaufbau der Muskelmasse bis hin zur Normothrophie (Kriterium z. B. Rechts-links-Vergleich).
Wir unterscheiden entsprechend den Kontraktionsweisen und der therapeutischen Relevanz die isometrischen und die dynamischen Muskelaufbaumethoden, sowie weitere Methodenvarianten.

Tab. 6.5 beinhaltet zunächst vier verschiedene Muskelaufbaumethoden (MA-Methoden):

- extensive MA-Methode,
- Standard-MA-Methode I (mit konstanten Lasten),
- Standard-MA-Methode II (mit progressiv ansteigenden Lasten),
- intensive MA-Methode.

Jede dieser vier Methoden enthält zwei Unterteilungen in der Ausführung mit einer isometrischen und einer dynamischen Muskelaktionsform.
Darüber hinaus ist jede dynamische und jede isometrische Belastungsform in eine kontinuierliche und eine intermittierende Ausführung der Belastung aufgeteilt. Auf diese Weise liegen in Tab. 6.5 verschiedene Muskelaufbaumethoden vor.

Erläuterungen zu den Muskelaufbaumethoden:

➡ Zum tieferen Verständnis und zur Anwendbarkeit der aufgezeigten differenzierten Methoden zeigen die zu Beginn sehr ausführlichen Erläuterungen, wie die jeweilige Methode praktisch umsetzbar ist, und welche Aspekte besonders zu beachten sind. In der weiteren Beschreibung bauen wir auf diesen grundlegenden Erläuterungen auf und erwähnen nur noch die Besonderheiten der jeweiligen Methode.

■ Für den *Belastungszeitraum* zwischen 6 und 30 Sekunden oder 6 und 15 *Wiederholungen* (Abb. 6.3) ergibt sich empirisch ein Hypertrophieeffekt. Die Zeit von 30 Sekunden sollte dabei nicht maßgeblich überschritten werden, da hierbei ein zu starker Übergang zum anaerob-laktaziden Stoffwechsel (Kraftausdauer) stattfindet, der keine optimierte muskelhypertrophierende Wirkung mehr besitzt. Unterschreitet man die Minimalzeit von 6 Sekunden, so verliert sich der optimale Hypertrophieeffekt ebenso. Man kommt zu sehr in den Bereich der intramuskulären Koordinationsverbesserung. Vermutlich ist hier die Belastungsdauer für einen Anpassungseffekt in Richtung Hypertrophie zu kurz.

■ Die tabellarische Reihung der Muskelaufbaumethoden in extensiv, Standardmethode I, Standardmethode II und intensive Methode stellt eine allmähliche Intensivierung der Muskelaufbaumethoden von gering-intensiven zu hoch-intensiven Belastungen dar. Im Normalfall wird der Therapeut mit der exten-

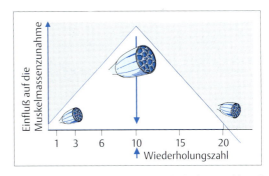

Abb. 6.3 Der Einfluß der Wiederholungszahl auf die Entwicklung der Muskelmasse (nach Cometti 1988 in Weineck 1996, 259)

6 Methoden des Krafttrainings

Methodenparameter	Extensive MA-Methode		Standard-MA-Methode I (konstante Lasten)		Standard-MA-Methode II (progressive ansteigende Lasten)		Intensive MA-Methode	
Muskelaktionsform(en)	isometrisch	dynamisch konzentrisch-exzentrisch	isometrisch	dynamisch konzentrisch-exzentrisch	isometrisch	dynamisch konzentrisch-exzentrisch	isometrisch	dynamisch konzentrisch-exzentrisch
Bewegungsausführung/ -geschwindigkeit	haltend	langsam-zügig	haltend	langsam-zügig	haltend	langsam-zügig	haltend	langsam-zügig
Kontinuierliche Belastung Belastungsdauer/Wiederholungen	20–30"	12–15" (in 20–30")	10–20"	8–12" (in 10–20")	25–20–15–10"	12–10–8–6" (in 10–25")	6–10"	6–8" (in 6–15")
Intermittierende Belastung Belastungdauer/Wiederholungen	2–6 × 5–10" (max. 5" Pause)	3–4 × 5–10" (max. 5" Pause)	2–4 × 2–4" (max. 5" Pause)	3–6 × 2–4" (max. 5" Pause)	2–5 × 5–10" (max. 5" Pause)	2–6 × 2–4" (max. 5" Pause)	2–3 × 3–5" (max. 5"Pause)	2–4 × 2–4" (max. 5" Pause)
Belastungsintensität als Grad der inneren Beanspruchung, Ermüdung, Ausbelastung	(mittel-) submaximal–maximal		(mittel-) submaximal–maximal		(mittel-) submaximal–maximal		(mittel-) submaximal–maximal	
Belastungsintensität als Grad des äußeren Widerstandes in % der dynamisch-konzentrischen Maximalkraft	40–60 %		60–80 %		60–80 %		70–90 %	
Serien	2–(3–4)–10		2–(3–4)–10		2–(3–4)–10		2–(3–4)–10	
Pausendauer	15"–(90"–3')–5'		15"–(90"–3')–5'		15"–(90"–3')–5'		15"–(90"–3')–5'	

Tabelle 6.5 Methoden der differenzierten Kraftentwicklung: Muskelaufbau (1) (mod. nach Schmidtbleicher 1985a; Ehlenz et al. 1995, 112)

siven Methode beginnen. Extensives Muskelaufbautraining findet mit *geringer Intensität* und *hohem Belastungsumfang* statt. Daher wählt der Therapeut eher die hohen Wiederholungszahlen (z. B. 12–15), die mit einer niedrigeren Intensität verbunden sind. Bei der Ausführung der extensiven Methode achtet der Therapeut besonders auf die Belastungsdauer, damit diese den Wert von 30 Sekunden nicht überschreitet. Selbstverständlich können mehr als 15 Wiederholungen zum Muskelaufbau absolviert werden (z. B. 20–25). Dies bedingt aber, daß die Belastungsdauer unterhalb von 30 Sekunden bleibt. Das heißt, die Bewegungsfrequenz muß sich deutlich steigern (z. B. 1 Sekunde pro Bewegung).

▪ Da nach dem Prinzip der allmählichen Belastungssteigerung die Intensität zuletzt gesteigert werden soll, geht im späteren Verlauf der Therapie die systematische Belastungssteigerung mit einer *Verkürzung der Belastung* und einer *Erhöhung der Intensität* einher. Man gelangt zu der Standardmethode I. Mit dieser Methode erreicht man den maximalen Hypertrophieeffekt (Abb. 6.3). Gleichzeitig stellt diese Methode für den Patienten mit einem normalen Kraft- und Muskelmasseanspruch die optimale Methode für ein Muskelaufbautraining dar. Die extensive Methode und Standardmethode I dürften im Bereich der Physiotherapie die häufigsten Anwendungen sein.

▪ Die Standardmethode II und die intensive MA-Methode mit hoher Intensität und geringer Belastungsdauer bleiben den sehr gut belastbaren und sportlich ambitionierten Patienten vorbehalten. Beide kommen wegen der hohen Intensität für den normalen Patienten eher nicht zur Anwendung. Die Ausnahme bildet hier die „umgekehrte Periodisierung" für Patienten, die vom IK-Training bei M1–M3 aufgrund der zunehmenden Kraft die Intensität reduzieren müssen. Diese gehen über die intensive MA-Methode bzw. Standard-MA-Methode II. Insofern können beide Methoden anstelle der kombinierten Methode angewendet werden, da sie im selben Intensitätsbereich liegen.

Die in Verbindung mit den MA-Methoden vorgeschlagenen *Muskelaktionsformen* haben nicht nur eine therapeutische Relevanz. Denn in Abhängigkeit von unterschiedlichen Muskelaktionen (Abb. 6.4) entwickelt sich die Massenzunahme der Muskulatur unterschiedlich. Mit der isometrischen oder dynamischen Muskelaktion lassen sich für eine willkürliche Kraftentwicklung die besten Ergebnisse erzielen. Dabei ist die dynamische Ausführung der isometrischen überlegen.

Rein plyometrische (statisch-exzentrische, reaktive) oder dynamisch-exzentrische Belastungen, die den geringsten Hypertrophieeffekt aufweisen, kommen in unserer Vorstellung eher als Anwendung bei der komplexen Kraftentwicklung oder bei den IK-Methoden vor.

Bei Untersuchungen zur Hypertrophiewirkung einer Elektrostimulation erscheinen jedoch sehr unterschiedliche und widersprüchliche Ergebnisse [6.8]. Diese Problematik soll jedoch nicht vertieft werden.

Beim Muskelaufbautraining verwendet man die *unvollständige Serienpause*. Denn das Ziel besteht in der Erschöpfung des Kreatinphosphats einerseits innerhalb der einzelnen Serie und andererseits zusätzlich über die Serienanzahl.

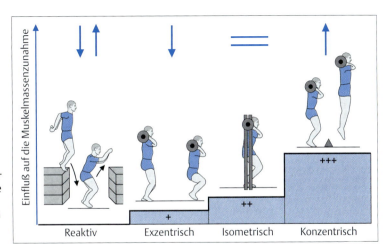

Abb. 6.4 Effektivität der verschiedenen Muskelaktionsformen bei alleiniger Anwendung in bezug auf die Muskelmassenzunahme (Muskelhypertrophie) (nach Cometti 1988 in Weineck, 1996, 259)

Die Pause zwischen den muskulären Belastungen beträgt in der Regel 2–3 Minuten. Dies sind unter normalen Umständen Minimalangaben, die daher kommen, daß das Kreatinphosphat zur 95%igen Regeneration bei Normalpersonen bis leicht Trainierten ca. 90 Sekunden benötigt.

Kann der Patient sich innerhalb einer Serie aber nicht gut ausbelasten, muß die Pause verkürzt werden (z.B. bis auf 15 Sekunden). Die Ausbelastung erfolgt dann additiv über eine erhöhte Serienzahl.

Hochtrainierte Sportler können sich nach einer maximalen Ausbelastung schon innerhalb von ca. 60 Sekunden erholen.

Grundsätzlich muß man die Regenerationszeit des Kreatinphosphats berücksichtigen, da dies auf der metabolischen Seite die muskuläre Leistungsbereitschaft und damit die optimierte Belastung gewährleistet. Die Pause darf aus dieser Sicht und unter einer Ausbelastung eher etwas zu lang sein. Bei zu kurzer Pause findet eine zu unvollständige Erholung statt. Dadurch ist keine optimale Leistungsvoraussetzung für die nächste Serie gegeben.

Erfahrungsgemäß wirkt die intermittierende Belastungsart für den Patienten motivierender, denn es erscheint einfacher, mehrere kürzere Kontraktionen als eine lange Anspannung durchzuführen.

Methodenvarianten des Muskelaufbautrainings

Dem sportlichen Training und dem Bodybuilding sind die folgenden Methodenvarianten zum Muskelaufbautraining entnommen [6.9].

Wir beschreiben diese Varianten, da sie in der Therapie gut anzuwenden sind.

MA-Methode der forcierten aeroben Rephosphorylierung. Während der relativ kurzen Belastungsdauer soll der Patient langsam anspannen, die Intensität gleichmäßig hoch halten und gegen Ende langsam wieder reduzieren.

Die Intensität wählen wir so, daß wir diese ca. 15–30 Sekunden (bzw. 8–15 Wiederholungen) aufrechterhalten kann. Aber in Wirklichkeit halten wir nur 4–8 Sekunden (2–4 Wiederholungen).

Dann folgen ca. 25 Sekunden Pause (exakt: je nach Belastungsdauer 22–26 Sekunden).

Der ganze Zyklus wird je nach Leistungszustand mit 8–20 Serien durchgeführt. Das entspricht einer Dauer von vier bis zehn Minuten. Abb. 6.5 veranschaulicht den methodisch-organisatorischen Ablauf.

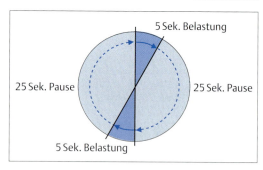

Abb. 6.5 Methodisch-organisatorischer Ablauf bei der Muskelaufbaumethode der forcierten aeroben Rephosphorylierung (isometrisches Beispiel)

Die Vorteile dieser Vorgehensweise liegen auf der Hand:

- Die Belastungsphase ist kürzer. Deshalb bleiben häufig eventuelle, unter der Belastungsdauer zunehmende Schmerzen aus.

- Die Intensität liegt für die Belastungszeit relativ tief. Damit vermeidet man die koordinativ und psychisch stark belastende Ermüdung in der Endphase.

- Da die Ermüdung nur sehr langsam einsetzt, sind relativ viele Wiederholungen (Serien) möglich, die wegen der geringen Belastung koordinativ einwandfrei ausgeführt werden können.

- Die Erschöpfung tritt normalerweise erst sehr spät ein (nach ca. 4–5 Minuten) und setzt dann relativ abrupt ein (= Abbruchkriterium).

Die *isokinetische* (= durch apparative Steuerung konstant gehaltene Bewegungsgeschwindigkeit über den ganzen Bewegungsbereich) und die *desmodromische* (= durch Motorenantrieb zwangsgesteuerte) Bewegung sind nur der Vollständigkeit halber erwähnt. Die relativ aufwendigen und teuren Krafttrainingsmaschinen findet man bislang selten in den Praxen. Sie dienen häufig eher der Leistungsdiagnostik. Wir verweisen auf die diesbezügliche Literatur.

Die folgenden Varianten können grundsätzlich in der Physiotherapie zur Methodenvariation gut verwendet werden. Die besondere Nützlichkeit in der Therapie erhalten diese Methodenvarianten dadurch, daß man therapeutisch bereits gebräuchliche Maßnahmen wie Entlastung oder Widerstandserhöhung durch den Therapeuten oder den Patienten während der

Methodenparameter	MA-Methode der forcierten aeroben Rephosphorylierung		Isokinetische MA-Methode	Desmodromische MA-Methode
Name der Methode				
Muskelaktionsform(en)	isometrisch	dynamisch konzentrisch-exzentrisch	agonistisch und antagonistisch dynamisch-konzentrisch	dynamisch konzentrisch-exzentrisch
Bewegungsausführung/-geschwindigkeit	haltend	langsam–zügig	langsam–zügig (30–240°/s)	langsam–zügig (30–240°/s)
Kontinuierliche Belastung Belastungsdauer/Wiederholungen	4–8"	2–4 (in max. 8")	10–15	10–15
Belastungsintensität als Grad der inneren Beanspruchung, Ermüdung, Ausbelastung	(mittel-) submaximal – maximal		(mittel-) submaximal – maximal	(mittel-) submaximal – maximal
Belastungsintensität als Grad des äußeren Widerstandes in % der dynamisch-konzentrischen Maximalkraft	40–60 %		60–80 %	30–50 %
Serien	8–20		2–(3–4)–10	2–(3–4)–10
Pausendauer	22–26"		15"–(90"–3')–5'	15"–(90"–3')–5'

Tabelle 6.6 Methoden der differenzierten Kraftentwicklung: Muskelaufbau (2) (mod. nach Schmidtbleicher 1985a; Ehlenz et al. 1995, 112)

Belastung gezielt einsetzt. Der Therapeut kann diese Verfahren bei Patienten anbringen, die schlecht belastbar und unter Umständen nicht ganz schmerzfrei sind. Ebenso kann bei Sportlern das Ziel die vertiefte (= maximale) Ausbelastung sein.

Doppel-Serien. Hierbei führt der Patient mit zwei verschiedenen Übungen zwei bis drei Serien unmittelbar aufeinander folgend aus, die den gleichen Agonisten oder erst den Agonisten und dann den Antagonisten ansprechen. Die kurze Pause dient nur dem Wechsel der (vorbereiteten) Gewichte oder der Einnahme einer neuen Übungshaltung. Mehr als drei bis vier solcher Doppel-Serien sind in einer Therapieeinheit kaum möglich.

Beispiel: 1. Kniebeugen, z.B. zehn Wiederholungen bis zur Erschöpfung,
2. keine Pause, nur schneller Geräte- bzw. Übungswechsel,
3. Beinpresse, Wiederholungen bis zur Erschöpfung,
4. ca. drei Minuten Pause,
5. Punkt 1.–4. noch ein- bis zweimal wiederholen.

Erzwungene oder gestützte (assistierte) Wiederholungen. Dies ist eine Vorgehensweise, die man in der Therapie sehr häufig findet. Der Patient schafft nicht alle Wiederholungen allein, sondern der Therapeut hilft bei den letzten zwei bis drei Wiederholungen.

Beispiel: 1. Die Patientin absolviert zehn dynamisch konzentrisch-exzentrische Wiederholungen.
2. Der Therapeut hilft der Patientin, so daß diese zwei bis drei weitere Wiederholungen schafft.

Negativwiederholungen. Nach einer Ausbelastung mit dynamisch-konzentrisch-exzentrischen Bewegungen erfolgen noch ca. zwei bis drei Bewegungen nur dynamisch-exzentrisch über den gesamten Bewegungsumfang. Bei diesen zusätzlichen Bewegungen hilft sich der Patient in der konzentrischen Phase selbst, oder er erhält Hilfe durch den Therapeuten.

Beispiel: 1. Die Patientin führt acht Wiederholungen dynamisch-konzentrisch-exzentrisch aus und ist dann erschöpft, so daß sie die konzentrische Bewegung nicht mehr überwinden kann.

2. Bei der konzentrischen Phase erhält die Patientin Unterstützung durch den Therapeuten (auch Eigenhilfe), so daß noch zwei bis drei weitere nur dynamisch-exzentrische Wiederholungen folgen können.
Zusätzliche Erschwernis: erhöhte Reizintensität für die exzentrische Bewegung z.B. durch therapeutischen Widerstand wählen.

Widerstandsreduzierte Wiederholungen. Dies ist eine Kombination aus erzwungenen und Negativwiederholungen. Die konzentrische Bewegung erleichtert der Therapeut oder der Patient selbst. Während der exzentrischen Phase kann man eventuell zusätzlichen Widerstand geben, oder der Patient nimmt für die letzten Wiederholungen einen geringen Widerstand (leichtere Hantel).

Beispiel: 1. Sechs dynamisch-konzentrisch-exzentrische Wiederholungen bis zur Erschöpfung.
2. Gleich anschließend zwei bis drei unterstützte konzentrische und dann noch exzentrische Wiederholungen (mit Eigen- oder Therapeutenhilfe).

Nicht-maximale Wiederholungen. Nach erschöpfender dynamischer Belastung erfolgen noch weitere Wiederholungen in einem Bewegungsbereich, in denen das wirksame Drehmoment am geringsten und die Bewegungsausführung deshalb noch möglich ist (auch mit Selbst- wie Therapeutenhilfe).

Beispiel: 1. Übung = Stand: Ellbogenflexion mit Kurzhantel in der Hand: Sechs dynamisch-konzentrisch-exzentrische Wiederholungen über den vollen Bewegungsumfang bis zur Erschöpfung.
2. Es folgen noch je zwei bis drei Wiederholungen erst im Winkel der weitgehenden Flexion (ca. 110–150°) und Extension (ca. 0–45°).

Gemogelte Wiederholungen. Nach fünf bis sechs erschöpfenden Wiederholungen hilft man sich, indem andere Muskelgruppen mit eingeschaltet, erleichternde Körperstellungen oder Schwung ausgenutzt werden, um drei bis vier weitere Wiederholungen anzuschließen.

Mittels dieser Änderung können die notwendigen Wiederholungszahlen in voller Bandbreite (6–15) gut erreicht werden. Dieses Verhalten

6.7 Methoden der differenzierten Kraftentwicklung

bietet sich deshalb besonders für ein Heimprogramm an, da der Therapeut hier nicht helfen kann.

Wiederholungen nach Vorermüdung. Hierbei soll die vertiefte Ausbelastung mit zwei bis drei verschiedenen Übungen vonstatten gehen, die aber hauptsächlich denselben Muskel belasten (z. B. M. pectoralis mit der Übung „Butterfly", Liegestützen und Klimmzüge mit der Stange vor dem Kopf).

Alle Beispiele wurden für die dynamische Ausführung beschrieben. In Analogie hierzu lassen sich aber auch isometrische Belastungen ausführen.

Vor- und Nachteile des Muskelaufbautrainings

Das Muskelaufbautraining ist mit verschiedenen Vor- und Nachteilen behaftet. Diese sollen im folgenden aufgeführt werden [6.10].

Vorteile des Muskelaufbautrainings:

▨ Beim Muskelkaufbautraining sind Kraftsteigerungen relativ lange möglich, denn die mit der Anpassung verbundene Querschnittsvergrößerung der Muskulatur kann von einem schmalen hypotrophierten Muskel bis – im Extremfall – hin zur ausgeprägten Muskulatur eines Bodybuilders reichen.

▨ Erfahrungsgemäß stellt das Training der Hypertrophie keine außerordentlich hohe Belastung dar, so daß sich weder psychische oder physische Überlastungen einstellen. Daher eignet sich dieses Training sehr für ungeübte Patienten, Anfänger, Kinder, Jugendliche und ältere Menschen in den Bereichen Prävention, Rehabilitation, Fitneß und Leistungssport.

▨ Mit dem differenzierten Muskelaufbautraining erreicht man eine eindeutig höhere Hypertrophie als mit allen anderen zur Verfügung stehenden Methoden (Kombinierte Methode, IK-Methode etc.).

Nachteile des Muskelaufbautrainings:

▨ Die Kraftentwicklung beim Muskelaufbautraining geht allmählicher und langsamer voran als bei einem IK-Training. Die Leistungsfähigkeit erhält dadurch zwar eine geringe Höhe, dafür aber eine gute Stabilität.

▨ Bei einem abrupten Wechsel der Trainingsart (z. B. von Muskelaufbau zu intramuskulärer Koordination) können sich Beschwerden im passiven wie aktiven Bewegungsapparat einstellen. Dem ist durch einen allmählichen Übergang zwischen verschiedenen Methoden (kombinierte Methode, Standard-MA-Methode II oder intensive MA-Methode) Rechnung zu tragen.

▨ Durch die Hypertrophie der Muskeln kann es zu Bewegungseinschränkungen kommen. Diese können durch die Erhöhung der Muskelspannung (Tonus) oder durch rein räumliche Ausdehnung des Muskels (Muskelquerschnittsvergrößerung) zustande kommen.
Um Verkürzungen der Muskulatur als Folge der höheren Muskelspannung durch die Hypertrophie zu vermeiden, sind begleitend zum Muskelaufbautraining unbedingt Dehnübungen notwendig.

Kombinierte Methode

> **Die kombinierte Methode**
> gehört zu den Mischmethoden und beinhaltet beide Aspekte der Maximalkraft:
> – die Muskelhypertrophie und
> – die intramuskuläre Koordination.

Mit der gleichzeitigen Anwendung von Muskelhypertrophie-Intensitäten und größeren Wiederholungszahlen steigt die Muskelmasse, mit kleinen Wiederholungszahlen und hohen Intensitäten die Rekrutierungsfähigkeit von motorischen Einheiten.

Die Anpassungserscheinungen bezüglich der intramuskulären Koordination und der Muskelmasse bei der Pyramidenmethode sind allerdings bei vergleichbarer Therapiedauer geringer, als bei der isolierten Anwendung der IK- und MA-Methoden.

Für Patienten, die „nur normale" Leistungsansprüche stellen, nämlich Alltags- bis Fitneßtauglichkeit, kommen die kombinierte Methode sowie die weiterführenden hochintensiven intramuskulären Koordinationsmethoden nicht in Frage. Jedoch für Patienten im Bereich M1 – M3 und darüber hinaus kann die kombinierte Methode gute Dienste leisten.

Die kombinierte Methode (Tab. 6.**7**) stellt eine Übergangsstufe zwischen Muskelaufbautraining und intramuskulärer Koordination dar und hat deshalb im wesentlichen zwei Anwendungsbereiche.

Name der Methode	Kombinierte Methode	
Methoden-parameter		
Muskelaktionsform(en)	isometrisch	dynamisch-konzentrisch-exzentrisch
Bewegungsausführung/ -geschwindigkeit	haltend	langsam – zügig
Belastungsdauer/Wieder-holungen	1 – 30"	1 – 15
Belastungsintensität als Grad der inneren Beanspruchung, Ermüdung, Ausbelastung	(mittel-) submaximal – maximal	
Belastungsintensität als Grad des äußeren Widerstandes in % der dynamisch-konzentrischen Maximalkraft	40 – 100 %	
Serien	2–(4–8)–12	
Pausendauer	15"–(3'–5')–10'	

Tabelle 6.**7** Methoden der differenzierten Kraftentwicklung: Kombinierte Methode (MA + IK) (mod. nach Schmidtbleicher 1985a; Ehlenz et al. 1995, 115f)

Übergang von Muskelaufbau zu intramuskulärer Koordination. Dies eignet sich für Patienten, die ein Muskelaufbautraining hinter sich und schon ein hohes Kraftniveau ($>$ M5) erreicht haben. Diese wollen zusätzlich ihre Maximalkraft steigern, weil sie (leistungs-) sportlichen Anforderungen genügen müssen. Die kombinierte Methode dient dabei als langsamer und allmählicher Übergang zu den reinen Methoden der intramuskulären Koordinationsverbesserung. Würde der intensitätsteigernde Wechsel zwischen dem vorbereitenden mittelintensiven Muskelaufbautraining und den hochintensiven intramuskulären Koordinationsmethoden abrupt erfolgen, dürften erfahrungsgemäß bei Patienten mehr als bei Sportlern wegen dieses Belastungssprunges außerordentliche Beschwerden die Folge sein (Muskelkater, Muskelfaserrisse, übermäßige muskuläre wie zentrale Ermüdung mit stark verlängerten Erholungszeiten etc.).

Die Zwischenstufe der kombinierten Methode dient also der psychologischen Gewöhnung an die deutlich höhere Belastung der IK-Methoden und der allmählichen Steigerung der Verträglichkeit dieser sehr intensiven Belastungen.

Übergang von intramuskulärer Koordination zum Muskelaufbautraining. Weiterhin kommt die kombinierte Methode in Frage bei Patienten, die wegen einer besonders hohen zentralen oder peripher nervalen Beeinträchtigung der Kraft (M1 – M3) ein intramuskuläres Koordinationstraining hinter sich haben. Ihre absolute Kraft befindet sich auf einem äußerst tiefen Niveau. Ein intramuskuläres Koordinationstraining bezieht sich mit seinen supramaximalen und maximalen Belastungen auf das aktuelle Leistungsniveau, das bei diesen Patienten sehr niedrig ist. D. h., die aktuellen 100 % ihrer Leistungsfähigkeit sind absolut betrachtet sehr niedrig. Die normalerweise sehr hohen äußeren Widerstände bei Normalkräftigung im IK-Training sind bei diesen Patienten bezogen auf ihr aktuell tiefes Kraftniveau zwar auch maximal hoch, aber unproblematisch. Deswegen kann ein intramuskuläres Koordinationstraining in diesen Bereichen (M1 – M3) unter der Berücksichtigung der üblichen Vorsichtssituationen und Kontraindikationen normalerweise keinen Schaden anrichten.

Anders jedoch, wenn die Kraft wieder steigt ($>$ M3): Hier muß die Intensität (äußerer Widerstand) verhältnismäßig langsam gesenkt werden. Denn jetzt können allmählich größere äußere Widerstände eingesetzt werden, die zur eventuellen Schädigung des Patienten führen.

Die allmähliche Reduktion der Reizintensität ist das Ziel dieser Art der kombinierten Methode.

Um diese beiden Übergänge innerhalb einer Therapieeinheit gestalten zu können, bedient man sich der Organisationsform einer *Pyramide*. Für die kombinierte Methode gibt es die abgestumpfte, doppelt abgestumpfte und spitze (Doppel-)Pyramide. Es werden Serien mit vorrangiger Hypertrophiewirkung (an der Pyramidenbasis) und Serien mit vorrangiger IK-Wirkung (an der Pyramidenspitze) absolviert. Insofern kann man die Gewichtung des jeweils gewünschten Effektes über die entsprechende Serienzahl steuern (Abb. 6.**6a – d**).

Innerhalb der Zeitdauer des kombinierten Trainings können verschiedene organisatorische Varianten den langsamen Übergang gewährleisten. So beginnt man im zeitlichen Verlauf und innerhalb der Serien mit einem überwiegenden Anteil Hypertrophie (Abb. 6.**6a**), wechselt später zum Beispiel über Abb. 6.**6b** oder Abb. 6.**6c** und gelangt schließlich zur überwiegenden intramuskulären Koordination (Abb. 6.**6d**). Bei gehäuft hohen Wiederholungszahlen in der Pyramide muß die Intensität klein sein, es überwiegt die Hypertrophie. Bei den geringen Wiederholungszahlen dominiert die intramuskuläre Koordination.

Beim Übergang von intramuskulärer Koordination zur Muskelhypertrophie (Abb. 6.**6a – d**) beschreitet man den genau umgekehrten Weg. Zunächst überwiegt im zeitlichen Verlauf und zwischen den Serien der Anteil intramuskulärer Koordination (Abb. 6.**6a**), dann kommt die Gleichverteilung (Abb. 6.**6b** u. **c**), letztlich der Schwerpunkt Muskelaufbau (Abb 6.**6d**).

Nach der Anwendung der kombinierten Methode wird die Therapie mit reinem Muskelaufbautraining fortgesetzt. Der Patient verbessert sich während der kombinierten Methode von M3 auf M4. Hat der Patient eine stabile Normalkraft erreicht, trainiert er ausschließlich noch den Muskelaufbau (ab M5). Später dann – bei weiteren gewünschten Kraftsteigerungen – könnte er wieder zur kombinierten Methode wechseln (> M5), um die Intensität zur gesteigerten sportlichen Belastungsfähigkeit hin zu erhöhen.

Die kombinierte Methode kann ebenso als einfache spitze Pyramide oder spitze Doppelpyramide auftreten. In diesem Fall beinhaltet sie die „Einerwiederholung" (Abb. 6.**8** u. 6.**9**).

Die Reihenfolge der Serien in der kombinierten Methode kann unterschiedlich angelegt sein:

1. Liegt das Schwergewicht im Rahmen der Hypertrophie, sollte auf dieser Seite der Pyramide mit den Serien begonnen werden.

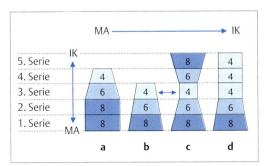

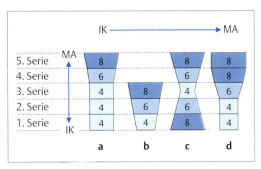

Abb. 6.**6a – d** Allmählicher Übergang von Muskelaufbauintensität zur hohen Intensität des intramuskulären Koordinationstrainings mittels kombinierter Methode (abgestumpfte Pyramide) bei Patienten mit sportlichen Ambitionen und Kraftniveau > M5 zur planmäßigen Intensitätssteigerung (MA = Muskelaufbau/Hypertrophie; IK = intramuskuläre Koordination);
a abgestumpfte Pyramide mit Schwerpunkt Hypertrophie (4 Serien);
b doppelt abgestumpfte Pyramide (5 Serien);
c abgestumpfte Pyramide (3 Serien);
d abgestumpfte Pyramide mit Schwerpunkt intramuskuläre Koordination (5 Serien)

Abb. 6.**7a – d** Allmählicher Übergang von der hohen Intensität des intramuskulären Koordinationstrainings zur mittelintensiven Muskelaufbaumethode mittels kombinierter Methode (abgestumpfte Pyramide) bei Patienten mit einem Kraftniveau im Bereich von > M3 zur planmäßigen Intensitätssenkung (MA = Muskelaufbau/Hypertrophie; IK = intramuskuläre Koordination);
a abgestumpfte Pyramide mit Schwerpunkt intramuskuläre Koordination (5 Serien);
b abgestumpfte Pyramide (3 Serien);
c abgestumpfte Doppelpyramide (5 Serien);
d abgestumpfte Pyramide mit Schwerpunkt Hypertrophie (5 Serien)

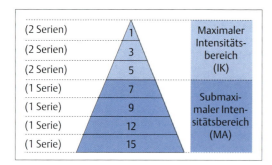

Abb. 6.8 Beispiel einer einfachen spitzen Pyramide mit Schwerpunkt im Bereich IK aufgrund der Doppelserien

2. Zur Entwicklung der maximalen Kraft ist es sinnvoller, mit den Serien auf der IK-Seite der Pyramide zu beginnen, um die maximale Rekrutierung und Frequenzierung zu gewährleisten. Eine Vorermüdung und eine reduzierte Leistung durch vorangehende Serien sind damit ausgeschlossen.

Die Gewichtung zwischen IK und MA kann über die Serienhäufigkeit in dem bestimmten Bereich erfolgen (Abb. 6.8).

Die aufgezeigte systematische Vorgehensweise in der kombinierten Methode gilt nicht nur für dynamische, sondern ebenso für isometrische Übungen.

Die Kontraktionsdauer bzw. die Wiederholungen sollten grundsätzlich beide Bereiche, die des Muskelaufbaus und der intramuskulären Koordination, überschneiden. Ob man die Extremwerte der Belastungsdauer/Wiederholungen der jeweiligen Methode mit einbezieht, ist eine Frage der Zielstellung, nämlich ob mehr die Hypertrophie oder die intramuskuläre Koordination angesprochen werden soll. In der Regel erscheint dies für therapeutische Belange nicht unbedingt notwendig.

Bei der kombinierten Methode in der Organisationsform der Pyramide zeigt sich der Zusammenhang zwischen Intensität und Belastungsdauer sehr deutlich: Wird die Wiederholungszahl/Belastungsdauer reduziert, muß der Widerstand erhöht werden und umgekehrt (Abb. 6.**6a–d** u. 6.**7a–d**).

Die *Pausendauer* zwischen den Serien verlängert sich in dem Maße, wie sich die Intensität erhöht. Die Pause muß in der kombinierten Methode zwei unterschiedlichen Kriterien folgen:

1. Liegt die Belastung im Bereich des Muskelaufbaus, dient die Pause der Regeneration des Kreatinphosphats (= unvollständige Pause), und ist somit voraussichtlich etwas kürzer als im IK-Bereich.
2. Bei einer Belastung im IK-Bereich ist die komplexe neuromuskuläre Regeneration gefragt. Die Pause kann bis zu 10 Minuten dauern. Wesentlich für die Pause ist, daß der Patient sich vollständig erholt, um wirklich im IK-Bereich wieder eine maximale willkürliche Muskelanspannung zu erreichen. Die Pause darf hier eher zu lang sein (= vollständige Erholung) als zu kurz (= unvollständige Erholung).

Der Übergang zwischen diesen beiden Bereichen ist fließend.

Vor- und Nachteile der kombinierten Methode

Die kombinierte Methode beinhaltet als Mischmethode folgende Vor- und Nachteile [6.11]:

Vorteile der kombinierten Methode:

- Die Anwendung kann für Patienten, die (wieder) in den sportlichen Leistungsbereich vordringen wollen, eine allmähliche Überleitung zur sportartspezifischen Belastungsanforderung (Maximalkraft, Schnellkraft etc.) darstellen.

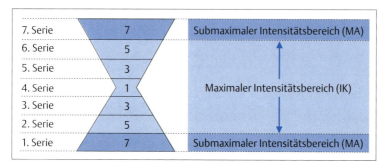

Abb. 6.9 Beispiel einer spitzen Doppelpyramide mit Schwerpunkt im Bereich IK

- Die Methode bietet ebenso den schonenden Übergang von Muskelaufbaumethoden zu IK-Methoden und umgekehrt.

- Sie kann als Mischmethode zum Zweck der Zeitersparnis eingesetzt werden.

Nachteile der kombinierten Methode:

- Beim langfristigen Therapieaufbau kann die kombinierte Methode die Anwendung der reinen IK- und MA-Methoden nicht ersetzen, da die Effekte in ihrer Ausprägung kleiner sind als bei der separaten Anwendung der jeweils typischen Methoden. Die Kraftsteigerung ist also geringer als bei der IK-Methode und die Muskelhypertrophie kleiner als bei reinen Muskelaufbaumethoden.

Methoden des intramuskulären Koordinationstrainings

Intramuskuläre Koordinationsmethoden werden auch als Methoden der maximalen Kontraktionen bezeichnet. Sie sind durch kurzzeitige oder explosive Muskelaktionen gegen maximale oder supramaximale Widerstände gekennzeichnet.

Die primären Therapieeffekte liegen in der Verbesserung

- der intramuskulären Koordination (= gesteigerte synchrone Rekrutierung motorischer Einheiten und erhöhte Frequenzierung),

- des zentralen Innervationsmusters (= intermuskuläre Koordination) auf höchster Intensitätsstufe,

- der Sensorik auf höchster Intensitätsstufe,

- der maximalen Flußrate des anaerob-alaktaziden Stoffwechsels,

- genereller neuromuskulärer Funktionen.

Eine Hypertrophie kann aufgrund der zu kurzen Belastungsreize nicht erwartet werden.

Die Methoden zur Verbesserung der intramuskulären Koordination setzt der Therapeut nur dann ein, wenn der Kraftwert des Patienten im Bereich von M1–M3 liegt (z. B. periphere Nervenläsion) oder in Zukunft spezifische sportliche Anforderungen bestehen.

→ Periphere Läsionen der Nerven treten häufig auf durch die intraoperativ notwendigen Ischämiebedingungen [6.12].

Weiter gelten die IK-Methoden nicht für Akutpatienten (z. B. postoperativ), Patienten mit einer starken reflektorischen Schmerzhemmung (z. B. intraartikulärem Hydrops) oder solchen, die auf Kraftbelastungen mit pathologischen Irradiationen und Spastik (z. B. Hemiplegiker) reagieren.

In Abhängigkeit von den Muskelaktionsformen differenzieren wir in isometrische, dynamisch-konzentrisch-exzentrische und dynamisch-exzentrische Methoden (Tab. 6.**8**).

Dynamisch konzentrisch-exzentrische und isometrische IK-Methode. Beide Methoden sind einander ähnlich, sie können in Analogie zueinander betrachtet werden. Sie können in Serien mit immer gleicher Wiederholungszahl/Belastungsdauer ausgeführt werden (z. B. 3 Serien à 5 Wiederholungen bzw. 5″ Belastungsdauer. Eine Ausführungsvariante ist die Pyramidenform (Abb. 6.**10a–c**).

Um eine Therapiewirksamkeit zu erzielen, benötigt der Patient mindestens eine Gesamtanzahl von 15 Wiederholungen oder 30 Sekunden Gesamtbelastungszeit. Das bedeutet, je geringer die Wiederholungszahl oder je kürzer die Belastungsdauer, desto größer muß die Serienzahl sein, damit die Methode über die Summation von Kontraktionsdauer und Serien einen optimalen Effekt zeigt.

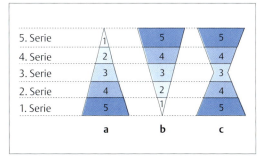

Abb. 6.**10a–c** Dynamisch konzentrisch-exzentrische IK-Methode (Organisationsform Pyramide);
a spitze Pyramide; MA → IK;
b spitze Pyramide; IK → MA;
c doppelt spitze Pyramide; (differenzierte Kraftentwicklung (nach Ehlenz et al. 1995, 116)

6 Methoden des Krafttrainings

Name der Methode / Methodenparameter	Dynamisch-konzentrisch-exzentrische IK-Methode	Isometrische IK-Methode	Dynamisch-exzentrische IK-Methode
Muskelaktionsform(en)	dynamisch-konzentrisch-exzentrisch	isometrisch	dynamisch-exzentrisch
Bewegungsausführung/-geschwindigkeit	langsam bis zügig	kontinuierlich haltend	langsam bis zügig
Belastungsdauer/Wiederholungen	1–5	1–2 à 1–5"	3–5
Belastungsintensität als Grad der inneren Beanspruchung, Ermüdung, Ausbelastung	maximal	maximal	supramaximal
Belastungsintensität als Grad des äußeren Widerstandes in % der dynamisch-konzentrischen Maximalkraft	85–100 %	85–100 %	110–130 %
Serien	2-(3–5)-10 (mindestens 15 Wiederholungen insgesamt)	2-(3–5)-10 (mindestens 30" Belastungsdauer insgesamt)	2-(3–5)-10 (mindestens 15 Wiederholungen insgesamt)
Pausendauer	15"-(3'–5')-10'	15"-(3'–5')-10'	15"-(3'–5')-10'

Tabelle 6.8 Methoden der differenzierten Kraftentwicklung: Intramuskuläre Koordination (1) (mod. nach Schmidtbleicher 1985a; Ehlenz et al. 1995, 116)

6.7 Methoden der differenzierten Kraftentwicklung

Dynamisch-exzentrische IK-Methode. Charakteristisch für diese Methode ist, daß die Intensität gerade so hoch gewählt wird, daß während der Bewegung über die gesamte Bewegungsamplitude kein willkürliches Abbremsen oder gar isometrisches Verharren möglich ist. Die Reizintensität zwingt den Patienten dazu, die Bewegung zwar kontrolliert, aber langsam exzentrisch auszuführen. Aus diesem Grunde eignet sich diese Methode hervorragend für Patienten, denen die konzentrische Bewegung gegen die Schwerkraft noch nicht gelingt oder die im besten Fall in der Lage sind, eine isometrische Kontraktion gegen die Schwerkraft kurz durchzuhalten (M2 – M3).

Die Intensität sollte so gewählt werden, daß innerhalb einer Serie eine Wiederholungszahl von etwa drei bis fünf ohne Pause unmittelbar nacheinander erfolgen kann. Dabei hilft der Therapeut – oder wenn möglich, der Patient sich selbst – die konzentrische Phase durch Entlastung zu überwinden. Die exzentrische Bewegung erfolgt dann wieder unter Belastung.

Extensive und intensive Kombination von Muskelaktionen (KOMA) (Tab. 6.**9**, s. S. 76). Bei Untersuchungen der letzten Jahre zeichnet sich diese Methode durch eine starke Entwicklung der intramuskulären Koordination aus. Man findet auch Hypertrophieeffekte [6.13].

Die Vorgehensweise unterscheidet sich deutlich von allen anderen bisherigen Beschreibungen. Die Gesamtbewegung hat drei unterschiedliche Bewegungs- und Anstrengungsphasen, nämlich eine dynamisch-konzentrische, eine isometrische und eine dynamisch-exzentrische:

1. In der dynamisch-konzentrischen Bewegungsphase soll der Patient den gegebenen äußeren Widerstand gerade noch langsam dynamisch bewältigen können.
2. Unmittelbar anschließend, d. h. ohne Belastungsunterbrechung, soll er im gewünschten Bewegungssektor eine kurze maximale isometrische Muskelaktion ausführen.
3. Aus dieser isometrischen Belastung heraus verstärkt der Therapeut den Widerstand sehr schnell, so daß der Patient trotz des Versuchs, die isometrische Position zu halten und trotz maximaler (bremsender) Anstrengung eine schnelle dynamisch-exzentrische Bewegung macht.

Dieser Ablauf wiederholt sich bei der intensiven Methode ein- bis fünfmal, bei der extensiven sechs- bis zwölfmal.

In der Physiotherapie bietet sich zur Umsetzung dieser Methode der therapeutische Widerstand hervorragend für kleine Muskelgruppen oder schwache Patienten an, weil der Therapeut solche Veränderungen der Muskelaktionsform zulassen und begleiten kann. Außerdem paßt er die Intensität den Bedürfnissen des Patienten individuell an. Kraftmaschinen mit solchen Bewegungsprogrammen zum routinemäßigen Training finden bis jetzt nur Anwendung im Bereich der Forschung.

Mit dem IK-Training verbessert sich besonders die neuronale Leistungsfähigkeit. Ein explizites *Schnellkrafttraining* wird von uns nicht ausgeführt. Dieses dient in erster Linie der Verbesserung der konzentrischen Schnellkraft. Und nur äußerst selten treffen Patienten im Alltag auf die Notwendigkeit, ihre höchste Kraft konzentrisch maximal schnell zu entwickeln. Dies ist allerdings nicht mit der reaktiven Kraftentwicklung zu verwechseln.

Außerdem kann man im Sinne der allmählichen Belastungssteigerung die Bewegungen in einer Spätphase des IK-Trainings *explosiv* (Tab. 6.**8**) ausführen. Damit erreicht man eine deutliche Verbesserung der Geschwindigkeit der Kraftentwicklung (Start- und Explosivkraft) [6.14].

Vor- und Nachteile des intramuskulären Koordinationstrainings

Vorteile des intramuskulären Koordinationstrainings:

■ Aufgrund der hohen Belastungsintensitäten ergibt sich ein hoher und schneller Kraftgewinn ohne Hypertrophieeffekt bzw. Körpergewichtszunahme.

■ Das IK-Training steht möglicherweise am Ende der Therapiezeit, wenn der Patient in (leistungs-) sportlicher Richtung weitergeht bzw. nach der Rehabilitation wieder in den Sport integriert wird.

■ Der Einsatz des Maximalkrafttrainings intramuskulärer Art eignet sich besonders da, wo eine hohe Relativkraft (Kraft pro Kilogramm Körpergewicht) nötig ist (Sportarten mit Gewichtsklassen), also keine Kraftsteigerung mittels einer Erhöhung der Muskelmasse in Frage kommt.

■ Diese Belastungsart eignet sich in der Therapie besonders für den Patienten mit zentralen wie peripheren nervalen Beeinträchtigungen oder massiven Kraftverlusten z. B. durch eine starke Hypotrophie, um die aktuell

Methodenparameter	Extensive Kombination von Muskelaktionen (eKOMA)	Intensive Kombination von Muskelaktionen (iKOMA)
Muskelaktionsformen	1. dynamisch-konzentrisch 2. isometrisch 3. dynamisch-exzentrisch	1. dynamisch-konzentrisch 2. isometrisch 3. dynamisch-exzentrisch
Bewegungsausführung/ -geschwindigkeit	langsam bis zügig/haltend	langsam bis zügig/haltend
Belastungsdauer/Wiederholungen	5 – 12	1 – 5
Belastungsintensität als Grad der inneren Beanspruchung, Ermüdung, Ausbelastung	1. dynamisch-konzentrisch: maximal 2. isometrisch: maximal 3. dynamisch-exzentrisch: supramaximal	1. dynamisch-konzentrisch: maximal 2. isometrisch: maximal 3. dynamisch-exzentrisch: supramaximal
Belastungsintensität als Grad des äußeren Widerstandes in % der dynamisch-konzentrischen Maximalkraft	1. dynamisch-konzentrisch: 85 – 100 % der dynamisch-konzentrischen Maximalkraft 2. isometrisch: 100 % der isometrischen Maximalkraft 3. dynamisch-exzentrisch: 110 – 130 % der isometrischen Maximalkraft	1. dynamisch-konzentrisch: 85 – 100 % der dynamisch-konzentrischen Maximalkraft 2. isometrisch: 100 % der isometrischen Maximalkraft 3. dynamisch-exzentrisch: 110 – 130 % der isometrischen Maximalkraft
Serien	2–(3–5)–10 (mindestens 15 Wiederholungen insgesamt)	2–(3–5)–10 (mindestens 15 Wiederholungen insgesamt)
Pausendauer	15''–(3'–5')–10'	15''–(3'–5')–10'

Tabelle 6.9 Methoden der differenzierten Kraftentwicklung: Intramuskuläre Koordination (2) (mod. nach Schmidtbleicher 1985a; Ehlenz et al. 1995, 116)

höchstmögliche Anzahl seiner motorischen Einheiten in der Muskulatur willkürlich (auch unwillkürlich reflektorisch) synchron zu aktivieren.

Da das aktuelle Kraftniveau des Patienten sehr tief ist (M1 – M3), ist die innere Kraftentwicklung für den Patienten zwar maximal, jedoch ebenso auf tiefem Niveau mit geringen äußeren Belastungsintensitäten. Deshalb besteht in diesem Fall keinerlei Schädigungsgefahr.

Nachteile des intramuskulären Koordinationstrainings:

- Durch die hohen Therapieintensitäten ergeben sich starke Belastungen im psychischen und physischen Bereich (Muskulatur, ZNS, Gelenksystem, Bindegewebe, Sehnen). Bei normalkräftigen Patienten, Untrainierten, Anfängern in Sachen Krafttraining, bei Kindern und Jugendlichen kommt diese Trainingsart wegen der hohen, potentiell schädigenden Belastung nicht in Frage. Die angesprochenen Personengruppen benötigen aus Gründen der allmählichen biologischen Anpassung eine lange, eventuell mehrjährige Vorbereitungszeit auf ein derart intensives Training.

Methoden des Reaktivkrafttrainings

Die Reaktivkraft, die sich wesentlich aus der Muskelaktionsform des Dehnungsverkürzungszyklus (DVZ) ergibt, stellt eine eigenständige Kraftart dar. Insofern ist diese auch mit einer eigenen Methode zu trainieren (Tab. 6.**10**).

Das Reaktivkrafttraining wird in der Rehabilitation besonders für die Beinmuskulatur als fallverhindernde Muskulatur angewendet. Denn bei vielen alltäglichen Belastungsarten (z. B. Treppengehen, große Stufe hinuntersteigen beim Aussteigen aus Bussen oder Bahnen) kommt der DVZ vor. Hier treten die einwirkenden Kräfte recht impulsiv auf.

Häufig sieht man bei Patienten den Mangel, kurze impulsive Kräfte mit der Funktionsmuskulatur nicht abfangen zu können. Beim Treppengehen müssen sich diese Patienten am Geländer halten, um die Kraftstöße zu mindern.

Im Bereich der Rehabilitation sollten also nur Übungsformen (Sprungübungen) mit Variationen gefunden werden, die unmittelbar der Belastungscharakteristik der Alltagsmotorik entsprechen und diese entwickeln helfen: ein- und beidbeiniges Hüpfen am Ort, von rechts nach links und zurück, vorwärts und rückwärts,

Methoden- parameter	Name der Methode Reaktivkraft-Methode (Dehnungsverkürzungszyklus)
Muskelaktionsformen	exzentrisch-konzentrisch
Bewegungsausführung/ -geschwindigkeit	explosiv, impuls-, schlag- oder sprungartig
Belastungsdauer/Wiederholungen	6 – 10 (mind. 6″ Pause nach jeder Wiederholung)
Belastungsintensität als Grad der inneren Beanspruchung, Ermüdung, Ausbelastung	supramaximal
Belastungsintensität als Grad des äußeren Widerstandes in % der dynamisch-konzentrischen Maximalkraft	130 – 180 %
Serien	2–(3–5) (mindestens 15 Wiederholungen insgesamt)
Pausendauer	(3′ –5′)–10′

Tabelle 6.**10**　Methoden der differenzierten Kraftentwicklung: Reaktivkraft (Dehnungsverkürzungszyklus) (mod. nach Schmidtbleicher 1985a; Ehlenz et al. 1995, 120)

abwärts oder aufwärts, abwärts und sofort wieder aufwärts etc.

Die *Trainingswirkungen* der reaktiven Methode liegen in der:

- Vorinnervation als antizipatives Aktivierungsmuster,
- hohen und schnellen Faserrekrutierung (IIb),
- Verbesserung der reaktiven Spannungsfähigkeit (= Steuerung der Reflexinnervation),
- Verkürzung der Umkehrphase im Dehnungsverkürzungszyklus,
- Schulung von sogenannten „Zeitprogrammen" (reflektorische Automatismen),
- Speicherung und Nutzung elastischer Energie als Kennzeichnung der „Stiffness" des tendomuskulären Systems [6.15].

Erläuterungen

▨ Bei der Bewegungsausführung dieser supramaximalen Methoden kann der Therapeut zwei grundsätzliche Vorgehensweisen wählen:

1. Der Patient spannt innerhalb kurzer Zeit (z. B. zwei bis drei Sekunden) maximal isometrisch gegen den Widerstand des Therapeuten an und hält diese Spannung aufrecht. Der Therapeut seinerseits stößt dann schlag- oder impulsartig die angespannte Muskulatur des Patienten exzentrisch zurück. Der exzentrische Bewegungsausschlag darf nur sehr klein sein. Die konzentrische Bewegung folgt sofort (z. B. PNF-Stretch).
2. Der Patient erhält durch bestimmte Bewegungsformen (z. B. Treppablaufen) oder Übungen (Fangen eines Balles in einer bestimmten Hand-Arm-Haltung, Abwärtsspringen von einer Kiste, senkrechter Sprung etc.) einen exzentrischen Impuls, dem eine entgegengerichtete konzentrische Bewegung folgt.

Beide Maßnahmen müssen vom Therapeuten so gut dosiert sein, daß die Übung nicht unkontrollierbar für den Patienten wird. Er darf unter der Belastung nicht „einbrechen", sondern er soll die exzentrischen Bewegungen gut stabilisieren können.

▪ Die Übung soll immer so ausgeführt werden, daß trotz der kurzen und schnellen exzentrischen Phase die konzentrische Bewegung explosiv und betont bleibt.

▨ Nach der davorliegenden Therapiephase, während der die dynamisch-konzentrische und -exzentrische Muskelaktionsform überwog (MA, IK inklusive Schnellkraft), schließt jetzt im Sinn einer allmählichen Belastungssteigerung das Training des langsamen DVZ (> 250 ms) an. Dabei kann man beispielsweise aus einer isometrischen Beugeposition der Beine eine exzentrische Ausholphase mit relativ großem Bewegungsweg wählen, um unmittelbar anschließend die konzentrische Bewegung zum senkrechten Sprung in die Luft explosiv auszuführen.

▨ Um den schnellen DVZ (< 250 ms) auslösen zu können, muß ein Tiefsprung stattfinden. Dabei springt der Patient von einer kleinen Stufe herunter auf den harten Boden. Dabei kommt es zu einem impulsiven exzentrischen Kraftstoß mit einer nur kleinen Bewegungsamplitude. Sofort anschließend springt er dynamisch-konzentrisch auf eine andere kleine Kiste hinauf.

▨ Die Sprung- bzw. Niedersprunghöhen sind individuell so zu bemessen, daß die schnelle Bewegungsumkehr und die explosive Bewegungsausführung gewährleistet bleiben.

▨ Der impulsive exzentrische Kraftstoß muß vom tendomuskulären System und nicht von den passiven Strukturen (Bänder, Gelenk, Gelenkkapsel) aufgenommen werden.

▨ Ebenso muß auf das zielgerichtete Ansprechen einer ganz bestimmten Muskelgruppe geachtet werden. Schlägt z. B. beim Herunterspringen von einem Kasten die Ferse auf den Boden, und der Sprung kann nicht ohne dieses Durchschlagen der Ferse aufgefangen werden, spricht man nicht spezifisch die Unterschenkelmuskulatur (M. gastrocnemius, M. soleus) reflektorisch an, sondern neben der gesamten Muskelkette besonders die Knieextensoren (M. quadriceps). Will der Therapeut aber die Unterschenkelmuskulatur erreichen, sollte er die Intensität (hier: Sprunghöhe) verringern, damit die Ferse nicht durchschlägt.

▨ Diese Methode kommt für Patienten mit M1 – M3 oder bei normalkräftigen Patienten in abgeschwächter Form (z. B. Treppablaufen, niedrige Sprunghöhen im Rahmen der komplexen oder speziellen Kraftentwicklung) in Frage. Darüber hinaus bleibt die reaktive Methode der intensivsten Form sehr spezifischen Anwendungen im Sport vorbehalten (z. B. Sprungtraining).

6.7 Methoden der differenzierten Kraftentwicklung

- Die Wiederholungen erfolgen unmittelbar nacheinander. Die Pause zwischen den Wiederholungen beträgt mindestens sechs Sekunden. Erst wenn die festgesetzte Wiederholungszahl absolviert ist, folgt die Serienpause.

- Die Wiederholungszahl ergibt sich in der Praxis letztlich aus der Anzahl von Bewegungen, die der Patient funktionell einwandfrei und kontrolliert hintereinander innerhalb einer Serie ausführt, ohne daß Instabilitäten oder Ausweichbewegungen auftreten.

- Die maximale bis supramaximale Intensität dosiert der Therapeut neben dem Körpergewicht eventuell durch leichte Zusatzgewichte (Bälle, Kurzhanteln, Gewichtsmanschetten etc.), den therapeutischen manuell peripheren Widerstand oder z. B. durch die Sprunghöhe.

- Für alle reaktiven Sprungübungen ist besonders die neuromuskuläre Seite leistungsbestimmend. Deshalb müssen alle Übungen im ermüdungsfreien und ausgeruhten Zustand absolviert werden.

Methoden der Kombination von Kraft und Ausdauer

Die Gliederung der verschiedenen Kombinationsmöglichkeiten von Kraft und Ausdauer erfolgt in die Bereiche:

- Maximalkraftausdauer,
- Kraftausdauer,
- Ausdauerkraft und
- lokale aerobe Ausdauer.

Diese Einteilung geschieht nicht willkürlich, sondern ergibt sich aus physiologischen Gründen. Denn jeder einzelnen (Kraft-)Ausdauerart wird eine eindeutige leistungsbestimmende physiologische Größe und eine differenzierte Trainingswirkung zur Seite gestellt. Jede hat ihre typische Energiebereitstellung. Damit ist das Ziel des jeweiligen Trainings, die Verbesserung des spezifischen Energieflusses zu erreichen. Alle vier Bereiche sind somit der differenzierten Leistungsentwicklung zuzurechnen.

Maximalkraftausdauer

Der Bereich Maximalkraftausdauer ist identisch mit den Belastungen, die im Rahmen eines Hypertrophietrainings gesetzt werden. Alle mögli-

chen schon vorgestellten Varianten des Muskelaufbautrainings verbessern also gleichzeitig die Maximalkraftausdauer. Die anaerob-alaktazide Energiebereitstellung spielt bei dieser Belastungsart eine dominante Rolle. Darüber hinaus beeinflußt die Qualität der intramuskulären Koordination die Maximalkraftausdauer maßgeblich. Das heißt, die intramuskuläre Koordination muß zum Erreichen einer ausgeprägten Maximalkraftausdauer mittrainiert werden. Dies geschieht in der Regel zeitlich nacheinander:

1. Muskelaufbaumethoden
2. Kombinierte Methode
3. Intramuskuläre Koordinationsmethoden

Diese Methoden haben wir im einzelnen in den vergangenen Kapiteln erläutert. Die Maximalkraftausdauer findet im therapeutischen Bereich mit dem Muskelaufbautraining breite Anwendung. Außerdem ist dabei nicht die Maximalkraftausdauer das primäre Ziel, sondern die muskelaufbauende Wirkung. Für ein sportliches Training mit einem sehr hohen Maximalkraftausdauerniveau muß allerdings die oben erwähnte Periodisierung durchlaufen werden [6.16].

Erläuterungen zur Methode der anaerob-alaktaziden Reaktivkraftausdauer (Tab. 6.**11**):

- Im wesentlichen gilt das gleiche wie schon bei der Methode der Reaktivkraft beschrieben wurde.

- Für das Trainingsziel anaerob-alaktazide Reaktivkraftausdauer soll der zeitliche Abstand zwischen den einzelnen Sprüngen nicht kürzer als vier Sekunden sein.

Kraftausdauer

Neben der Maximalkraft (Muskelaufbau und intramuskuläre Koordination) besteht der leistungsbestimmende Faktor der Kraftausdauer in der anaerob-laktaziden Energiebereitstellung.

Die *Trainingsziele/-wirkungen* eines Kraftausdauertrainings sind:

- Verbesserung des *anaerob-laktaziden Stoffwechsels*: Hier ist die maximale Glykolyse gefragt, d. h. der maximale Umbau von Glukose pro Zeit. Dies bedingt einen hohen glykolytischen Enzymbesatz: Die Schlüsselenzyme sind hierbei Phosphofructokinase (PFK) und Laktatdehydrogenase (LDH).

80   6 Methoden des Krafttrainings

Methoden-parameter	Name der Methode	Anaerob-alaktazide Reaktivkraftausdauer
Muskelaktionsformen		exzentrisch-konzentrisch
Bewegungsausführung/-geschwindigkeit		explosiv, impuls-, schlag- oder sprungartig
Belastungsdauer/Wiederholungen		30–40 (mindestens 4" Pause nach jeder Wiederholung)
Belastungsintensität als Grad der inneren Beanspruchung, Ermüdung, Ausbelastung		supramaximal
Belastungsintensität als Grad des äußeren Widerstandes in % der dynamisch-konzentrischen Maximalkraft		130–180 %
Serien		2–(3–5)
Pausendauer		(3'–5')–10'

Tabelle 6.11   Methode der anaerob-alaktaziden Reaktivkraftausdauer (Schmidtbleicher 1994, 172)

■ Erhöhung der *Pufferkapazität*: Die vorhandene Menge des Standardbikarbonats puffert in der Muskelzelle und im Blut zunächst die entstehende Säure ab, da sie diese als alkalische Substanz neutralisiert. Die Übersäuerung findet später statt, und die geforderte Leistung kann länger ohne Abfall aufrechterhalten werden.

■ Erhöhung der *Säuretoleranz* („Laktattoleranztraining"): Der mit steigendem Säuregehalt sinkende pH-Wert löst Schmerzen aus, die psychisch und physisch verarbeitet werden müssen. Die mit der Dauer des Trainings zunehmende Endorphinausschüttung kompensiert diesen Schmerz bei langfristigem Training. Die Fähigkeit, trotz großer muskulärer „Säureschmerzen" die Bewegungsarbeit aufrechtzuerhalten, nimmt dabei zu [6.17].

Die genannten Zielsetzungen, Merkmale und Ausprägungen eines anaerob-laktaziden Kraftausdauertrainings mit maximaler Ausbelastung sind in keiner Weise während der alltäglichen oder beruflichen Belastungen relevant. Dies gilt für alle Muskelaktions- und Belastungsformen. Wir verzichten deshalb auf eine ausführ-

liche Darstellung von Kraftausdauermethoden, da diese Zielsetzungen unseres Erachtens *keine Vorteile* und keinerlei Bedeutung für Prävention und Therapie haben.

Im Gegenteil, die *Nachteile* des anaerob-laktaziden Kraftausdauertrainings für die präventive und physiotherapeutische rehabilitative Anwendung wiegen schwer:

■ starke Übersäuerung mit anaeroben Anpassungserscheinungen zuungunsten der wichtigen aeroben Leistungsfähigkeit;

■ möglicherweise für den Patienten zusätzliche Schmerzen durch Übersäuerung während der Bewegung, insofern demonstrierend;

■ Beeinträchtigung der Qualität der Bewegungskoordination durch allmähliche und langanhaltende Ermüdung und Azidoseschmerzen;

■ deutliche Desensibilisierung von Rezeptoren;

■ erhöhte Verletzungsgefahr;

6.7 Methoden der differenzierten Kraftentwicklung

- Beeinträchtigung der Regeneration des Kreatinphosphat-Systems;

- Muskellaktat beeinflußt die zentralnervöse Leistungsbereitschaft. Lern- und Adaptationsprozesse sind stark beeinträchtigt;

- führt zur Überforderung der Regelsysteme und Reparaturmechanismen (besonders bei zusätzlicher Mangelversorgung an Vitaminen, Mineralien und Spurenelementen und anderer essentieller Substanzen oder auch bei zu fettreicher Nahrung, die eine ungünstige Zusammensetzung aufweist, z. B. zu wenig ungesättigte Fettsäuren und Antioxidanzien);

- kann zu einer Immundepression oder -suppression mit Beeinträchtigung der Regenerationsfähigkeit führen;

- kann zur erhöhten Infekt- und Verletzungsanfälligkeit mit einem Leistungsabfall führen [6.18].

Die typische Anwendung von Kraftausdauermethoden bleibt eher den spezifischen Anwendungen im Sport vorbehalten. Doch auch hier ist ein sehr gezielter Umgang mit diesen Methoden ratsam. Erfahrungen aus dem sportlichen Bereich zeigen bei allgemeinen körperlichen Belastungen den in Tab. 6.**12** dargestellten Zusammenhang zwischen Blutlaktat, Regenerationszeit und Gesundheit.

Ausdauerkraft

Mit der Ausdauerkraft wechselt die dominant beanspruchte Energiebereitstellung auf die aerobe Seite. Es liegt bei der Ausdauerkraft zwar immer noch ein deutlich aerob-anaerob gemischter Stoffwechsel vor, doch ähnelt dieser mehr einem Ausdauertraining unterhalb der „anaeroben Schwelle". Diese Schwelle bestimmt sich aus dem maximalen Laktat-Steady-State (MaxLaSS), d. h., der Aufbau und der maximale Abbau von Laktat sind in einem Gleichgewicht. Steigert man an diesem Belastungspunkt die Intensität nur leicht, kommt es zu einem Ungleichgewicht. Es wird mehr Laktat produziert als abgebaut. Das Laktat häuft sich an, und die Belastung ist bald wegen der zunehmenden Übersäuerung abzubrechen.

Der MaxLaSS stellt genau die Grenze zwischen Ausdauerkraft mit dominant aeroben und Kraftausdauer mit dominant anaerob-laktaziden Bedingungen dar.

Die *Trainingszielsetzung-/wirkung* der Methoden der Ausdauerkraft läßt sich wie folgt umschreiben (Tab. 6.**13 – 15**):

- Entwicklung des Herz-Kreislauf-Systems (Herz, Sauerstofftransportkapazität),
- Ökonomisierung der zwar aerob-anaerob gemischten, aber dennoch dominant aeroben Energiebereitstellung,
- Erweiterung der aeroben Leistungsfähigkeit;
- Anheben der individuellen lokalen anaeroben Schwelle (MaxLaSS),
- Kapillarisierung und Mitochondrienvermehrung der Skelettmuskulatur,
- Aktivierung aerober Prozesse,
- Glykogenspeichernutzung und -vermehrung (Muskel und Leber),
- auf der koordinativen Ebene Ausbildung oder Stabilisierung eines Bewegungsstereotyps (Bewegungsautomatismus) [6.19].

Zur Umsetzung bieten sich folgende Methoden an, die dem allgemeinen dynamisch-aeroben Ausdauertraining entnommen sind. Als Übungen dienen in diesem Fall z. B. Kurbel-, Ruder-, Skilanglauf- oder Tretergometer, Laufbänder, Wandern, Joggen, Schwimmen etc.

Blutlaktat	Regenerationszeit
< 10 mmol/l	1 – 2 Tage: keine Beeinträchtigung der Gesundheit
10 – 14 mmol/l	1 – 3 Wochen: erhöhte Infekt- und Verletzungsanfälligkeit
> 14 mmol/l	1 – 3 Monate: erhöhtes Risiko für Erkrankungen

Tabelle 6.**12**   Einfluß der Laktatazidose auf die Regenerationszeit und die Gesundheit (Liesen 1994, 80)

Intensive (kontinuierliche) Dauermethode	
Belastungsintensität	• gering bis mittel (vgl. Belastungsintensität Stufe 2 und evtl. 3)
	• unterhalb der individuellen lokalen bzw. allgemeinen anaeroben Schwelle (diese Schwelle wird bei lokaler Belastungsart spürbar)
	• bei allgemeiner dynamischer Belastung: – PF 150 bis IANS – (an der IANS bzw. ANS, 4–6 mmol/l Laktat, 75–85 % VO_2max, 90–95 % der IANS-Geschwindigkeit)
Belastungsdauer	(10'-)20' – 3 Std.

IANS	=	individuelle anaerobe Schwelle
ANS	=	anaerobe Schwelle (Punkt, in dem [individuell] genauso viel Laktat produziert wird, wie maximal abgebaut werden kann) (auch: MaxLaSS = maximales Laktat-Steady-State)
VO_2max	=	maximale Sauerstoffaufnahme

Tabelle 6.**13**   Intensive (kontinuierliche) Dauermethode (vgl. Zintl 1994, 111)

Lokale aerobe Muskelausdauer

Das Training der lokalen aeroben Muskelausdauer mittels Krafttrainingsübungen ist grundsätzlich möglich, jedoch sehr monoton. Die Übungen müßten so dosiert sein, daß sehr hohe Wiederholungszahlen möglich sind. Die Belastungszeit beträgt mehr als 30 Minuten.

Zur Vermeidung dieser Bewegungsmonotonie empfehlen wir ebenso wie beim Training der Ausdauerkraft für den therapeutischen Bedarf das allgemeine dynamisch-aerobe Training großer Muskelgruppen, welche die zu trainierende lokale Muskelgruppe mit einschließt.

Da das Ziel des Trainings die Beschleunigung der Regeneration sein soll, muß die Belastungsintensität wirklich tief sein. Besonderer Ehrgeiz ist hier fehl am Platz: Unter dem Aspekt der Belastungssteigerung wird die Belastungsdauer verlängert. Die Intensität bleibt aber extensiv.

Die extensive Dauermethode (Tab. 6.**16**) bleibt mit ihrer Art der Belastungsgestaltung *die* Ausdauermethode im Rehabilitationsbereich.

Variable Dauermethode	
Belastungsintensität	• zwischen sehr gering und gering (vgl. Belastungsintensität Stufe 1 und 2)
	• unterhalb der lokalen oder allgemeinen anaeroben Schwelle
	• bei allgemeiner dynamischer Belastung: PF 120 bis IANS (1,5–4,0 mmol/l Laktat, 60–85 % VO_2max, 80–95 % der IANS-Geschwindigkeit)
Belastungsdauer	(10'-)20'-60' (– 3 Std.)

Tabelle 6.**14**   Variable Dauermethode (vgl. Zintl 1994, 112)

Extensive Intervallmethode mit Langzeitintervallen	
Belastungsintensität	▪ zwischen gering und mittel (vgl. Belastungsintensität Stufe 2 und 3)
	▪ unterhalb der lokalen oder allgemeinen anaeroben Schwelle
	▪ bei allgemeiner dynamischer Belastung: PF 150 bis IANS (3–4 mmol/l Laktat, 75–85 % VO_2max, 100 % der IANS-Geschwindigkeit)
Belastungsdauer	3–15 Minuten
Pause	mit reduzierter Aktivität bis PF-Abfall unter 120 min; Richtzeit 3 min (nicht länger)
Belastungsumfang	45–60 min (Gesamtzeit bestehend aus 6–10 Teilzeitbelastungen)

Tabelle 6.**15** Extensive Intervallmethode mit Langzeitintervallen (vgl. Zintl 1994, 113)

Die *Trainingswirkungen* dieser Methode sind:

– Ökonomisierung der Herzkreislaufarbeit (tiefere Ruhe- und Arbeitsfrequenz),
– Verbesserung der peripheren Durchblutung;
– Erweiterung des aeroben Stoffwechsels mit Verbesserung der Fettverbrennung,
– Nutzung der Glukoneogenese (bei langer Dauer),
– Ausbildung einer Vagotonie,
– Ausbildung eines stabilen Bewegungsstereotyps,
– ST-Faserrekrutierung.

Die *Anwendung* und *Zielsetzung* für diese Methode im therapeutischen Bereich lauten somit:

– allgemeines Aufwärmen während der TE,
– Gesundheits- und Fitneßtraining (Dauer minimal 10–12 Minuten, optimal 30–45 Minuten),
– Regenerationseinleitung (Abwärmen in der TE) und -beschleunigung zwischen den TE,
– Fettstoffwechseltraining,
– Ökonomisierung der Bewegungskoordination oder -technik,
– Unterstützung der Wundheilung,
– Adhäsions- und Kontrakturprophylaxe [6.20].

Extensive (kontinuierliche Dauermethode)	
Belastungsintensität	▪ sehr gering (vgl. Belastungsintensität Stufe 1)
	▪ unterhalb der individuellen lokalen bzw. allgemeinen aeroben Schwelle
	▪ bei allgemeiner dynamischer Belastung: PF 120–140 (0,75–2,0 mmol/l Laktat, 45–70 % VO_2max, 75–80 % IANS-Geschwindigkeit)
Belastungsdauer	(10')–30' bis 6 Std.

Tabelle 6.**16** Extensive (kontinuierliche) Dauermethode (vgl. Zintl 1994, 110)

6.8 Variationen der Krafttrainingsmethoden bei Beschwerden

Die einfache und direkte Umsetzung der Krafttrainingsmethoden wird in der physiotherapeutischen Praxis häufig durch Beschwerden des Patienten stark beeinträchtigt. Folglich kann sich der Patient nicht mit der notwendigen Intensität, der geplanten Bewegungsgeschwindigkeit etc. belasten, oder ein Schmerz nimmt unter der Dauer der Belastung unerträglich zu.

Einige Untersuchungen zum Thema Schmerz und Krafttraining zeigen deutlich, wie stark die Kraft akut unter schmerzhaften Bedingungen sinkt, und damit die Umsetzung der Methoden erschwert bis unmöglich wird [6.21]. Dementsprechend ist es zunächst ein wesentliches Ziel der Therapeuten oder des Arztes, die Schmerzen direkt oder die Faktoren, welche die Schmerzen verursachen, zu reduzieren.

Doch darf die bloße Anwesenheit von Schmerz nicht grundsätzlich zu der Annahme führen, das Krafttraining hätte unter diesen Umständen überhaupt keinen Effekt [6.22]. Die akute Kraftentwicklung (d.h. die neuromuskuläre Erregungsübertragung) und der Leistungsverbesserung unter Schmerz liegen aufgrund der Schmerzinhibition niedriger, als würde ein Krafttraining ohne Schmerzhemmung ausgeführt [6.23]. Denn von einer Verbesserung der Kraft kann in der Regel ausgegangen werden. Dies beweist die alltägliche Praxis, aber auch systematische Untersuchungen [6.24].

Einen sinnvollen Weg hin zum effizienten Krafttraining beschreitet man folgendermaßen:

1. *Verhinderung einer reflektorischen Hemmung wegen Schmerzzuständen oder inkorrekter Gelenkstellung:*
   Auf der medikamentösen Ebene bieten sich an: Schmerztabletten, lokale oder epidurale Anästhetika [6.25]. Weitere Verfahren wären die transkutane elektrische Nervenstimulation (TENS), die Elektromyostimulation (EMS) [6.26] oder die invasive Punktion von Exsudat [6.27].
   Außerdem können die üblichen physikalischen Routinemaßnahmen angewandt werden wie Eis, heiße Rolle etc.
   Im komplementärmedizinischen Bereich findet sich z.B. die Neuraltherapie, Akupunktur oder Akupressur.
2. *Verstärkung der neuralen Aktivierung:*
   Zu realisieren ist dies durch ein Krafttraining oder/und EMS. Zur Kontrolle und zur Motivation kann ein Biofeedbackverfahren (z.B. EMG) dienen [6.28].

3. *Induktion positiver morphologischer Trainingsanpassungen im Bereich des aktiven wie passiven Bewegungsapparates.*

Unsere Vorstellungen eines angewandten Krafttrainings beschreiben wir unter Ausschluß der pathologiespezifischen relativen und absoluten Kontraindikationen sowie entsprechender Vorsichtssituationen. Demnach gilt für die schmerzhafte Ausführung einer Bewegung folgendes:

- Der Belastungs- und Nachbelastungsschmerz müssen für den Patienten tolerierbar sein.

- Bei einer Bewegung darf ein tolerierbarer Schmerz auftreten, solange eine weitere Wiederholung dieser Bewegung mit der gleichen Intensität diesen Schmerz nicht weiter zunehmen läßt.

- Der unter Belastung verstärkt aufgetretene Schmerz sollte bis spätestens zur nächsten Therapieeinheit abgeklungen sein.

Dementsprechend wäre es ungünstig, wenn der Schmerz

- inakzeptabel für den Patienten ist;
- sich während oder besonders nach der Belastung noch verstärkt;
- nicht mehr abklingt.

Wenn also der Schmerz die Umsetzung der Krafttrainingsmethoden erschwert, heißt dies nicht, daß die Therapie grundsätzlich unmöglich sein muß.

Wir zeigen deshalb folgende Variationen der Krafttrainingsmethoden und Muskelarbeitsweisen, wie man als Therapeut die Methoden unter dem Einfluß von verschiedensten Beschwerdebildern variieren und dementsprechend doch nutzbringend einsetzen kann. Vorausgesetzt wird hierbei, daß der Patient eine gute Bewegungskoordination und zielorientierte Belastungsgrundsätze (z.B. alaktazide Ausbelastung mit dem Ziel der Hypertrophie) beibehält. Insofern gelten für die *Veränderung aller Krafttrainingsmethoden* folgende Punkte grundsätzlich:

- Immer sollte versucht werden, dem Prinzip der Methode treu zu bleiben (z.B. maximale Ausbelastung bei differenzierten Krafttrainingsmethoden).

6.8 Variationen der Krafttrainingsmethoden bei Beschwerden

- Wenn nötig, sind die Methoden abzuändern. Dabei behält man das Prinzip der Methode so gut wie möglich bei.

- Ist das Prinzip nicht mehr annähernd umzusetzen, macht es keinen Sinn, diese Methode weiter zu verwenden. Dies wäre z. B. der Fall, wenn beim MA-Training mit der Standardmethode I nur geringe Ausbelastung möglich ist. Der Therapeut wählt zunächst eine andere weniger intensive Methode zum Erreichen des ursprünglichen Ziels. Läßt sich dieses ebenso nicht erreichen, setzt er sich ein anderes naheliegendes Behandlungsziel (z. B. Abbau neurogener Hemmung).

Problem: Eine *dynamische Belastung* über die gesamte Bewegungsamplitude ist *wegen eines auftretenden Schmerzes nicht möglich*.

Maßnahmen:

- Dynamische Bewegung nur im schmerzfreien oder -tolerierbaren Bewegungsbereich (z. B. Ellbogen: 0–30° u. 110–150°) und evtl. isometrische Kontraktion im Schmerzbereich (z. B. Ellbogen bei 90°) durchführen. Er könnte auch im Schmerzbereich (z. B. Ellbogen: 30–110°) mit einer anderen extensiveren Methode trainieren (z. B. komplexe Methoden).

- Wechsel ausschließlich zur isometrisch-kontinuierlichen Kontraktionsform. Diese erhält bei eingeschränkter Gelenkbeweglichkeit oder einem schmerzhaften Bewegungsbereich ihre Hauptindikation. Zum Beispiel ist beim Karpaltunnelsyndrom wegen der mechanischen Kompression im Bereich des Karpaltunnels eine Entlastung der strapazierten Struktur notwendig. Dies geschieht durch den Einsatz der Isometrie. Denn jede dynamische Bewegung reizt diesen Engpaß aufgrund der Reibung. Eine ähnliche Problematik findet der Therapeut manchmal bei Periarthropathia coxae (PAC) oder Periarthropathia humeroscapularis (PHS).

- Bei weiterer Undurchführbarkeit wechselt der Therapeut in dieser Reihenfolge zu einer intermittierenden Methode.

- „Imitation" des Krafteffektes der dynamischen Bewegung über den gesamten Bewegungsbereich durch mehrere, über die Bewegungsamplitude gleichmäßig verteilte, isometrische Kontraktionen (vielwinklige Isometrie, z. B. isometrische Ellbogenflexion im 30°-Abstand bei 15°, 45°, 75°, 105°) (Abb. 6.**11**).

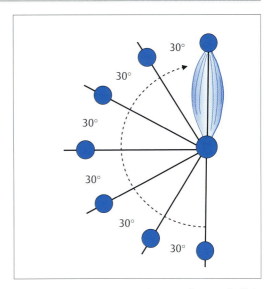

Abb. 6.11 Imitation eines dynamischen Krafteffektes durch mehrere über den Bewegungsbereich verteilte isometrische Kontraktionen im 30° Abstand

- Falls die konzentrische Bewegung beim Patienten mehr Schmerzen verursacht als die exzentrische, entlastet der Therapeut durch Unterstützung so stark wie notwendig die konzentrische Bewegung des Patienten, so daß dieser nur die exzentrische Bewegungsphase alleine ausführt (oder umgekehrt!).

- Der Patient absolviert seine Übung an einer isokinetischen Kraftmaschine. Während des Bewegungsablaufes gibt er in jedem Bewegungssektor soviel Kraft, wie es ihm möglich ist. Im schmerzhaften Bereich wird dies entsprechend wenig sein. Die gesamte dynamische Bewegung kann er aber ausführen.

- Der Patient reduziert seine Intensität soweit, daß er den Effekt der starken neurogenen Hemmung nicht erreicht.

Problem: Die *Belastungsintensität ist zu hoch*. Es tritt dabei ein Schmerz auf, der den normalen methodischen Ablauf nicht zuläßt.

Maßnahmen:

- Der Schmerz ist bei dieser Verfahrensweise zu Beginn der Belastungsdauer erträglich, nimmt jedoch im weiteren Verlauf, besonders bei den letzten Wiederholungen, maßgeblich zu. Deshalb provozieren wir keine maximale, sondern nur eine submaximale, eventuell nur eine mittlere Ausbelastung:

- Die Reizintensität bei der differenzierten Kraftentwicklung wird idealerweise so dosiert, daß mit der letzten Belastungssekunde/Wiederholungszahl die maximale Ausbelastung stattfindet. Dies bedeutet für die letzten Sekunden/Wiederholungen der Belastung, daß diese besonders beanspruchend sind. Jetzt aber brechen wir die Belastung bewußt vorzeitig ab, d. h., ohne die zunehmend intensivere Endphase.
  Beispiel: die Reizintensität (z. B. 3 kg) ist so dosiert, daß die maximale Ausbelastung innerhalb von 12 Wiederholungen erfolgen sollte. Die Belastung wird bei gleicher Reizintensität (3 kg) schon zwei bis drei Wiederholungen bewußt und geplant früher abgebrochen, z. B. nach 10 Wiederholungen (= submaximale Ausbelastung).
- Der Patient bricht die Belastung wegen Schmerz unfreiwillig bei der 8. Wiederholung vorzeitig ab:
  Beispiel: Die Reizintensität (z. B. 3 kg) ist so dosiert, daß die maximale Ausbelastung innerhalb von 15 Wiederholungen erfolgen sollte. Die Belastung endet bewußt und geplant wegen des Schmerzes bei gleicher Reizintensität (3 kg) deutlich vor Auftreten des Schmerzes (z. B. schon nach acht Wiederholungen = mittlere Ausbelastung). Für beide Beispiele bedeutet dies, daß sich das Kreatinphosphat innerhalb der Serie nicht erschöpft hat. Die *Serienpause* muß deswegen *kürzer* als normal sein (z. B. 30–90 Sekunden), damit die Erschöpfung über die Anzahl der Serien erfolgen kann. Die *Serienzahl* muß diesem Verfahren entsprechend *erhöht* werden.

▣ Die Belastung erfolgt so weit wie möglich (z. B. 8 Wiederholungen), dann greift der Patient ohne Pause zu einem deutlich leichteren Gewicht und führt bis zur Erschöpfung z. B. vier weitere Wiederholungen aus.

▣ Erhöhung der Kontraktionsdauer/Wiederholungszahl auf die maximal zulässige Zeit/Anzahl (z. B. Erhöhung von 10 auf 15 Wiederholungen oder von 15 auf 30 Sekunden im Muskelaufbau), denn damit reduziert sich automatisch die Höhe der Reizintensität. Es findet eine geringere Belastung statt.

▣ Der Patient wechselt nach mehreren vollen dynamischen Bewegungen über den schmerzhaften Bewegungsbereich zu Winkel-

stellungen, in denen er die Bewegung weiterhin dynamisch, aber schmerzarmer oder sogar schmerzfrei ausführen kann.

▣ Erleichterung der Übung:

- Durch Unterstützung des Therapeuten: Nach z. B. acht Wiederholungen nimmt der Schmerz deutlich zu. Der Patient absolviert die Übung weiter, allerdings verringert der Therapeut die Intensität, indem er die Bewegungen des Patienten assistiv begleitet und ihm so Last abnimmt.
- Der Patient kann sich die Erleichterung selbst verschaffen, indem er andere Muskelgruppen, schwunghafte Ausführungen oder erleichternde Körperstellungen ausnutzt.

▣ Ein typisches Beispiel für diese Problematik ist die Erarbeitung des schnellen *Dehnungsverkürzungszyklus.* Dazu kann folgende beispielhafte methodische Reihe eine Hilfestellung zum Training der Beinmuskulatur sein:

- Nur konzentrische Muskelaktionen in Form von konzentrisch ausgelösten Sprüngen von geringer Höhe (z. B. 5 cm) auf einer zunächst dünnen, weichen Gymnastikmatte, dann auf dem harten Boden. Die Bewegung ist nur langsam dynamisch. Es entsteht kein DVZ.
- Zur Auslösung eines langsamen DVZ macht der Proband auf hartem Boden zunächst eine leichte exzentrische Bewegung und holt damit Schwung. Die folgende konzentrische Absprungbewegung wird schon durch die Elastizität und den Einsatz der kleinen Motoneurone unterstützt.
- Der schnelle DVZ kann nur durch einen Niedersprung von einer kleinen Kiste auf eine kleine Kiste ausgelöst werden. Die Höhe der Kiste sollte allmählich bis auf 20 cm (= Treppenstufe) gesteigert werden.

Weitere *Möglichkeiten der Methodenabänderung* bei unterschiedlichen Beschwerden:

▣ Variation der *Bewegungsgeschwindigkeit*: Je nach Bedarf des Patienten langsamer (bis zur Isometrie) oder schneller.
Besonders höhere Bewegungsgeschwindigkeiten führen wegen des „Aquaplaning-Effektes" offensichtlich zu einer verminderten Kompressionskraft auf die Gelenkflächen. Begründen kann man dies mit dem Bernoulli-Prinzip, welches besagt, daß je schneller zwei durch Flüssigkeit (hier: Synovia) getrennte Flächen (hier: artikulierende Gelenkflächen) gegeneinander bewegt werden, de-

6.8 Variationen der Krafttrainingsmethoden bei Beschwerden

sto geringer wird der Druck in der Flüssigkeit [6.29].

Ein weiteres Argument für die höhere Bewegungsgeschwindigkeit liegt im Verhältnis von Geschwindigkeit und generierbarer Kraft, denn sie sind umgekehrt proportional. Die Kraft sinkt, wenn die Bewegungsgeschwindigkeit steigt. Der Grund liegt in dem Umstand, daß mit zunehmender Verkürzungsgeschwindigkeit sich ebenso die Kontaktzeit zwischen Aktin- und Myosinfilamenten verkürzt, was die Kraftentwicklung zunehmend behindert [6.30].

Zu Beginn des rehabilitativen Prozesses empfehlen sich also eher gering intensive hohe Wiederholungszahlen (vgl. komplexe Kraftentwicklung) ohne annähernde Ausbelastung mit höheren Bewegungsgeschwindigkeiten.

▨ Variation der *Ausgangsposition* (z. B. Hand in Pronations- oder Supinationsstellung bei Hand-, Arm-, Schulterübungen; innen- anstatt außenrotierte Füße bei Fuß-, Knie-, Hüftübungen).

▨ Variation der *Übung* (z. B. Kniebeugen anstatt Kniestreckungen an einer Kraftmaschine für den M. quadriceps).

▨ Einsatz zusätzlicher *Hilfen*: z. B. therapeutische Distraktion, Knieextension unter Zuglast eines Gewichtsschuhs.

▨ Wenn sich der Patient wegen Schmerzen insgesamt nicht sehr gut belasten und ausbelasten kann, ist zur Wahrung des gewünschten Effektes eine bis zu tägliche oder sogar mehrmals tägliche Therapie angezeigt, damit die Erschöpfung über die Summe der TE erfolgt.

▨ Senkung der Belastungsnormative in dieser systematischen Reihenfolge:
1. Belastungsintensität:
   a) von IK- zu KM- zu MA- zu komplexen Methoden;
   b) innerhalb einer Methodengruppe (IK-, KM-, MA- und komplexen Methoden von intensiven zu extensiven Belastungen);
   c) innerhalb einer Methode vom intensiven zum extensiven (z. B. im extensiven MA von 12 auf 15 Wiederholungen die Intensität reduzieren);
2. Belastungsdichte,
3. Belastungsumfang,
4. Therapiehäufigkeit pro Woche.

▨ Serienpause zur Analgesie nutzen: Entlastung (z. B. TENS, Traktionen);

▨ anstelle von direkter Belastung indirekte Belastung (Autostabilisationsübungen);

▨ Wechsel zu den Methoden der komplexen Kraftentwicklung.

7 Trainingsmittel

In der physiotherapeutischen Rehabilitation werden eine Vielzahl von verschiedenen Übungen mit zusätzlichem äußeren Widerstand zur *Variation der Belastungsintensität* angewendet. Dabei hat jedes Trainingsmittel seine eigene Charakteristik. Da der Einfluß des gegebenen äußeren Widerstandes auf verschiedene Aspekte der Leistungssteuerung sehr unterschiedlich ist, halten wir es für wichtig, diese Unterschiede zwischen den einzelnen Trainingsmitteln zu kennen. In diesem Kapitel möchten wir darauf näher eingehen.

0Zuerst haben wir uns nach den in der Physiotherapie vorwiegend angewendeten Trainingsmitteln umgesehen. Beim Sammeln von Geräten orientierten wir uns an der folgenden Begriffsdefinition:

> **Als Trainingsmittel**
> werden alle bei der Regulierung des Trainings verwendeten Geräte, die zur planmäßigen Entwicklung der Leistungsfähigkeit dienen, bezeichnet [7.1].

Aus einer großen Anzahl verschiedener Trainingsmittel haben wir die 13 in der Physiotherapie gebräuchlichsten für die eingehende Betrachtung ausgewählt:

- eigener Körper,
- Wasser,
- Therapeut,
- Kurzhanteln,
- Langhanteln,
- Kraftzugapparat,
- Gewichtsmanschetten,
- Knetmasse,
- Schlingentisch,
- Bälle,
- Gummizüge,
- Kraftmaschinen,
- Elektrostimulation.

Wir gehen bei der Diskussion der Trainingsmittel davon aus, daß sie einerseits als widerstandgebendes Instrument angesehen werden dürfen, andererseits können die Trainingsmittel als Hilfsmittel zur Entlastung dienen.

> **Unter Entlastungsmittel**
> sind Hilfen zu verstehen, die (Schwer-) Krafteinflüsse oder Reibungseinflüsse vermindern. Mittels dieser Entlastung werden dem Patienten Bewegungen möglich, die sonst nicht möglich gewesen wären.

Von den oben genannten Trainingsmitteln können nach dieser Definition folgende als Entlastungsmittel dienen:

- eigener Körper (Lastarmverkürzung, Veränderung der Ausgangsstellung oder Übungen an der schiefen Ebene);

- Therapeut (aktiv-assistive Bewegung);

- Kraftzugapparat (Gegenzug zur Schwerkraft, dadurch Verminderung des (Teil-) und Körpergewichts);

- Schlingentisch (Ziel der dynamischen Lagerung mit hubfreien oder hubarmen Bewegungen; sonst auch wie Kraftzugapparat mit entsprechenden Umlenkrollen und Gewichten);

- Gummizüge (Gegenzug zur Schwerkraft, dadurch Verminderung des (Teil-) und Körpergewichts);

- Wasser (Auftrieb);

- Bälle/Rollen (Reibungsverminderung als „Kugellager").

Nicht als Entlastungsmittel einsetzbar sind die Tainingsmittel Kurz- und Langhanteln, Gewichtsmanschetten, Knetmasse, Elektrostimulation.

Zur Beurteilung der Eignung von Trainingsmitteln in der Physiotherapie diskutieren wir verschiedene Aspekte, die für das rehabilitative und präventive Krafttraining relevant sind. Damit soll die Auswahl des jeweiligen Trainingsmittels erleichtert werden. Wir erläutern diesbezüglich mehrere uns wichtig erscheinende Aspekte, welche die Besonderheiten, Gemeinsamkeiten sowie die Unterschiede der Trainingsmittel so gut wie möglich darstellen. Diese Aspekte sind:

▪ *Belastungsnormative*
Mit diesem Aspekt soll beschrieben werden, wie gut die Belastungsnormative als Kennzeichnung der äußeren Belastungsgestaltung beim jeweiligen Trainingsmittel erfaßbar sind. Bei Trainingsmitteln mit gut quantifizierbaren Belastungsnormativen läßt sich der Verlauf der Leistungsfähigkeit des Patienten genau ermitteln. Solche Trainingsmittel können also sehr gut als Testinstrument im Befund und Wiederbefund eingesetzt werden. Die Veränderung der Leistungsfähigkeit des Patienten und die Effizienz der therapeutischen Handlung läßt sich somit gut nachweisen.
Außerdem läßt sich die Belastung von einer Therapie zur nächsten gut reproduzieren. Gut quantifizierbare Belastungsnormative vereinfachen die Übergabe an andere Therapeuten, weil die so objektivierte Belastung weniger subjektiven Schwankungen unterliegt.

▪ *Trainierbarkeit einzelner Muskeln oder Muskelgruppen*
Je nach Trainingsmittel kann man eine mehr oder weniger differenzierte Aktivierung einzelner oder synergistisch arbeitender Muskeln erreichen. Zum Teil setzen Trainingsmittel neben der Belastbarkeit der Hauptmuskelgruppe die Belastungsfähigkeit von Hilfs-, Neutralisations- und Stabilisationsmuskeln oder anderer Muskelgruppen voraus.

▪ *Muskelkette*
Auf der Basis von funktionellen Überlegungen besteht grundsätzlich ein Unterschied, ob der Patient mit offener oder geschlossener Muskelkette übt. Bei den Extremitäten haben offene Muskelketten ihr Punktum fixum proximal, geschlossene distal.

▪ *Muskelkraftwerte*
Die Muskelkraftwerte beziehen sich auf die klinische Kraftskala (M0 – M5). Wir diskutieren hier, ab welchem Kraftbereich es Sinn macht, ein Trainingsmittel in Verbindung mit einer bestimmten Kraftentwicklungsart oder Muskelaktionsform erschwerend oder assistiv einzusetzen.

▪ *Heimprogramm/Autotherapie*
Es kann zur Leistungsverbesserung wichtig sein, daß der Patient mit dem Trainingsmittel unabhängig vom Therapeuten zu Hause übt. Daher beschreiben wir, wie sich das Trainingsmittel für diesen Zweck eignet.

▪ *Krafttrainingsmethoden*
Nicht alle Trainingsmittel sind gleich gut für die verschiedenen Krafttrainingsmethoden geeignet. Unter diesem Aspekt machen wir Angaben, welche Krafttrainingsmethoden sich aus der Sicht des rehabilitativen Trainings mit Patienten für das jeweilige Trainingsmittel bewähren.

▪ *Spezielles*
Unter Spezielles fallen weitere Aspekte, die in obigen Punkten nicht erfaßt werden; darunter fallen beispielsweise: die Besonderheiten des Trainingsmittels, der Materialaufwand, Einsatzmöglichkeiten und Installationsaufwand, Wahrnehmung der subjektiven Ausbelastung bei der differenzierten Kraftentwicklung.

Hinsichtlich der Belastungsnormative kann man beim Einsatz des Trainingsmittels **eigener Körper** eher die Belastungsdauer bei isometrischen und die Wiederholungszahlen bei dynamischen Übungen gut erfassen. Schwieriger wird es bei der Belastungsintensität. Diese ist nur über den Grad der Ausbelastung und Belastungsdauer einigermaßen erfaßbar. Die absolute Höhe der Intensität erhält man damit aber nicht.

Zur Abstufung, Senkung oder Steigerung, der Belastungsintensität benötigt man eine Vielzahl von Übungsvariationen.

Ein besonderer Punkt des eigenen Körpers als Trainingsmittel ist, daß er ab M1 für jede willkürliche isometrische oder unwillkürliche reflektorische Anspannung gegen Widerstand oder als Ko-Kontraktion geeignet ist.

Der eigene Körper ist letztlich das optimale Instrument für jede alltäglich-, beruflich- oder sportlich-funktionelle Bewegung. Diesbezüglich kann jede beliebige sensomotorische, koordinative, stabilisierende Bewegungsaufgabe im Rahmen der individuellen Anforderungen situationsspezifisch mit diesem Trainingsmittel umgesetzt werden.

Den eigenen Körper hat man immer dabei, deshalb ist er sehr geeignet für die Autotherapie oder das Heimprogramm. Weitgehend unabhängig von Zeit, Ort und Räumlichkeit kann der Patient sich als Trainingsmittel selbständig einsetzen. Man kann sowohl mit der offenen wie der geschlossenen Muskelkette arbeiten.

Der eigene Körper läßt sich gut bei der Anwendung von Ausdauerbelastungen oder der komplexen Kraftentwicklung im Rahmen von funktionellen Bewegungsübungen benutzen. Hingegen bereitet es bei der differenzierten Kraftentwicklung eventuell Schwierigkeiten, die zwingend vorgeschriebenen Belastungsbereiche genau zu treffen. Ebenso stößt man mit zunehmender Veränderung der Belastungsfähigkeit an die Grenzen der Steigerung oder Senkung der Belastungsintensität. In beiden Fällen ist möglicherweise die Anzahl der Übungsvariationen hinsichtlich einer bestimmten Bewegung beschränkt.

Mit diesem Trainingsmittel kann man prinzipiell jeden Skelettmuskel willkürlich aktivieren und somit trainieren.

Die Belastungsintensität ist beim Trainingsmittel **Wasser** nicht erfaßbar. Die Reproduzierbarkeit der Intensität ist wegen der großen Variationsbreite von Bewegungsgeschwindigkeit und -beschleunigung, Fläche, Winkel zur Bewegungsrichtung, Wirbelbildung etc. eher schlecht.

Wasser kann eigentlich schon ab M0 die Sensorik mittels Temperatur und Druck stimulieren. Zu berücksichtigen ist, daß das Medium Wasser die Bewegungswahrnehmung verändert. Dies betrifft besonders die Propriozeptivität.

Im Wasser lassen sich Ausdauer und komplexe Kraftentwicklung eventuell ab M1 trainieren. Dagegen kommt unseres Erachtens ein Einsatz der differenzierten Kraftentwicklung kaum in Frage bzw. bleibt dem Spezialfall des besonders schwachen Patienten vorbehalten.

Unter dem Aspekt des Krafttrainings im Wasser werden allgemein häufig die größeren Muskelgruppen der Extremitäten und des Rumpfes eingesetzt.

Im Wasser lassen sich komplexe Bewegungsabläufe wie Gehen unter Entlastungsbedingungen üben. Die Entlastung durch den Auftrieb kann Bewegungen erleichtern, die sonst durch z. B. Arthroseschmerzen kaum möglich sind.

Einschränkungen liegen eventuell bei Herz-Kreislauf-Erkrankungen, Wundheilungsprozessen, Inkontinenz, Zeitlimit bei hohen Temperaturen etc. vor.

Besonders die Dosierung der Belastungsintensität erscheint beim **Therapeuten** quantitativ schwierig. Recht groß können hier die intra- und interindividuellen Unterschiede sein. Unter dem Aspekt der Reproduzierbarkeit und Verlaufskontrolle ist der therapeutische Widerstand eher weniger geeignet.

Ein wesentlicher Vorteil beim therapeutisch gegebenen Widerstand liegt in der feinen Abstufbarkeit des Widerstandes und der hohen sensorischen Rückkopplung. Der Therapeut kann jederzeit unmittelbar während der begleiteten Bewegung die Intensität und die Kraftrichtung neu bestimmen und ändern. Die Kunst des Therapeuten liegt dabei in der möglichst genauen Modulation der Bewegungsqualität und Belastungsintensität. Dabei zeigen sich positive Aspekte, die kein anderes der aufgeführten Trainingsmittel derart perfekt beherrscht:

- beliebige dreidimensionale Bewegungs- und Kraftrichtung;
- Belastungen unter Traktion oder Kompression;
- dynamisch-konzentrische, dynamisch-exzentrische, isometrische und reaktive Muskelaktionen;
- runde impulsfreie oder langsame und schnelle impulsartige Bewegungen;
- laufende Anpassung der Belastungsintensität von gering bis supramaximal;
- das Drehmoment kann bei Bedarf und geübter Handhabung über die gesamte Bewegungsamplitude annähernd konstant werden;
- Variation der Bewegungsgeschwindigkeit und -beschleunigung auch während der Bewegung von isometrisch über schnell bis reaktiv;
- Kräftigung eines Agonisten als aufeinanderfolgende Bewegungen konzentrisch/exzentrisch bezogen auf den selben Muskel (z. B. M. biceps);
- Kräftigung zweier Agonisten als aufeinanderfolgende Bewegungen konzentrisch/konzentrisch (z. B. M. biceps/M. triceps);
- Kräftigung zweier Agonisten als aufeinanderfolgende Bewegungen exzentrisch/exzentrisch (z. B. M. biceps/M. triceps);

Im Verlauf der Entwicklung therapeutischer Methoden (Bobath, Funktionelle Bewegungslehre nach Klein-Vogelbach, Spiraldynamik, PNF, Feldenkrais etc.) haben sich Techniken herauskristallisiert, die vor allem funktionelle Aspekte berücksichtigen. Bei allen genannten Methoden kann ein therapeutischer Widerstand gegeben werden, um alltäglich-funktionelle Bewegungsabläufe zu bahnen, zu ermöglichen oder zu schulen. Aus diesen Anwendungsbeispielen wird ersichtlich, welch wichtigen Stellenwert der Therapeut als Widerstand gebendes Trainingsmittel oder als Hilfsmittel bei Unterstützung bzw. assistiver Bewegungserleichterung in bezug auf Funktionalität hat.

Theoretisch lassen sich mit dem therapeutischen Widerstand alle Krafttrainingsmethoden umsetzen. In der alltäglichen Praxis kommen al-

7 Trainingsmittel

lerdings besonders die komplexe Kraftentwicklung oder die differenzierte Kraftentwicklung bei schwächeren Patienten oder kleinen Muskelgruppen zur Anwendung. Bei leistungsfähigen Patienten oder dem Einsatz großer Muskelgruppen kann die differenzierte Kraftentwicklung für den Therapeuten zu anstrengend werden.

Zwischen dem Trainingsmittel Therapeut und dem Patienten kann es zu recht großen Interaktionen kommen. Sympathie und Antipathie beeinflussen die Leistungsbereitschaft.

Die äußere Belastung kann bei *Kurzhanteln* sehr gut mittels der Belastungsnormative erfaßt und kontrolliert werden.

Typischerweise belastet man mit Kurzhanteln eher die oberen Extremitäten, den Schultergürtel und den Rumpf.

Kurzhanteln lassen sich ab M2 bei supramaximalen dynamisch-exzentrischen Belastungen einsetzen. Das typische Ausbelastungsgefühl bei komplexer wie differenzierter Kraftentwicklung erreicht man mit Kurzhanteln sehr gut.

Unter dem Aspekt des Heimprogramms könnten zumindest leichtere Hanteln dem Patienten mitgegeben werden.

Die Anwendung der Kurzhanteln setzt die weitgehende Handfunktion voraus.

Die Belastungsnormative lassen sich beim Trainingsmittel **Langhanteln** gut quantifizieren. Die Anwendung der Langhantel setzt in vielen Bereichen eine hohe Rumpfstabilität voraus. Typischerweise werden mit der Langhantel eher die großen Muskelgruppen wie Beine, Rumpf, Schultergürtel oder die Arme trainiert. Ebenso benutzt man die Langhantel vor allem mit hohen Gewichten im Rahmen der differenzierten Kraftentwicklung. Der Umgang mit hohen Gewichten bedarf der engen Zusammenarbeit mit dem Therapeuten oder verlangt nach entsprechenden Sicherheitsvorkehrungen.

Das Trainingsmittel **Kraftzugapparat** ist ein weiteres Trainingsmittel mit einer guten Quantifizierung der Belastungsnormative als Garant der Reproduzierbarkeit und einer wertvollen Verlaufskontrolle.

Mittlerweile gibt es Geräte mit vielen Einstellmöglichkeiten, die einfache aber eine große Anzahl an Übungsvariationen erlauben.

Üblicherweise wählt die Therapeutin den Kraftzugapparat ab M3 als Zusatzlast aus. Denkbar ist die Anwendung im Rahmen des dynamisch-exzentrischen IK-Trainings ab M2 oder als Instrument der Entlastung. Er eignet sich ebenfalls für die komplexe Kraftentwicklung.

Für ein Heimprogramm wären die Kosten und der Installationsaufwand zu hoch. Deshalb findet man den Kraftzugapparat eher in der Therapie. Der Patient wird zunehmend aufgefordert, seine Autotherapie dort zum Teil mit und zum Teil ohne therapeutische Kontrolle zu absolvieren.

Die grundsätzlichen Eigenschaften des Trainingsmittels **Gewichtsmanschetten** überschneiden sich sehr stark mit denen der Kurzhantel.

Die Gewichte der Manschetten liegen normalerweise zwischen 0,5 und 5 kg. Damit eignen sie sich gut für das Heimprogramm und die komplexe Kraftentwicklung. Bei schwachen Patienten ist damit die differenzierte Kraftentwicklung je nach Muskelgruppe ebenso möglich. Bei der Anwendung von hohen Gewichten kann die Fixation zum Problem werden.

Die Belastungsnormative lassen sich beim Trainingsmittel **Knetmasse** eher schlecht erfassen. Die Intensität kann grob über die existierenden, unterschiedlichen Härtegrade der Masse variiert werden.

Die typische Anwendung der Knetmasse liegt im Bereich des Handtrainings. Die Verwendung als Trainingsmittel zur Autotherapie bietet sich an.

Beim Trainingsmittel **Schlingentisch** läßt sich die Belastung mit allen Normativen sehr gut quantifizieren. Und dies – im Gegensatz zu den meisten anderen Trainingsmitteln – auch bei Patienten im Bereich ab M1.

Vielfältige Einstellmöglichkeiten lassen eine sehr große Anzahl an unterschiedlichen Übungen hubvoll, hubarm wie hubfrei zu. Die Intensität läßt sich sehr fein abstufen.

Der Schlingentisch bietet zum Teil sogar die Möglichkeit der entlastenden Bewegungen, feinen Mobilisationen, differenzierten Stabilisationsanforderungen und komplexen Koordinationsübungen.

Aufgrund der üblichen Geräteausführung mit geringen Gewichten liegt der typische Trainingsbereich eher bei der komplexen Kraftentwicklung oder dem differenzierten Training mit schwachen Patienten (M1–M3).

Die Übungsausführung ist mit der entsprechenden Installation unter Traktion denkbar.

Zum Teil kann der Installationsaufwand und der Platzbedarf recht groß sein.

Bei der Überlegung, **Bälle** als Trainingsmittel einzusetzen, denken wir nicht an große Gymnastikbälle, die auch als Sitzgelegenheit dienen könnten, sondern vielmehr an kleinere Bälle als Zusatzlast, im Sinne von Gewichtsbällen (Medizinbälle unterschiedlicher Größe, schwere kleine Gymnastikbälle). Bei diesen lassen sich die Belastungsnormative gut beschreiben (vgl. Gewichtsmanschetten, Kurzhantel). Die besondere Anwendung liegt aber im Werfen oder Schießen des Balls. Die Intensität ist dabei geschwindigkeits- und massenabhängig und somit kaum mehr faßbar.

Die Verwendung der Bälle in unserem Sinn beschränkt sich einerseits auf Wurf- und Fangübungen und zielt damit auf das Training der oberen Extremität, des Schultergürtels und des Rumpfes. Andererseits können Schußübungen für die untere Extremität ausgeführt werden. Bei beidem kann die Bewegungsgeschwindigkeit recht langsam sein. Sie kann auch über schnellere Bewegungen bis hin zu reaktiven Belastungsformen führen.

Die Abstufung der Belastungsintensität beim Trainingsmittel **Gummizüge** erfolgt über die zunehmende Spannung unter zunehmender Bewegungsamplitude. Weiterhin existieren unterschiedlich starke Gummizüge, die in der Regel farblich gekennzeichnet sind. Die absolute Intensität, z. B. in Newton, ist nicht feststellbar. Ebenso verändert sich die Spannung recht stark, wenn die Applikation nicht immer mit genau gleicher Gummilänge und -vorspannung erfolgt.

Die möglichen Übungen mit dem Gummizug sind sehr variantenreich und lassen eine große Vielfalt zu. Für das Heimprogramm ist der Gummizug recht vielfältig.

Sehr hohe absolute Belastungsintensitäten, wie sie bei Sportlern im IK-Bereich notwendig werden, lassen sich nicht so gut realisieren.

Ebenso erscheint die manchmal vorgeschlagene methodengerechte Anwendung beim Schnelligkeits-, Schnellkraft- oder Reaktivkrafttraining unrealistisch. Denn z. B. die Immitationsübung „Speerwurf" leidet mit dem Trainingsmittel Gummizug an folgender Bewegungsqualität: Kurz vor dem Abwurf hat der Speer die höchste Bewegungsgeschwindigkeit und fordert den geringsten Kraftaufwand. Bei der Verwendung des Gummizugs wäre genau das Gegenteil der Fall: Am Ende der Armbewegung spannt der Gummizug immer mehr, die Bewegung wird deshalb wesentlich langsamer.

Problematisch kann ebenfalls sein, daß mit zunehmender Länge des Gummizuges die Kraft stark und zuletzt unproportional steigt, bis zum Endbereich, in dem die Länge kaum, die Kraft aber sehr stark zunimmt. Dies ist besonders bei großen Bewegungen der Fall. Dadurch verändert sich die Intensität über den Bewegungsweg immens: Zu Beginn der Bewegung kann die Intensität manchmal zu gering, am Ende der Bewegung zu hoch sein.

Die Kunst liegt häufig darin, den Bereich des Gummizugs zu finden, in dem Kraft und Länge gleichmäßig zunehmen.

Wie bei allen Trainingsmitteln mit Gewichten lassen sich die Belastungsnormative beim Trainingsmittel **Kraftmaschinen** sehr gut beschreiben.

Die Trainierbarkeit der einzelnen Muskelgruppen ist durch das jeweilige Gerät recht eng vorgegeben. Jedes Gerät orientiert sich wesentlich an der anatomischen Funktion, so daß die Geräte ihren Namen nach den angesprochenen Muskeln oder auszuführenden Bewegungen erhalten (z. B. Leg-press).

Bei drehmomentkontrollierten Maschinen wirkt die Kraft über die gesamte Bewegungsamplitude annähernd gleich.

Ein besonderes Merkmal isokinetischer Kraftmaschinen liegt darin, daß der Patient die Kraft entsprechend seiner Leistungsfähigkeit selbst generiert. So kann er die gesamte Bewegungsamplitude trainieren und gibt im eventuell schmerzhaften Bereich weniger Krafteinsatz.

Kraftmaschinen führen die geforderten Bewegungen weitgehend, so daß die koordinativen Anforderungen etwas geringer sind als bei der freien Ausübung derselben Übung. Trotzdem sollten die koordinativen Anforderungen an Kraftmaschinen nicht unterschätzt werden. Jede Maschine hat ihre besonderen Ansprüche an die Bewegung und den muskulären Einsatz. Deshalb muß man jede Übung trainieren, bis sie wirklich koordinativ einwandfrei beherrscht wird.

Ein Trick liegt darin, Kraftmaschinen dann zu verwenden, wenn man die intramuskuläre Koordination trainieren will. Denn dadurch, daß im Vergleich zur freien Bewegungsausführung ohne Kraftmaschine gewisse Stabilisationsanforderungen etc. wegfallen, kann eine höhere intramuskuläre Kraft entwickelt werden.

Jeder Therapeut muß aufgrund der hohen Anschaffungskosten und des Platzbedarfs überlegen, welche der zahlreichen Maschinen er sich anschaffen will. Dabei sollten funktionelle Aspekte und das vorwiegende Patientengut mit in die Überlegungen einbezogen werden.

Die objektive Erfassung der Belastungsintensität beim Trainingsmittel **Elektrostimulation** in Milliampere scheint hier zwar gegeben, allerdings bestimmen die variierenden Faktoren wie die Elektrodenapplikation, der Hautwiderstand, das Flüssigkeitsvolumen in der Unterhaut, das Schmerzempfinden des Patienten etc. die tatsächliche Stromstärke, die im Zielorgan Muskel ankommt. Diese kann sehr unterschiedlich sein. Therapieren kann man eher die oberflächlich liegenden Muskeln, tiefere sind nur schwierig zu erreichen.

Ein Vorteil liegt allerdings in der Verwendung schon ab M0, weil hier keine willkürliche Kontraktion stattfindet. Wenn immer möglich sollte der Patient zumindest mental oder bei höheren Kraftwerten gar willkürlich den Muskel mit aktivieren. Diese Maßnahme verbessert die Effizienz.

Elektrostimulation ist eine lokale Therapie ohne koordinative Verbesserung im Zusammenspiel von Zentralnervensystem und Muskel.

Häufig haben Patienten Angst vor dem Gefühl der Kontraktion, die mittels Strom provoziert wird, und sie fürchten weiterhin den Schmerz.

Die Anwendung der Elektrostimulation im Rahmen des Krafttrainings ist durchaus denkbar. Die theoretisch-physiologische Verbindung zwischen den beschriebenen Krafttrainingsmethoden und den verschiedenen Stimulationsarten in der Elektrostimulation erscheint uns nur sehr bedingt möglich.

Schließlich machen wir noch einige Bemerkungen zu den Trainingsmitteln in bezug auf das *Training der Reaktivkraft*. Analysiert man die Trainingsmittel hinsichtlich des Kriteriums, ob die Reaktivkraft damit trainierbar ist, so eignen sich:

- Eigener Körper:
  besonders über verschiedene Sprünge
- Therapeut:
  impulsartig schnelle oder impulsartig langsame Krafteinwirkung (z. B. PNF-Stretch)
- Bälle:
  Schießen oder Werfen, Fangen und Zurückwerfen

Beim Kneten der Knetmasse, im Wasser, Bewegen der Gewichtsmanschetten, bei den Kurz- und Langhanteln oder beim Training mit dem Schlingentisch, Gummizug, Kraftzugapparat und Kraftmaschinen ist es schwierig bis unmöglich, die Reaktivkraft zu trainieren.

8 Referenz-, Kraft- und Dehnübungen

Bewegungen finden in der Regel in drei Ebenen statt. Viele Konzepte aus der Physiotherapie (z. B. PNF, FBL) machen von Komplexbewegungen Gebrauch, die in drei Ebenen ablaufen. Diese Bewegungen sind jedoch wegen ihrer aufwendigen Instruktion und Ausführung nur schwer exakt zu dosieren. Die meisten Übungen sind deshalb aus den Hauptbewegungen der verschiedenen Gelenke abgeleitet, d. h., ihr Bewegungsablauf findet in einer Ebene statt (z. B. transversale Ebene), und somit werden die Instruktion, Ausführung, Kontrolle und korrektere Dosierung einfacher.

Obwohl die Hauptbewegung nur in einer Ebene stattfindet, ist eine Vielzahl von Muskeln mit unterschiedlichen Funktionen daran beteiligt. Deshalb zeigen wir für jede Hauptbewegung eine Tabelle mit den zugehörigen verantwortlichen Haupt-, Hilfs-, Neutralisations- und Stabilisationsmuskeln. Ursprünge, Ansätze und Innervation der Hauptmuskeln sind zusätzlich erwähnt. Die verschiedenen aufgelisteten Muskeln gelten nur für Bewegungsabläufe in einer offenen Muskelkette gegen die Schwerkraft.

Beispiel: Bei einem Bewegungsablauf in einer geschlossenen Kette können Muskeln auf ein Gelenk eine entgegengesetzte Auswirkung haben. Die Hamstrings ziehen die Tibia nach dorsal, d. h., in einer offenen Kette können sie bei einer Kontraktion das Knie flektieren, in einer geschlossenen Kette, wo der Fuß fixiert ist, können sie das Knie extendieren.

In Tab. 8.1 werden die entsprechenden Funktionen der Muskeln beschrieben.

Wir haben uns bei jedem Kapitel an folgende Reihenfolge gehalten:

1. *Tabelle der Hauptmuskeln* (Ursprung, Ansatz und Innervation), Hilfs-, Neutralisations- und Stabilisationsmuskeln.
2. *Referenzübung* (= Testbewegung). Die Übungen entsprechen den Krafttestbewegungen bei den Kraftwerten M2 und M3.
3. *Kraftübungen* werden unter verschiedenen Variationen aus der Krafttestbewegung abgeleitet und an die unterschiedlichen Kraftwerte angepaßt.
4. *Dehnübungen* beschränken sich auf die Agonisten der jeweiligen Kapitel.

Hauptmuskeln (Agonisten)	Muskeln, die während eines bestimmten Bewegungsablaufs fast oder ganz allein für die Bewegung verantwortlich sind.
Hilfsmuskeln (Synergisten)	Muskeln, die eine Bewegung zwar nicht ausführen, aber den Hauptmuskel während eines bestimmten Bewegungsablaufs unterstützen und teilweise ersetzen können.
Neutralisationsmuskeln	Das ist die Muskelgruppe, welche die zweite Richtungskomponente des Hauptmuskels aufhebt. Jeder Muskel führt grundsätzlich Bewegungen in mindestens zwei Richtungen aus, so wie es seiner anatomischen Lage entspricht. Führt ein Muskel, z. B. der M. biceps brachii, eine Flexion und Supination aus, so muß für eine reine Flexion notwendigerweise noch eine weitere Muskelgruppe aktiviert werden, in diesem Fall die Pronatoren, die der Supinationskomponente des Hauptmuskels entgegenwirken, sie also neutralisieren.
Stabilisationsmuskeln (Fixationsmuskeln)	Dies sind jene Muskeln, die zwar an der betreffenden Bewegung nicht beteiligt sind, die aber den zu testenden Teil des Körpers in einer Lage fixieren, in der die Bewegung gut ausgeführt werden kann.

Tabelle 8.1   Beschreibung der Haupt-, Hilfs-, Neutralisations- und Stabilisationsmuskeln (vgl. Janda 1994, 17)

8 Referenz-, Kraft- und Dehnübungen

Bei den Kapiteln der Zehen-, Finger- und Daumengelenke gibt es eine Änderung der Gliederung:

– Der Unterschied bei der Muskelkraft M2 und M3 ist so gering, daß wir uns auf eine Referenzübung ohne Kraftbewertung beschränken.
– Einige Bewegungsrichtungen werden nicht gesondert aufgeführt, da die verantwortlichen Hauptmuskeln bereits eine Hauptfunktion in eine andere Bewegungsrichtung haben (z. B. werden die Knierotatoren bei den Knieflexoren besprochen).
– Wir verzichten auf eine ausführliche Einteilung der Zehenaktivität pro Gelenk, da die meisten Menschen im Alltag die isolierte Flexions- und Extensionsbewegung, sowie Adduktions- und Abduktionsbewegungen der einzelnen Zehengelenke nicht gesondert aktivieren.
– Wir verzichten bei den meisten Übungen der kleinen Fuß- und Handmuskeln auf eine Darstellung der Dehnungsübungen mit dem Hinweis, daß eine mögliche Dehnung durch die Bewegungsausführung in die entgegengesetzte Funktionsrichtung und/oder durch manuelle Massagegriffe in Längs- und/oder Querrichtung dieser Muskeln stattfinden kann.

Allgemeine Hinweise

Referenzübungen:

■ Die Referenzübungen der Muskelkraft M2 werden in der Regel in einer *horizontalen Ebene* auf einer reibungsarmen Unterlage im vollen Bewegungsausmaß durchgeführt. Wenige Ausnahmen wie z. B. die Rumpfflexoren oder -rotatoren werden gegen die Schwerkraft bewertet. Ein volles Bewegungsausmaß ist dabei nicht möglich. Die Referenzübung der Muskelkraft M3 erfolgt in der Regel gegen die *Schwerkraft*. Eine Ausnahme bilden die Schulterdepressoren und Rumpflateralflexoren, welche in Rückenlage wie bei der Referenzübung M2, aber mit manuellem Widerstand getestet werden.

■ Die Mittelstellung der Referenzübung der Muskelkraft M2 eignet sich am besten für die Fixation des handgehaltenen *Muskelkrafttestgerätes*. Die Messung erfolgt isometrisch und ist für den Kraftbereich > M3 gedacht (siehe S. 40). Für die dynamischen Kraftteste > M3 siehe S. 42.

Kraftübungen:

■ Im allgemeinen soll die Kraftübung zum Ziel haben, daß die Kraft über eine volle Bewegungsamplitude verbessert wird. Die Ausführung erfolgt dynamisch aus der Vordehnung.

■ *Ausweichbewegungen* sollen vom Patienten vermieden und/oder vom Therapeuten korrigiert werden.

■ *Ausführung:* Die aufgeführten Übungen sind in bestimmten Bewegungssektoren isometrisch, konzentrisch, exzentrisch und reaktiv in jeder Position des gesamten Bewegungsumfangs ausführbar. Auf den folgenden Abbildungen sind die Übungen meistens in konzentrischem Bewegungsablauf dargestellt.

■ Die *Reizintensität* ist durch den Einsatz verschiedener Trainingsmittel (vgl. Kap. Trainingsmittel) unterschiedlich regulierbar. Im folgenden zeigen wir exemplarisch Variationsmöglichkeiten mit verschiedenen Trainingsmitteln. Nicht dargestellt werden die Ko-Kontraktionen, welche in jedem beliebigen Winkel der Bewegungsamplitude möglich sind.

■ *Reibungswiderstände* vermindert man z. B. durch einen Schlingentisch mit Gewichtszügen oder die Art der Unterlage. Jedoch kann der Reibungswiderstand bewußt zur Erschwerung (Bewegung auf der Reibungsfläche gegen die Schwerkraft) eingesetzt werden.

■ Durch Verlagern der *Bewegungsebene*, z. B. mit einem Schrägbrett, wird der wirksame Belastungsbereich verändert.

■ Der Gebrauch von *Muskelketten* kann über den synergistischen Overflow die Muskelaktivität für die gewünschte Hauptbewegung noch verstärken.

■ Unterstützende *Pendelbewegungen* benötigen aktive konzentrische Kontraktionen des Patienten und sind für schwache Muskeln (M1 – M3) gut einsetzbar. Bei einer Pendelbewegung, welche durch aktive Kontraktionen gebremst wird, ist die beteiligte Muskulatur exzentrisch gefordert. Pendelübungen und Übungen in einer horizontalen oder einer leicht schrägen Ebene eignen sich besonders bei Muskelkraftwerten M1 – M3.

- Nicht aufgeführt haben wir die Muskelgruppen der Beckenboden- und Gesichtsmuskulatur.

Dehnübungen:

- Zu jeder Kräftigungsübung gehören Dehnungsübungen der Agonisten und Antagonisten. Wir zeigen die jeweilige Dehnung der Agonisten. Die Dehnung der Antagonisten sollte man nicht unterlassen. Man findet sie im entsprechenden Kapitel der Kräftigungsübungen der Antagonisten. Die zu Verspannung neigenden Muskeln können auch gut durch detonisierende Maßnahmen, wie z.B. reziproke Inhibition, postisometrische Relaxationstechniken, beeinflußt werden.

- Die verschiedenen Einzelbewegungen der Gelenke werden unter normalen physiologischen Bedingungen in der Regel endgradig von der Gelenkkapsel und/oder den Bändern limitiert [8.1]. Das heißt, wenn keine Kontrakturen oder Spasmen vorliegen, sind mit isolierten Gelenkbewegungen vollständige Muskeldehnungen meistens nicht möglich.

- Polyartikuläre Muskeln sind fast immer vollständig dehnbar. Bestimmte kombinierte Gelenkbewegungen sind durch die passive Insuffizienz der polyartikulären Muskeln nicht vollständig möglich, z.B. maximale Handgelenk- und Fingerflexion.

- Die aufgeführten „Dehnübungen" zur Regulierung des Tonus und der Muskellänge sind teilweise nach Muskelgruppen (Schulteraußenrotatoren) benannt.

- Separat werden jene Muskeln erwähnt, welche laut Janda [8.2] zu Verkürzung tendieren. Wir beschränken uns dann im jeweiligen Kapitel auf die Dehnübung einzelner Muskeln. Z.B. die Dehnübungen der Hüftabduktoren beschränken sich auf die Mm. tensor fasciae latae und piriformis.

8 Referenz-, Kraft- und Dehnübungen

8.1 Übungen der Hüftflexoren

Hauptmuskeln	Ursprung	Ansatz	Innervation
M. iliopsoas – M. psoas major	oberflächliche Schicht: Seiten der Wirbelkörper $Th_{12} - L_4$ tiefere Schicht: Querfortsätze aller Lendenwirbel	Trochanter minor	Plexus lumbalis; N. femoralis $(L_1), L_2, L_3, (L_4)$
– M. iliacus	die ganze Fossa iliaca		$(L_1), L_2, L_3, (L_4)$
Hilfsmuskeln: Mm. pectinaeus, rectus femoris, tensor fasciae latae, glutaeus minimus (vorderer Teil), gracilis, adductor longus	*Neutralisationsmuskeln:* M. tensor fasciae latae, M. pectineus	*Stabilisationsmuskeln:* Die Erektoren der Lendenwirbelsäule und die Bauchmuskeln stabilisieren das Becken.	

Tabelle 8.2 Hauptmuskeln (Ursprung, Ansatz und Innervation), Hilfs-, Neutralisations- und Stabilisationsmuskeln für die *Hüftflexion* (vgl. Janda 1994, 184)

Referenzübungen

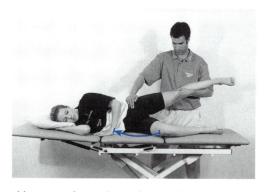

Abb. 8.1 Referenzübung der Hüftflexoren bei M2.
Ausgangsstellung: Seitenlage. Das nicht zu testende Bein wird vom Therapeuten gehalten.
Ausführung: Hüftflexion im vollen Bewegungsausmaß des untenliegenden Beines.

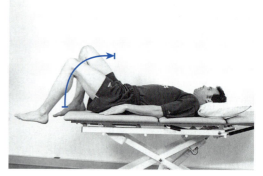

Abb. 8.2 Referenzübung der Hüftflexoren bei M3.
Ausgangsstellung: Rückenlage. Der Unterschenkel hängt frei über der Tischkante.
Ausführung Hüftflexion bis zur vertikalen Oberschenkelstellung.

Kraftübungen

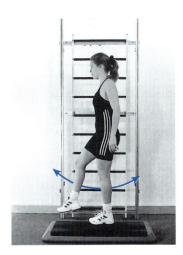

Abb. 8.3 Pendelübung für die Hüftflexoren.
Ausgangsstellung: Die Patientin steht auf einer Stufe, so daß das zu bewegende Bein den Boden nicht berührt. Sie hält sich dabei seitlich an einer Sprosse.
Ausführung: Das Bein wird passiv oder aktiv in Extension gebracht. Beim nachfolgenden Pendeln des Beines unterstützt die Patientin ihr Pendeln mit aktiver Hüftflexorenaktivität.

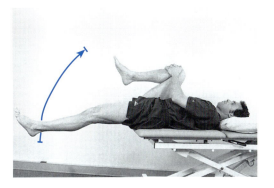

Abb. 8.4 Hüftflexion mit Einsatz des Beingewichtes.
Ausgangsstellung: Rückenlage. Das nicht übende Bein wird passiv flektiert gehalten, um eine Ausweichbewegung der Lendenwirbelsäule zu vermeiden.
Ausführung: Hüftflexion mit extendiertem Knie.
Hinweis: Der M. rectus femoris ist bei der Hüftflexion vermehrt aktiv.

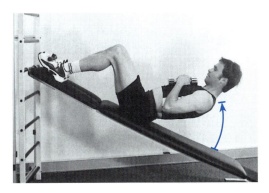

Abb. 8.5 Hüftflexion mit Einsatz des Rumpfgewichtes auf schräger Ebene.
Ausgangsstellung: Rückenlage. Der Patient liegt auf einer schrägen Ebene. Die Beine sind angebeugt und die Füße fixiert.
Ausführung: Der Patient hebt und senkt seinen Rumpf.
Hinweis: Genügend Bauchmuskelkraft muß vorhanden sein.

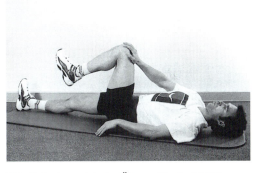

Abb. 8.6 Isometrische Übung für die Hüftflexoren mit Selbstwiderstand.
Ausgangsstellung: Rückenlage. Der Patient hält das Knie des übenden Beines.
Ausführung: Der Patient stemmt mit seiner Hand gegen sein Knie.

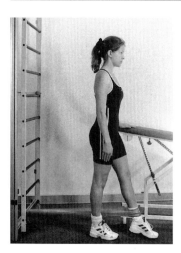

Abb. 8.7 Hüftflexion mit Gummiband.
Ausgangsstellung: Stand. Das Gummiband ist am Unterschenkel und an der Sprosse fixiert.
Ausführung: Hüftflexion gegen den Widerstand des Gummibandes mit gestrecktem Knie.

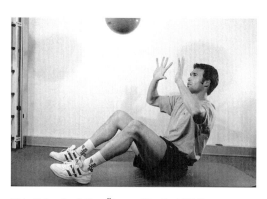

Abb. 8.8 Reaktive Übung für die Hüftflexoren mit Medizinball.
Ausgangsstellung: Sitz.
Ausführung: Der Patient fängt den Medizinball kurz vor dem Körper mit einem kurzen, harten Stop und stößt ihn nur mit zunehmender Hüftflexion zurück (nicht mit den Armen!).

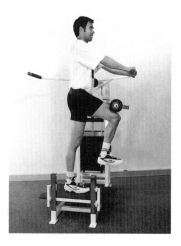

Abb. 8.9 Hüftflexion mit der Multi Hip Kraftmaschine.
Ausgangsstellung: Stand. Die Rolle berührt den distalen ventralen Oberschenkel des zu trainierenden Beines. Die Hände halten den entsprechenden Haltegriff.
Ausführung: Hüftflexion gegen den Widerstand der Kraftmaschine.

Dehnübungen

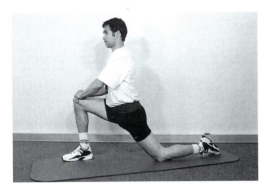 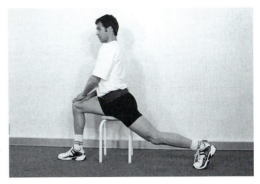

Abb. 8.10a Dehnung des M. iliopsoas.
Ausgangsstellung:
a Einbeinkniestand.
b Sitz. Das zu dehnende Bein ist nach hinten gestreckt.
Ausführung: Die Hüftflexoren werden von distal durch Hüftextension oder von proximal durch Delordosierung der Lendenwirbelsäule gedehnt.

Abb. 8.10b

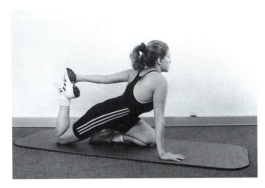 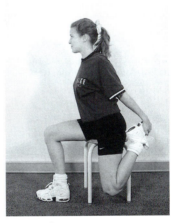

Abb. 8.11a Dehnung des M. rectus femoris.
Ausgangsstellung:
a Einseitiger Fersensitz. Das zu dehnende Bein ist im Hüftgelenk maximal extendiert.
b Sitz auf einem Hocker. Das zu dehnende Bein ist im Kniegelenk maximal flektiert.
Ausführung: Die Patientin zieht ihr
a Kniegelenk soweit wie möglich in Flexion unter Beibehalten der Hüftextension.
b Hüftgelenk soweit wie möglich in Extension unter Beibehalten der Knieflexion.

Abb. 8.11b

8.2 Übungen der Hüftextensoren

Hauptmuskeln	Ursprung	Ansatz	Innervation
M. glutaeus maximus	Ränder der Lumbalfaszie; Ränder des Kreuz- und Steißbeines; Lig. sacrotuberale; Außenfläche des Os ilium von der Cr. iliaca bis zur Linea glutae posterior	kranialer Teil: Tractus iliotibialis kaudaler Teil: Tub. glutae femoris	N. glutaeus inferior (L_4), L_5, S_1, S_2
M. biceps femoris	Tuber ischiadicum	Caput fibulae; Rand des Condylus lateralis tibiae	N. tibialis L_5, S_1, S_2, (S_3)
M. semitendinosus	Tuber ischiadicum	geht gemeinsam mit dem M. sartorius und M. gracilis in den Pes anserinus über und setzt unter dem Condylus medialis der Tibia an	N. tibialis (L_4), L_5, S_1, S_2
M. semimembranosus	Tuber ischiadicum	Margo medialis tibiae und hinterer Teil der Gelenkkapsel des Kniegelenkes	N. tibialis (L_4), L_5, S_1, S_2
Hilfsmuskeln: M. adductor magnus – Bündel vom Tuber ischiadicum, M. glutaeus medius – hinterer Teil, M. glutaeus minimus – hinterer Teil	*Neutralisationsmuskeln:* M. glutaeus medius, Adduktoren	*Stabilisationsmuskeln:* Bauchmuskeln und Erektoren der Lendenwirbelsäule stabilisieren das Becken	

Tabelle 8.3 Hauptmuskeln (Ursprung, Ansatz und Innervation), Hilfs-, Neutralisations- und Stabilisationsmuskeln für die *Hüftextension* (vgl. Janda 1994, 188)

Referenzübungen

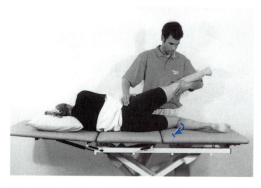

Abb. 8.12 Referenzübung der Hüftextensoren bei M2.
Ausgangsstellung: Seitenlage. Das obere Bein wird vom Therapeuten gehalten.
Ausführung: Vollständige Hüftextension auf einer reibungsarmen Unterlage.

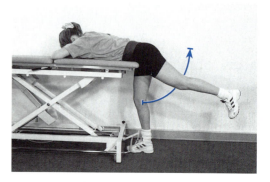

Abb. 8.13 Referenzübung der Hüftextensoren bei M3.
Ausgangsstellung: Bauchlage. Die Beine sind über dem Rand des Tisches und am Boden abgestellt.
Ausführung: Vollständige Hüftextension.

Kraftübungen

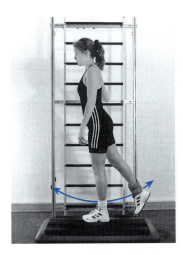

Abb. 8.14 Pendelübung für die Hüftextensoren.
Ausgangsstellung: Stand auf einer Stufe. Das zu bewegende Bein hängt frei neben dem Schemel. Eine Gewichtsmanschette ist am Unterschenkel fixiert.
Ausführung: Die Pendelbewegung wird aktiv durch die Antagonisten oder passiv durch den Therapeuten in Gang gesetzt und aktiv unterstützt durch die Hüftextensoren.
Hinweis: Verschiedene Bewegungssektoren können durch das Verändern der Rumpfposition, und damit die Hüftausgangsstellung, trainiert werden.

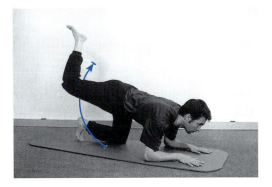

Abb. 8.15 Hüftextension mit Einsatz des Beingewichtes.
Ausgangsstellung: Einbeiniger Kniestand. Der Patient stützt sich auf seine Unterarme. Das übende Bein ist im Hüft- und Kniegelenk flektiert.
Ausführung: Hüftextension mit flektiertem Knie.

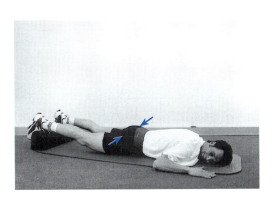

Abb. 8.16 Isometrische Übung für die Hüftextensoren.
Ausgangsstellung: Bauchlage.
Ausführung: Zusammenklemmen der Gesäßhälften.

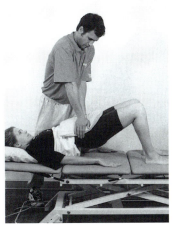

Abb. 8.17 Hüftextension mit manuellem Widerstand in geschlossener Kette.
Ausgangsstellung: Rückenlage. Die Beine sind angewinkelt und auf der Liege abgestützt. Der Therapeut gibt Widerstand am Becken.
Ausführung: Das Becken von der Unterlage abheben.

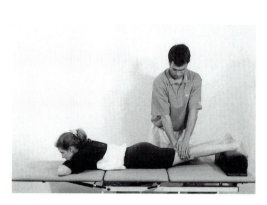
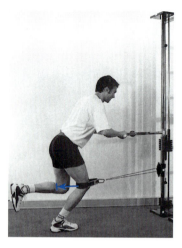

Abb. 8.18 Hüftextension mit manuellem Widerstand in geschlossener Kette.
Ausgangsstellung: Bauchlage. Die Füße sind durch eine Rolle unterstützt
Ausführung: Hüftextension durch Knieextension gegen therapeutischen Widerstand an der Kniekehle oder am Oberschenkel.
Hinweis: In der geschlossenen Kette kann der M. quadriceps vermehrt für die Hüftextension verantwortlich sein.

Abb. 8.19 Hüftextension mit dem Kraftzugapparat in geschlossener Kette.
Ausgangsstellung: Stand. Die Gewichtsfixation ist an der Kniekehle des Standbeins. Das nicht übende Bein ist gebeugt. Der Oberkörper wird nach vorne geneigt.
Ausführung: Knie- und Hüftextension gegen Widerstand des Kraftzugapparates.

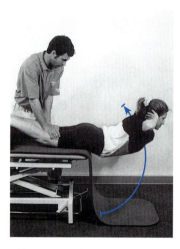
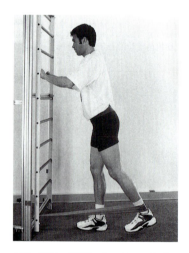

Abb. 8.20 Hüftextension mit Einsatz des Rumpfgewichtes.
Ausgangsstellung: Bauchlage. Der Oberkörper hängt frei über der Tischkante. Die Beine sind durch z. B. einen Gurt oder den Therapeuten fixiert.
Ausführung: Der Oberkörper wird angehoben.

Abb. 8.21 Hüftextension mit Gummiband.
Ausgangsstellung: Stand vor einer Sprossenwand. Ein Gummiband ist an der Sprossenwand und am Unterschenkel des Patienten fixiert.
Ausführung: Hüftextension gegen Widerstand des Gummibandes.

8.2 Übungen der Hüftextensoren

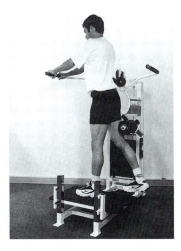

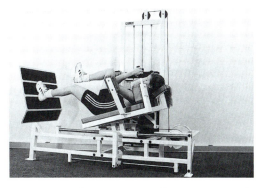

Abb. 8.22 Hüftextension mit der Multi Hip Kraftmaschine.
Ausgangsstellung: Stand auf einem Bein. Das zu trainierende Bein ist mit der Kniekehle über der Rolle. Der Patient hält sich an dem entsprechenden Haltegriff.
Ausführung: Hüftextension gegen den Widerstand der Kraftmaschine.

Abb. 8.23 Hüftextension mit der Leg Press Kraftmaschine.
Ausgangsstellung: Der Fuß ist auf der Platte aufgesetzt. Der Kontakt ist mit der ganzen Fußsohle. Die Hüft- und Kniegelenke sind in der neutralen Rotationsstellung. Die Handgriffe können gehalten werden oder neben dem Körper liegen. Das nicht zu trainierende Bein ist gebeugt.
Ausführung: Knie- und Hüftextension zwischen 90° und 0°, ohne Überstreckung.
Hinweis: Bei einer Fußstellung
a hoch auf der Platte und einem Druck von den Fersen her ist vermehrt die Ischiokrural- und Glutäalmuskulatur aktiv.
b tief auf der Platte und einem Druck von den Zehen her ist vermehrt der M. quadriceps aktiv.

Dehnübungen

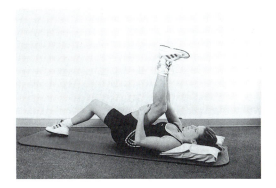

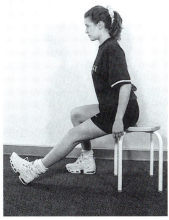

Abb. 8.24a Dehnung der Ischiokruralmuskulatur.
Ausgangsstellung:
a Rückenlage. Das Hüftgelenk ist maximal vorflektiert und von der Patientin gehalten.
b Sitz. Das zu dehnende Bein ist nach vorne gestreckt im Knie leicht flektiert und auf dem Boden abgestellt. Der Oberkörper neigt nach ventral.
Ausführung:
a Die Dehnung erfolgt über die Knieextension.
b Vermehrtes Vorneigen des Beckens.

Abb. 8.24b
Hinweis: Die Rotation im Knie- und/oder Hüftgelenk bringt vermehrt die lateralen oder medialen Anteile der Ischiokruralmuskulatur unter Spannung.

8.3 Übungen der Hüftabduktoren

Hauptmuskeln	Ursprung	Ansatz	Innervation
M. glutaeus medius	Außenfläche des Hüftbeins zwischen der Linea glutaea post. und der Linea glutaea sup.	Trochanter major	N. glutaeus sup. L_4, L_5, S_1, (S_2)
M. tensor fasciae latae (glutaeus ventralis)	Außenseite der Spina iliaca ant. sup.	Tractus iliotibialis fasciae latae (der am Condylus lat. tibiae ansetzt)	N. glutaeus sup. L_4, L_5, S_1, (S_2)
M. glutaeus minimus	Außenfläche des Hüftbeins zwischen Linea glutaea sup. und Linea glutaea inf.	Spitze und Außenseite des Trochanter major	N. glutaeus sup. L_4, L_5, S_1, (S_2)
Hilfsmuskeln: M. piriformis	*Neutralisationsmuskeln:* Die Mm. glutaei gleichen gegenseitig die Rotationskomponenten aus.	*Stabilisationsmuskeln:* M. quadratus lumborum, besonders beim Widerstand; außerdem halten die Rückenstrecker und die Bauchmuskeln das Becken.	

Tabelle 8.4 Hauptmuskeln (Ursprung, Ansatz und Innervation), Hilfs-, Neutralisations- und Stabilisationsmuskeln für die *Hüftabduktion* (vgl. Janda 1994, 196)

Referenzübungen

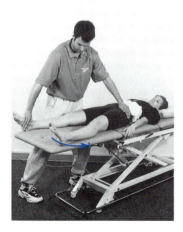

Abb. 8.25 Referenzübung der Hüftabduktoren bei M2.
Ausgangsstellung: Rückenlage auf einer reibungsarmen Unterlage.
Ausführung: Hüftabduktion im vollen Bewegungsausmaß.

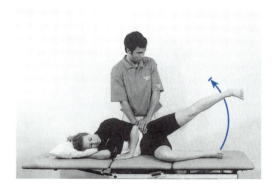

Abb. 8.26 Referenzübung der Hüftabduktoren bei M3.
Ausgangsstellung: Seitenlage. Der Therapeut stabilisiert die Ausgangsstellung.
Ausführung: Vollständige Hüftabduktion des oberen Beines.

Kraftübungen

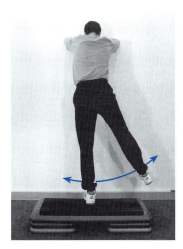

Abb. 8.27 Pendelübung für die Hüftabduktoren.
Ausgangsstellung: Der Patient steht auf einer Stufe und stützt sich gegen eine Wand, so daß das zu bewegende Bein frei zwischen Wand und Stufe pendeln kann.
Ausführung: Der Patient versucht eine aktiv oder passiv in Gang gesetzte Pendelbewegung in einer frontalen Ebene mit seinen Abduktoren aktiv beizubehalten.

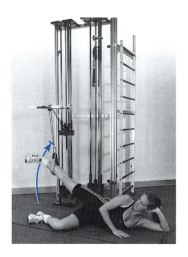

Abb. 8.28 Hüftabduktion unter Abnahme des Beingewichtes mit Hilfe einer Zugvorrichtung.
Ausgangsstellung: Seitenlage. Die Gewichtsabnahme des Beines erfolgt mit Hilfe einer Zugvorrichtung.
Ausführung: Hochheben des Beines.

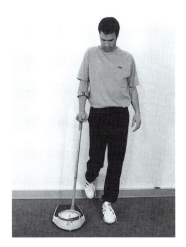

Abb. 8.29 Hüftabduktion unter kontrollierter Belastungsabnahme mit Hilfe eines Stockes.
Ausgangsstellung: Einbeinstand auf dem zu trainierenden Bein. Der Stock, welcher auf der heterolateralen Seite verwendet wird und ein Trendelenburg-Phänomen vermeiden soll, stützt dabei auf eine Waage.
Ausführung: Der Patient versucht, die Gewichtsabgabe auf der Waage so gering wie möglich zu halten, ohne daß Trendelenburg-Stellung entsteht. Eine dynamische Hüftabduktion ist durchführbar, indem man unter kontrollierter Gewichtsabgabe auf der Waage eine Trendelenburg-Stellung verstärkt und reduziert.

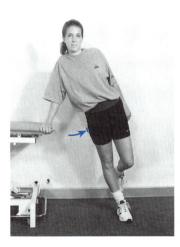

Abb. 8.30 Hüftabduktion mit Einsatz des Körpergewichtes in geschlossener Kette.
Ausgangsstellung: Die Patientin steht im Einbeinschrägstand und stützt sich mit dem homolateralen Arm auf einer Liege ab.
Ausführung: Das Becken bewegt sich in der frontalen Ebene zum Tisch hin und wieder weg.
Hinweis: Je weiter entfernt die Patientin vom Tisch steht, desto höher ist die Intensität der Übung.

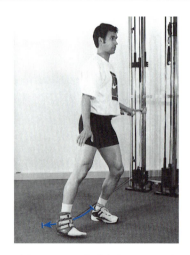

Abb. 8.31 Hüftabduktion mit dem Kraftzugapparat in offener Kette.
Ausgangsstellung: Einbeinstand. Die Zugvorrichtung ist am Unterschenkel fixiert.
Ausführung: Hüftabduktion des Beines.

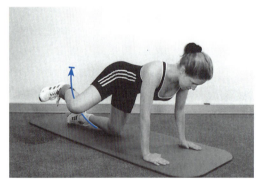

Abb. 8.32 Hüftabduktion mit Einsatz des Beingewichtes.
Ausgangsstellung: Vierfüßlerstand.
Ausführung: Horizontale Hüftabduktion.
Hinweis: Bei einer Fixation der Gewichtsmanschette am Unterschenkel sind gleichzeitig die Hüftinnenrotatoren vermehrt gefordert.

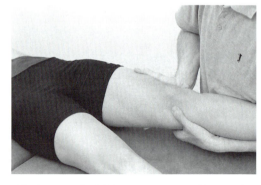

Abb. 8.33 Hüftabduktion mit manuellem Widerstand.
Ausgangsstellung: Rückenlage. Das zu abduzierende Bein ist vom Therapeuten unterstützt.
Ausführung: Hüftabduktion gegen Widerstand des Therapeuten.

8.3 Übungen der Hüftabduktoren 109

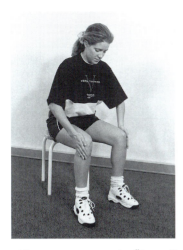

Abb. 8.34 Isometrische Übung für die Hüftabduktoren mit Selbstwiderstand.
Ausgangsstellung: Sitz mit den Händen an den Außenseiten der Knie.
Ausführung: Die Patientin versucht die Oberschenkel gegen den eigenen gesetzten Widerstand abzuspreizen.

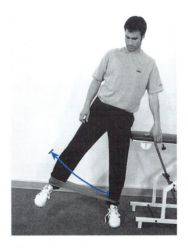

Abb. 8.35 Hüftabduktion mit Gummiband.
Ausgangsstellung: Stand oder Seitenlage. Das Gummiband ist am Unter- oder Oberschenkel fixiert.
Ausführung: Hüftabduktion.

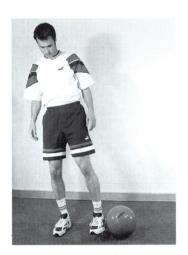

Abb. 8.36 Reaktive Übung für die Hüftabduktoren mit Ball.
Ausgangsstellung: Stand.
Ausführung: Der Patient versucht den zugeworfenen Ball seitlich abzustoppen bzw. sofort zurückzustoßen.

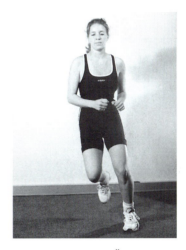

Abb. 8.37 Reaktive Übung für die Hüftabduktoren mittels Seitsprünge.
Ausgangsstellung: Stand.
Ausführung: Seitliches Springen nach rechts und nach links.

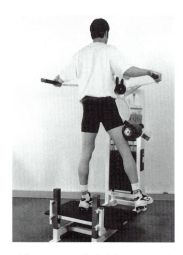

Abb. 8.38 Hüftabduktion mit der Multi Hip Kraftmaschine.
Ausgangsstellung: Einbeinstand. Der Patient berührt die Rolle mit der distalen Oberschenkelaußenseite. Er hält sich an den entsprechenden Haltegriffen.
Ausführung: Hüftabduktion gegen den Widerstand der Kraftmaschine.

Dehnübungen

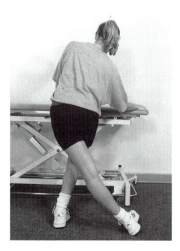

Abb. 8.39 Dehnung des M. tensor fasciae latae.
Ausgangsstellung: Stand. Das Bein des zu dehnenden Muskels ist in Extension/Abduktion.
Ausführung: Die Patientin verstärkt die Extension/Abduktion, indem sie das Standbein beugt und mit ihrem Körper eine heterolaterale Seitneigung macht.

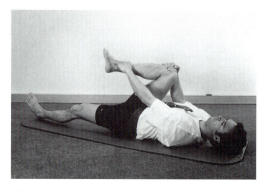

Abb. 8.40 Dehnung des M. piriformis von distal.
Ausgangsstellung: Rückenlage.
Ausführung: Das Bein wird im Hüftgelenk flektiert, adduziert und außenrotiert.
Hinweis: Der M. piriformis ist bei der 0°-Stellung des Hüftgelenks u. a. ein Außenrotator und ändert bei ca. 60° Hüftflexion seine Rotationsfunktion. Er wird dabei mit zunehmender Flexion zu einem Innenrotator des Hüftgelenkes [8.3].

8.3 Übungen der Hüftabduktoren

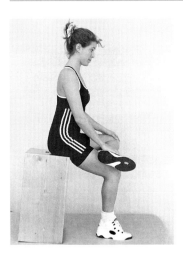

Abb. 8.41 Dehnung des M. piriformis von proximal.
Ausgangsstellung: Sitz. Der Fuß des zu dehnenden Beines ist auf dem Oberschenkel abgestützt.
Ausführung: Die Patientin macht eine Beckenkippung nach ventral. Während der Dehnung wird die Beinstellung stabil gehalten.

8.4 Übungen der Hüftadduktoren

Hauptmuskeln	Ursprung	Ansatz	Innervation
M. adductor magnus	Ramus ossis ischii fast bis zum Tuber ischiadicum	ganze Länge des Labium mediale lineae asperae bis zum Epicondylus medialis femoris; Lig. collaterale tibiale des Knies	N. obturatorius L_3, L_4 N. ischiadicus L_4, L_5
M. adductor longus	kleiner Abschnitt des Os pubis unterhalb des Tuberculum pubicum	mittlerer Teil des Labium mediale lineae asperae	N. obturatorius L_2, L_3, (L_4)
M. adductor brevis	unterer Schenkel des Os pubis unterhalb des Ursprungs des M. adductor longus	proximales Drittel des Labium mediale lineae asperae	N. obturatorius L_2, L_3, L_4
M. gracilis	lateral neben Symphysis ossis pubis bis zum unteren Schenkel des Os pubis	im Pes anserinus an den Condylus medialis tibiae	N. obturatorius L_2, L_3, L_4
M. pectineus	Pecten ossis pubis; Lig. pubicum	Linea pectinea femoris	N. obturatorius L_2, L_3, L_4 N. femoralis L_2, L_3
Hilfsmuskeln: M. glutaeus maximus (distale Bündel), M. obturatorius ext. und M. psoas major			

Tabelle 8.5 Hauptmuskeln (Ursprung, Ansatz und Innervation), Hilfs-, Neutralisations- und Stabilisationsmuskeln für die *Hüftadduktion* (vgl. Janda 1994, 193)

Referenzübungen

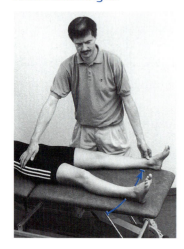

Abb. 8.42 Referenzübung der Hüftadduktoren bei M2.
Ausgangsstellung: Rückenlage. Die Beine sind gespreizt.
Ausführung: Das Hüftgelenk wird vollständig adduziert.

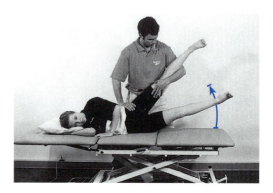

Abb. 8.43 Referenzübung der Hüftadduktoren bei M3.
Ausgangsstellung: Seitenlage. Das obere Bein wird vom Therapeuten gehalten.
Ausführung: Das untere Bein adduziert im Hüftgelenk vollständig.

Kraftübungen

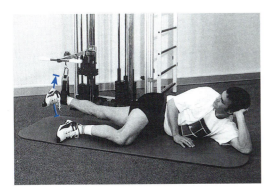

Abb. 8.44 Hüftadduktion unter Gewichtsabnahme des Beines mit Hilfe eines Kraftzugapparates.
Ausgangsstellung: Seitenlage. Das zu trainierende Bein liegt auf der Unterlage und ist am Unterschenkel an einem Zugapparat fixiert.
Ausführung: Hüftadduktion.

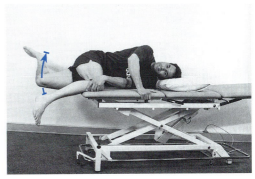

Abb. 8.45 Hüftadduktion mit Einsatz des Beingewichtes.
Ausgangsstellung: Seitenlage. Das nicht zu trainierende obere Bein ruht in Hüft- und Knieflexion auf der Unterlage. Das zu trainierende untere Bein ist im Hüftgelenk extendiert und im Knie flektiert und hängt frei über den Tisch.
Ausführung: Hüftadduktion.

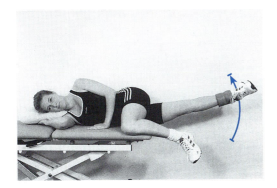

Abb. 8.46 Hüftadduktion mit Gewichtsmanschette.
Ausgangsstellung: Seitenlage. Hüft- und Kniegelenk sind extendiert. Am distalen Unterschenkel ist eine Gewichtsmanschette fixiert.
Ausführung: Hüftadduktion.

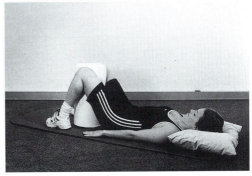

Abb. 8.47 Isometrische Übung für die Hüftadduktoren mit einer Rolle.
Ausgangsstellung: Rückenlage. Die Patientin hat zwischen den Knien eine Rolle.
Ausführung: Die Patientin versucht die Rolle zusammenzudrücken.

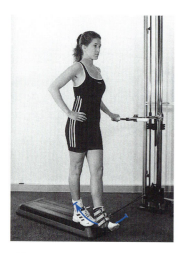
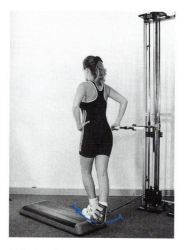

Abb. 8.48a Hüftadduktion mit dem Kraftzugapparat in offener Kette.
Ausgangsstellung: Stand. Gewichtsfixation am adduzierenden Bein. Die Patientin hält sich an einer Stange.
Ausführung:
a Adduktion ventral des Standbeines.
b Adduktion dorsal des Standbeines.

Abb. 8.48b

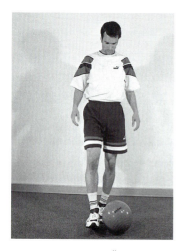
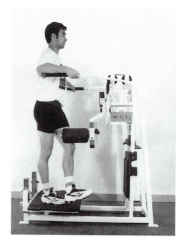

Abb. 8.49 Reaktive Übung für die Hüftadduktoren mit Ball.
Ausgangsstellung: Stand.
Ausführung: Ein zugeworfener Ball wird mit der inneren Fußkante gestoppt bzw. sofort zurückgeschossen.

Abb. 8.50 Hüftadduktion mit der Multi Hip Kraftmaschine.
Ausgangsstellung: Einbeinstand. Der Patient berührt die Rolle mit der distalen Oberschenkelinnenseite. Er hält sich an den entsprechenden Haltegriffen.
Ausführung: Hüftadduktion gegen den Widerstand der Kraftmaschine.

8.4 Übungen der Hüftadduktoren   115

Dehnübungen

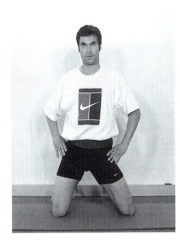

Abb. 8.51 Dehnung der kurzen Hüftadduktoren.
Ausgangsstellung: Kniestand. Die Beine sind gespreizt.
Ausführung: Das Becken senkt sich auf der homolateralen Seite ab und bewirkt dadurch die Dehnung der monoartikulären Hüftadduktoren.

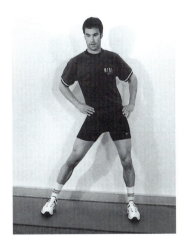 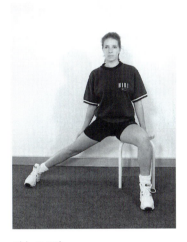

Abb. 8.52a Dehnung der langen Hüftadduktoren.   Abb. 8.52b
Ausgangsstellung:
a Sitz. Das zu dehnende Bein wird adduziert und im Knie extendiert.
b Stand in Spreizstellung.
Ausführung: Das Becken senkt sich auf der homolateralen Seite.

8.5 Übungen der Hüftinnenrotatoren

Hauptmuskeln	Ursprung	Ansatz	Innervation
M. glutaeus minimus	Außenfläche des Hüftbeins zwischen Linea glutaea sup. und Linea glutaea inf.	Spitze und Außenseite des Trochanter major	N. glutaeus superior, L_4, L_5, S_1, (S_2)
M. tensor fasciae latae	Außenseite der Spina iliaca anterior sup. und längs der Cr. iliaca bis zum Tuberculum glutaeum anterius	Tractus iliotibialis	N. glutaeus sup. L_2, L_3, L_4
Hilfsmuskeln: M. glutaeus medius (vorderer Teil), M. semitendinosus, M. gracilis, M. semimembranosus	*Neutralisationsmuskeln:* M. adductor magnus hebt die Abduktionskomponente auf	*Stabilisationsmuskeln:* M. quadratus lumborum, die Erektoren der Wirbelsäule und die Bauchmuskeln halten das Becken	

Tabelle 8.6 Hauptmuskeln (Ursprung, Ansatz und Innervation), Hilfs-, Neutralisations- und Stabilisationsmuskeln für die *Hüftinnenrotation* (vgl. Janda 1994, 203)

Referenzübungen

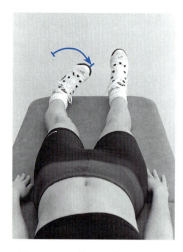

Abb. 8.53 Referenzübung der Hüftinnenrotatoren bei M2.
Ausgangsstellung: Rückenlage mit gestreckten Beinen.
Ausführung: Das Hüftgelenk rotiert nach innen im vollen Bewegungsausmaß.

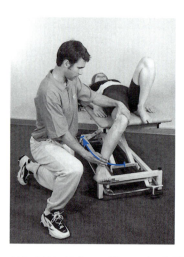

Abb. 8.54 Referenzübung der Hüftinnenrotatoren bei M3.
Ausgangsstellung: Rückenlage. Der Unterschenkel hängt frei über die Bettkante und ist im Knie 90° flektiert.
Ausführung: Das Hüftgelenk rotiert im vollen Bewegungsausmaß nach innen.
Hinweis: Der Therapeut korrigiert eventuelle Ausweichbewegungen, gibt aber keinen zusätzlichen Widerstand.

8.5 Übungen der Hüftinnenrotatoren 117

Kraftübungen

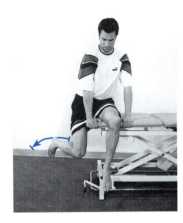

Abb. 8.55 Hüftinnenrotation bei M2.
Ausgangsstellung: Sitz am Ende des Behandlungstisches. Das übende Bein hängt frei über der Tischkante und ist im Knie 90° flektiert.
Ausführung: Hüftinnenrotation unter Beibehaltung der vertikalen Oberschenkelstellung.

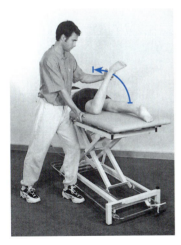

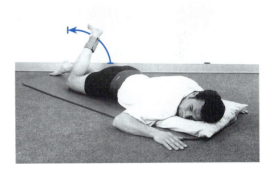

Abb. 8.56a Hüftinnenrotation unter manueller Gewichtsabnahme des Unterschenkels (a) und mit Gewichtsmanschette (b).
Ausgangsstellung: Bauchlage. Das Knie ist 90° flektiert und im Hüftgelenk außenrotiert. Die Bewegung wird
a vom Therapeuten assistiert, und
b der Patient hat am Unterschenkel eine Gewichtsmanschette fixiert.
Ausführung: Hüftinnenrotation bis zur Neutralnullstellung des Hüftgelenkes.

Abb. 8.56b

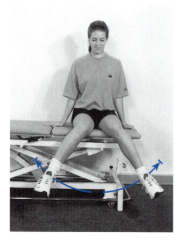
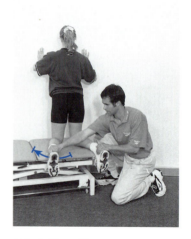

Abb. 8.57 Hüftinnenrotation mit Einsatz des Unterschenkelgewichtes.
Ausgangsstellung: Sitz. Die Unterschenkel hängen frei über der Bettkante und die Knie sind flektiert.
Ausführung: Hüftinnenrotation. Die Knie bleiben im gleichen Abstand zueinander und die Füße bewegen auseinander.

Abb. 8.58 Hüftinnenrotation mit manuellem Widerstand.
Ausgangsstellung: Kniestand auf einer reibungsarmen Unterlage. Der Therapeut gibt Widerstand an den Unterschenkeln.
Ausführung: Spreizen der Unterschenkel, wobei die Knie zusammenbleiben.

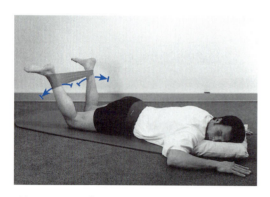
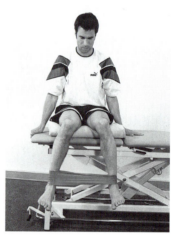

Abb. 8.59a Hüftinnenrotation mit Gummiband.
Ausgangsstellung:
a Bauchlage. Die Knie sind 90° flektiert.
b Sitz. Die Unterschenkel hängen frei über der Bettkante.
Ausführung: Der Patient spreizt die Füße gegen den Zug des Gummibandes. Die Knie werden dabei im gleichen Abstand gehalten.

Abb. 8.59b

8.5 Übungen der Hüftinnenrotatoren

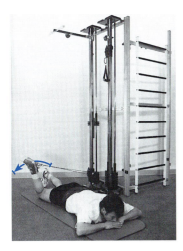

Abb. 8.60 Hüftinnenrotation mit dem Kraftzugapparat in offener Kette.
Ausgangsstellung: Bauchlage. Das Knie ist 90° flektiert. Das Gewicht wird am Unterschenkel/Fuß fixiert.
Ausführung: Hüftinnenrotation.
Hinweis: Im Sitz wird aus dem M. piriformis ein zusätzlicher Innenrotator.

Dehnübungen

Die am häufigsten zur Verkürzung tendierenden Muskeln der Hüftinnenrotatoren sind der:

- M. tensor fasciae latae (Abb. 8.**39**, s. S. 110) und die
- Mm. semimembranosus/semitendinosus (Abb. 8.**24a** u. **b**, s. S. 105).

8 Referenz-, Kraft- und Dehnübungen

8.6 Übungen der Hüftaußenrotatoren

Hauptmuskeln	Ursprung	Ansatz	Innervation
M. quadratus femoris	Außenseite des Tuberi ischiadicum	an der Cr. intertrochanterica	Plexus sacralis (L_4), L_5, S_1
M. piriformis	Facies pelvina ossis sacri längs der Ränder des 2. bis 4. Sakralforamens	Spitze und Innenfläche des Trochanter major	Plexus sacralis (L_5), S_1, S_2, (S_3)
M. glutaeus maximus	Ränder der Lumbodorsalfaszie; Rand des Kreuz- und Steißbeins	kraniale Bündel: Tractus iliotibialis	
	Lig. sacrotuberale; Außenfläche des Os ilium von der Cr. iliaca bis zur Linea glutaea posterior	kaudale Bündel: Tub. glutaea femoris	M. glutaeus inferior (L_4), L_5, S_1, S_2
M. gemellus superior (spinalis)	Spina ischiadica	Fossa trochanterica	Plexus sacralis (L_4), L_5, S_1, S_2, (S_3)
M. gemellus inferior (tuberalis)	Tuber ischiadicum	Fossa trochanterica	Plexus sacralis (L_4), L_5, S_1, (S_2)
M. obturatorius externus	Außenseite der Membrana obturatoria; knöcherne Ränder des Foramen obturatum	Fossa trochanterica	N. obturatorius L_3, L_4, (L_5)
M. obturatorius internus	Innenseite der Membrana obturatoria; knöcherne Ränder des Foramen obturatum	Fossa trochanterica	Plexus sacralis (L_5), S_1, S_2 (S_3)

Hilfsmuskeln:	Neutralisationsmuskeln:	Stabilisationsmuskeln:
Mm. adductor brevis, longus und magnus, M. glutaeus medius (hinterer Teil), M. pectineus, M. biceps femoris (Cap. longum)	Die zusätzlichen Richtungskomponenten einzelner Muskeln (Abduktion und Adduktion) neutralisieren sich selbst	M. quadratus lumborum, Bauchmuskeln und die Rückenstrecker halten das Becken fest

Tabelle 8.7 Hauptmuskeln (Ursprung, Ansatz und Innervation), Hilfs-, Neutralisations- und Stabilisationsmuskeln für die *Hüftaußenrotation* (vgl. Janda 1994, 200)

Referenzübungen

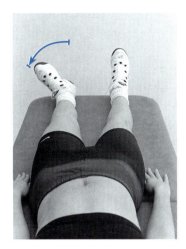

Abb. 8.61 Referenzübung der Hüftaußenrotatoren bei M2.
Ausgangsstellung: Rückenlage mit gestreckten Beinen.
Ausführung: Hüftaußenrotation bis zum vollen Bewegungsausmaß.

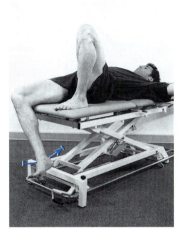

Abb. 8.62 Referenzübung der Hüftaußenrotatoren bei M3.
Ausgangsstellung: Rückenlage. Der Unterschenkel hängt frei über der Tischkante und ist im Knie 90° flektiert.
Ausführung: Hüftaußenrotation bis zum vollen Bewegungsausmaß.

Kraftübungen

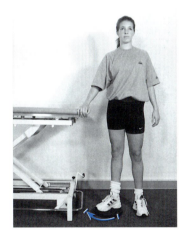

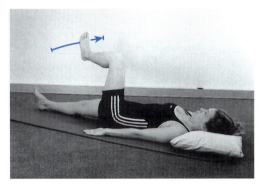

Abb. 8.63 Hüftaußenrotation mit reduziertem Reibungswiderstand mit Hilfe einer Drehscheibe.
Ausgangsstellung: Stand auf einer Drehscheibe.
Ausführung: Die Patientin rotiert das Bein nach außen.

Abb. 8.64 Hüftaußenrotation bei M2.
Ausgangsstellung: Rückenlage. Die Hüfte und das Knie sind 90° flektiert.
Ausführung: Der Fuß bewegt nach innen, dabei bleibt das Knie stabil über dem Hüftgelenk.
Hinweis: Je weniger das Hüftgelenk flektiert ist, desto intensiver werden die Hüftaußenrotatoren beansprucht.

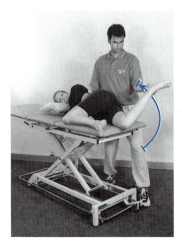

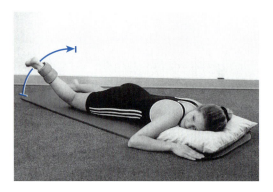

Abb. 8.65 Hüftaußenrotation unter manueller Gewichtsabnahme des Unterschenkels.
Ausgangsstellung: Seitenlage. Die Hüfte des untenliegenden Beines ist in Innenrotationsstellung, das Knie ca. 90° flektiert.
Ausführung: Die Patientin macht eine Hüftaußenrotation. Der Therapeut assistiert.

Abb. 8.66 Hüftaußenrotation mit Gewichtsmanschette.
Ausgangsstellung: Bauchlage. Das Knie ist 90° flektiert und das Hüftgelenk in 0°-Stellung. Am Unterschenkel ist eine Gewichtsmanschette fixiert.
Ausführung: Hüftaußenrotation.

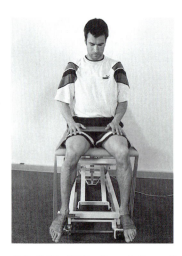

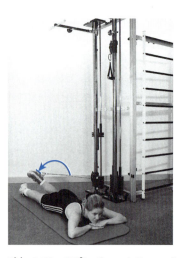

Abb. 8.67 Hüftaußenrotation mit Gummiband.
Ausgangsstellung: Sitz. Die Unterschenkel hängen frei über der Tischkante. Die Knie sind hüftbreit auseinander.
Ausführung: Der Patient überkreuzt die Unterschenkel gegen den Zug des Gummibandes, um das volle Bewegungsausmaß erreichen zu können. Die Knie werden dabei im gleichen Abstand gehalten.

Abb. 8.68 Hüftaußenrotation mit dem Kraftzugapparat.
Ausgangsstellung: Bauchlage. Das Knie ist 90° flektiert. Das Gewicht ist am Unterschenkel/Fuß fixiert.
Ausführung: Hüftaußenrotation.
Hinweis: Im Sitzen ausgeführt ist der M. piriformis nicht mehr als Außenrotator aktiv.

Dehnübungen

Der am häufigsten zu Verkürzung neigende Hauptmuskel der Hüftaußenrotatoren ist der:

– M. piriformis (Abb. 8.**40** und 8.**41**, s. S. 110, 111).

Die am häufigsten zu Verkürzung neigenden Hilfsmuskeln der Hüftaußenrotatoren sind die:

– kurzen und langen Adduktoren (M. adductor brevis, longus und magnus; M. pectineus; Abb. 8.**51** und 8.**52**, s. S. 115) und der
– M. biceps femoris (Abb. 8.**24**, s. S. 105).

8.7 Übungen der Knieflexoren

Hauptmuskeln	Ursprung	Ansatz	Innervation
M. biceps femoris	Cap. longum: Tuber ischiadicum	Capitulum fibulae; Rand des Condylus lateralis tibiae	N. tibialis $L_5, S_1, S_2, (S_3)$
	Cap. breve: distaler Teil des Labium laterale lineae asperae		N. peronaeus $(L_4), L_5, S_1, S_2$
M. semitendinosus	Tuber ischiadicum	geht gemeinsam mit M. sartorius und M. gracilis in den Pes anserinus über und setzt unter dem medialen Condylus tibiae an	N. tibialis $(L_4), L_5, S_1, S_2$
M. semimembranosus	Tuber ischiadicum	Margo medialis tibiae und hinterer Teil der Kapsel des Kniegelenkes	N. tibialis $L_4, L_5, S_1, (S_2)$
Hilfsmuskeln: M. gracilis, M. sartorius, M. popliteus, M. gastrocnemius	*Neutralisationsmuskeln:* M. biceps auf einer Seite und die Flexoren auf der anderen heben gegenseitig die Rotationskomponente der Bewegung auf	*Stabilisationsmuskeln:* Die Flexoren der Hüfte halten den Femur gegen die Extensionskomponente der Flexoren des Knies	

Tabelle 8.8 Hauptmuskeln (Ursprung, Ansatz und Innervation), Hilfs-, Neutralisations- und Stabilisationsmuskeln für die *Knieflexion* (vgl. Janda 1994, 207)

Referenzübungen

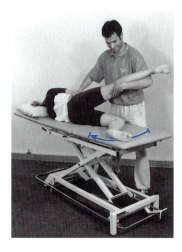

Abb. 8.69 Referenzübung der Knieflexoren bei M2. *Ausgangsstellung:* Seitenlage mit gestreckten Beinen. Das obere Bein wird vom Therapeuten gehalten.
Ausführung: Das untere Bein flektiert im Kniegelenk bis zum vollen Bewegungsausmaß.

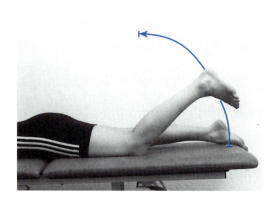

Abb. 8.70 Referenzübung der Knieflexoren bei M3. *Ausgangsstellung:* Bauchlage.
Ausführung: Das Bein flektiert im Knieglenk bis 90°.

Kraftübungen

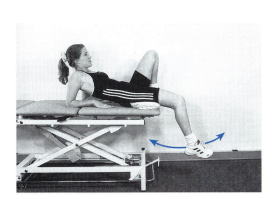

Abb. 8.71 Pendelübung für die Knieflexoren.
Ausgangsstellung: Sitz. Der Unterschenkel hängt frei über der Tischkante.
Ausführung: Pendelbewegung mit möglichst großer Amplitude, aktiv eingesetzt und unterhalten durch die Knieflexoren.

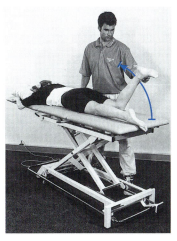

Abb. 8.72 Knieflexion unter manueller Gewichtsabnahme des Unterschenkels.
Ausgangsstellung: Bauchlage. Der Unterschenkel ist in einer horizontalen Stellung.
Ausführung: Knieflexion, assistiert vom Therapeuten.

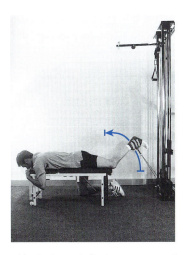

Abb. 8.73 Knieflexion unter Gewichtsabnahme des Unterschenkels mit Hilfe eines Kraftzugapparates.
Ausgangsstellung: Bauchlage mit extendiertem Knie. Die Fixierung des Kraftzugapparates ist am Unterschenkel.
Ausführung: Knieflexion.

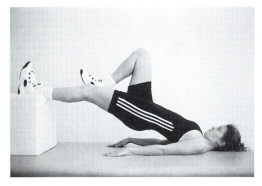

Abb. 8.74 Knieflexion/-extension mit Einsatz des Körpergewichtes in geschlossener Kette.
Ausgangsstellung: Rückenlage. Hüft- und Kniegelenk des zu übenden Beines sind ca. 90° flektiert. Der Unterschenkel stützt auf einer erhöhten Unterlage ab (z. B. Hocker).
Ausführung: Abheben des Beckens von der Unterlage.
Hinweis: Das nicht zu trainierende Bein kann zur Entlastung zusätzlich eingesetzt werden.

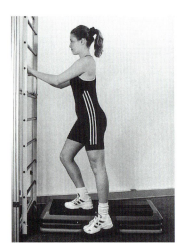

Abb. 8.75 Knieflexion/-extension mit Einsatz des Körpergewichtes auf einer Stufe.
Ausgangsstellung: Einbeinstand auf einer Stufe.
Ausführung: Hoch- und Heruntersteigen von der Stufe.
Hinweis: Je weiter der Oberkörper nach vorne geneigt ist, desto mehr sind die Knieflexoren sowohl bei der Extensions- wie auch Flexionsphase aktiv.

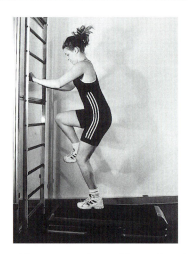

Abb. 8.76 Reaktive Übung für die Knieflexoren (und -extensoren) mittels Sprüngen.
Ausgangsstellung: Einbeinstand mit nach vorne geneigtem Oberkörper, eventuell unterstützt an einer Sprossenwand.
Ausführung: Kleine Sprünge auf der Stelle bis ca. 5 cm erfordern die reaktive Leistungsfähigkeit der Knieflexoren und -extensoren.

Dehnübungen

Die am häufigsten zur Verkürzung tendierenden Muskeln sind die:

- Ischiokruralmuskeln (Abb. 8.**24**, s. S. 105) sowie der
- M. triceps surae (Abb. 8.**99** u. 8.**100**, s. S. 136).

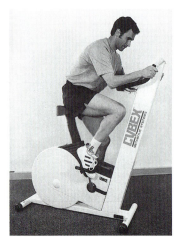

Abb. 8.77 Übung für die Knieflexoren (und -extensoren) mit dem Fahrrad.
Ausgangsstellung: Sitz mit nach vorne geneigtem Oberkörper.
Ausführung: Treten gegen eingestellten Widerstand.
Hinweis: Die Knieflexoren sind bei der Knieflexion und teilweise bei der Knieextensionsphase aktiv.

8.8 Übungen der Knieextensoren

Hauptmuskeln	Ursprung	Ansatz	Innervation
M. quadriceps femoris		Basis und Ränder der Patella und schließlich als Lig. patellae an der Tuberositas tibiae	N. femoralis (L_2), L_3, L_4, (L_5)
– M. rectus femoris	Spina iliaca anterior inferior oberhalb des Acetabulums		
– M. vastus intermedius	längs des ganzen Femurs mit Ausnahme der Linea aspera		
– M. vastus medialis (tibialis)	Labium mediale lineae asperae		
– M. vastus lateralis (fibularis)	Labium laterale lineae aspera		
Stabilisations- und Neutralisationsmuskeln: Die Mm. vastus lateralis und medialis gleichen die lateralen und medialen Komponenten aus und stabilisieren das Knie.		Die Hüftextensoren heben die Flexionskomponente des M. rectus femoris auf.	

Tabelle 8.9 Hauptmuskeln (Ursprung, Ansatz und Innervation), Hilfs-, Neutralisations- und Stabilisationsmuskeln für die *Knieextension* (vgl. Janda 1994, 210)

Referenzübungen

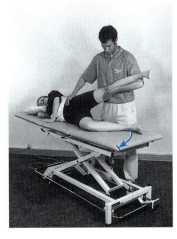

Abb. 8.78 Referenzübung der Knieextensoren bei M2.
Ausgangsstellung: Seitenlage. Das obere Bein wird vom Therapeuten gehalten. Das untere Bein ist im Kniegelenk 90° flektiert.
Ausführung: Das untenliegende Bein extendiert vollständig im Kniegelenk.

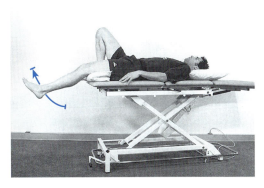

Abb. 8.79 Referenzübung der Knieextensoren bei M3.
Ausgangsstellung: Rückenlage. Der Unterschenkel hängt frei über der Tischkante.
Ausführung: Das Knie extendiert vollständig.

Kraftübungen

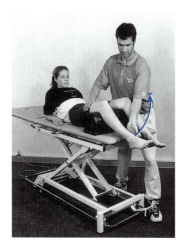

Abb. 8.80 Knieextension unter manueller Gewichtsabnahme des Unterschenkels.
Ausgangsstellung: Rückenlage mit einer Rolle unter der Kniekehle.
Ausführung: Das Knie wird bei gehaltener Hüftstellung unter manueller Gewichtsabnahme des Unterschenkels extendiert.

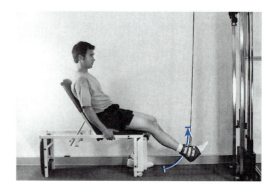

Abb. 8.81 Knieextension unter Gewichtsabnahme des Unterschenkels mit Hilfe eines Kraftzugapparates.
Ausgangsstellung: Sitz. Der Unterschenkel hängt frei und ist am Fuß mit dem Kraftzugapparat verbunden.
Ausführung: Das Kniegelenk wird bei gehaltener Hüftstellung in einem vorgegebenen Bewegungsabschnitt bewegt.

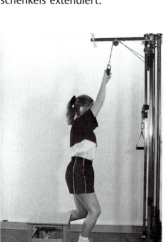

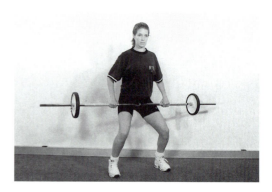

Abb. 8.82a Knieextension und -flexion unter Gewichtsabnahme mit Hilfe eines Kraftzugapparates (a) und erhöhtem Gewicht durch eine Langhantel (b).
Ausgangsstellung:
a Einbeinstand mit Entlastung durch einen Kraftzugapparat. Der Hocker dient der Bewegungsbegrenzung.
b Stand mit einer Langhantel.
Ausführung: Knieflexion.
Hinweis: Je vertikaler die Stellung des Oberkörpers ist, desto mehr beansprucht man den M. quadriceps des Standbeines.

Abb. 8.82b

8.8 Übungen der Knieextensoren

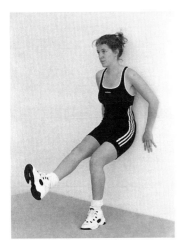

Abb. 8.83 Knieflexion und -extension mit Einsatz des Körpergewichtes.
Ausgangsstellung: Einbeinstand. Der Oberkörper ist rückwärts gegen eine glatte Wand gelehnt.
Ausführung: Knieflexion.

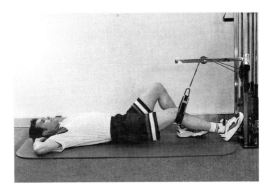

Abb. 8.84a Knieextension mit dem Kraftzugapparat in geschlossener Kette (a und b) und mit Gummiband in offener Kette (c).
Ausgangsstellung: a Rückenlage mit flektiertem Knie. Der Fuß ist stabilisiert, und die Fixation des Zugapparates befindet sich unter der Kniekehle. b Einbeinstand mit flektiertem Knie. Die Fixation des Gummibandes befindet sich auf Höhe der Kniekehle. c Sitz. Das Gummiband ist um die Fußspitze gelegt und wird vom anderen Fuß am Boden fixiert.
Ausführung:
a und b gleichzeitige Hüft- und Knieextension
c Knieextension.

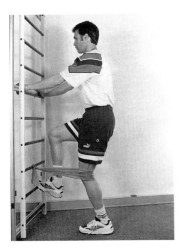

Abb. 8.84b

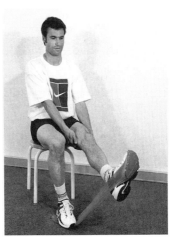

Abb. 8.84c

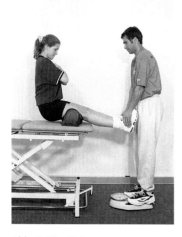

Abb. 8.85 Knieextension mit Einsatz des proximalen Körpergewichtes.
Ausgangsstellung: Sitz am Rand des Tisches. Die harte Rolle ist proximal der Kniekehle. Der Unterschenkel/Fuß wird durch den Therapeuten fixiert.
Ausführung: Die Patientin hebt ihr Gesäß von der Unterlage ab.

Hinweis: Gewichtsverlagerungen der Patientin nach dorsal intensivieren die Übung. Der reduzierte Widerstand des Therapeuten einseitig an einem Bein erfordert einen erhöhten muskulären Krafteinsatz an der heterolateralen Seite. Die Differenz zwischen der Gewichtangabe auf der Waage und des Körpergewichts des Therapeuten ermöglicht die kontrollierte Dosierung der Übung.

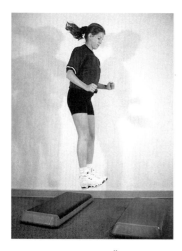

Abb. 8.86 Reaktive Übung für die Knieextensoren mittels Sprüngen.
Ausgangsstellung: Stand auf Stufe.
Ausführung: Sprung von Stufe hinunter, wobei die Ferse aufsetzt und die Patientin gleich wieder hochspringt.
Hinweis: Die Höhe der Stufe sollte 32 cm nicht übersteigen [8.4].

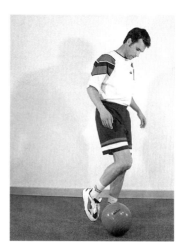

Abb. 8.87 Reaktive Übung für die Knieextensoren mit Ball.
Ausgangsstellung: Stand.
Ausführung: Einen zugerollten Ball mit dem Fußrücken hart stoppen.

8.8 Übungen der Knieextensoren

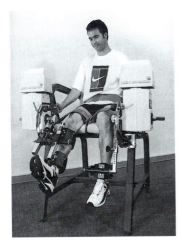

Abb. 8.88 Knieextension mit der Orthotron Kraftmaschine.
Ausgangsstellung: Sitz. Die Fixation des Widerstandes ist unterhalb der Tuberositas tibiae und distal des Unterschenkels montiert und verhindert gleichzeitig das vordere Schubladenphänomen.
Ausführung: Knieextension (und- flexion) in definiertem Bewegungsabschnitt.
Hinweis: Der Bewegungsablauf ist isokinetisch.

Dehnübungen

Für die Dehnung des M. quadriceps siehe Abb. 8.11, S. 101.

8.9   Übungen der Fußflexoren

Hauptmuskeln	Ursprung	Ansatz	Innervation
M. triceps surae – gastrocnemius	Cap. mediale (tibiale): Dorsalseite des medialen Epicondylus des Femurs Cap. laterale (fibulare): lateraler Epicondylus des Femurs	bilden gemeinsam die Achillessehne (Tendo m. tricipitis surae), die am Tuber calcanei an- setzt	N. tibialis (aus dem N. ischiadi- cus) S_1, S_2
– soleus	hintere Seite des Caput fibulae; proximales Drittel der Rückseite der Fibula; mittleres Drittel des Medialrandes der Tibia; Linea poplitea		N. tibialis (aus dem N. ischiadi- cus) (L_5), S_1, S_2
Hilfsmuskeln: M. tibialis posterior, plantaris, peronaeus brevis, flexor hallucis longus, peronaeus longus, flexor digitorum longus	*Neutralisationsmuskeln:* Die Mm. peronaei und tibialis posterior neutralisieren sich gegenseititg in der lateralen Duktion des Fußes	*Stabilisationsmuskeln:* kommen im Liegen nicht zur Geltung	

Tabelle 8.10   Hauptmuskeln (Ursprung, Ansatz und Innervation), Hilfs-, Neutralisations- und Stabilisations-muskeln für die *Fußflexion* (vgl. Janda 1994, 214)

Hauptmuskeln	Ursprung	Ansatz	Innervation
M. tibialis posterior	mittleres Drittel der Mem- brana interossea und anliegende Ränder der Tibia und Fibula	Tub. ossis navicularis, strahlt aber auch an die Plantarseite der meisten Tarsal- und Metatarsalknochen	N. tibialis (L_4), L_5, S_1, (S_2)
Hilfsmuskeln: Mm. triceps, flexor hallucis longus, flexor digito- rum longus	*Neutralisations- und Stabilisationsmuskeln:* sind praktisch nicht vorhanden		

Tabelle 8.11   Hauptmuskeln (Ursprung, Ansatz und Innervation), Hilfs-, Neutralisations- und Stabilisations-muskeln für die *Fußflexion* und -supination (vgl. Janda 1994, 217)

8.9 Übungen der Fußflexoren

Hauptmuskeln	Ursprung	Ansatz	Innervation
M. peronaeus (fibularis) brevis	distale Hüfte der Fibulaaußenseite	Tub. ossis metatarsi V	N. peronaeus superficialis $(L_4), L_5, S_1, (S_2)$
M. peronaeus longus	Fibulaköpfchen; anliegender Teil des lateralen Condylus tibiae; prox. Hälfte der Fibulaaußenseite, Fascia cruris	Os cuneiforma mediale, Basis des 1. Metatarsalen manchmal auch Basis des 2. Metatarsalen von der Plantarseite her	N. peronaeus superficialis $(L_4), L_5, S_1, (S_2)$
Hilfsmuskeln: Mm. extensor digitorum longi, M. peronaeus tertius (= 5. Sehne des M. extensor digitorum longus, die an der Tub. metatarsi ansetzt)		*Neutralisations- und Stabilisationsmuskeln:* kommen praktisch nicht zur Geltung	

Tabelle 8.12   Hauptmuskeln (Ursprung, Ansatz und Innervation), Hilfs-, Neutralisations- und Stabilisationsmuskeln für die *Fußflexion* und *-pronation* (vgl. Janda 1994, 226)

Referenzübungen

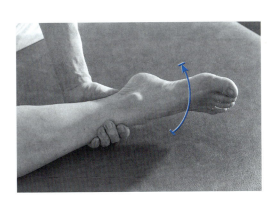 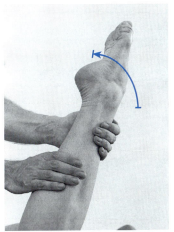

Abb. 8.89   Referenzübung der Fußflexoren bei M2.
Ausgangsstellung: Seitenlage.
Ausführung: Der Fuß flektiert im oberen Sprunggelenk bis zum vollen Bewegungsausmaß.

Abb. 8.90   Referenzübung der Fußflexoren bei M3.
Ausgangsstellung: Bauchlage. Das Kniegelenk ist 45° flektiert und wird vom Therapeuten fixiert.
Ausführung: Der Fuß flektiert im oberen Sprunggelenk bis zum vollen Bewegungsausmaß.

Kraftübungen

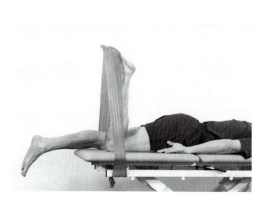

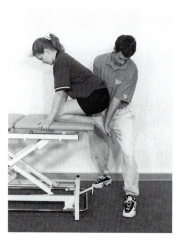

Abb. 8.91 Fußflexion mit Gummiband.
Ausgangsstellung: Bauchlage. 90° Knieflexion, der Fuß ist in Extensionsstellung. Das Gummiband ist um die Fußsohle gelegt.
Ausführung: Fußflexion.

Abb. 8.92 Fußflexion unter aktiver Insuffizienz des M. gastrocnemius mit manuellem Widerstand.
Ausgangsstellung: Fersensitz am Ende der Tischkante. Der Fuß hängt frei über der Tischkante. Der Therapeut gibt an der Fußsohle Widerstand.
Ausführung: Fußflexion.

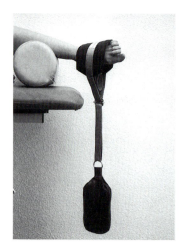

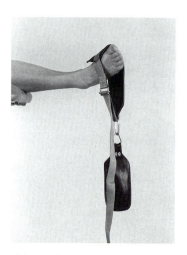

Abb. 8.93a Fußpronation (a) oder -supination (b) unter Beibehalt der Fußflexion mit Zusatzgewicht.
Ausgangsstellung:
a Seitenlage. Das obere Bein ist auf einer Knierolle abgestützt, der Fuß hängt frei über der Knierolle und hat eine Gewichtsmanschette am Fuß fixiert.
b Seitenlage. Der Fuß des untenliegenden Beines hängt frei über der Tischkante.
Ausführung: a Fußpronation
b Fußsupination unter Beibehalten der Fußflexion.

Abb. 8.93b

8.9 Übungen der Fußflexoren

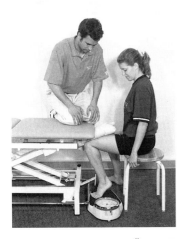

Abb. 8.94 Isometrische Übung für die Fußflexoren gegen Widerstand eines festen Gegenstandes.
Ausgangsstellung: Sitz mit 90° Hüft- und Knieflexion. Der Vorfuß ist auf einer Waage abgestellt in beliebiger Flexionsstellung des oberen Sprunggelenkes. Das Knie berührt dabei die Unterseite eines Tisches.
Ausführung: Plantarflexion des Fußes bis vorgegebener Widerstand auf der Waage anzeigt. Das Knie stemmt vermehrt gegen die Unterseite des Tisches.
Hinweis: Der Therapeut wird als Zusatzgewicht auf dem Tisch eingesetzt.

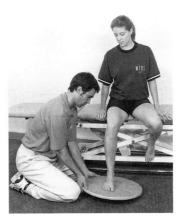

Abb. 8.95 Fußpronation und -supination auf dem Schaukelbrett.
Ausgangsstellung: Sitz oder Stand mit einem Fuß auf dem Schaukelbrett.
Ausführung: Die Patientin versucht mit dem Fuß das Schaukelbrett stabil zu halten, während der Therapeut das Schaukelbrett bewegt.

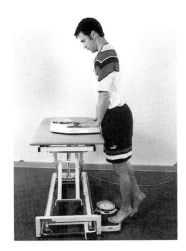

Abb. 8.96 Fußflexion unter kontrollierter Teilbelastung.
Ausgangsstellung: Einbeinstand mit dem Vorfuß auf einer Stufe. Der Patient stützt mit den Händen auf die auf den Tisch gestellte Waage zur Kontrolle der Teilentlastung.
Ausführung: Flexion und Extension im oberen Sprunggelenk. Das Knie soll dabei in derselben Ausgangsstellung und die Gewichtsangabe auf der Waage konstant bleiben.

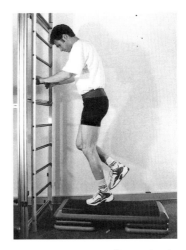

Abb. 8.97 Reaktive Übung für die Fußflexoren mittels Einbeinsprüngen.
Ausgangsstellung: Einbeinstand auf dem Vorfuß.
Ausführung: Einbeinsprünge, wobei die Position des Fußes beibehalten wird.

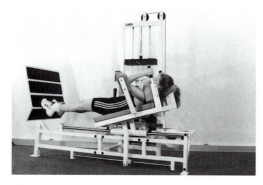

Abb. 8.98 Fußflexion mit der Leg Press Maschine.
Ausgangsstellung: Die Zehen sind unten auf der Platte aufgesetzt, die Beine gestreckt. Die Handgriffe können gehalten werden.
Ausführung: Flexion im oberen Sprunggelenk.

Dehnübungen

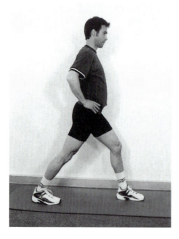

Abb. 8.99 Dehnung des M. gastrocnemius.
Ausgangsstellung: Schrittstellung. Das zu dehnende Bein ist nach hinten gestellt und im Kniegelenk extendiert.
Ausführung:
a Bei auf den Boden gestellter Ferse des hinteren Beines wird der Körper nach vorne verschoben, so daß die Flexionsstellung im oberen Sprunggelenk vergrößert wird (Dehnung von proximal).
b Die abgehobene Ferse bei stabil gehaltenem Körper bewegt sich zum Boden (Dehnung von distal).

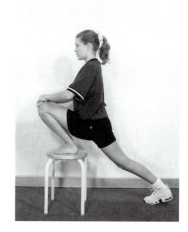

Abb. 8.100 Dehnung des M. soleus.
Ausgangsstellung: Das zu dehnende Bein steht bei maximaler Knieflexion auf einem Hocker.
Ausführung:
a Das Knie bewegt nach vorne, die Ferse bleibt stabil auf dem Hocker (Dehnung von proximal).
b Eine Vorfußbelastung verlagert sich nach hinten, wobei die Ferse Richtung Hocker bewegt. Das Knie bleibt stabil in einer nach vorne gehaltenen Lage (Dehnung von distal).

8.10 Übungen der Fußextensoren

Hauptmuskeln	Ursprung	Ansatz	Innervation
M. tibialis anterior	Condylus lateralis tibiae; proximale zwei Drittel der lateralen Tibiaseite; anliegender Teil der Membrana interossea	Os cuneiforme mediale (I); Basis des Metatarsus I an der Plantarseite	N. peroneus profundus L_4, L_5, (S_1)
Hilfsmuskeln: M. extensor hallucis longus; M. extensor digitorum longus in der letzten Phase der Bewegung		*Neutralisations- und Stabilisationsmuskeln:* sind praktisch nicht vorhanden	

Tabelle 8.13 Hauptmuskeln (Ursprung, Ansatz und Innervation), Hilfs-, Neutralisations- und Stabilisationsmuskeln für die *Fußextension* und *-supination* (vgl. Janda 1994, 220)

Referenzübungen

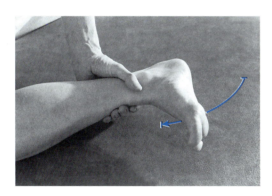 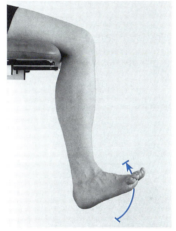

Abb. 8.101 Referenzübung der Fußextensoren (und -supinatoren) bei M2.
Ausgangsstellung: Seitenlage.
Ausführung: Der Fuß extendiert und supiniert im vollen Bewegungsausmaß. Die Ferse wird leicht passiv angehoben, so daß während der Bewegung die Zehen reibungsfrei über die Unterlage streifen.

Abb. 8.102 Referenzübung der Fußextensoren (und -supinatoren) bei M3.
Ausgangsstellung: Sitz. Der Unterschenkel hängt frei über die Bettkante, der Fuß ist in einer Ruhestellung.
Ausführung: Der Fuß extendiert und supiniert im vollen Bewegungsausmaß.

Kraftübungen

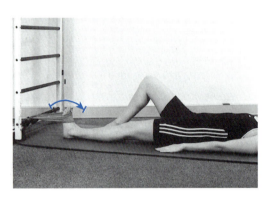 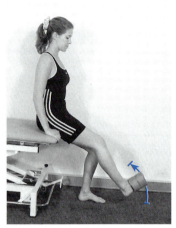

Abb. 8.103a Fußextension mit Gummiband (a) und Gewichtsmanschette (b).
Ausgangsstellung:
a Rückenlage. Das Gummiband ist an Fußrücken und Sprossenwand fixiert.
b Sitz. Auf dem Fußrücken ist eine Gewichtsmanschette angebracht.

Abb. 8.103b

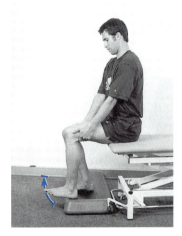

Abb. 8.104 Fußextension unter manueller Gewichtsabnahme des Beines.
Ausgangsstellung: Sitz. Die Ferse steht auf einer Stufe und der Vorfuß ist frei über der Stufenkante.
Ausführung: Den Fuß heben. Die Ferse bleibt dabei auf der Stufe.
Hinweis: Die manuelle Gewichtsabnahme am Oberschenkel ermöglicht ein volles Bewegungsausmaß bei schwächeren Fußextensoren.

8.10 Übungen der Fußextensoren

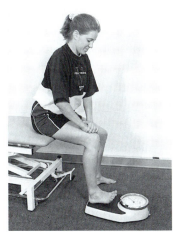
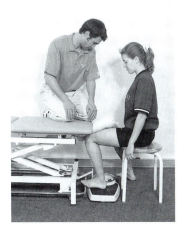

Abb. 8.105a Fußextension unter Belastungskontrolle mit manuellem Widerstand (a) und gegen Widerstand eines festen Gegenstandes (b).
Ausgangsstellung: Sitz. Die Ferse ist auf einer Waage.
a Manueller Widerstand am Knie
b Das Knie berührt die Unterkante des Tisches.
Ausführung:
a Flexion und Extension im oberen Sprunggelenk unter Beibehalten der Gewichtsvorgabe auf der Waage.
b Dorsalextension des Fußes bis zur vorgegebenen Gewichtsangabe (Isometrie).
Hinweis: b Der Therapeut wird als Zusatzgewicht auf dem Tisch eingesetzt.

Abb. 8.105b

Dehnübungen

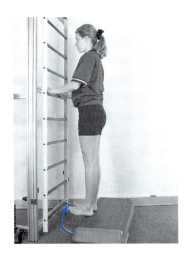
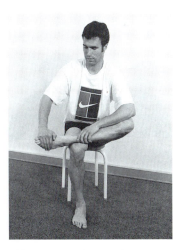

Abb. 8.106 Fußextension unter Belastung des Körpergewichtes.
Ausgangsstellung: Stand auf einer Stufe vor der Sprossenwand. Die Vorfüße sind flektiert über dem Stufenrand.
Ausführung: Fußextension.

Abb. 8.107 Dehnung der Fußextensoren.
Ausgangsstellung: Sitz mit angewinkeltem, überschlagenem Bein.
Ausführung: Fußflexion manuell intensiviert.

8.11 Übungen der Zehenflexoren

Hauptmuskeln	Ursprung	Ansatz	Innervation
M. flexor hallucis brevis	plantare Flächen der Ossa cuneiforme mediale, intermedium, laterale und des Os naviculare	medialer Kopf: vereinigt sich mit der Sehne des M. abductor hallucis und setzt am medialen Sesambein der großen Zehe an	medialer Kopf: N. plantaris medialis L_5, S_1
		lateraler Kopf: vereinigt sich mit der Sehne des M. adductor hallucis und setzt am lateralen Sesambein der Großzehe an	lateraler Kopf: N. plantaris lateralis S_1, S_2

Tabelle 8.14 Hauptmuskeln (Ursprung, Ansatz und Innervation) für die *Großzehengrundgelenksflexion* (vgl. Janda 1994, 232)

Hauptmuskeln	Ursprung	Ansatz	Innervation
M. flexor hallucis longus	distale zwei Drittel der dorsalen Fibulaseite; angrenzender Teil der Membrana interossea	Basis des Endgliedes der großen Zehe	N. tibialis L_5, S_1, S_2

Tabelle 8.15 Hauptmuskeln (Ursprung, Ansatz und Innervation) und Hilfsmuskel für die *Großzehenendgelenksflexion* (vgl. Janda 1994, 246)

Hauptmuskeln	Ursprung	Ansatz	Innervation
Mm. lumbricales (4)	angeschlossen an die Sehnen des M. flexor digitorum longus	Basis des Grundgliedes der 2. bis 5. Zehe von der medialen Seite; dorsale Aponeurose der 2. bis 5. Zehe	I.: N. plantaris medialis L_5, S_1, (S_2) II., III., IV.: N. plantaris lateralis (L_5), S_1, S_2, (S_3)

Tabelle 8.16 Hauptmuskeln (Ursprung, Ansatz und Innervation) für die *Zehengrundgelenksflexion II–V* (vgl. Janda 1994, 229)

Hauptmuskeln	Ursprung	Ansatz	Innervation
M. flexor digitorum brevis	Proc. medialis tuberis calcanei; Plantaraponeurose	mit der gespaltenen Sehne an beiden Seiten der Basis der Mittelphalangen 2 bis 5	N. plantaris medialis L_5, S_1
Hilfsmuskeln: M. flexor digitorum longus, M. quadratus plantae			

Tabelle 8.17 Hauptmuskeln (Ursprung, Ansatz und Innervation) und Hilfsmuskeln für die *Zehenmittelgelenksflexion II–V* (vgl. Janda 1994, 242)

8.11 Übungen der Zehenflexoren

Hauptmuskeln	Ursprung	Ansatz	Innervation
M. flexor digitorum longus	mittleres Drittel der dorsalen Seite der Tibia	Endglieder der 2. bis 5. Zehe	N. tibialis L_5, s_1, (S_2)
Hilfsmuskel: M. quadratus plantae			

Tabelle 8.18   Hauptmuskeln (Ursprung, Ansatz und Innervation) und Hilfsmuskel für die *Zehenendgelenksflexion II–V* (vgl. Janda 1994, 244)

Referenzübungen

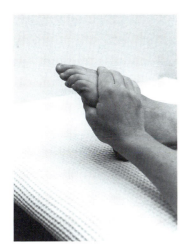

Abb. 8.108 Referenzübung der Zehengrundgelenksflexoren I-V.
Ausgangsstellung: Rückenlage. Die Therapeutin fixiert den Fuß proximal der Zehengrundgelenke.
Ausführung: Zehengrundgelenksflexion.

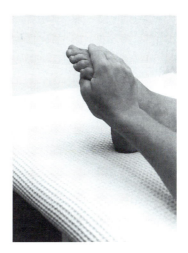

Abb. 8.109 Referenzübung der Zehenmittelgelenksflexoren II-V und Großzehenendgelenksflexor.
Ausgangsstellung: Rückenlage. Die Therapeutin fixiert die Zehen proximal der Zehenmittelgelenke.
Ausführung: Zehenmittelgelenksflexion.

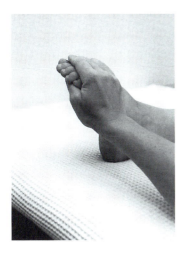

Abb. 8.110 Referenzübung der Zehenendgelenksflexoren II-V.
Ausgangsstellung: Rückenlage. Die Therapeutin fixiert den Fuß proximal der Endgelenke.
Ausführung: Zehenendgelenksflexion.

Kraftübung

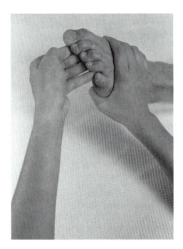

Abb. 8.111 Zehenflexion gegen manuellen Widerstand.
Ausgangsstellung: Rückenlage. Die Therapeutin fixiert den Vorfuß und gibt Widerstand an den Zehen.
Ausführung: Zehenflexion.

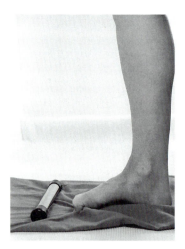

Abb. 8.112 Zehenflexion mit einem Tuch.
Ausgangsstellung: Der Fuß steht auf einem Tuch, auf dem eine Kurzhantel liegt.
Ausführung: Die Patientin versucht durch Krallen der Zehen das Tuch zu sich heranzuziehen.

Dehnübung

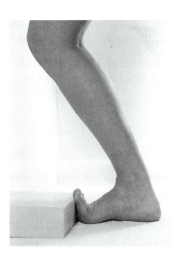

Abb. 8.113 Dehnübung der Zehenflexoren I-V.
Ausgangsstellung: Die Patientin steht vor der Stufe und hat eine maximale Extension in den Zehengelenken.
Ausführung: Eine Ventralbewegung des Knies führt zu einer vermehrten Dorsalextension im Fußgelenk und somit zu einer Dehnung des M. flexor digitorum longus und des M. flexor hallucis longus.

8.12 Übungen der Zehenextensoren

Hauptmuskeln	Ursprung	Ansatz	Innervation
M. extensor digitorum longus	Condylus lateralis tibiae; proximale Hälfte der Facies medialis fibulae; angrenzende Teile der Membrana interossea	spaltet sich in 4 Sehnen für die 2. bis 5. Zehe; die Sehnen gehen in Dorsalaponeurose der Zehen über und lassen sich bis zu den Endgliedern verfolgen	N. peronaeus profundus L_4, L_5, S_1, (S_2)
M. extensor digitorum brevis	wie der M. extensor hallucis brevis an der Dorsalseite des Fersenbeins	spaltet sich in 3 dünne Sehnen für die 2. bis 4. Zehe, Ansatz in der Dorsalaponeurose der Zehen gemeinsam mit dem M. extensor digitorum longus	N. peronaeus profundus (L_4), L_5, S_1, (S_2)
M. extensor hallucis brevis	Dorsalseite des Fersenbeins medial vom M. extensor digitorum brevis	Grundglied der großen Zehe, Dorsalaponeurose	N. peronaeus profundus L_4, L_5, S_1

Tabelle 8.19 Hauptmuskeln (Ursprung, Ansatz und Innervation) für die *Zehengrundgelenksextension I–V* (vgl. Janda 1994, 235)

Hauptmuskeln	Ursprung	Ansatz	Innervation
M. extensor hallucis longus	mittlerer Anteil der Vorderfläche der Fibula; Membrana interossea	Dorsalfläche der Basis des Endgliedes der großen Zehe	N. peronaeus profundus (L_4), L_5, S_1, (S_2)

Tabelle 8.20 Hauptmuskeln (Ursprung, Ansatz und Innervation) für die *Großzehenendgelenksextension* (vgl. Janda 1994, 248)

Referenzübungen

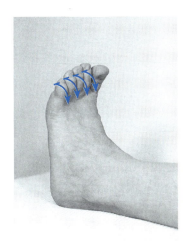

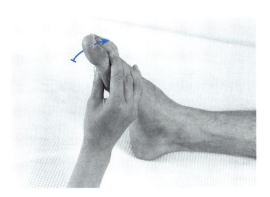

Abb. 8.114 Referenzübung für die Zehengrundgelenksextensoren I-V.
Ausgangsstellung: Rückenlage. Die Beine sind gestreckt.
Ausführung: Zehengrundgelenksextension.

Abb. 8.115 Referenzübung für den Großzehenendgelenksextensor.
Ausgangsstellung: Rückenlage. Die Therapeutin fixiert die Großzehe proximal vom Endgelenk.
Ausführung: Großzehenendgelenksextension.

Kraftübungen

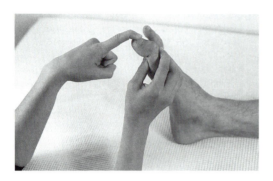

Abb. 8.116 Großzehenendgelenksextension mit manuellem Widerstand.
Ausgangsstellung: Rückenlage. Die Therapeutin fixiert den proximalen Phalanx und gibt manuellen Widerstand an der Großzehenendphalanx.
Ausführung: Extension im Großzehenendgelenk.

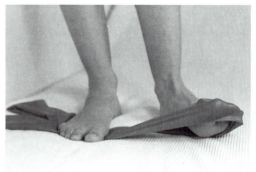

Abb. 8.117 Zehenextension mit Gummiband.
Ausgangsstellung: Sitz. Die Patientin wickelt das Gummiband um den Vorfuß und die Zehen. Der Fuß ist in Neutral-0-Stellung.
Ausführung: Der Fuß und die Zehen ziehen in die Extension gegen den Widerstand des Gummibandes.

Dehnübung

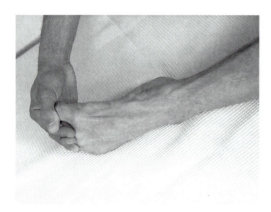

Abb. 8.118 Dehnung der Zehenextensoren.
Ausgangsstellung: Der Patient faßt seinen Fuß und hält die dorsale Seite seiner Zehen.
Ausführung: Flexion des Fußes und der Zehen, manuell intensiviert.

8.13 Übungen der Schultergürtelelevatoren

Hauptmuskeln	Ursprung	Ansatz	Innervation
M. trapezius (oberer Teil)	bindegewebig vom inneren Teil der Linea nuchae; Protuberantia occipitalis externa; Lig. nuchae	Extremitas acromialis claviculae	N. accessorius Plexus cervicalis $C_2 - C_4$
M. levator scapulae	Procc. transversi der 4 ersten Halswirbel	Angulus superior scapulae	N. dorsalis scapulae $C_2 - C_5$
Hilfsmuskeln: Mm. rhomboidei major und minor, M. sternocleidomastoideus (Pars clavicularis) bei den Stufen 5 und 4	*Neutralisationsmuskeln:* M. serratus anterior hebt die Adduktionskomponente auf, Mm. rhomboidei und M. trapezius mit seinen übrigen Teilen heben die Rotation auf	*Stabilisationsmuskeln:* Bei einseitiger Betätigung stabilisieren die lateralen Halsflexoren der Gegenseite die Halswirbelsäule und verhindern ihre Retroflexion	

Tabelle 8.21   Hauptmuskeln (Ursprung, Ansatz und Innervation), Hilfs-, Neutralisations- und Stabilisationsmuskeln für die *Schultergürtelelevatoren* (vgl. Janda 1994, 78)

Referenzübungen

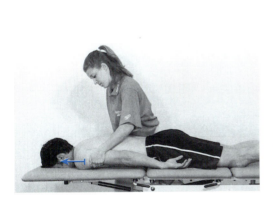

Abb. 8.119   Referenzübung der Schulterelevatoren bei M2.
Ausgangsstellung: Bauchlage. Der Schultergürtel ist in der Neutral-0-Stellung. Die Therapeutin hebt den Schultergürtel zur Reibungsverminderung.
Ausführung: Schultergürtelelevation bis zum vollen Bewegungsausmaß.

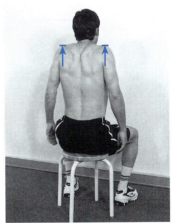

Abb. 8.120   Referenzübung der Schulterelevatoren bei M3.
Ausgangsstellung: Sitz oder Stand. Die Arme hängen frei.
Ausführung: Schultergürtelelevation bis zum vollen Bewegungsausmaß.

Kraftübungen

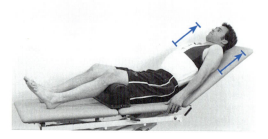

Abb. 8.121 Schulterelevation in der schrägen Ebene.
Ausgangsstellung: Rückenlage. Der Oberkörper liegt in einer Schrägstellung.
Ausführung: Schultergürtelelevation.

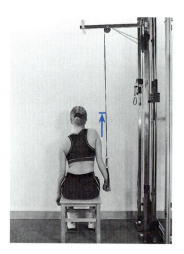 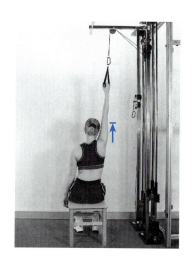

Abb. 8.122a Schulterelevation unter Gewichtsabnahme mit Hilfe eines Kraftzugapparates.
Ausgangsstellung: Sitz. Die Patientin hält den Handgriff der Zugvorrichtung. Der Arm ist
a in der Neutral-0-Stellung.
b eleviert.
Ausführung: Schultergürtelelevation.

Abb. 8.122b

8.13 Übungen der Schultergürtelelevatoren

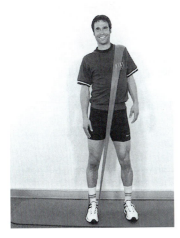

Abb. 8.123 Schulterelevation mit Gummiband.
Ausgangsstellung: Sitz oder Stand. Das Gummiband liegt über dem Schultergürtel und ist unter dem Fuß fixiert.
Ausführung: Schultergürtelelevation.

Dehnübungen

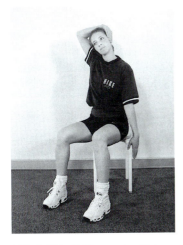

Abb. 8.124 Dehnung des M. trapezius pars descendens.
Ausgangsstellung: Sitz mit Seitneigung des Kopfes zur heterolateralen Seite, fixiert mit dem heterolateralen Arm.
Ausführung: Unter Fixation des Kopfes und Depression des homolateralen Schultergürtels wird der M. trapezius pars descendens gedehnt.

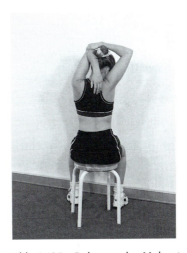

Abb. 8.125 Dehnung des M. levator scapulae.
Ausgangsstellung: Sitz. Der Kopf ist in Flexion, Seitneigung und Rotation zur heterolateralen Seite. Der homolaterale Arm ist eleviert, im Ellbogen gebeugt und die Hand ist hinter dem Nacken.
Ausführung: Eine Dehnung durch Depression und Rotation des Schulterblattes wird erreicht, indem die Patientin den Ellbogen hinter den Kopf zieht und kaudalen Druck auf den Ellbogen gibt.

8.14 Übungen der Schultergürteldepressoren

Hauptmuskeln	Ursprung	Ansatz	Innervation
M. trapezius (untere Fasern)	Dornfortsätze der kaudalen Brustwirbel	medialer Rand der Spina scapulae	N. accessorius, Plexus cervicalis $C_2 - C_4$
Hilfsmuskeln: M. trapezius, mittlere Fasern, Mm. rhomboidei – Adduktion	*Neutralisationsmuskeln:* M. pectoralis major hebt die Adduktionskomponente der Bewegung auf	*Stabilisationsmuskeln:* M. erector spinae und die Bauchmuskeln stabilisieren die Wirbelsäule, die Mm. intercostales interni und die Bauchmuskeln stabilisieren die Rippen (besonders gegen Widerstand)	

Tabelle 8.22 Hauptmuskeln (Ursprung, Ansatz und Innervation), Hilfs-, Neutralisations- und Stabilisationsmuskeln für die *Schultergürteldepression* (und *-adduktion*) (vgl. Janda 1994, 75)

Referenzübungen

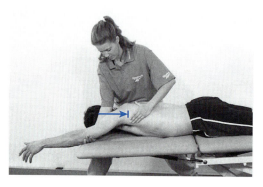

Abb. 8.126 Referenzübung der Schulterdepressoren bei M2.
Ausgangsstellung: Bauchlage. Die Schulter ist in Flexion und durch die Therapeutin am Oberarm unterstützt.
Ausführung: Volle Depression des Schultergürtels.

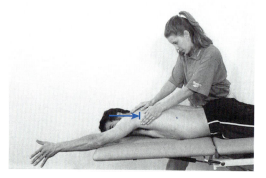

Abb. 8.127 Referenzübung der Schulterdepressoren bei M3.
Ausgangsstellung: Bauchlage. Die Schulter ist in Flexion.
Ausführung: Volle Depression des Schultergürtels gegen den Widerstand der Therapeutin.

Kraftübungen

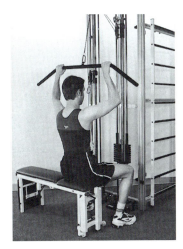

Abb. 8.128 Schulterdepression mit dem Kraftzugapparat.
Ausgangsstellung: Sitz. Die Arme sind in Flexionsstellung. Der Patient hält eine Stange.
Ausführung: Schultergürteldepression durch Zug an der Stange.

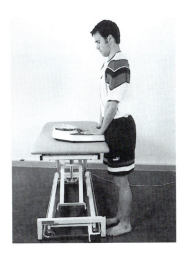

Abb. 8.129a Schulterdepression in der Stützfunktion des Armes.
Ausgangsstellung: Stand.
a Der Patient steht vor einem Tisch und stützt sich mit seinen Armen auf eine Waage.
b Der Patient steht mit dem Rücken zum Tisch und stützt sich ebenfalls mit den Händen auf einer Waage ab.
c Der Patient stützt sich auf zwei auf den Waagen abgestellten Stöcken ab.
Ausführung: Stemmen der Arme
a und b auf die Waage und
c auf die Stöcke.
Hinweis: Vermehrte Aktivität der:
a ventralen Schultergürteldepressoren
b dorsalen Schultergürteldepressoren.

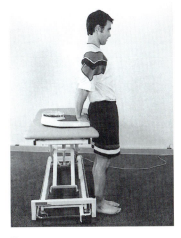

Übung 8.129b

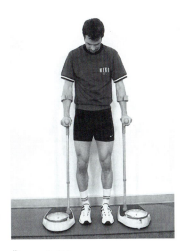

Übung 8.129c

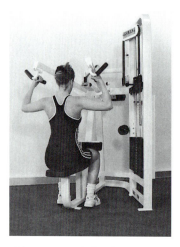

Abb. 8.130 Schulterdepression mit der Pulldown Kraftmaschine.
Ausgangsstellung: Sitz. Die Patientin hält die Handgriffe über ihrem Kopf.
Ausführung: Die Patientin zieht die Handgriffe nach unten bis die Ellbogen den Rumpf berühren.

Dehnübungen

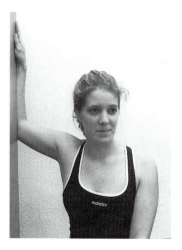

Abb. 8.131 Dehnung des M. pectoralis major.
Ausgangsstellung: Stand mit ca. 120° eleviertem Arm, abgestützt an einer Wand oder einem Türrahmen.
Ausführung: Rotation des Oberkörpers zur heterolateralen Seite des zu dehnenden Muskels.

8.15 Übungen der Schultergürtelretraktoren

Hauptmuskeln	Ursprung	Ansatz	Innervation
M. trapezius (mittlere Fasern)	Lig. nuchae; Dornfortsätze der Hals- und kranialen Brustwirbel	Akromion; Spina scapulae	N. accessorius, Plexus cervicalis $C_2 - C_4$
M. rhomboideus minor	Procc. spinales des 6. und 7. Halswirbels	das obere Viertel des medialen Schulterblattrandes	N. dorsalis scapulae C_4, C_5
M. rhomboideus major	Procc. spinales des 1. bis 4. Brustwirbels	Margo medialis scapulae – kaudal von M. rhomboideus minor	
Hilfsmuskeln: Obere und untere Fasern des M. trapezius	*Neutralisationsmuskeln:* Mm. rhomboidei und der untere Teil des M. trapezius heben gegenseitig die vertikalen Verschiebungen und auch die Rotation auf	*Stabilisationsmuskeln:* Bauchmuskeln und M. erector spinae	

Tabelle 8.23 Hauptmuskeln (Ursprung, Ansatz und Innervation), Hilfs-, Neutralisations- und Stabilisationsmuskeln für die *Schultergürtelretraktion* (vgl. Janda 1994, 73)

Referenzübungen

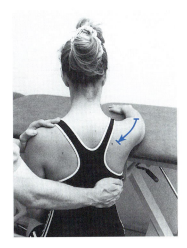

Abb. 8.132 Referenzübung der Schultergürtelretraktoren bei M2.
Ausgangsstellung: Sitz. Der Arm ist in einer horizontalen Stellung abgestützt auf einer Unterlage.
Ausführung: Schultergürtelretraktion im vollen Bewegungsausmaß.

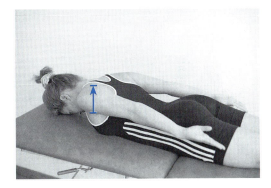

Abb. 8.133 Referenzübung der Schultergürtelretraktoren bei M3.
Ausgangsstellung: Bauchlage. Die Arme liegen neben dem Körper.
Ausführung: Schultergürtelretraktion im vollen Bewegungsausmaß.

Kraftübungen

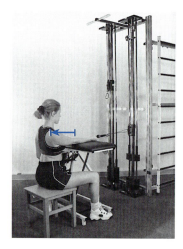
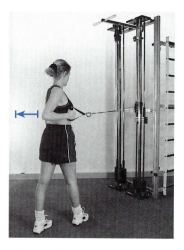

Abb. 8.134a Schultergürtelretraktion mit dem Kraftzugapparat.
Ausgangsstellung: Sitz oder Stand.
a Der zu trainierende Arm ist nach vorne gestreckt und auf einer Unterlage horizontal abgestützt.
b Der zu trainierende Arm ist im Ellbogen flektiert, wobei der Unterarm in Zugrichtung steht.
Ausführung: Schultergürtelretraktion
a unter Beibehaltung der Schulterstellung
b mit Schulterextension.

Abb. 8.134b

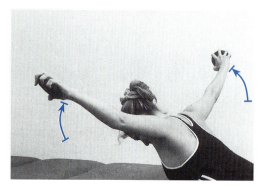
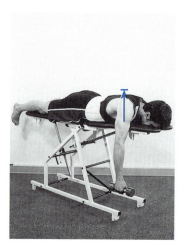

Abb. 8.135a Horizontale Abduktion der Schultergelenke mit Zusatzgewichten (a) und Schultergürtelretraktion aus der 90° Flexionsstellung des Schultergelenkes mit Kurzhantel (b).
Ausgangsstellung: Bauchlage. Die Arme sind
a horizontal abduziert und im Ellbogen extendiert. Die Patientin hält Zusatzgewichte in den Händen.
b freihängend. Der Patient hält eine Kurzhantel in der Hand.
Ausführung: Schultergürtelretraktion.

Abb. 8.135b

Dehnübung

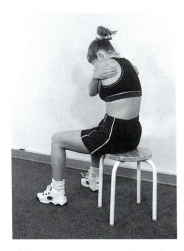

Abb. 8.136 Dehnung der Schultergürtelretraktoren.
Ausgangsstellung: Sitz. Die Hände umgreifen die heterolateralen Schulterblätter.
Ausführung: Die Hände ziehen die Schulterblätter in eine Abduktionsstellung, und die Brustwirbelsäule flektiert.
Für die Dehnung der oberen Anteile des M. trapezius (Pars descendens) siehe Abb. 8.125, S. 147.

8.16 Übungen der Schultergürtelprotraktoren

Hauptmuskeln	Ursprung	Ansatz	Innervation
M. serratus anterior (lateralis)	mit 8–9 Zacken an der lateralen Wand der ersten 8–9 Rippen	Margo medialis scapulae (Innenfläche)	N. thoracicus longus $C_5 - C_7$ (C_8)
Hilfsmuskeln: M. pectoralis major und minor	*Neutralisationsmuskeln:* M. serratus anterior und M. pectoralis minor begrenzen gegenseitig ihre Rotationskomponenten	*Stabilisationsmuskeln:* Bauchmuskeln, Mm. intercostales int., M. levator scapulae	

Tabelle 8.24 Hauptmuskeln (Ursprung, Ansatz und Innervation), Hilfs-, Neutralisations- und Stabilisationsmuskeln für die *Schultergürtelprotraktion* (vgl. Janda 1994, 81)

Referenzübungen

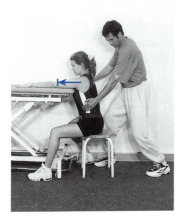 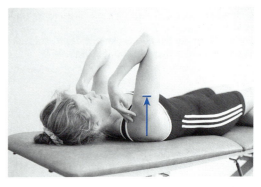

Abb. 8.137 Referenzübung der Schultergürtelprotraktoren bei M2.
Ausgangsstellung: Sitz. Die Schulter ist ca. 90° flektiert und auf einer Unterlage horizontal abgestützt.
Ausführung: Schultergürtelprotraktion im vollen Bewegungsausmaß.

Abb. 8.138 Referenzübung der Schultergürtelprotraktoren bei M3.
Ausgangsstellung: Rückenlage. Das Schultergelenk ist 90° flektiert und im Ellbogengelenk wird maximal flektiert.
Ausführung: Schultergürtelprotraktion im vollen Bewegungsausmaß.

8.16 Übungen der Schultergürtelprotraktoren

Kraftübungen

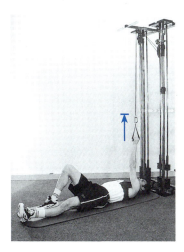

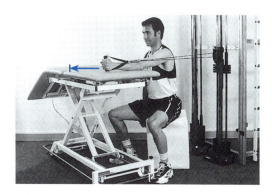

Abb. 8.139a Schultergürtelprotraktion unter Gewichtsabnahme mit Hilfe eines Kraftzugapparates (a) und gegen Widerstand des Kraftzugapparates.
Ausgangsstellung:
a Rückenlage. Der Arm ist in vertikaler Stellung, und der Patient hält sich am Griff der Zugvorrichtung.
b Sitz. Der Arm ist in horizontaler Stellung und auf einer Unterlage unterstützt.
Ausführung: Schultergürtelprotraktion
a unter Gewichtsabnahme des Armgewichtes mit Hilfe des Kraftzugapparates
b gegen Widerstand des Kraftzugapparates.

Abb. 8.139b

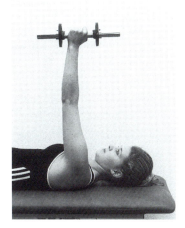

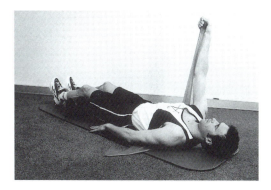

Abb. 8.140a Schultergürtelprotraktion mit Kurzhantel (a) und Gummiband (b).
Ausgangsstellung: Rückenlage. Das Schultergelenk ist in 90°-Flexion. Der Patient hält in der Hand
a eine Kurzhantel.
b ein Gummiband, welches am anderen Ende unter dem Oberkörper fixiert ist.
Ausführung: Schultergürtelprotraktion.

Abb. 8.140b

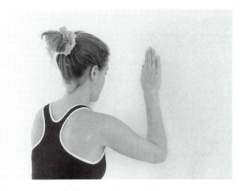 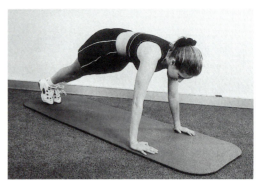

Abb. 8.141a Schultergürtelprotraktion mit Einsatz des Körpergewichtes.
Ausgangsstellung:
a Stand gegen eine Wand abgestützt.
b Liegestütz.
Ausführung: Schultergürtelprotraktion durch Stemmen der Arme gegen eine Wand oder den Boden, wobei der Schultergürtel stabil ist und der Rumpf sich dabei bewegt.

Übung 8.141b

Dehnübungen

Der am meisten zu Verkürzung tendierende Muskel der Schultergürtelprotraktoren ist der:
– M. pectoralis major (Abb. 8.**131**, s. S. 150).

8.17 Übungen der Schulterflexoren

Hauptmuskeln	Ursprung	Ansatz	Innervation
M. deltoideus (klavikulärer Teil)	äußeres Drittel des Schlüsselbeines	Tub. deltoidea humeri	N. axillaris (C_4), C_5, (C_6)
M. coracobrachialis	Proc. coracoideus scapulae	ulnare Seite der Humerusmitte	N. musculocutaneus (C_6), C_7
Hilfsmuskeln: M. deltoideus – mittlere Portion; M. pectoralis major – Pars clavicularis, M. biceps brachii	*Neutralisationsmuskeln:* M. infraspinatus, M. teres minor	*Stabilisationsmuskeln:* M. trapezius, M. subclavius, Schulterblattfixatoren	

Tabelle 8.25 Hauptmuskeln (Ursprung, Ansatz und Innervation), Hilfs-, Neutralisations- und Stabilisationsmuskeln für die *Schulterflexion* (vgl. Janda 1994, 84)

Referenzübungen

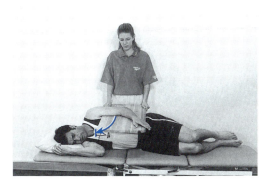 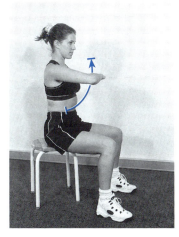

Abb. 8.142 Referenzübung der Schulterflexoren bei M2.
Ausgangsstellung: Seitenlage. Der Arm liegt auf einer reibungsarmen Unterlage horizontal abgestützt.
Ausführung: Schulterflexion bis 90°.

Abb. 8.143 Referenzübung der Schulterflexoren bei M3.
Ausgangsstellung: Sitz. Der Arm ist neben dem Körper, die Schulter innenrotiert und der Ellbogen 90° flektiert.
Ausführung: Schulterflexion bis 90°.

Kraftübungen

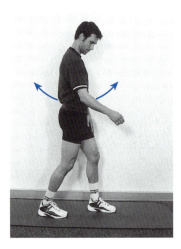

Abb. 8.144 Pendelübung für die Schulterflexoren.
Ausgangsstellung: Stand.
Ausführung: Der Arm wird durch die Schulterflexoren in Schwung gebracht und als Bewegung aktiv unterhalten.
Hinweis: Unterschiedliche Bewegungsabschnitte können durch Verändern der Oberkörperstellung trainiert werden.

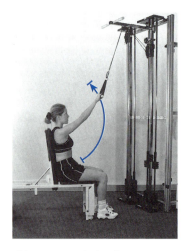

Abb. 8.145 Schulterflexion unter Gewichtsabnahme des Armes mit Hilfe eines Kraftzugapparates.
Ausgangsstellung: Sitz. Die Patientin hält mit der Hand den Handgriff der Zugvorrichtung.
Ausführung: Schulterflexion unter Gewichtsabnahme des Armes durch die Zugvorrichtung.

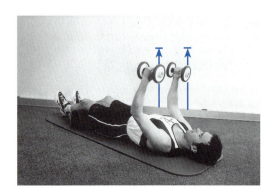

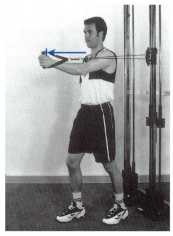

Abb. 8.146a Schulterflexion mit Kurzhanteln (a) und mit dem Kraftzugapparat (b).
Ausgangsstellung: Das Schultergelenk ist in der Neutral-0-Stellung, und der Ellbogen wird maximal flektiert.
a Rückenlage. Der Patient hält eine Kurzhantel.
b Stand. Der Patient hält den Griff des Kraftzugapparates.
Ausführung: Schulterflexion bis 90° bei gleichzeitiger Ellbogenextension.

Abb. 8.146b

8.17 Übungen der Schulterflexoren

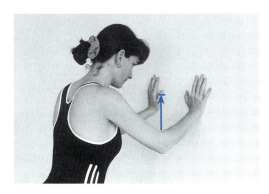

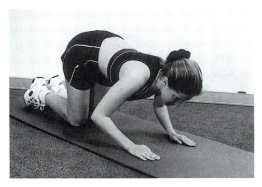

Abb. 8.147a Schulterflexion mit Einsatz des Körpergewichtes.
Ausgangsstellung: Die Hände sind auf Höhe der Schultergelenke und die Ellbogen nahe am Körper.
a Wandstütz.
b Vierfüßlerstand.
c Liegestütz.
Ausführung: Ellbogenextension bei gleichzeitiger Schultergelenkflexion. Die Ellbogen werden dabei nicht nach außen bewegt.

Abb. 8.147b

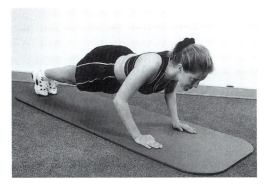

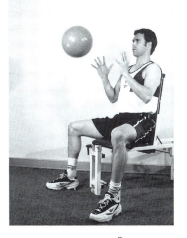

Abb. 8.147c

Abb. 8.148 Reaktive Übung für die Schulterflexoren mit Ball.
Ausgangsstellung: Sitz. Die Hände sind vor dem Brustkorb.
Ausführung: Der Patient stößt einen ihm zugeworfenen Ball sofort wieder prellend zurück.

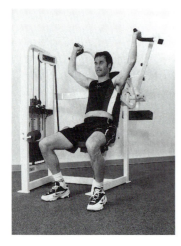

Abb. 8.149 Schulterflexion mit der Overhead Press Kraftmaschine.
Ausgangsstellung: Sitz. Der Patient hält die Handgriffe.
Ausführung: Durch Schulterabduktion/-flexion und Ellbogenextension werden die Handgriffe nach oben gestemmt.

Dehnübung

Die am meisten zu Verkürzung tendierenden Muskeln der Schultergelenksflexoren sind der

- M. pectoralis major (Abb. 8.131, s. S. 150) und der
- M. biceps brachii.

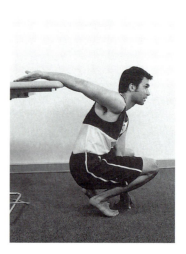

Abb. 8.150 Dehnung des M. biceps brachii.
Ausgangsstellung: Stand. Die Schulter ist in maximaler Extension und der Unterarm in Pronationsstellung auf einem Tisch abgelegt.
Ausführung: Kniebeugung führt zu einer vermehrten Schultergelenksextension und somit zur Dehnung des M. biceps brachii.

8.18 Übungen der Schulterextensoren

Hauptmuskeln	Ursprung	Ansatz	Innervation
M. latissimus dorsi	Wirbelsäulenanteil: Dornfortsätze von T_7 bis zum Os sacrum; von der festen Aponeurose der lumbodorsalen Faszie; Rippenteil: mit 3–4 Zacken von den letzten 3–4 Rippen; Hüftanteil: Labium externum cristae iliacae	Cr. tuberculi minoris	N. thoracodorsalis $C_6 - C_8$
M. teres major	kaudales Viertel des axillaren Schulterblattrandes; dorsale Fläche des kaudalen Winkels des Schulterblattes	Cr. tuberculi minoris	N. subscapularis $(C_5), C_6, (C_7)$
M. deltoideus (Schulterblattanteil)	Spinae scapulae	Tub. deltoidea humeri	N. axillaris $(C_4), C_5, (C_6)$
Hilfsmuskeln: M. triceps (Caput longum), M. teres minor, M. subscapularis, M. pectoralis major (Pars sternalis)	*Neutralisationsmuskeln:* M. deltoideus (Pars scapularis), M. infraspinatus, M. teres minor. Alle verhindern vor allem die Innenrotation	*Stabilisationsmuskeln:* M. triceps und M. coracobrachialis fixieren die Schulter, die Mm. rhomboidei das Schulterblatt, die Bauchmuskeln und die Mm. intercostales int. stabilisieren die Rippen, der M. erector spinae die Wirbelsäule	

Tabelle 8.26 Hauptmuskeln (Ursprung, Ansatz und Innervation), Hilfs-, Neutralisations- und Stabilisationsmuskeln für die *Schulterextension* (vgl. Janda 1994, 87)

Referenzübungen

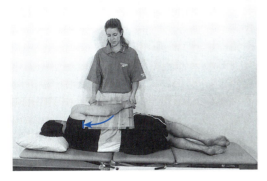

Abb. 8.151 Referenzübung der Schulterextensoren bei M2.
Ausgangsstellung: Seitenlage. Die Schulter ist leicht flektiert und der Arm auf einer reibungsarmen Unterlage horizontal abgestützt.
Ausführung: Schulterextension im vollen Bewegungsausmaß.

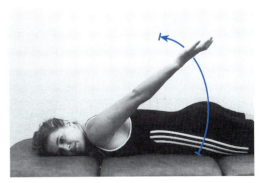

Abb. 8.152 Referenzübung der Schulterextensoren bei M3.
Ausgangsstellung: Bauchlage. Die Arme liegen innenrotiert neben dem Körper.
Ausführung: Schulterextension im vollen Bewegungsausmaß.

Kraftübungen

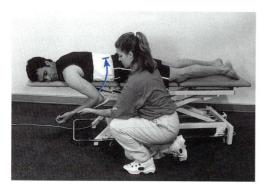

Abb. 8.153 Schulterextension unter manueller Gewichtsabnahme des Armes.
Ausgangsstellung: Bauchlage. Der Arm liegt auf dem Tisch und ist im Ellbogen flektiert. Der Therapeut unterstützt den Arm.
Ausführung: Schulterextension.

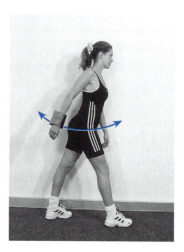

Abb. 8.154 Pendelübung für die Schulterextensoren.
Ausgangsstellung: Stand. Die Patientin trägt eine Gewichtsmanschette.
Ausführung: Pendeln, aktiv unterhalten von den Schulterextensoren.

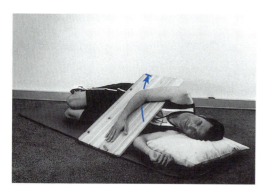

Abb. 8.155 Schulterextension in der schrägen Ebene.
Ausgangsstellung: Der Patient liegt in der Seitenlage leicht nach vorne rotiert. Der Arm ist dabei auf einem schrägen Brett. Der Ellbogen ist flektiert.
Ausführung: Schulterextension.

8.18 Übungen der Schulterextensoren

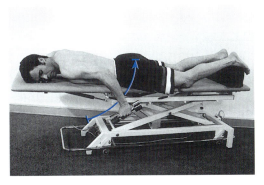

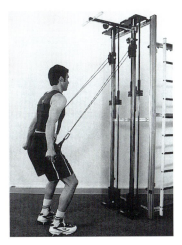

Abb. 8.156a Schulterextension mit Kurzhantel (a) und mit dem Kraftzugapparat (b).
Ausgangsstellung:
a Bauchlage. Das Schultergelenk ist extendiert und im Ellbogengelenk flektiert. Der Patient hält eine Kurzhantel.
b Stand. Der Patient hält die Handgriffe des Kraftzugapparates mit gestreckten Armen. Die Hüft- und Kniegelenke sind leicht flektiert. Die Lendenwirbelsäule wird aktiv stabilisiert.
Ausführung:
a Extension im Ellbogengelenk bei stabilisiertem Schultergelenk.
b Extension im Schultergelenk mit extendiertem Ellbogen.
Hinweis: a Diese Übung wird auch für die Rumpfstabilisation eingesetzt.

Abb. 8.156b

Dehnübung

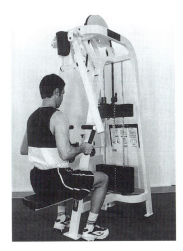

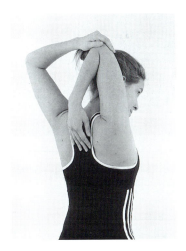

Abb. 8.157 Schulterextension mit der Row/Rear Delt Kraftmaschine.
Ausgangsstellung: Sitz. Das Schulter- und Ellbogengelenk sind in Flexionsstellung. Der Patient hält die vertikalen Handgriffe.
Ausführung: Der Patient zieht die Handgriffe durch Schulterextension nach hinten.

Abb. 8.158 Dehnung des M. triceps (Caput longum).
Ausgangsstellung: Sitz oder Stand. Maximale Flexion im Schulter- und Ellbogengelenk.
Ausführung: Die Dehnung wird durch passives Nachziehen mit der anderen Hand in Richtung Schulterflexion intensiviert.

8.19 Übungen der Schulterabduktoren

Hauptmuskeln	Ursprung	Ansatz	Innervation
M. deltoideus, akromialer Teil	Akromion	Tub. deltoidea humeri	N. axillaris (C_4), C_5, (C_6)
M. supraspinatus	die ganze Fossa supraspinata scapulae; Fascia supraspinata	die kraniale Fläche Tuberculi majoris	N. suprascapularis (C_4), C_5, (C_6)
Hilfsmuskeln: M. deltoideus (klavikuläre und skapuläre Portion), M. serratus anterior, M. infraspinatus, M. pectoralis major (Pars clavicularis), M. biceps brachii (Cap. longum)	*Neutralisationsmuskeln:* Mm. infraspinatus und M. teres minor	*Stabilisationsmuskeln:* M. trapezius, M. subclavius, M. serratus anterior	

Tabelle 8.27 Hauptmuskeln (Ursprung, Ansatz und Innervation), Hilfs-, Neutralisations- und Stabilisationsmuskeln für die *Schulterabduktion* (vgl. Janda 1994, 89)

Referenzübungen

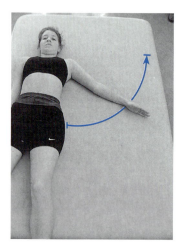

Abb. 8.159 Referenzübung der Schulterabduktoren bei M2.
Ausgangsstellung: Rückenlage. Die Arme sind auf einer reibungsarmen Unterlage neben dem Körper.
Ausführung: Schulterabduktion bis 90°.

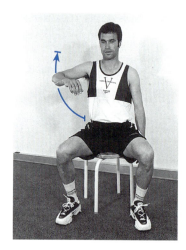

Abb. 8.160 Referenzübung der Schulterabduktoren bei M3.
Ausgangsstellung: Sitz. Der Arm ist neben dem Körper und im Ellbogen flektiert.
Ausführung: Schulterabduktion bis 90°.

Kraftübungen

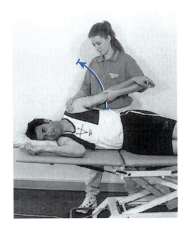 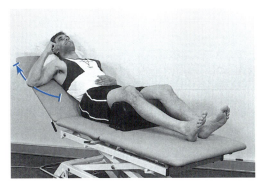

Abb. 8.161a Schulterabduktion unter manueller Gewichtabnahme (a) und in der schrägen Ebene (b).
Ausgangsstellung:
a Seitenlage. Der Arm ist in der Neutral-0-Stellung und von der Therapeutin unterstützt.
b Rückenlage. Der Oberkörper liegt auf der schrägen Ebene, der Ellbogen ist maximal flektiert.
Ausführung: Schulterabduktion bis 90°.

Abb. 8.161b

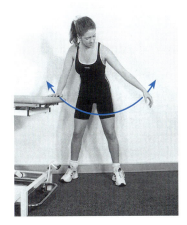 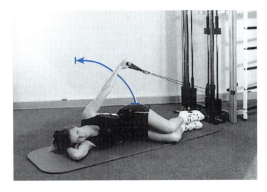

Abb. 8.162 Pendelübung für die Schulterabduktoren.
Ausgangsstellung: Stand. Der Oberkörper ist nach vorne geneigt. Die Patientin stützt sich mit dem nicht übenden Arm auf dem Tisch ab.
Ausführung: Pendelbewegung in der frontalen Ebene, welche durch die Abduktoren aktiv unterhalten wird.

Abb. 8.163a Schulterabduktion mit dem Kraftzugapparat.
Ausgangsstellung: Der Arm ist neben dem Körper und hält den Griff des Kraftzugapparates.
a Seitenlage. b Stand. Das Seil ist vor dem Körper. Der Ellbogen ist 90° flektiert.
Ausführung: Schulterabduktion bis 90°.
Hinweis: Die Zugrichtung ist horizontal für die unteren und diagonal von unten nach oben für die oberen Bewegungsabschnitte.

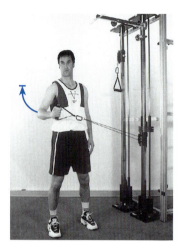

Abb. 8.163b

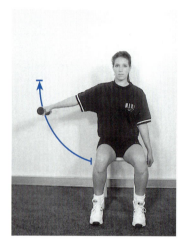

Abb. 8.164 Schulterabduktion mit Kurzhantel.
Ausgangsstellung: Sitz. Der Ellbogen ist extendiert. Die Patientin hält eine Hantel.
Ausführung: Schulterabduktion bis 90°.

Dehnübung

Die Schulterabduktoren lassen sich durch ihre anatomische Lage schwierig in eine maximale Dehnlänge bringen.

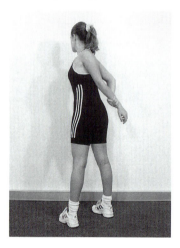

Abb. 8.165a Dehnung des M. deltoideus pars clavicularis (a) und pars scapularis (b).
Ausgangsstellung: Sitz oder Stand.
Ausführung:
a Adduktion mit Extension im Schultergelenk.
b Adduktion mit leichter Flexion im Schultergelenk.
Hinweis: Passives Nachziehen des Armes mit der heterolateralen Hand verstärkt die Dehnung.

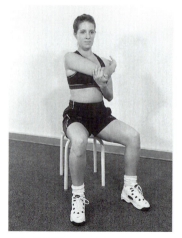

Abb. 8.165b

8.20 Übungen der Schulteradduktoren

Hauptmuskeln	Ursprung	Ansatz	Innervation
M. pectoralis major	P. clavicularis: ventraler Rand des medialen Drittels des Schlüsselbeins	Cr. tuberculi majoris	Nn. thoracici ventrales: P. clavicularis C_5, C_6
	P. sternocostalis: lateraler Rand des Sternums, Knorpel der echten Rippen		P. sternocostalis C_6, C_7
	P. abdominalis; Scheide des M. rectus abdominis		P. abdominalis C_8, Th_1
Hilfsmuskeln: M. deltoideus (Pars clav.) M. coracobrachialis	*Neutralisationsmuskeln:* keine	*Stabilisationsmuskeln:* M. trapezius (oberer Teil) und vielleicht auch M. subclavius stabilisieren das Schlüsselbein, M. serratus und M. trapezius (mittlerer Teil) das Schulterblatt	

Tabelle 8.28 Hauptmuskeln (Ursprung, Ansatz und Innervation), Hilfs-, Neutralisations- und Stabilisationsmuskeln für die *Schulteradduktion* (mit *-flexion*) aus der Abduktionsstellung. Für die Schulteradduktion (mit -flexion) aus der 0°-Stellung siehe auch Tab. 8.25 (vgl. Janda 1994, 95)

Hauptmuskeln	Ursprung	Ansatz	Innervation
M. deltoideus (Schulterblattanteil)	Spina scapulae	Tub. deltoidea humeri	N. axillaris (C_4), C_5, (C_6)
Hilfsmuskeln: M. infraspinatus, M. teres minor, M latissimus dorsi	*Neutralisationsmuskeln:* M. deltoideus (Pars acrom.) und M. supraspinatus heben die Adduktionskomponente des M. latissimus dorsi und M. teres minor auf. Die Mm. infraspinatus und teres minor heben die Rotationskomponente auf	*Stabilisationsmuskeln:* M. trapezius und die Mm. rhomboidei stabilisieren das Schulterblatt	

Tabelle 8.29 Hauptmuskeln (Ursprung, Ansatz und Innervation), Hilfs-, Neutralisations- und Stabilisationsmuskeln für die *Schulteradduktion* (mit *-extension*) aus der Abduktionsstellung. Für die Schulteradduktion (mit -extension) aus der 0°-Stellung siehe auch Tab. 8.26 (vgl. Janda 1994, 92)

Referenzübungen

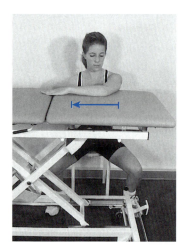

Abb. 8.166 Referenzübung der horizontalen Schulteradduktoren bei M2.
Ausgangsstellung: Sitz. Die Schulter ist 90° abduziert, und der Arm liegt auf einer reibungsarmen Unterlage.
Ausführung: Der Arm wird im vollen Bewegungsausmaß horizontal adduziert.

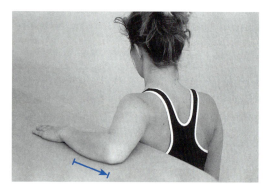

Abb. 8.167 Referenzübung der Schulterextensoren aus der Abduktionsstellung bei M2.
Ausgangsstellung: Sitz. Die Schulter ist 90° abduziert, und der Arm ist auf einer reibungsarmen Unterlage.
Ausführung: Schulterextension bis zum vollen Bewegungsausmaß.

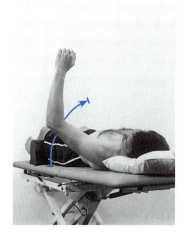

Abb. 8.168 Referenzübung der horizontalen Schulteradduktoren bei M3.
Ausgangsstellung: Rückenlage. Die Schulter ist 90° abduziert und der Arm im Ellbogen flektiert.
Ausführung: Schulteradduktion bis 90°.

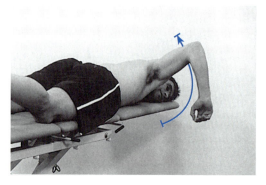

Abb. 8.169 Referenzübung der Schulterextensoren aus der Abduktionsstellung bei M3.
Ausgangsstellung: Bauchlage. Die Schulter ist 90° abduziert und der Arm im Ellbogen flektiert.
Ausführung: Schulterextension bis zum vollen Bewegungsausmaß.

8.20 Übungen der Schulteradduktoren

Kraftübungen

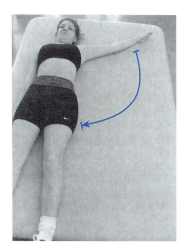
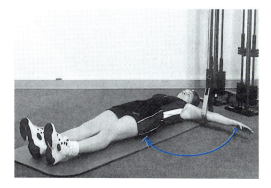

Abb. 8.170a Schulteradduktion unter reibungsarmen Bedingungen mittels einer glatten horizontalen Unterlage (a) oder mit Hilfe eines Kraftzugapparates (b).
Ausgangsstellung: Rückenlage.
Das Schultergelenk ist
a abduziert und
b mit einer Schlingenvorrichtung unterstützt.
Ausführung: Schulteradduktion.

Abb. 8.170b

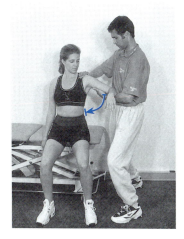

Abb. 8.171 Schulteradduktion mit manuellem Widerstand.
Ausgangsstellung: Sitz. Der Therapeut hält den Arm der Patientin.
Ausführung: Schulteradduktion.

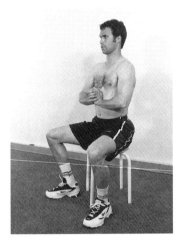 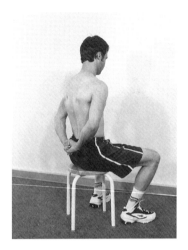

Abb. 8.172a Isometrische Übung für die ventralen (a) und dorsalen (b) Adduktoren mit Selbstwiderstand.
Ausgangsstellung: Sitz. Die Hände sind zusammen.
a vor dem Körper.
b hinter dem Körper.
Ausführung: Stemmen der Hände gegeneinander.

Abb. 8.172b

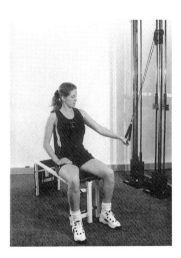

Abb. 8.173 Schulteradduktion mit dem Kraftzugapparat.
Ausgangsstellung: Die Patientin sitzt seitlich zur Zugvorrichtung und hält den Handgriff.
Ausführung: Schulteradduktion.

8.20 Übungen der Schulteradduktoren

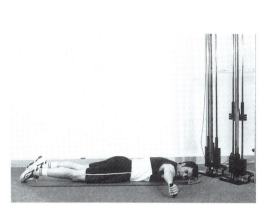
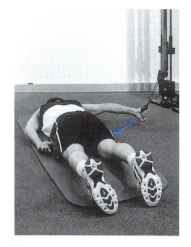

Abb. 8.174a Schulteradduktion mit dem Kraftzugapparat für die oberen (a) und die unteren Bewegungsabschnitte (b).
Ausgangsstellung: Bauchlage. Der Patient hält den Handgriff und liegt
a mit dem Kopf in Richtung Kraftzugapparat. Der Arm ist 180° abduziert.
b seitlich zum Kraftzugapparat. Der Arm ist 90° abduziert.
Ausführung: Schulteradduktion von der Ausgangsstellung bis
a 90° Abduktion
b 0° Abduktion.

Abb. 8.174b

Dehnübung

Der am häufigsten zu Verkürzung tendierende Schulteradduktor ist der:
– M. pectoralis major (Abb. 8.**131**, s. S. 150).

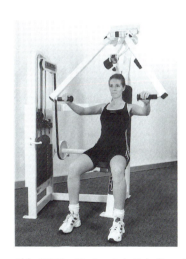

Abb. 8.175 Horizontale Schulteradduktion mit der Chest Press Kraftmaschine.
Ausgangsstellung: Sitz. Die Patientin hat ihre Schultergelenke 90° abduziert und die Ellbogengelenke in einer Flexionsstellung. Sie hält die Handgriffe.
Ausführung: Horizontale Schulteradduktion und Ellbogenextension durch Stemmen der Griffe nach vorne.

8.21 Übungen der Schulterinnenrotatoren

Hauptmuskeln	Ursprung	Ansatz	Innervation
M. subscapularis	Innenfläche des Schulterblattes	Tuberculum minus	N. subscapularis C_5, C_6, (C_7), (C_8)
M. pectoralis	P. clavicularis: innerer Rand des medialen Drittels des Schlüsselbeins		Nn. thoracici ventrales; P. clavicul. C_5, C_6
	P. sternocostalis: lateraler Rand des Sternums; Knorpel der echten Rippen	Cr. tuberculi majoris	P. sternocostalis C_6, C_7
	P. abdominalis: Scheide des M. rectus abdominis		P. abdominalis C_8, Th_1
M. latissimus dorsi	Wirbelsäulenportion: Dornfortsätze von Th_7 bis zum Os sacrum; von der Lendenwirbelsäule und dem Kreuzbein an der festen Aponeurose der Lumbalfaszie Rippenportion: mit 3–4 Zacken von den letzten 3–4 Rippen	Cr. tuberculi minoris	N. thoracodorsalis $C_6 - C_8$
	Beckenportion: Labium externum cristae iliacae		
M. teres major	kaudales Viertel des lateralen Schulterblattrandes; dorsale Fläche des kaudalen Schulterblattwinkels	Cr. tuberculi minoris	N. subscapularis (C_5), C_6, (C_7)

Hilfsmuskeln:	Neutralisationsmuskeln:	Stabilisationsmuskeln:
N. deltoideus (P. clav.), M. biceps brachii, M. coracobrachialis	M. deltoideus (P. clav.), M. coracobrachialis und M. pectoralis (P. clav.) verhindern den Retroversionszug des M. latissimus dorsi und des M. teres major	M. pectoralis major und M. serratus anterior stabilisieren das Schulterblatt

Tabelle 8.30 Hauptmuskeln (Ursprung, Ansatz und Innervation), Hilfs-, Neutralisations- und Stabilisationsmuskeln für die *Schulterinnenrotation* (vgl. Janda 1994, 102)

8.21 Übungen der Schulterinnenrotatoren

Referenzübungen

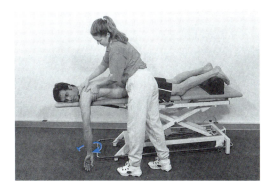

Abb. 8.176 Referenzübung der Schulterinnenrotatoren bei M2.
Ausgangsstellung: Bauchlage. Der Arm hängt frei über der Tischkante. Schulterblatt und Schlüsselbein sind manuell fixiert.
Ausführung: Schulterinnenrotation bis zum vollen Bewegungsausmaß.

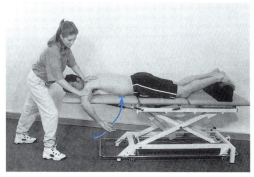

Abb. 8.177 Referenzübung der Schulterinnenrotatoren bei M3.
Ausgangsstellung: Bauchlage. Der Oberarm liegt auf dem Tisch und ist im Schultergelenk 90° abduziert. Der Unterarm hängt frei über der Tischkante.
Ausführung: Schulterinnenrotation im vollen Bewegungsausmaß.

Kraftübungen

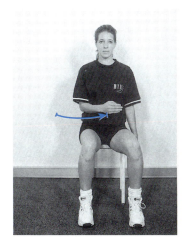

Abb. 8.178 Schulterinnenrotation bei M2.
Ausgangsstellung: Sitz. Die Schulter ist in der Außenrotationsstellung, und der Ellbogen ist 90° flektiert.
Ausführung: Schulterinnenrotation.

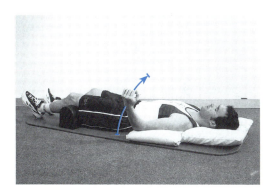

Abb. 8.179 Schulterinnenrotation mit Einsatz des Unterarmgewichtes.
Ausgangsstellung: Rückenlage. Das Schultergelenk ist in der Außenrotationsstellung und das Ellbogengelenk ist 90° flektiert.
Ausführung: Schulterinnenrotation bis zur Neutralnullstellung des Schultergelenkes.

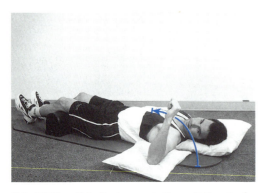 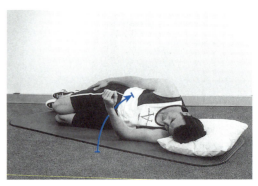

Abb. 8.180a   Schulterinnenrotation mit Einsatz des Unterarmgewichtes für die oberen (a) und für die unteren Bewegungsabschnitte (b).
Ausgangsstellung: Der Ellbogen ist 90° flektiert.
a Rückenlage. Das Schultergelenk ist 90° abduziert und in einer maximalen Außenrotationsstellung.
b Seitenlage. Das Schultergelenk ist leicht flektiert und liegt mit dem Unterarm auf der Unterlage.
Ausführung: Schulterinnenrotation bis der Unterarm vertikal ist.

Abb. 8.180b

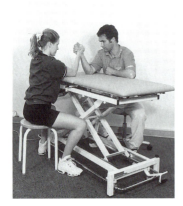 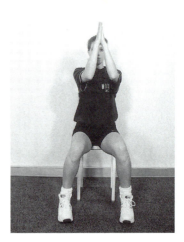

Abb. 8.181a   Schulterinnenrotation mit manuellem (a) und Selbstwiderstand (b).
Ausgangsstellung:
a Beide Partner sitzen sich gegenüber und nehmen die „Handdrücker"-Stellung ein.
b Die Patientin hält die Hände zusammen.
Ausführung: Die Hände stemmen gegeneinander.

Abb. 8.181b

8.21 Übungen der Schulterinnenrotatoren

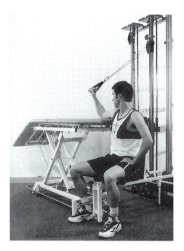 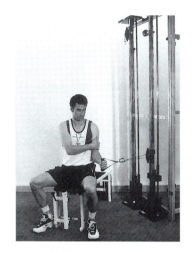

Abb. 8.182a Schulterinnenrotation mit dem Kraftzugapparat.
Ausgangsstellung: Der Ellbogen ist 90° flektiert.
a Der Patient sitzt mit dem Rücken zum Kraftzugapparat. Das Schultergelenk ist 90° abduziert, der Oberarm unterstützt.
b Der Patient sitzt 45° seitlich zum Kraftzugapparat. Das Schultergelenk ist in der Neutral-0-Stellung.
c Rückenlage. Der Kraftzugapparat steht am Kopfende des Patienten. Die Schulter ist 90° abduziert.
Ausführung: Schulterinnenrotation.

Abb. 8.182b

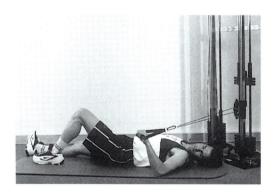

Abb. 8.182c

Dehnübungen

Die am meisten zu Verkürzung tendierenden Muskeln der Schulterinnenrotation sind der:

- M. pectoralis major (Abb. 8.**131**, s. S. 150) und der
- M. biceps brachii (Abb. 8.**149**, s. S. 160).

8.22 Übungen der Schulteraußenrotatoren

Hauptmuskeln	Ursprung	Ansatz	Innervation
M. infraspinatus	mediale drei Viertel der Fossa infraspinata; Fascia infraspinata	mittlere Fläche des Tuberculum majus	N. suprascapularis (C_4), C_5, (C_6)
M. teres minor	mittlere zwei Viertel des lateralen Schulterblattrandes auf der dorsalen Fläche	kaudale Fläche des Tuberculum majus	N. axillaris C_5, oft auch noch Äste des N. suprascapularis (C_4), C_5, (C_6)
Hilfsmuskeln: M. deltoideus pars scapularis	*Neutralisationsmuskeln:* Keine	*Stabilisationsmuskeln:* M. trapezius (mittlere Fasern) und Mm. rhomboidei stabilisieren das Schulterblatt	

Tabelle 8.31 Hauptmuskeln (Ursprung, Ansatz und Innervation), Hilfs-, Neutralisations- und Stabilisationsmuskeln für die *Schulteraußenrotation* (vgl. Janda 1994, 98)

Referenzübungen

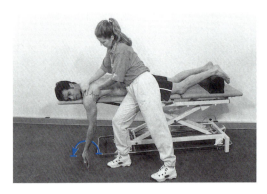 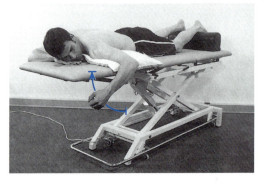

Abb. 8.183 Referenzübung der Schulteraußenrotatoren bei M2.
Ausgangsstellung: Bauchlage. Der Arm hängt frei über der Tischkante. Schulterblatt und Schlüsselbein sind manuell fixiert.
Ausführung: Schulteraußenrotation bis zum vollen Bewegungsausmaß.

Abb. 8.184 Referenzübung der Schulteraußenrotatoren bei M3.
Ausgangsstellung: Bauchlage. Der Oberarm liegt auf dem Tisch und ist im Schultergelenk 90° abduziert, und der Unterarm hängt frei über der Tischkante.
Ausführung: Schulteraußenrotation im vollen Bewegungsausmaß.

Kraftübungen

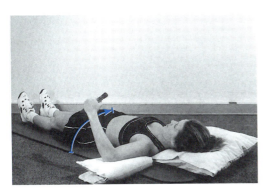 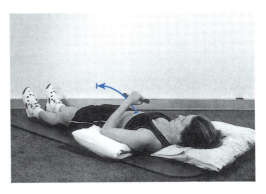

Abb. 8.185a Schulteraußenrotation mit Kurzhantel.
Ausgangsstellung: Rückenlage mit 90° flektiertem Ellbogengelenk und
a abduziertem, innenrotiertem Schultergelenk.
b Innenrotationsstellung des Schultergelenks. Die Patientin hält eine Kurzhantel.
Ausführung: Schulteraußenrotation bis zur Vertikalstellung des Unterarms.

Abb. 8.185b

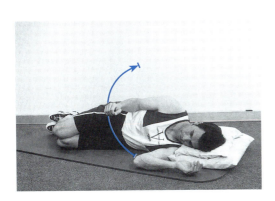 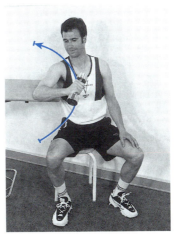

Abb. 8.186 Schulteraußenrotation mit Einsatz des Unterarmgewichtes.
Ausgangsstellung: Seitenlage. Der Oberarm ist seitlich neben dem Brustkorb, und das Schultergelenk ist innenrotiert und der Ellbogen 90° flektiert.
Ausführung: Schulteraußenrotation.

Abb. 8.187 Schulteraußenrotation mit Kurzhantel.
Ausgangsstellung: Sitz. Das Schulter- und Ellbogengelenk sind 90° flektiert. Der Oberarm ist auf der Unterlage abgestützt. Der Unterarm hängt frei über der Tischkante. Der Patient hält eine Kurzhantel.
Ausführung: Schulteraußenrotation.

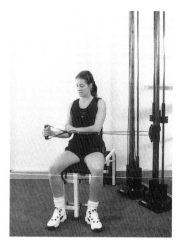

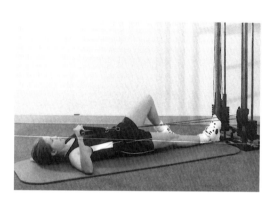

Abb. 8.188a Schulteraußenrotation mit dem Kraftzugapparat.
Ausgangsstellung: Das Schultergelenk ist innenrotiert, und der Ellbogen ist 90° flektiert.
a Sitz. Die Patientin befindet sich 45° seitlich des Kraftzugapparats. Sie fixiert mit der anderen Hand den Oberarm am Körper.
b Rückenlage. Das Schultergelenk ist 90° abduziert. Der Kraftzugapparat ist kaudal der Patientin.
c Rückenlage. Das Schultergelenk ist in der Neutral-0-Stellung. Der Kraftzugapparat ist auf der heterolateralen Seite.
Ausführung: Schulteraußenrotation.

Abb. 8.188b

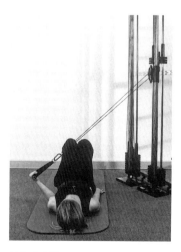

Abb. 8.188c

Dehnübung

Die Schulteraußenrotatoren werden von Janda bei den häufig zur Verkürzung tendierenden Muskeln nicht erwähnt. Eine maximale Innenrotation zur Verlängerung der Außenrotatoren kann eingesetzt werden, um eine mögliche Dehnung der Außenrotatoren zu erzielen.

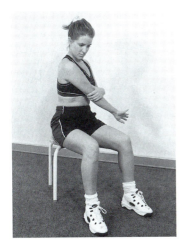

Abb. 8.189 Dehnungsübung der Schulteraußenrotatoren.
Ausgangsstellung: Sitz oder Stand. Die Patientin adduziert und rotiert den Oberarm nach innen vor ihrem Körper. Sie zieht den Schultergürtel in Protraktion und fixiert den Arm in dieser Stellung.
Ausführung: Durch Rumpfflexion wird die Dehnung intensiviert.

8 Referenz-, Kraft- und Dehnübungen

8.23 Übungen der Ellbogenflexoren

Hauptmuskeln	Ursprung	Ansatz	Innervation
M. biceps brachii	Cap. longum: Tuberculum supraglenoidale oberhalb der Schultergelenkpfanne Cap. breve: Proc. coracoideus	Tuberculum radii; Fasern zur Ulnarseite in die Fascia antebrachii (Lacertus fibrosus)	N. musculocutaneus C_5, C_6
M. brachialis	Vorderfläche der distalen Hälfte des Humerus vom M. deltoideus bis zur Ellenbogengelenkkapsel, teilweise auch vom Septum intermusculare brachii mediale und laterale	unterhalb des Proc. coronoideus an der Tub. ulnae	N. musculocutaneus C_5, C_6 Hilfsfasern aus dem N. radialis
M. brachioradialis	Margo radialis humeri	Proc. styloideus radii	N. radialis C_5, C_6

Hilfsmuskeln:
M. flexor carpi radialis, M. flexor carpi ulnaris, M. extensor carpi ulnaris, M. extensor carpi radialis longus, M. palmaris longus, M. pronator teres

Neutralisationsmuskeln:
M. pronator teres und M. biceps brachii heben gegenseitig ihre Rotationskomponenten auf

Stabilisationsmuskeln:
M. pectoralis major, vorderer Teil des M. deltoideus und M. coracobrachialis halten den Humerus in vertikaler Stellung

Tabelle 8.32 Hauptmuskeln (Ursprung, Ansatz und Innervation), Hilfs-, Neutralisations- und Stabilisationsmuskeln für die *Ellbogenflexion* (vgl. Janda 1994, 106)

8.23 Übungen der Ellbogenflexoren

Referenzübungen

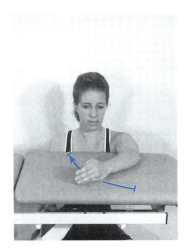

Abb. 8.190 Referenzübung der Ellbogenflexoren bei M2.
Ausgangsstellung: Sitz. Das Schultergelenk ist 90° flektiert und der Ellbogen extendiert.
Ausführung: Ellbogenflexion bis zum vollen Bewegungsausmaß.
Hinweis: Während der Flexion wird der M. biceps brachii durch zusätzliche Supination, der M. brachioradialis in einer Mittelstellung und der M. brachialis durch Pronationsstellung im Ellbogengelenk vermehrt getestet.

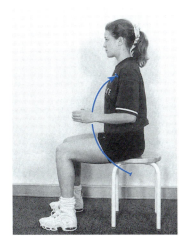

Abb. 8.191 Referenzübung der Ellbogenflexoren bei M3.
Ausgangsstellung: Sitz. Das Schultergelenk ist in der Neutral-0-Stellung und der Ellbogen extendiert.
Ausführung: Ellbogenflexion bis zum vollen Bewegungsausmaß.
Hinweis: Während der Flexion wird der M. biceps brachii durch zusätzliche Supination, der M. brachioradialis in einer Mittelstellung und der M. brachialis durch Pronationsstellung im Ellbogengelenk vermehrt getestet.

Kraftübungen

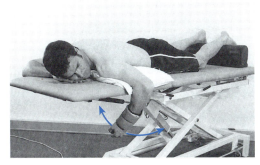

Abb. 8.192 Pendelübung für die Ellbogenflexoren mit Gewichtsmanschette.
Ausgangsstellung: Bauchlage. Das Schultergelenk ist 90° abduziert, der Unterarm hängt frei über der Tischkante und hat eine Gewichtsmanschette fixiert.
Ausführung: Pendeln des Unterarms, aktiv unterstützt durch die Ellbogenflexoren.

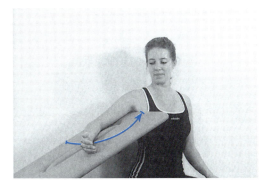

Abb. 8.193 Ellbogenflexion in der schrägen Ebene.
Ausgangsstellung: Sitz. Der Arm ist auf dem schräggestellten Kopfteil des Tisches abgestellt und im Ellbogen extendiert.
Ausführung: Ellbogenflexion.

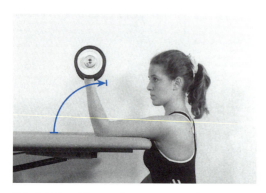
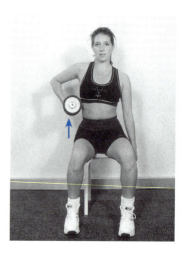

Abb. 8.194a Ellbogenflexion mit Kurzhantel.
Ausgangsstellung: Sitz mit einer Kurzhantel in der Hand.
a Das Schultergelenk ist 90° flektiert, der Oberarm auf einer Unterlage, das Ellbogengelenk extendiert.
b Der Arm hängt senkrecht nach unten.
Ausführung:
a Ellbogenflexion bis 90°
b Hantel Richtung Achselhöhle hochziehen.

Abb. 8.194b

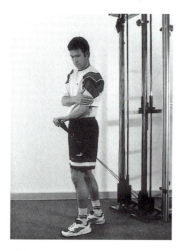
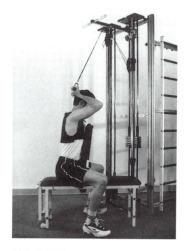

Abb. 8.195a Ellbogenflexion mit dem Kraftzugapparat für die unteren (a) die oberen (b) und mittleren (c) Bewegungsabschnitte.
Ausgangsstellung: a Stand oder Sitz. Der Rücken ist dem Kraftzugapparat zugewandt. Das Schultergelenk ist in der Neutral-0-Stellung. Der Oberarm ist am Körper fixiert.
b Sitz. Der Patient hält den Griff über dem Kopf.
c Sitz vor einem Kraftzugapparat. Das Schultergelenk ist 60° flektiert, und der Oberarm liegt auf einer Unterlage. Der Ellbogen ist extendiert, und der Patient hält den Griff des Kraftzugapparates.
Ausführung: Ellbogenflexion.

Abb. 8.195b

8.23 Übungen der Ellbogenflexoren

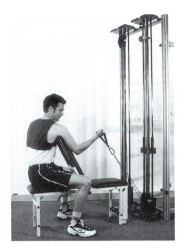

Abb. 8.195c

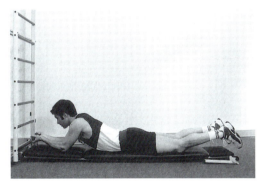

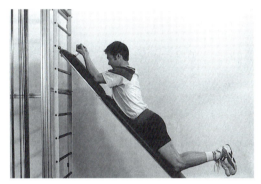

Abb. 8.**196**a Ellbogenflexion mit Einsatz des Körpergewichtes und Reibungswiderstandes der Unterlage.
Ausgangsstellung: Bauchlage. Der Patient hält sich an der Haltevorrichtung oder an der Seite des Brettes, welches:
a horizontal gestellt,
b schräggestellt ist.
Ausführung: Der Patient zieht sich selber vorwärts.

Abb. 8.196b

Dehnübung

Der am meisten zu Verkürzung tendierende Muskel der Ellbogenflexoren ist der:
– M. biceps brachii (Abb. 8.**149**, s. S. 160).

8.24 Übungen der Ellbogenextensoren

Hauptmuskeln	Ursprung	Ansatz	Innervation
M. triceps brachii	Cap. longum: oberes Viertel des lateralen Schulterblattrandes und Tuberculum infraglenoidale	Olecranon ulnae	N. radialis Cap. longum C_6, C_7, C_8
	Cap. laterale: äußere hintere Fläche des Oberarmknochens vom Tuberculum majus, bis zum Sulcus n. radialis	Olecranon ulnae	Cap. laterale C_6, C_7
	Cap. mediale: hintere Fläche des Oberarmknochens vom Sulcus n. radialis bis zur Ellenbogengelenkkapsel		Cap. mediale C_7, C_8
M. anconaeus	Epicondylus lateralis humeri; Lig. collaterale radiale	Olecranon ulnae; die anliegende Seite der Ulna	N. radialis C_7, C_8
Hilfsmuskeln: Extensoren des Unterarmes	*Neutralisationsmuskeln:* keine	*Stabilisationsmuskeln:* M. pectoralis major (sternaler Teil), M. latissimus dorsi, M. teres major	

Tabelle 8.33 Hauptmuskeln (Ursprung, Ansatz und Innervation), Hilfs-, Neutralisations- und Stabilisationsmuskeln für die *Ellbogenextension* (vgl. Janda 1994, 114)

Referenzübungen

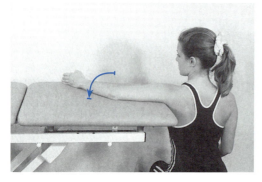

Abb. 8.197 Referenzübung der Ellbogenextensoren bei M2.
Ausgangsstellung: Sitz. Das Schultergelenk ist 90° abduziert und der Ellbogen maximal flektiert. Der Arm liegt auf einer reibungsarmen Unterlage.
Ausführung: Extension bis zum vollen Bewegungsausmaß.

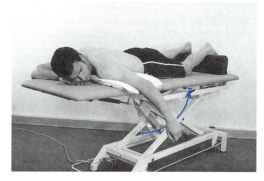

Abb. 8.198 Referenzübung der Ellbogenextensoren bei M3.
Ausgangsstellung: Bauchlage. Der Arm ist abduziert, und der Unterarm hängt frei über der Tischkante.
Ausführung: Extension bis zum vollen Bewegungsausmaß.

Kraftübungen

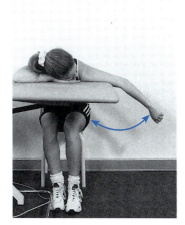

Abb. 8.199 Pendelübung für die Ellbogenextensoren.
Ausgangsstellung: Sitz mit nach vorne geneigtem, auf dem Tisch abgestütztem Oberkörper. Das Schultergelenk ist 90° abduziert, und der Oberarm liegt auf dem Tisch, der Unterarm hängt frei über die Tischkante.
Ausführung: Pendeln des Unterarms, aktiv unterstützt durch die Ellbogenextensoren.

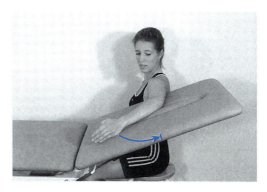

Abb. 8.200 Ellbogenextension in der schrägen Ebene.
Ausgangsstellung: Sitz neben einem Tisch. Das Schultergelenk ist abduziert, der Oberarm liegt auf einem schräggestellten Kopfteil des Tisches, und der Ellbogen ist flektiert.
Ausführung: Ellbogenextension.

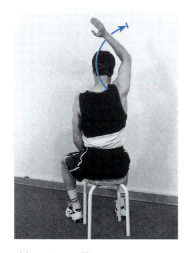

Abb. 8.201 Ellbogenextension mit Einsatz des Unterarmgewichtes.
Ausgangsstellung: Sitz. Das Schultergelenk und der Ellbogen sind maximal flektiert.
Ausführung: Ellbogenextension unter Beibehalten der Schulterflexion.

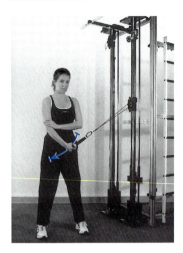 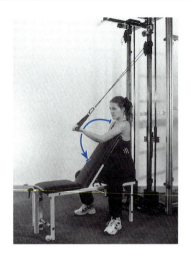

Abb. 8.202a Ellbogenextension mit dem Kraftzugapparat.
Ausgangsstellung: Die Patientin hält den Griff des Kraftzugapparates.
a Stand seitlich zum Kraftzugapparat. Der übende Arm ist am Oberarm durch den heterolateralen Arm fixiert und im Ellbogen 90° flektiert.
b Sitz rückwärts zum Kraftzugapparat. Das Schultergelenk ist 60° flektiert, der Oberarm liegt auf einer Unterlage, das Ellbogengelenk ist maximal flektiert.
c Bauchlage mit den Füßen Richtung Kraftzugapparat. Schulter- und Ellbogengelenk sind maximal flektiert.
Ausführung: Ellbogenextension.

Abb. 8.202b

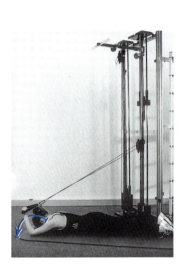

Abb. 8.202c

8.24 Übungen der Ellbogenextensoren

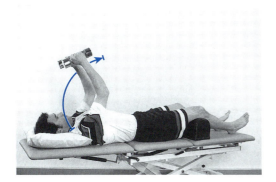

Abb. 8.203 Ellbogenextension mit Kurzhantel.
Ausgangsstellung: Rückenlage. Die Kurzhantel wird über dem Schultergelenk mit flektiertem Ellbogen gehalten.
Ausführung: Vertikales Stemmen der Hantel.

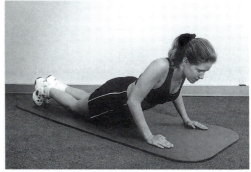

Abb. 8.204 Liegestütze mit Teilkörperbelastung.
Ausgangsstellung: Bauchlage. Die Patientin stützt sich auf Schulterhöhe auf der Unterlage ab.
Ausführung: Flexion und Extension des Armes, wobei der Oberkörper bis zu den Knien aufwärts gestemmt und gebremst wird.
Hinweis: Eine gute Überprüfung und somit exaktere Regulierung der Ausführung erlauben zwei Waagen unter den Händen, welche die asymmetrische Druckverteilung aufzeigen.

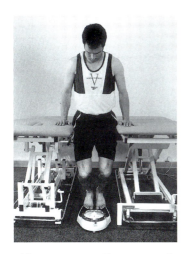

Abb. 8.205 Stützübung mit Belastungskontrolle.
Ausgangsstellung: Stand auf einer Waage. Der Patient stützt sich auf die Tische.
Ausführung: Der Patient stemmt sich nach oben und läßt sich wieder nach unten, indem er seine Arme flektiert und extendiert.
Hinweis: Der Krafteinsatz der Arme kann durch dosierten Druck von den Beinen auf die Waage reguliert werden.

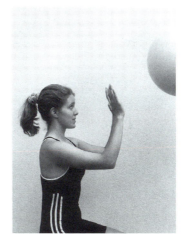

Abb. 8.206 Reaktive Übung für die Ellbogenextensoren mit Ball.
Ausgangsstellung: Sitz. Die Hände und Ellbogen sind vor dem Körper.
Ausführung: Die Patientin wehrt den ihr zugeworfenen Ball hart ab.

Dehnübung

Der am meisten zu Verkürzungen tendierende Muskel ist der:
– M. triceps brachii (Abb. 8.**158**, s. S. 163).

8.25 Übungen der Unterarmsupinatoren

Hauptmuskeln	Ursprung	Ansatz	Innervation
M. biceps brachii	Cap. longum: Tuberculum supraglenoidale oberhalb der Schultergelenkpfanne Cap. breve: Proc. coracoideus	Tuberculum radii; Fasern zur medialen Seite in die Fascia antebrachii	N. musculocutaneus C_5, C_6
M. supinator	oberflächlichere Muskelbündel: Epicondylus lateralis humeri; Lig. collaterale radiale und Lig. annulare radii tiefe Muskelbündel: Cr. m. supinatorius ulnae	umschlingt den Hals des Radius und setzt am proximalen Drittel der lateralen und dorsalen Seite des Radius an	N. radialis (C_5), C_6, (C_7)
Hilfsmuskeln: M. brachioradialis – aus der Pronation bis zur Mittelstellung	*Neutralisationsmuskeln:* M. triceps und M. anconaeus heben die Flexionskomponente des M. biceps auf	*Stabilisationsmuskeln:* M. triceps, M. anconaeus und M. biceps fixieren das Humeroulnargelenk (Flexion – Extension)	

Tabelle 8.34   Hauptmuskeln (Ursprung, Ansatz und Innervation), Hilfs-, Neutralisations- und Stabilisationsmuskeln für die *Unterarmsupination* (vgl. Janda 1994, 117)

Referenzübungen

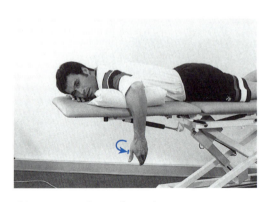

Abb. 8.207   Referenzübung der Unterarmsupinatoren bei M2.
Ausgangsstellung: Bauchlage. Der Oberarm ist auf dem Tisch abgestützt und das Schultergelenk 90° abduziert. Der Unterarm hängt frei über der Tischkante, und der Ellbogen ist in der Neutral-0-Stellung.
Ausführung: Unterarmsupination bis zum vollen Bewegungsausmaß.

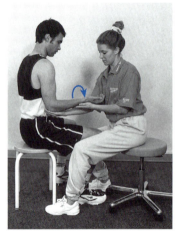

Abb. 8.208   Referenzübung der Unterarmsupinatoren bei M3.
Ausgangsstellung: Sitz. Das Schultergelenk ist in der Neutral-0-Stellung, der Ellbogen ist 90° flektiert und der Unterarm in Pronationsstellung, von der Therapeutin unterstützt.
Ausführung: Unterarmsupination bis zum vollen Bewegungsausmaß.

Kraftübungen

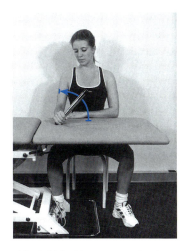

Abb. 8.209 Unterarmsupination mit Kurzhantel.
Ausgangsstellung: Sitz. Das Schultergelenk ist in der Neutral-0-Stellung, der Ellbogen ist 90° flektiert, der Unterarm liegt auf der Unterlage und ist in einer Pronationsstellung und hält eine Kurzhantel an ihrem Ende, so daß das Gewicht auf der radialen Seite der Hand ist.
Ausführung: Unterarmsupination bis zur Neutralnullstellung.

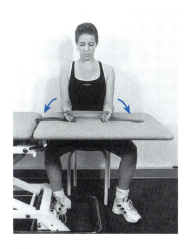

Abb. 8.210 Unterarmsupination mit Gummiband.
Ausgangsstellung: Sitz. Die Schulter ist in der Neutral-0-Stellung, der Ellbogen 90° flektiert. Die Patientin hält ein Gummiband so, daß es bei der Übungsausführung unter Spannung kommt.
Ausführung: Unterarmsupination.
Hinweis: Abduktion im Schultergelenk unter Beibehaltung der Ausgangsstellung bewirkt eine vermehrte Beanspruchung der Supinatoren.

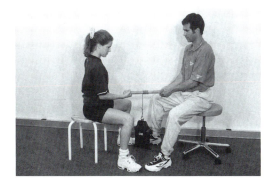

Abb. 8.211 Aufwindübung mit Stab für die Unterarmsupinatoren.
Ausgangsstellung: Sitz. Das Schultergelenk ist in der Neutral-0-Stellung. Der Ellbogen ist flektiert. Die Patientin und der Therapeut halten den Stab an seinen Enden. Der Unterarm der Patientin ist in der Verlängerung des Stabes. Das Gewicht ist an einem Seil in dessen Mitte fixiert.
Ausführung: Die Patientin versucht das Gewicht durch Supination im Unterarm hochzuwinden. Der Therapeut vermeidet beim Nachgreifen der Patientin das Zurückdrehen des Stabes.

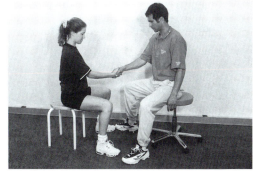

Abb. 8.212 Isometrische Übung für die Unterarmsupinatoren mit manuellem Widerstand.
Ausgangsstellung: Die Partner sitzen sich gegenüber und geben einander die Hand.
Ausführung: Ohne die Hände loszulassen, versuchen beide Partner die Unterarme zu supinieren.

Dehnübung

Der am meisten zu Verkürzung tendierende Supinator ist der:
– M. biceps brachii (Abb. 8.**150**, s. S. 160).

8.26 Übungen der Unterarmpronatoren

Hauptmuskeln	Ursprung	Ansatz	Innervation
M. pronator teres	Cap. humerale: Epicondylus medialis humeri; Ventralfläche des Septum intermusculare mediale Cap. ulnare: Proc. coronoideus ulnae	etwa in der Mitte der Außenseite des Radius	N. medianus C_6, (C_7), manchmal auch zusätzlich Fasern vom N. musculocutaneus
M. pronator quadratus	distales Viertel der palmaren Seite der Ulna	distales Viertel der palmaren Fläche des Radius	N. interosseus (antebrachii) anterior n. mediani (C_6), (C_7), C_8, Th_1
Hilfsmuskeln: M. flexor carpi radialis, M. palmaris long., M. extensor carpi radialis longus	*Neutralisationsmuskeln:* M. triceps brachii und M. anconaeus heben die Flexionskomponente des M. pronator teres auf	*Stabilisationsmuskeln:* M. triceps, M. anconaeus und M. biceps brachii stabilisieren das Ellenbogengelenk	

Tabelle 8.35 Hauptmuskeln (Ursprung, Ansatz und Innervation), Hilfs-, Neutralisations- und Stabilisationsmuskeln für die *Unterarmpronation* (vgl. Janda 1994, 121)

Referenzübungen

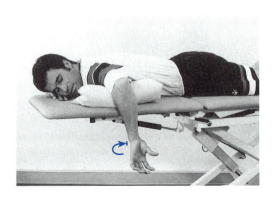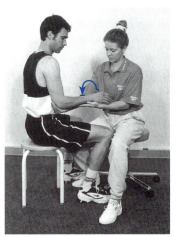

Abb. 8.213 Referenzübung der Unterarmpronatoren bei M2.
Ausgangsstellung: Bauchlage. Der Unterarm ist auf dem Tisch abgestützt und das Schultergelenk 90° abduziert. Der Unterarm hängt frei über der Tischkante und ist in der Neutral-0-Stellung.
Ausführung: Unterarmpronation bis zum vollen Bewegungsausmaß.

Abb. 8.214 Referenzübung der Unterarmpronatoren bei M3.
Ausgangsstellung: Sitz. Das Schultergelenk ist in der Neutral-0-Stellung, der Ellbogen 90° flektiert und der Unterarm in Supinationsstellung, von der Therapeutin unterstützt.
Ausführung: Unterarmpronation bis zum vollen Bewegungsausmaß.

Kraftübungen

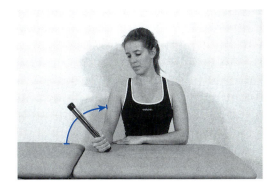

Abb. 8.215 Unterarmpronation mit Kurzhantel.
Ausgangsstellung: Sitz. Das Schultergelenk ist in der Neutral-0-Stellung, der Ellbogen 90° flektiert, der Unterarm liegt auf der Unterlage und ist in der Neutral-0-Stellung und hält eine Kurzhantel an ihrem Ende, so daß das Gewicht auf der radialen Seite der Hand ist.
Ausführung: Unterarmpronation bis zur Neutralnullstellung.

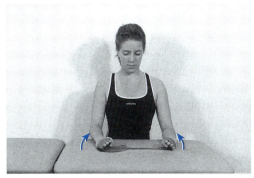

Abb. 8.216 Unterarmpronation mit Gummiband.
Ausgangsstellung: Sitz. Die Schulter ist in der Neutral-0-Stellung, der Ellbogen 90° flektiert. Die Patientin hält ein Gummiband so, daß es bei der Übungsausführung auf Spannung kommt.
Ausführung: Unterarmpronation.
Hinweis: Eine Abduktion im Schultergelenk unter Beibehaltung der Ausgangsstellung bewirkt eine vermehrte Beanspruchung der Pronatoren.

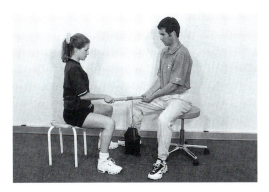

Abb. 8.217 Aufwindübung mit Stab für die Unterarmpronatoren.
Ausgangsstellung: Sitz oder Stand. Das Schultergelenk ist in der Neutral-0-Stellung. Der Ellbogen ist flektiert. Die Patientin und der Therapeut halten den Stab an seinen Enden. Der Unterarm der Patientin ist in der Verlängerung des Stabes. Das Gewicht ist an einem Seil in dessen Mitte fixiert.
Ausführung: Die Patientin versucht das Gewicht durch Pronation im Unterarm hochzuwinden. Der Therapeut vermeidet beim Nachgreifen der Patientin das Zurückdrehen des Stabes.

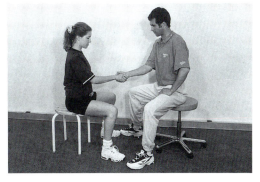

Abb. 8.218 Isometrische Übung für die Unterarmpronatoren mit manuellem Widerstand.
Ausgangsstellung: Die Partner sitzen sich gegenüber und geben sich die gleiche Hand.
Ausführung: Isometrische Unterarmpronation mit gegenseitigem Händeschluß.

Dehnübung

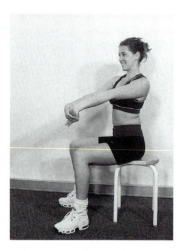

Abb. 8.219 Dehnung der Unterarmpronatoren.
Ausgangsstellung: Sitz, Stand oder Rückenlage.
Ausführung: Extension im Ellbogen und Unterarmsupination.

8.27 Übungen der Handgelenksflexoren

Hauptmuskeln	Ursprung	Ansatz	Innervation
M. flexor carpi ulnaris	Cap. humerale: Epicondylus medialis humeri	Os pisiforme, geht auf das Os hamatum über, strahlt in die Palmaraponeurose	N. ulnaris (C_7), C_8, (Th_1)
	Cap. ulnare: dorsaler Rand des Olekranon; dorsale Kante der Ulna		

Tabelle 8.36 Hauptmuskeln (Ursprung, Ansatz und Innervation), für die *Handgelenksflexion* mit *-adduktion* (Ulnarduktion) der Hand (vgl. Janda 1994, 124)

Hauptmuskeln	Ursprung	Ansatz	Innervation
M. flexor carpi radialis	Epicondylus medialis humeri	palmare Seite der Basis des 2. Metakarpalen	N. medianus (C_6), (C_7), (C_8)
Hilfsmuskeln: lange Flexoren der Finger und des Daumens			

Tabelle 8.37 Hauptmuskeln (Ursprung, Ansatz und Innervation) und Hilfsmuskeln für die *Handgelenksflexion* mit *-abduktion* (Radialduktion) der Hand (vgl. Janda 1994, 126)

Referenzübungen

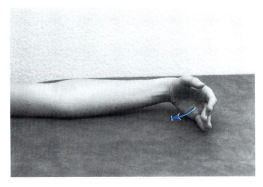

Abb. 8.220 Referenzübung der Handgelenksflexoren bei M2.
Ausgangsstellung: Sitz. Der Unterarm und das Handgelenk sind in der Neutral-0-Stellung auf einer Unterlage.
Ausführung: Handgelenksflexion bis zum vollen Bewegungsausmaß.
Hinweis: Bei vermehrter *Supinationsstellung* des Unterarmes und Ulnarduktion der Hand werden die ulnaren Handgelenksflexoren vermehrt getestet; bei vermehrter *Pronationsstellung* des Unterarmes und Radialduktion der Hand mehr die radialen Handgelenksflexoren.

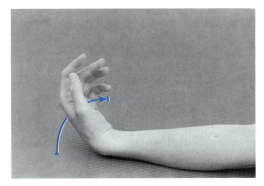

Abb. 8.221 Referenzübung der Handgelenksflexoren bei M3.
Ausgangsstellung: Sitz. Der Unterarm und die Hand liegen mit der dorsalen Seite auf einer Unterlage.
Ausführung: Handgelenksflexion bis zum vollen Bewegungsausmaß.
Hinweis: Bei gleichzeitiger Ulnarduktion oder Radialduktion werden die entsprechenden Muskeln vermehrt getestet.

Kraftübungen

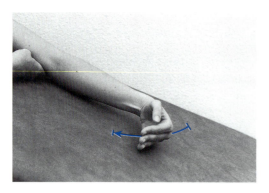

Abb. 8.222 Handflexion in der schrägen Ebene.
Ausgangsstellung: Sitz mit dem Unterarm auf einer schräggestellten Kopfseite des Tisches. Das Handgelenk ist in der Neutral-0-Stellung.
Ausführung: Handgelenksflexion.

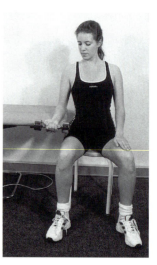

Abb. 8.223 Handgelenksflexion mit Kurzhantel.
Ausgangsstellung: Sitz. Der Unterarm liegt mit der Dorsalseite auf einer Unterlage. Die Patientin hält eine Kurzhantel.
Ausführung: Handgelenksflexion.

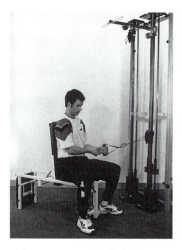

Abb. 8.224 Handgelenksflexion mit dem Kraftzugapparat.
Ausgangsstellung: Sitz seitlich des Kraftzugapparates. Das Schultergelenk ist in Neutral-0-Stellung, der Ellbogen 90° flektiert. Der Patient hält mit der Hand den Griff des Kraftzugapparates.
Ausführung: Handgelenksflexion mit Schulterinnenrotation.
Hinweis: Verschiedene Übungen des Schultergelenkes mit dem Kraftzugapparat fordern die Stabilisation des Handgelenkes.

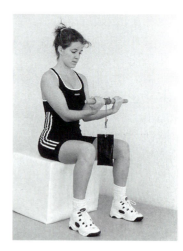

Abb. 8.225 Aufwindübung mit Stab für die Handgelenksflexoren.
Ausgangsstellung: Sitz oder Stand. Das Schultergelenk ist in der Neutral-0-Stellung. Der Ellbogen ist 90° flektiert und der Unterarm in der Supinationsstellung. Die Hände halten einen Stab, in dessen Mitte an einem Seil ein Gewicht angebracht ist.
Ausführung: Wechselseitiges Nachgreifen des Stabes mit konzentrischer Flexion (Aufwinden) oder exzentrischem Flexorentraining (Abrolle) des Handgelenkes.

8.27 Übungen der Handgelenksflexoren 195

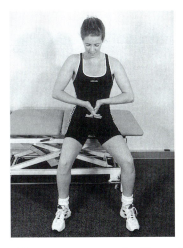

Abb. 8.226 Isometrische Übung für die Handgelenksflexoren mit Selbstwiderstand.
Ausgangsstellung: Die Patientin hält ihre Hände in einer Supinationsstellung vor dem Bauch zusammen, wobei die Handballen sich nicht berühren.
Ausführung: Zusammenstemmen der Hände auf Höhe der Fingergrundgelenke, ohne daß eine Bewegung stattfindet.

Dehnübungen

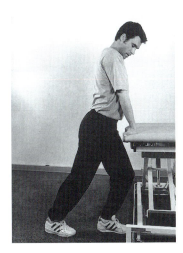 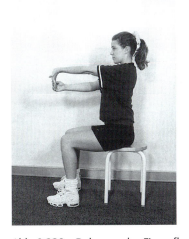

Abb. 8.227 Dehnung der Handgelenksflexoren.
Ausgangsstellung: Der Patient stützt sich auf einer Tischkante mit den Handballen ab. Die Finger sind flektiert.
Ausführung: Der Patient macht eine volle Ellbogen- und Handgelenksextension.

Abb. 8.228 Dehnung der Fingerflexoren.
Ausgangsstellung: Stand. Die Patientin hält ihre Hand- und Fingergelenke in einer maximalen Extension. Der Ellbogen ist flektiert und supiniert.
Ausführung: Maximale Ellbogenextension.

8.28 Übungen der Handgelenksextensoren

Hauptmuskeln	Ursprung	Ansatz	Innervation
M. extensor carpi ulnaris	Epicondylus lateralis humeri; Dorsalkante der Ulna; oberflächliche Faszie des Unterarmes	Tub. ossis metacarpalis quinti	N. radialis (C_6), C_7, (C_8)

Tabelle 8.38 Hauptmuskeln (Ursprung, Ansatz und Innervation) für die *Handgelenksextension* mit *-adduktion* (Ulnarduktion) der Hand (vgl. Janda 1994, 130).

Hauptmuskeln	Ursprung	Ansatz	Innervation
M. extensor carpi radialis longus	Epicondylus lateralis humeri; lateraler Rand des Oberarmknochens	Basis des 2. Metakarpalen auf der dorsalen und radialen Seite	N. radialis (C_5), C_6, C_7, (8)
M. extensor carpi radialis brevis	Epicondylus lateralis humeri; Lig. collaterale radiale des Ellbogengelenkes	Basis des 3. Metakarpalen auf der dorsalen und radialen Seite	N. radialis (C_5), C_6, C_7, (C_8)
Hilfsmuskeln: M. abductor pollicis longus, M. extensor pollicis longus, M. extensor pollicis brevis			

Tabelle 8.39 Hauptmuskeln (Ursprung, Ansatz und Innervation) und Hilfsmuskeln für die *Handgelenksextension* mit *-abduktion* (Radialduktion) der Hand (vgl. Janda 1994, 132).

Referenzübungen

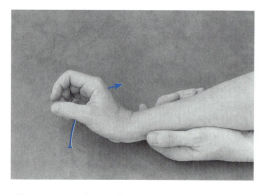

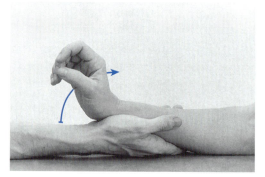

Abb. 8.229 Referenzübung der Handgelenksextensoren bei M2.
Ausgangsstellung: Der Unterarm und das Handgelenk sind in einer Neutral-0-Stellung auf einer Unterlage, der Unterarm ist fixiert.
Ausführung: Handgelenksextension bis zum vollen Bewegungsausmaß.
Hinweis: Bei vermehrter *Supinationsstellung* des Unterarmes und Radialduktion der Hand werden die radialen Handgelenksextensoren vermehrt getestet; bei vermehrter *Pronationsstellung* des Unterarmes und Ulnarduktion der Hand mehr die ulnaren Handgelenksextensoren.

Abb. 8.230 Referenzübung der Handgelenksextensoren bei M3.
Ausgangsstellung: Der Unterarm und die Hand liegen mit der volaren Seite auf einer Unterlage.
Ausführung: Handgelenksextension bis zum vollen Bewegungsausmaß ohne Fingerextension.
Hinweis: Bei gleichzeitiger Ulnarduktion oder Radialduktion werden die entsprechenden Muskeln vermehrt getestet.

Kraftübungen

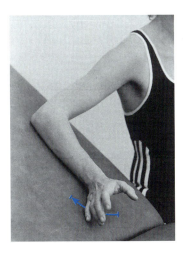

Abb. 8.231 Handgelenksextension in der schrägen Ebene.
Ausgangsstellung: Sitz mit dem Unterarm auf einer schräggestellten Kopfseite des Tisches. Das Handgelenk ist in der Ruhestellung.
Ausführung: Handgelenksextension.

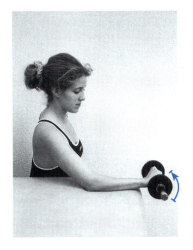

Abb. 8.232 Handgelenksextension mit Kurzhantel.
Ausgangsstellung: Sitz. Der Unterarm liegt mit der volaren Seite auf einer Unterlage, und die Patientin hält eine Kurzhantel in der Hand, über den Tischrand hinaus.
Ausführung: Handgelenksextension.

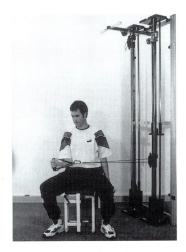

Abb. 8.233 Handgelenksextension mit dem Kraftzugapparat.
Ausgangsstellung: Sitz neben einem Kraftzugapparat. Das Schultergelenk ist innenrotiert und der Ellbogen 90° flektiert. Der Patient hält in der Hand den Griff des Kraftzugapparates.
Ausführung: Handgelenksextension und Schulteraußenrotation.

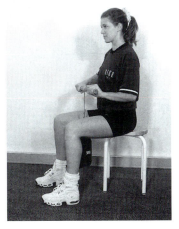

Abb. 8.234 Aufwindübung mit Stab für die Handgelenksextensoren.
Ausgangsstellung: Sitz oder Stand. Das Schultergelenk ist in der Neutral-0-Stellung, der Ellbogen ist 90° flektiert und der Unterarm in der Pronationsstellung. Die Hände halten einen Stab, in dessen Mitte an einem Seil ein Gewicht angebracht ist.
Ausführung: Wechselseitiges Nachgreifen des Stabes mit konzentrischem (Aufwinden) oder exzentrischem Extensorentraining (Abrollen) des Handgelenkes.

8 Referenz-, Kraft- und Dehnübungen

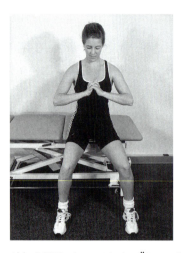

Abb. 8.235 Isometrische Übung für die Handgelenksextensoren mit Selbstwiderstand.
Ausgangsstellung: Die Patientin hält ihre Hände in Pronationsstellung vor der Brust zusammen.
Ausführung: Die Hände versuchen auf Höhe der Fingergrundgelenke eine gegenseitige Palmarflexion zu erreichen, welche durch die isometrische Kontraktion der Handgelenksmuskeln vermieden wird.

Dehnübungen

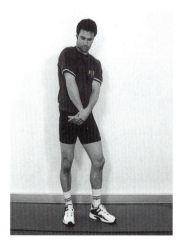

Abb. 8.236 Dehnung der Handgelenksextensoren.
Ausgangsstellung: Der Patient hält seine Hand in einer maximalen Flexion, der Unterarm ist maximal proniert, und die Finger sind entspannt.
Ausführung: Volle Extension im Ellbogen unter Beibehalten der Ausgangsstellung.

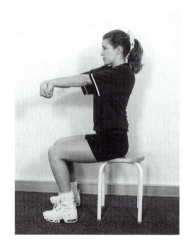

Abb. 8.237 Dehnung des M. extensor digitorum communis.
Ausgangsstellung: Faustschluß in maximal möglicher Handgelenksflexion.
Ausführung: Extension im Ellbogengelenk.

8.29 Übungen der Fingergrundgelenksflexoren

Hauptmuskeln	Ursprung	Ansatz	Innervation
Mm. lumbricales (insgesamt 4)	in der Hohlhand an den Sehnen des M. flexor digitorum profundus	Basis der prox. Fingerglieder, Dorsalaponeurose des 2. bis 5. Fingers von der radialen Seite her	1., 2. und manchmal auch 3. durch N. medianus (C_7), C_8, Th_1; 3. und 4. durch N. ulnaris (C_7), C_8, Th_1
Mm. interossei palmares (insgesamt 3)	Basis des 2. Metakarpalen an der ulnaren Seite, der 3. Finger hat keinen M. interosseus palmaris; Basis des 4. und 5. Metakarpalen jeweils an der radialen Seite	Basis der Grundglieder auf derselben Seite; Dorsalaponeurose der Finger	N. ulnaris C_8, (Th_1)
Mm. interossei dorsales (insgesamt 4)	doppelt, immer von 2 einander zugekehrten Seiten der Metakarpalen	die Sehnen laufen um die Grundgelenke herum und setzen an der Basis der Grundglieder des 2. bis 5. Fingers an, und zwar: die des 1. und 2. an der radialen Seite am 2. und 3. Finger, die des 3. und 4. an der ulnaren Seite am 3. und 4. Finger (der 3. Finger hat zwei Mm. interossei dorsales), Dorsalaponeurose der Finger	N. ulnaris C_8, (Th_1)
Hilfsmuskeln: M. flexor digitorum profundus, M. flexor digiti minimi brevis, M. flexor digitorum superficialis			

Tabelle 8.40 Hauptmuskeln (Ursprung, Ansatz und Innervation) und Hilfsmuskeln für die *Fingergrundgelenksflexion* (vgl. Janda 1994, 136)

Referenzübungen

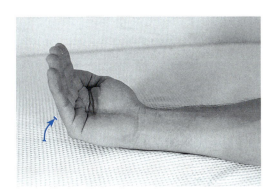

Abb. 8.238 Referenzübung der Fingergrundgelenksflexoren.
Ausgangsstellung: Die Dorsalseite des Unterarmes und der Hand ist auf einer Unterlage abgestützt. Die Finger sind gestreckt.
Ausführung: Flexion in den Fingergrundgelenken, wobei die Interphalangealgelenke extendiert bleiben.

Kraftübungen

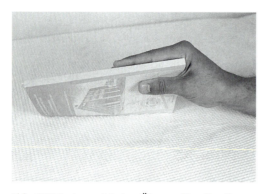

Abb. 8.239 Isometrische Übung für die Fingergrundgelenksflexoren mit festem Gegenstand.
Ausführung: Der Patient hält einen Gegenstand (z. B. Buch) mit dem „Lumbrikalesgriff" während einer definierten Zeit.

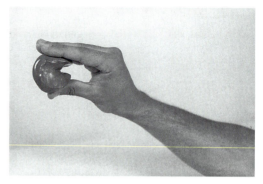

Abb. 8.240 Fingergrundgelenksflexion mit Knetmasse.
Ausführung: Eine Knetmasse wird mit dem „Lumbrikalesgriff" zusammengedrückt.

Dehnübung

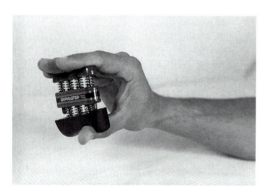

Abb. 8.241 Fingergrundgelenksflexion gegen Widerstand des Fingertrainingsgerätes.
Hinweis: Das Gerät ermöglicht ein separates Üben der einzelnen Finger.

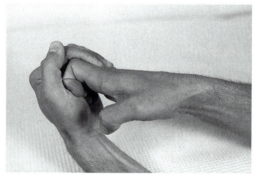

Abb. 8.242 Dehnung der Fingergrundgelenksflexoren.
Ausgangsstellung: Flexion der Interphalangealgelenke und Extension der Metakarpophalangealgelenke.
Ausführung: Die Extension der Grundgelenke durch die andere Hand noch passiv verstärken. Die Flexion der Interphalangealgelenke bleibt dabei erhalten.

8.30 Übungen der Fingergrundgelenksextensoren

Hauptmuskeln	Ursprung	Ansatz	Innervation
M. extensor digitorum	Epicondylus lateralis humeri	mit 4 Sehnen an der dorsalen Seite der Mittel- und Endglieder des 2.–5. Fingers	N. radialis (C_5), C_6, (C_7)
M. extensor indicis	Facies dorsalis ulnae distal vom M. extensor pollicis longus; von der anliegenden Membrana interossea	Endglied des Zeigefingers	N. radialis (C_6), C_7, (C_8)
M. extensor digiti minimi	Epicondylus lateralis humeri; ulnar vom M. extensor digitorum communis	fällt mit der Sehne des M. extensor digitorum zusammen	N. radialis C_7, (C_8)
Neutralisationsmuskeln: M. flexor digitorum superficialis hält die Interphalangealgelenke gebeugt			

Tabelle 8.41 Hauptmuskeln (Ursprung, Ansatz und Innervation) und Neutralisationsmuskeln der *Fingergrundgelenksextension* (vgl. Janda 1994, 140)

Referenzübung

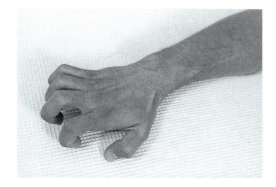

Abb. 8.243 Referenzübung der Fingergrundgelenksextensoren.
Ausgangsstellung: Die Volarseite des Unterarmes und der Hand liegen auf einer Unterlage. Die Interphalangealgelenke sind flektiert.
Ausführung: Volle Extension in den Fingergrundgelenken.

Kraftübung

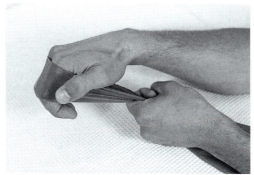

Abb. 8.244 Fingergrundgelenksextension mittels Gummiband.
Ausgangsstellung: Faust. Ein Gummiband wird rechtwinklig zu den Grundphalangen gehalten und mit der anderen Hand am Unterarm fixiert.
Ausführung: Fingergrundgelenksextension.
Hinweis: Das Gummiband wird immer senkrecht zu den Grundphalangen gehalten.

8 Referenz-, Kraft- und Dehnübungen

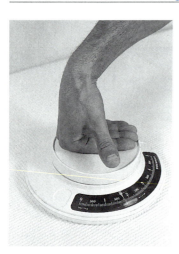

Dehnübung

Für die Dehnung des M. extensor digitorum communis siehe Abb. 8.**237**, S. 198.

Abb. 8.245 Isometrische Übung der Fingergrundgelenksextensoren mit Belastungskontrolle.
Ausgangsstellung: Die Dorsalseite der Grundphalangen ist auf einer Waage.
Ausführung: Die Fingergrundphalangen stemmen gegen die Waage.

8.31 Übungen der Fingerabduktoren

Hauptmuskeln	Ursprung	Ansatz	Innervation
Mm. interossei dorsales (insgesamt 4)	doppelt; von 2 einander zugewendeten Seiten der Metakarpalen	Sehnen laufen um die Grundgelenke herum und setzen an der Basis der Grundglieder des 2. bis 5. Fingers an, und zwar die 1. und 2. an der radialen Seite des 2. und 3. Fingers, die 3. und 4. an der ulnaren Seite des 3. und 4. Fingers. (Der 3. Finger hat 2 dorsale Interossei.) Dorsalaponeurose der Finger	N. ulnaris C_8, (Th_1)
M. abductor digiti minimi	Os pisiforme, Lig. carpi transversum	Basis des 5. Grundphalangen an der ulnaren Seite; Aponeurose M. extensoris digiti minimi	N. ulnaris (C_7), C_8, Th_1

Tabelle 8.42   Hauptmuskeln (Ursprung, Ansatz und Innervation) der *Fingerabduktion* (vgl. Janda 1994, 145)

Referenzübung

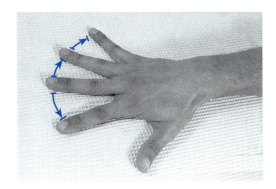

Abb. 8.246   Referenzübung der Fingerabduktoren.
Ausgangsstellung: Die Hand liegt auf dem Tisch. Die Finger sind geschlossen.
Ausführung: Spreizen der Finger.

Kraftübungen

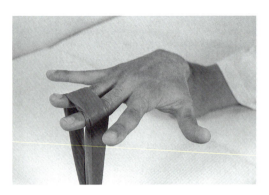 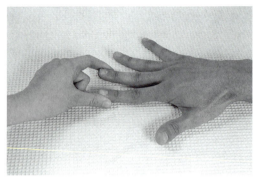

Abb. 8.247 Fingerabduktion mit Gummiband.
Ausgangsstellung: Das Gummiband fixiert zwei Finger, z. B. Dig. II und III oder Dig. II und V.
Ausführung: Fingerspreizen.

Abb. 8.248 Fingerabduktion mit manuellem Widerstand.
Ausgangsstellung: Die Finger werden manuell zusammengehalten.
Ausführung: Fingerspreizen.

8.32 Übungen der Fingeradduktoren

Hauptmuskeln	Ursprung	Ansatz	Innervation
Mm. interossei palmares (insgesamt 3)	Basis des 2. Metakarpalen an der ulnaren Seite; der 3. Finger besitzt keinen M. interosseus palmaris; Basis des 4. und 5. Metakarpalen jeweils an der radialen Seite	Basis der ersten Glieder der gleichen Seite; dorsale Aponeurose der Finger	N. ulnaris C_8, (Th_1)
Hilfsmuskel: M. extensor indicis (für den Zeigefinger)			

Tabelle 8.43 Hauptmuskeln (Ursprung, Ansatz und Innervation) und Hilfsmuskeln der *Fingeradduktion* (vgl. Janda 1994, 142)

Referenzübung

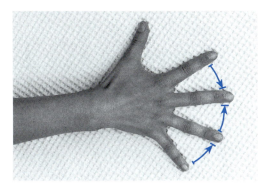

Abb. 8.249 Referenzübung der Fingeradduktoren.
Ausgangsstellung: Die Hand liegt auf einem Tisch mit gespreizten Fingern.
Ausführung: Schließen der Finger zum Mittelfinger hin.

Kraftübungen

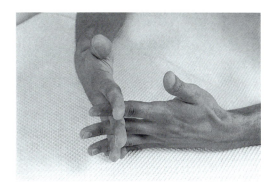

Abb. 8.250 Isometrische Übung der Fingeradduktoren mit Selbstwiderstand.
Ausgangsstellung: Die Finger sind gestreckt und ineinander gekreuzt.
Ausführung: Stemmen der Finger gegeneinander.

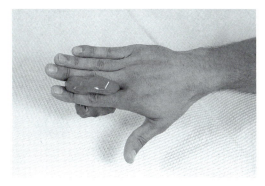

Abb. 8.251 Fingeradduktion mit Knetmasse.
Ausgangsstellung: Knetmasse oder Schaumgummi zwischen den Fingern.
Ausführung: Schließen der Finger mit extendierten Gelenken.

8.33 Übungen der Fingermittelgelenksflexoren

Hauptmuskeln	Ursprung	Ansatz	Innervation
M. flexor digitorum superficialis	Cap. humerale: Epicondylus medialis humeri; Proc. coronoideus ulnae	Basis der Fingermittelglieder mit Ausnahme des Daumens	N. medianus C_7, C_8, Th_1, manchmal auch
	Cap. radiale: distal vom Tuberculum radii bis zum Ansatz des M. pronator teres		N. ulnaris

Tabelle 8.44 Hauptmuskel (Ursprung, Ansatz und Innervation) für die *Fingermittelgelenksflexion* (vgl. Janda 1994, 148)

Referenzübungen

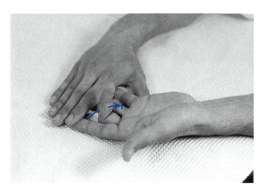

Abb. 8.252 Referenzübung der Fingermittelgelenksflexoren.
Ausgangsstellung: Die Therapeutin fixiert die nicht zu testenden Finger.
Ausführung: Fingermittelgelenksflexion.

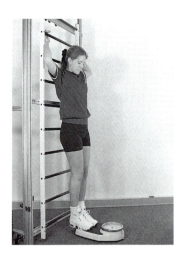

Kraftübungen

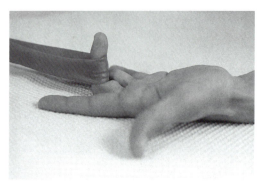

Abb. 8.253 Fingermittelgelenksflexion mit Gummiband.
Ausgangsstellung: 90° Fingerflexion im Mittelgelenk. Ein Gummiband ist um die Mittelphalanx fixiert und wird von der anderen Hand gehalten.
Ausführung: Fingermittelgelenksflexion.

Abb. 8.254 Hangübung unter kontrollierter Teilbelastung.
Ausgangsstellung: Die Patientin hält eine Sprosse und steht auf einer Waage. Nur die Fingermittelgelenke sind flektiert, so daß das Körpergewicht auf die Mittelphalangen übertragen wird.
Ausführung: Die Patientin versucht, die Gewichtsabgabe auf die Waage zu reduzieren.

Dehnübung

Für die Dehnung der Fingergelenksflexoren siehe (Abb. 8.**228**, S. 195).

8.34 Übungen der Fingerendgelenksflexoren

Hauptmuskeln	Ursprung	Ansatz	Innervation
M. flexor digitorum profundus	proximale drei Viertel der palmaren Fläche der Ulna; anliegenden Teil der Membrana interossea	Palmarseite der distalen Fingerglieder mit Ausnahme des Daumens	N. medianus (gewöhnlich für den 2. Finger); C_7, C_8, Th_1
			N. ulnaris (in der Regel für den 3. bis 5. Finger): (C_7), C_8, Th_1

Tabelle 8.45 Hauptmuskel (Ursprung, Ansatz und Innervation) für die *Fingerendgelenksflexion* (vgl. Janda 1994, 151)

Referenzübung

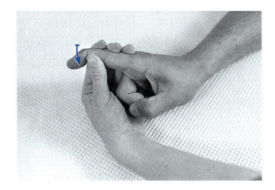

Abb. 8.255 Referenzübung der Fingerendgelenksflexoren.
Ausgangsstellung: Die Therapeutin fixiert die Fingermittelphalanx.
Ausführung: Fingerendgelenksflexion.

Kraftübungen

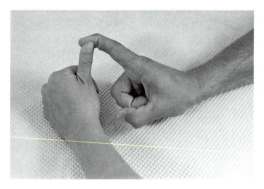

Abb. 8.256 Fingerendgelenksflexion mit manuellem Widerstand.
Ausgangsstellung: Das Endgelenk ist extendiert und von palmar fixiert.
Ausführung: Fingerendgelenksflexion mit manuellem Widerstand.

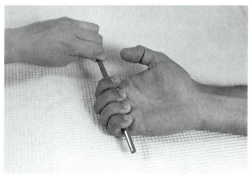 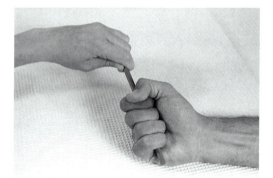

Abb. 8.257a Isometrische Übung für die Fingerendgelenksflexoren mit festem Gegenstand.
Ausgangsstellung: Der Patient hält einen Gegenstand mit kleinem Durchmesser, z. B. einem Bleistift in der
a kleinen Faust
b großen Faust.
Ausführung: Der Patient hält den Bleistift mit den Endphalangen in der Faust, während die Therapeutin versucht, den Bleistift wegzunehmen.

Abb. 8.257b

Dehnübung

Für die Dehnung der Fingerendgelenksflexoren siehe Abb. 8.**228**, S. 195.

8.35 Übungen der Daumenabduktoren

Hauptmuskeln	Ursprung	Ansatz	Innervation
M. abductor pollicis longus	dorsale Seite des prox. Ulnadrittels; der anliegende Teil der Membrana interossea; mittlerer Teil der Dorsalfläche des Radius	Radialseite der Basis des 1. Metakarpalen; Bündel zum Muskelbauch des M. abductor pollicis brevis	N. radialis (C_6), C_7, (C_8)
M. abductor pollicis brevis	Tuberculum ossis scaphoidei (navicularis); Lig. carpi transversum	Basis des Daumengrundgliedes auf der radialen Seite	N. medianus (C_6), (C_7), C_8, (Th_1)
Hilfsmuskel: M. extensor pollicis brevis			

Tabelle 8.46 Hauptmuskeln (Ursprung, Ansatz und Innervation) und Hilfsmuskeln für die *Daumenabduktion* (vgl. Janda 1994, 158)

Referenzübung

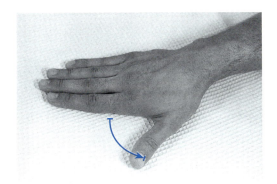

Abb. 8.258 Referenzübung der Daumenabduktoren.
Ausgangsstellung: Die Hand liegt mit der palmaren Seite auf einer Unterlage. Der Daumen ist adduziert.
Ausführung: Daumenabduktion.

Kraftübung

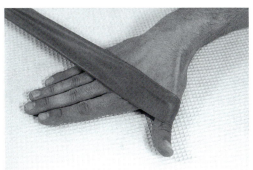

Abb. 8.259 Daumenabduktion mit Gummiband.
Ausgangsstellung: Das Gummiband ist um das Daumengrundgelenk und die Grundphalanx gespannt.
Ausführung: Daumenabduktion.

8.36 Übungen der Daumenadduktoren

Hauptmuskeln	Ursprung	Ansatz	Innervation
M. adductor pollicis	Cap. transversum: palmare Fläche des 3., manchmal des 2. Metakarpalen	Gelenkkapsel des Metakarpophalangeal-gelenks des Daumens; Basis des Daumen-grundgliedes an der ulnaren Seite	R. profundus N. ulnaris: (C_7), C_8, (Th_1)
	Cap. obliquum: Os capitatum; Palmarfläche der Basis des 2. und 3. Metakarpalen		
Hilfsmuskeln: Mm. flexores pollicis brevis et longus, M. opponens, M. extensor pollicis longus, M. interosseus dorsalis			

Tabelle 8.47   Hauptmuskeln (Ursprung, Ansatz und Innervation) und Hilfsmuskeln für die *Daumenadduktion* (vgl. Janda 1994, 154)

Referenzübung

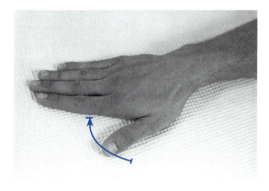

Abb. 8.260   Referenzübung der Daumenadduktoren.
Ausgangsstellung: Die palmare Seite der Hand ist auf einer Unterlage. Der Daumen ist abduziert.
Ausführung: Daumenadduktion.

8.36 Übungen der Daumenadduktoren

Kraftübungen

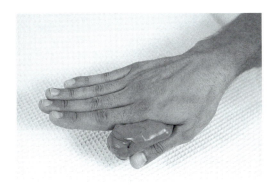 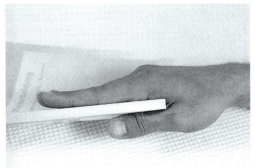

Abb. 8.261 Daumenadduktion mit Knetmasse.
Ausgangsstellung: Abduktionsstellung des Daumensattelgelenkes. Knetmasse ist zwischen Daumen und Zeigefinger.
Ausführung: Daumenadduktion.

Abb. 8.262 Isometrische Übung der Daumenadduktoren mit festem Gegenstand.
Ausgangsstellung: Der Patient hält z. B. ein Buch zwischen Daumen und Langfinger.
Ausführung: Festhalten des Buches.

8.37 Übungen der Daumen- und Kleinfingeroppositionsmuskeln

Hauptmuskeln	Ursprung	Ansatz	Innervation
M. opponens pollicis	Tuberculum ossis trapezii (multanguli majoris); Lig. carpi transversum	radialer Rand längs des ganzen 1. Metakarpalen	N. medianus (C_6), C_7, C_8, Th_1
M. opponens digiti minimi	Hamulus ossis hamati; Lig. carpi transversum	ulnarer Rand des 5. Metakarpalen	N. ulnaris (C_7), C_8, Th_1
Hilfsmuskeln: Adduktor, Abduktoren und Flexoren des Daumens	*Neutralisationsmuskeln:* In der zweiten Bewegungsphase wird die Tendenz des M. flexor pollicis longus zur Flexion und radialen Duktion der Handwurzel durch die Funktion der Extensoren des Handgelenkes gehemmt. Der Daumenstrecker hemmt den M. flexor pollicis brevis	*Stabilisationsmuskeln:* Alle Muskeln des Thenars wirken gegenseitig aufeinander	

Tabelle 8.48 Hauptmuskeln (Ursprung, Ansatz und Innervation), Hilfs-, Neutralisations- und Stabilisationsmuskeln für die *Daumen-* und *Kleinfingeropposition* (vgl. Janda 1994, 160)

Referenzübung

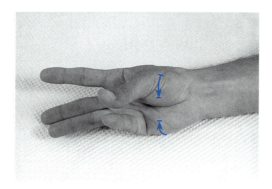

Abb. 8.263 Referenzübung für die Daumen- und Kleinfingeroppositionsmuskeln.
Ausgangsstellung: Die dorsale Handseite liegt auf einer Unterlage. Die Finger sind entspannt.
Ausführung: Daumen- und Kleinfingeropposition.

Kraftübung

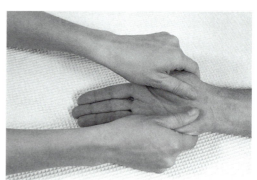

Abb. 8.264 Opposition des Daumen- und Kleinfingerballens mit manuellem Widerstand.
Ausgangsstellung: Die Therapeutin fixiert mit ihren beiden Händen den Daumen- und Kleinfingerballen des Patienten.
Ausführung: Daumen- und Kleinfingeropposition.

8.38 Übungen der Daumengrundgelenksflexoren

Hauptmuskeln	Ursprung	Ansatz	Innervation
M. flexor pollicis brevis	Cap. superficiale: Lig. carpi transversum	Sesambein an der radialen Daumenseite	N. medianus C_6, C_7
	Cap. profundum: Os trapezium (multangulum majus); Os trapezoideum (multangulum minus); Os capitatum	Sesambein an der ulnaren Daumenseite	N. ulnaris C_7, C_8, Th_1
Hilfsmuskeln: M. abductor pollicis brevis, M. adductor pollicis, M. flexor pollicis longus			

Tabelle 8.49 Hauptmuskeln (Ursprung, Ansatz und Innervation) und Hilfsmuskeln für die *Daumengrundgelenksflexion* (vgl. Janda 1994, 163)

Referenzübung

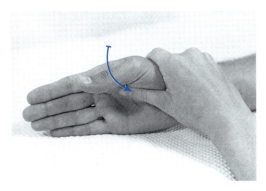

Abb. 8.265 Referenzübung der Daumengrundgelenksflexoren.
Ausgangsstellung: Die Finger sind gestreckt, und die Therapeutin fixiert das Metakarpale I des Patienten.
Ausführung: Daumengrundgelenksflexion.

Kraftübung

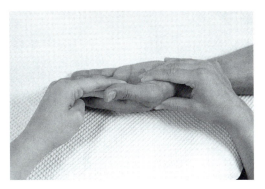

Abb. 8.266 Daumengrundgelenksflexion mit manuellem Widerstand.
Ausgangsstellung: Fixation des Metakarpale I.
Ausführung: Daumengrundgelenksflexion.

8.39 Übungen der Daumengrundgelenksextensoren

Hauptmuskeln	Ursprung	Ansatz	Innervation
M. extensor pollicis brevis	dorsale Fläche des Radius, distal vom M. abductor pollicis longus; Membrana interossea	Basis des Daumengrundgelenkes an der dorsalen Seite	N. radialis (C_6), C_7, (C_8)
Hilfsmuskel: M. extensor pollicis longus			

Tabelle 8.50 Hauptmuskel (Ursprung, Ansatz und Innervation) und Hilfsmuskel für die *Daumengrundgelenksextension* (vgl. Janda 1994, 165)

Referenzübung

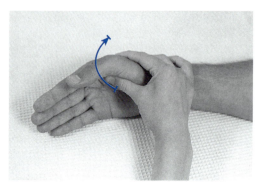

Abb. 8.267 Referenzübung der Daumengrundgelenksextensoren.
Ausgangsstellung: Fixation des Metakarpale I mit Flexion des Daumengrundgelenkes.
Ausführung: Daumengrundgelenksextension.

Kraftübung

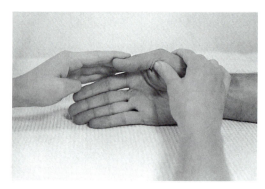

Abb. 8.268 Daumengrundgelenksextension mit manuellem Widerstand.
Ausgangsstellung: Fixation des Metakarpale I in Flexion.
Ausführung: Daumengrundgelenksextension.

8.40 Übungen des Daumenendgelenksflexors

Hauptmuskeln	Ursprung	Ansatz	Innervation
M. flexor pollicis longus	mittleres Viertel der palmaren Fläche des Radius; anliegende Membrana interossea	Endglied des Daumens	N. medianus (C_6), C_7, C_8, (Th_1)

Tabelle 8.51 Hauptmuskel (Ursprung, Ansatz und Innervation) für die *Daumenendgelenksflexion* (vgl. Janda 1994, 168)

Referenzübung

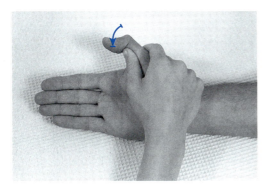

Abb. 8.269 Referenzübung des Daumenendgelenksflexors.
Ausgangsstellung: Der Daumen extendiert und abduziert. Die Therapeutin fixiert die Grundphalanx.
Ausführung: Daumenendgelenksflexion.

Kraftübung

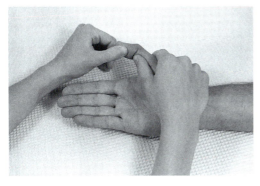
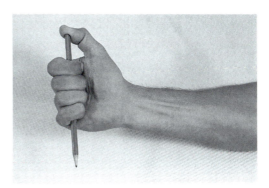

Abb. 8.270 Daumenendgelenksflexion mit manuellem Widerstand.
Ausgangsstellung: Der Daumen ist extendiert und abduziert. Die Therapeutin fixiert die Grundphalanx.
Ausführung: Daumenendgelenksflexion.

Abb. 8.271 Isometrische Übung für die Daumenflexoren mit festem Gegenstand.
Ausgangsstellung: Der Patient hält einen Bleistift in der Faust und hat die Daumenendphalanx mit der palmaren Seite auf dem stumpfen Ende des Bleistiftes.
Ausführung: Die Endphalanx drückt auf den Bleistift, während die Faust denselben nicht losläßt.

8.41 Übungen des Daumenendgelenksextensors

Hauptmuskeln	Ursprung	Ansatz	Innervation
M. extensor pollicis longus	mittleres Drittel der dorsalen Fläche der Ulna; Membrana interossea	Dorsalseite der Basis des Daumenendgliedes	N. radialis (C_6), C_7, (C_8)

Tabelle 8.52 Hauptmuskel (Ursprung, Ansatz und Innervation) für die *Daumenendgelenksextension* (vgl. Janda 1994, 171)

Referenzübung

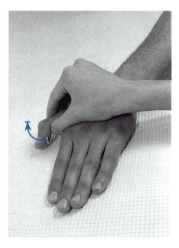

Abb. 8.272 Referenzübung des Daumenendgelenksextensors.
Ausgangsstellung: Der Daumen ist im Endgelenk flektiert und im Sattelgelenk abduziert. Die Therapeutin fixiert die Mittelphalanx.
Ausführung: Daumenendgelenksextension.

Kraftübung

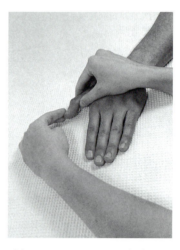

Abb. 8.273 Daumenendgelenksextension mit manuellem Widerstand.
Ausgangsstellung: Der Daumen ist im Endgelenk flektiert und im Sattelgelenk abduziert. Die Therapeutin gibt Widerstand an der Endphalanx.
Ausführung: Daumenendgelenksflexion.

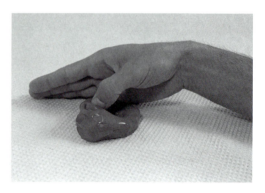

Abb. 8.274 Daumenendgelenksextension mittels Knetmasse.
Ausgangsstellung: Der Daumen ist flektiert und in Knetmasse eingedrückt.
Ausführung: Daumenendgelenksflexion.

8.42 Übungen der Halsflexoren

Hauptmuskeln	Ursprung	Ansatz	Innervation
M. scalenus anterior (ventralis)	Tubercula anteriora der 3.–6. Halswirbelquerfortsätze	1. Rippe	Plexus cervicalis $C_5 - C_7$
M. scalenus medius	zwischen vorderen und hinteren Höckern der Querfortsätze des 2.–7. Halswirbels	1. Rippe, manchmal auch 2. Rippe	Plexus cervicalis (C_2), $C_3 - C_6$
M. scalenus posterior	Tubercula posteriora der Querfortsätze des 5.–7. Halswirbels	2. Rippe	Plexus cervicalis $C_6 - C_8$
M. longus colli	P. recta 2.–4. Halswirbelkörper P. obliqua sup.: Tuberculum anterius des Atlas P. obliqua inf.: Tubercula ant. der Querfortsätze des 5.–6. Halswirbels	5.–7. Hals- und 1.–3. Brustwirbelkörper ventrale Höcker der Querfortsätze des 3.–5. Halswirbels 1.–3. Brustwirbelkörper	Plexus cervicalis $(C_2 - C_6, (C_7))$
M. longus capitis	Basis des Os occipitale	vordere Höcker der Querfortsätze des 3.–6. Halswirbels	Plexus cervicalis $C_1 - C_3$
M. sternocleidomastoideus	P. sternalis: Rand des Manubrium sterni P. clavicularis: sternales Ende des Schlüsselbeines	Proc. mastoideus äußerer Rand der Linea nuchalis terminalis	N. accessorius Plexus cervicalis (C_1), C_2, C_3

Hilfsmuskeln:	Neutralisationsmuskeln:	Stabilisationsmuskeln:
M. rectus capitis, Zungenbeinmuskulatur	Die Muskeln beider Seiten heben gegenseitig die Bewegungen zur Seite auf	Mm. pectoralis major (Pars clavicularis), subclavius, die unteren Hals- und oberen Rumpfextensoren, M. rectus abdominis

Tabelle 8.53 Hauptmuskeln (Ursprung, Ansatz und Innervation), Hilfs-, Neutralisations- und Stabilisationsmuskeln für die *Halsflexion* (vgl. *Janda 1994, 34*)

Referenzübungen

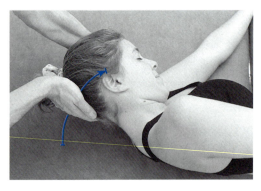

Abb. 8.275 Referenzübung der Halsflexoren bei M2.
Ausgangsstellung: Seitenlage. Der Therapeut vermeidet eine Lateralflexion des Halses durch manuelle Unterstützung.
Ausführung: Halsflexion bis zum vollen Bewegungsausmaß, indem die Patientin das Kinn zum Brustbein führt.

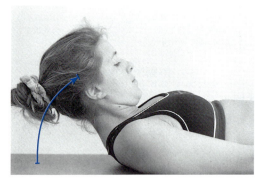 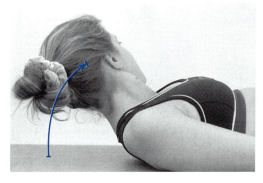

Abb. 8.276a Referenzübung der Halsflexoren bei M3 bilateral (a) und unilateral (b). Abb. 8.276b
Ausgangsstellung: Rückenlage. Der Kopf ist
a in der Neutral-0-Stellung,
b rotiert.
Ausführung: Halsflexion bis zum vollen Bewegungsausmaß.
Hinweis: Eine Protraktion soll vermieden werden.

Kraftübungen

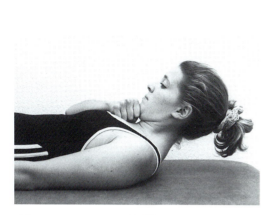 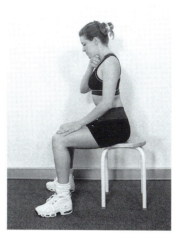

Abb. 8.277a Isometrische Übung für die Halsflexoren mit Selbstwiderstand.
Ausgangsstellung:
a Rückenlage.
b Sitz mit der Faust zwischen dem Kinn und dem Brustbein.
Ausführung: Die Patientin drückt ihr Kinn gegen ihre Faust.

Abb. 8.277b

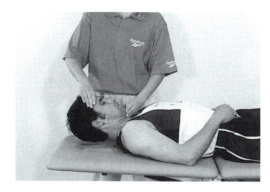 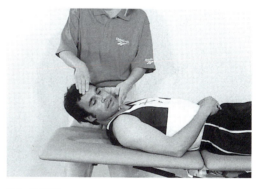

Abb. 8.278a Halsflexion mit manuellem Widerstand.
Ausgangsstellung: Rückenlage. Die Hände der Therapeutin sind auf der Stirn und unter dem Kinn des Patienten. Der Hals ist
a in der Neutral-0-Stellung und
b rotiert.
Ausführung: Halsflexion.

Abb. 8.278b

Dehnübung

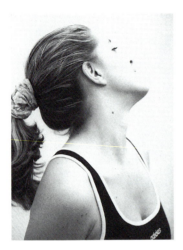

Abb. 8.279 Dehnung des M. sternocleidomastoideus.
Ausgangsstellung: Sitz. Der Kopf ist zur heterolateralen Seite rotiert. Der homolaterale Schultergürtel ist in Depressionsstellung.
Ausführung: Halsextension bis zum vollen Bewegungsausmaß unter Beibehaltung der Ausgangsstellung.

8.43 Übungen der Halsextensoren

Hauptmuskeln	Ursprung	Ansatz	Innervation
M. trapezius (nur oberer Teil)	bindegewebig vom inneren Teil der Linea nuchae sup. Protuberantia occip. Lig. nuchae	Extremitas acromialis claviculae, Acromion, Spina scapulae	N. accessorius, Plexus cervicalis $C_2 - C_4$
M. erector spinae – M. iliocostalis cervicis	Angulus der 3. bis 6. Rippe	Querfortsätze des 4.–6. (und 7.) Halswirbels	Rr. dorsales C_8, Th_1, Th_2
– M. longissimus capitis	Querfortsätze der oberen Brust- und unteren Halswirbel	dorsale Seite des Proc. mastoideus	$C_1 - C_3$, (C_4)
– M. longissimus cervicis	Querfortsätze der oberen Brustwirbel	hintere Höcker der Querfortsätze 2.–5. Halswirbel	$C_1 - Th_1$
– M. spinalis cervicis	Dornfortsätze der letzten 2 Hals- und ersten 2 Brustwirbel	Dornfortsätze des 2.–4. Halswirbels	Rr. dorsales $C_2 - Th_1$
– M. spinalis capitis	Dornfortsätze der oberen Brust- und unteren Halswirbel	Os occipitale	
Hilfsmuskeln: Mm. splenius capitis, splenius cervicis, semispinalis cervicis, semispinalis capitis, multifidus, rectus capitis post. major, rectus capitis post. minor. obliquus capitis sup., interspinales	*Neutralisationsmuskeln:* Die Muskeln beider Seiten neutralisieren gegenseitig die seitlichen Bewegungen	*Stabilisationsmuskeln:* Extensoren der Brust- und Lendenwirbelsäule, Mm. rhomboidei, M. trapezius (unterer Teil)	

Tabelle 8.54   Hauptmuskeln (Ursprung, Ansatz und Innervation), Hilfs-, Neutralisations- und Stabilisationsmuskeln für die *Halsextension* (vgl. Janda 1994, 40)

Referenzübungen

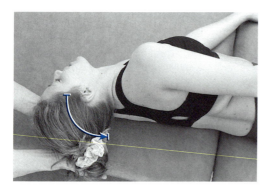

Abb. 8.280 Referenzübung der Halsflexoren bei M2.
Ausgangsstellung: Seitenlage. Die Therapeutin vermeidet eine Lateralflexion des Halses durch manuelle Unterstützung.
Ausführung: Halsextension bis zum vollen Bewegungsausmaß.

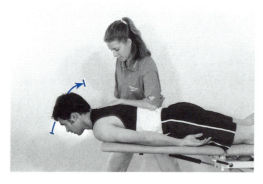 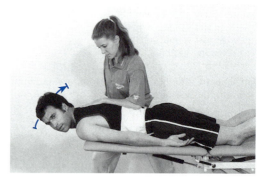

Abb. 8.281a Referenzübung der Halsflexoren bei M3.
Ausgangsstellung: Bauchlage.
a Der Hals ist in Flexion und
b rotiert.
Ausführung: Halsextension
a bis zum vollen Bewegungsausmaß
b unter Beibehaltung der Rotation.

Abb. 8.281b

Kraftübungen

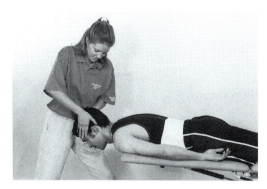

Abb. 8.282 Halsextension unter manueller Gewichtsabnahme des Kopfes.
Ausgangsstellung: Bauchlage. Der Kopf ist manuell unterstützt.
Ausführung: Assistierte Halsextension.

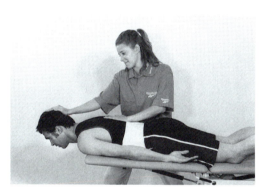
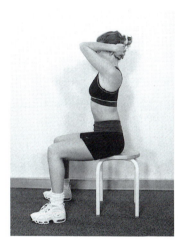

Abb. 8.283a Halsextension mit manuellem (a) und Selbstwiderstand (b).   Abb. 8.283b
Ausgangsstellung:
a Bauchlage. Der Kopf ragt über den Tischrand. Die Hand der Therapeutin ist auf dem Hinterkopf des Patienten.
b Sitz. Die Hände sind hinter dem Kopf verschränkt.
Ausführung: Halsextension.

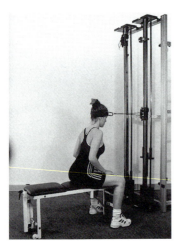
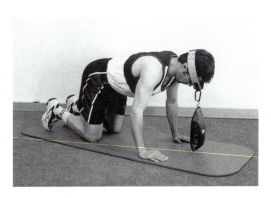

Abb. 8.284a Isometrische Übung für die Halsextensoren mit dem Kraftzugapparat (a) und mit Gewicht (b).
Ausgangsstellung:
a Sitz. Die Patientin trägt ein Stirnband und ist an einen Kraftapparat fixiert.
b Vierfüßlerstand. Ein Gewicht ist mit einem Stirnband am Kopf fixiert.
Ausführung:
a Durch Gewichtsverlagerung des Körpers nach dorsal und
b Extension des Halses kommt es zu einer Anspannung der Halsextensoren.

Abb. 8.284b

Dehnübung

Für die Dehnung der oberen Anteile des M. trapezius (Pars descendens) siehe Abb. 8.**124**, S. 147.

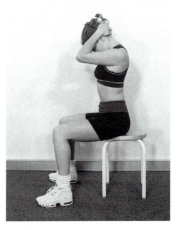

Abb. 8.285 Dehnung der Halsextensoren.
Ausgangsstellung: Sitz oder Rückenlage. Die Hände sind am Hinterkopf verschränkt.
Ausführung: Halsflexion. Das Kinn wird dabei in Richtung Brustbein geführt. Durch manellen Zug intensiviert die Patientin die Dehnung.

8.44 Übungen der Rumpfflexoren

Hauptmuskeln	Ursprung	Ansatz	Innervation
M. rectus abdominis (symmetrische Aktivierung)	5.–7. Rippenknorpel; Proc. xiphoideus	zwischen dem Rand des Schambeines und Tuberculum pubicum	Nn. intercostales V–XII
Hilfsmuskeln: Mm. obliquus internus, obliquus externus, psoas major, pyramidalis, bei beiderseitiger Tätigkeit	*Neutralisationsmuskeln:* Die Muskeln beider Seiten heben gegenseitig die Tendenz zur Rotation oder lateralen Duktion auf	*Stabilisationsmuskeln:* Flexoren der Hüften	

Tabelle 8.55   Hauptmuskeln (Ursprung, Ansatz und Innervation), Hilfs-, Neutralisations- und Stabilisationsmuskeln für die *Rumpfflexion* (vgl. Janda 1994, 44)

Referenzübungen

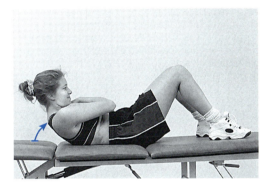 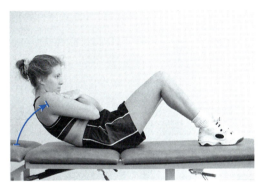

Abb. 8.286   Referenzübung der Rumpfflexoren bei M2.
Ausgangsstellung: Rückenlage. Die Beine sind angewinkelt. Die Arme sind vor dem Brustkorb verschränkt.
Ausführung: Die Patientin hebt ihren Kopf und Schultergürtel von der Unterlage ab. Das volle Bewegungsausmaß ist dabei nicht möglich.

Abb. 8.287   Referenzübung der Rumpfflexoren bei M3.
Ausgangsstellung: Rückenlage. Die Beine sind angewinkelt. Die Arme sind vor dem Brustkorb verschränkt.
Ausführung: Kopf- und Rumpfflexion bis zum vollen Bewegungsausmaß.

Kraftübungen

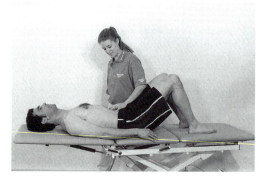

Abb. 8.288 Rumpfflexion mit manueller Bauchmuskelstimulation.
Ausgangsstellung: Rückenlage mit angewinkelten Beinen. Die Therapeutin hat ihre Hand auf den unteren oder oberen Bauchmuskelanteilen.
Ausführung: Der Patient versucht den Bauch einzuziehen, während die Therapeutin in Längs- oder Querrichtung der Muskulatur die Aktivität stimuliert.

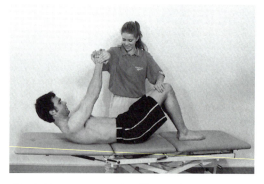

Abb. 8.289 Isometrische Übung der Rumpfflexoren mit manuellem Widerstand an Beinen und/oder Armen.
Ausgangsstellung: Rückenlage. Die Beine sind angewinkelt. Die Arme werden vertikal und die Hände verschränkt gehalten. Der Widerstand erfolgt in Richtung Schulterflexion und Hüftextension.
Ausführung: Der Patient hebt seinen Kopf, delordosiert seine Lendenwirbelsäule und hält seine Ausgangsstellung aufrecht, während die Therapeutin ihren Widerstand erhöht.

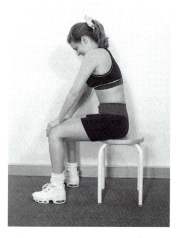

Abb. 8.290 Isometrische Übung der Rumpfflexoren mit Selbstwiderstand.
Ausgangsstellung: Sitz. Die Patientin stützt sich auf den Knien ab.
Ausführung: Die Bauchmuskeln werden vermehrt aktiv, indem die Patientin intensiver auf die Knie drückt.

8.44 Übungen der Rumpfflexoren

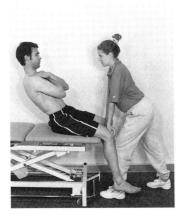

Abb. 8.291a Isometrische Übung der Rumpfflexoren mit Einsatz des Körpergewichtes.
Ausgangsstellung:
a Sitz in der aufrechten Haltung mit fixierten Beinen.
b Rückenlage mit angezogenen fixierten Beinen.
Ausführung:
a Der Rumpf wird nach dorsal bewegt durch vermehrte Hüftextension und wieder zurück bis zur Ausgangsstellung unter deren Beibehaltung.
b Abheben des Rumpfes von der Unterlage unter Beibehaltung der gestreckten Wirbelsäule.
Hinweis: Eine vermehrte Lordosierung muß aktiv widerlagert werden.

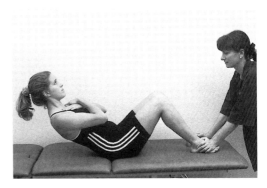

Abb. 8.291b

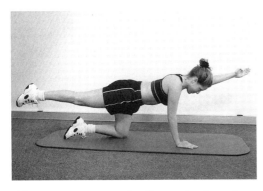

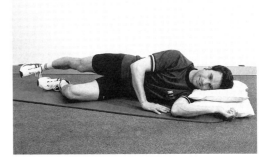

Abb. 8.292b

Abb. 8.292a Isometrische Übung der Rumpfflexoren durch aktive Widerlagerung.
Ausgangsstellung:
a Vierfüßlerstand.
b Seitenlage. Das untenliegende Bein ist in Hüft- und Kniegelenk wenig flektiert.
c Ellbogenliegestütz.
Ausführung:
a Diagonales Flektieren und/oder Extendieren eines Armes und Beines unter Beibehaltung der Rumpfstellung.
b Das obere Bein wird unter Beibehalten der Rumpfstellung extendiert.
c Ein Bein wird unter Beibehalten der Rumpfstellung extendiert.

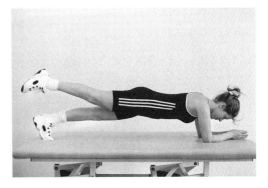

Abb. 8.292c

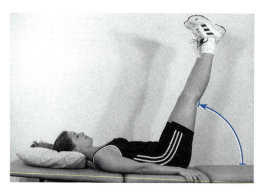

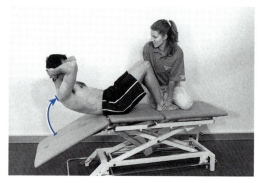

Abb. 8.293 Isometrische Übung der Rumpfflexoren durch aktive Widerlagerung mit Einsatz des Beingewichtes.
Ausgangsstellung: Rückenlage. Die Lendenwirbelsäule ist delordosiert.
Ausführung: Heben und Senken der Beine unter Beibehalten der Ausgangsstellung.

Abb. 8.294 Rumpfflexion mit Einsatz des Oberkörpergewichtes aus der Extensionsstellung.
Ausgangsstellung: Rückenlage mit extendierter Lendenwirbelsäule durch Negativstellung des oberen Tischteiles. Die Füße werden von der Therapeutin fixiert.
Ausführung: Rumpfflexion bis zum Kurzsitz.

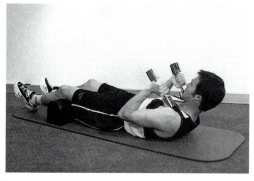

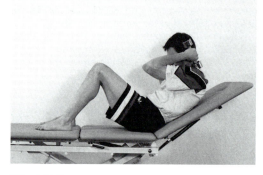

Abb. 8.295a Rumpfflexion mit Kurzhanteln.
Ausgangsstellung: Rückenlage mit Kurzhanteln auf Höhe der Schultern:
a in horizontaler Ebene;
b mit dem Oberkörper auf einem schräg nach oben gestellten Teil des Tisches;
c mit dem Oberkörper auf einem schräg nach unten gestellten Brett.
Ausführung: Rumpfflexion.

Abb. 8.295b

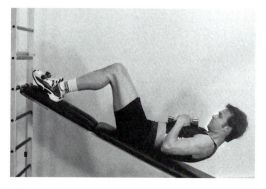

Abb. 8.295c

8.44 Übungen der Rumpfflexoren

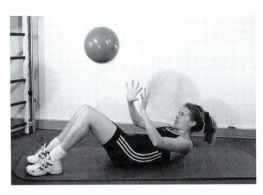

Abb. 8.296 Reaktive Übung für die Rumpfflexoren mit Ball.
Ausgangsstellung: Rückenlage mit leicht flektiertem Rumpf.
Ausführung: Zurückprellen eines Balles unter Beibehalten der Ausgangsstellung.

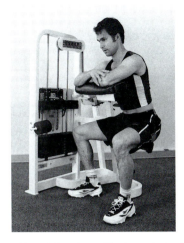

Abb. 8.297 Rumpfflexion mit der Crunch Kraftmaschine.
Ausgangsstellung: Sitz. Die Arme liegen auf dem Polster vor dem Körper.
Ausführung: Der Patient drückt das Polster nach vorne unten, ohne die Hüften zu flektieren.

Dehnübung

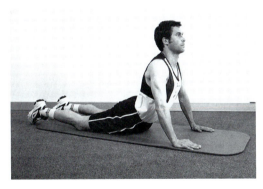

Abb. 8.298 Dehnung der Rumpfflexoren.
Ausgangsstellung: Bauchlage.
Ausführung: Extension im Liegen.

8.45 Übungen der Rumpfextensoren

Hauptmuskeln	Ursprung	Ansatz	Innervation
M. erector spinae – M. longissimus	Ligg. sacroiliaca dorsales, hinterer Teil der Cr. iliaca, Dornfortsätze der Lenden- und Brustwirbel; Querfortsätze der Brust- und Halswirbel	Querfortsätze der Lenden- und Brustwirbel, letzte Rippen, hintere Höcker der Querfortsätze der Halswirbel von dorsaler Seite des Proc. mastoideus	Rr. dorsales $L_4 - C_3$
– M. iliocostalis	Cr. iliaca; kraniale Ränder der 12.–3. Rippe	fortlaufend an den Rippen, an den Querfortsätzen der Halswirbel kranial bis zu C_2	Rr. dorsales $L_1 - Th_1$
– M. spinalis	Dornfortsätze von der Lendengegend bis zum Hals	überspringt stets einige Dornfortsätze und setzt fortlaufend bis zur Halswirbelsäule an	Rr. dorsales $L_2 - C_2$
M. quadratus lumborum	ventrale Schicht: letzte Rippe dorsale Schicht: Querfortsätze der oberen Lendenwirbel; letzte Rippe	Querfortsätze der 3. bis 4. unteren Lendenwirbel Cr. iliaca; Lig. iliolumbale	N. subcostalis Th_{12} Plexus lumbalis $L_1, L_2, (L_3)$
Hilfsmuskeln: Mm. semispinalis, interspinalis, rotatores, multifidus	*Neutralisationsmuskeln:* Die Muskeln beider Seiten neutralisieren gegenseitig die Tendenz zur Seitenbewegung	*Stabilisationsmuskeln:* Extensoren der Hüfte, besonders in der Bauchlage	

Tabelle 8.56 Hauptmuskeln (Ursprung, Ansatz und Innervation), Hilfs-, Neutralisations- und Stabilisationsmuskeln für die *Rumpfextension* (vgl. Janda 1994, 52)

Referenzübungen

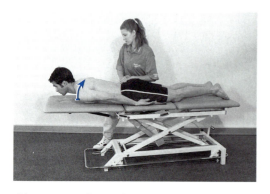 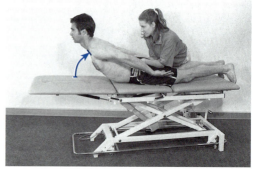

Abb. 8.299 Referenzübung der Rumpfextensoren bei M2.
Ausgangsstellung: Bauchlage. Die Arme sind entspannt neben dem Körper. Die Therapeutin fixiert das Becken.
Ausführung: Der Patient hebt seinen Kopf und Schultergürtel und versucht seinen Oberkörper von der Unterlage abzuheben. Ein volles Bewegungsausmaß ist nicht möglich.

Abb. 8.300 Referenzübung der Rumpfextensoren bei M3.
Ausgangsstellung: Bauchlage. Die Arme sind entspannt neben dem Körper. Die Therapeutin fixiert das Becken.
Ausführung: Der Patient hebt seinen Oberkörper bis zum vollen Bewegungsausmaß von der Unterlage ab.

Kraftübungen

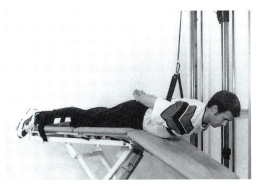
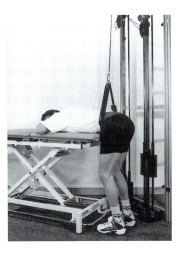

Abb. 8.301a Rumpfextension unter Gewichtsabnahme des proximalen (a) und distalen (b) Rumpfgewichtes mit Hilfe eines Kraftzugapparates.
Ausgangsstellung: Bauchlage. Das Kopfteil der Liege ist negativ eingestellt und die Schlinge um
a den Brustkorb des Patienten fixiert.
b das Becken des Patienten fixiert.
Ausführung: Heben des:
a Brustkorbes.
b Beckens und der Beine.

Abb. 8.301b

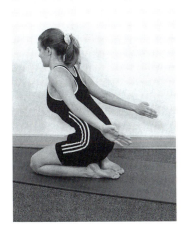
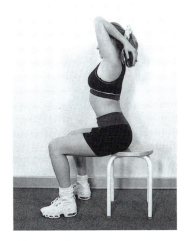

Abb. 8.302a Rumpfextension mit Schultergürtelretraktion (a und c) und Schulterflexion (b).
Ausgangsstellung:
a Fersensitz. Der Schultergürtel ist retrahiert, im Schultergelenk außenrotiert und im Ellbogengelenk extendiert.
b Sitz. Die Schulter- und Ellbogengelenke sind flektiert.
c Stand. Der Schultergürtel ist retrahiert, die Schultergelenke außenrotiert.
Ausführung: Vermehrte aktive Rückenextension, unterstützt durch
a und c intensivierte Retraktion im Schultergürtel und Außenrotation in den Schultergelenken und
b durch vermehrte Flexion in den Schultergelenken.

Abb. 8.302b

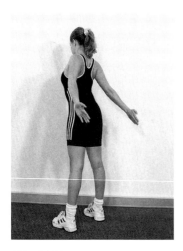

Abb. 8.302c

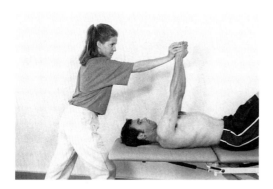

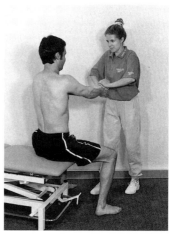

Abb. 8.303a Isometrische Übung der Rumpfextensoren mit manuellem Widerstand an den Armen.
Ausgangsstellung:
a Rückenlage.
b Sitz.
Die Schultergelenke sind 90° flektiert und die Ellbogen extendiert. Die Therapeutin gibt manuellen Widerstand in kaudaler Richtung an den Händen des Patienten.
Ausführung: Stemmen der Arme gegen den Widerstand der Therapeutin.
Hinweis: Eine genügende Muskelkraft der Arm- und Schultergürtelmuskulatur ist eine Voraussetzung.

Abb. 8.303b

8.45 Übungen der Rumpfextensoren

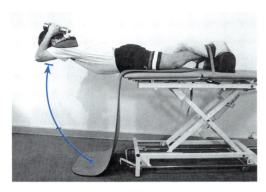 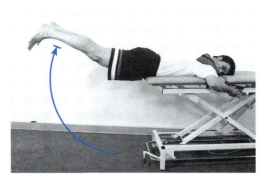

Abb. 8.304a Rumpfextension mit Einsatz des Oberkörper- (a) und des Unterkörpergewichtes (b).
Ausgangsstellung: Bauchlage. Der Oberkörper a hängt frei über den Rand des Tisches. Die Beine werden manuell oder mit einem Gurt fixiert. Der Patient hält Kurzhanteln.
b liegt auf dem Tisch. Das Becken und die Beine hängen frei über der Tischkante. Der Patient hält sich an der Tischkante.
Ausführung:
a Rumpfextension
b durch Heben und Senken des Beckens und der Beine.

Abb. 8.304b

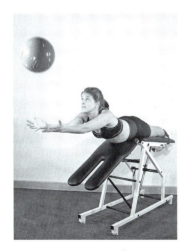 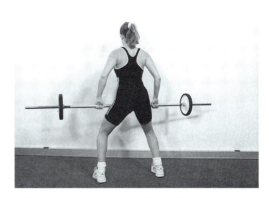

Abb. 8.305 Reaktive Übung für die Rumpfextensoren mit Ball.
Ausgangsstellung: Bauchlage. Der Oberkörper wird frei in der Neutral-0-Stellung oder in leichter Extension aktiv stabilisiert. Die Beine sind fixiert.
Ausführung: Ein zugeworfener Ball wird von der Patientin zurückgeprellt unter Beibehaltung der Ausgangsstellung.

Abb. 8.306 Isometrische Übung für die Rumpfextensoren mit Langhantel.
Ausgangsstellung: Die Patientin hält eine am Boden abgestellte Langhantel. Ihr Rücken bleibt dabei in der Neutral-0-Stellung. Sie ist im Hüft- und Kniegelenk gebeugt.
Ausführung: Heben der Langhantel durch Hüft- und Knieextension unter Beibehalten der Rückenstellung.

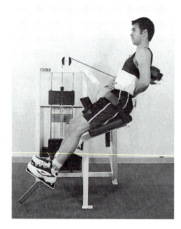

Abb. 8.307 Rumpfextension mit der Back Extension Kraftmaschine.
Ausgangsstellung: Sitz. Die Schulterblätter berühren das Polster. Der Patient kann seine Hände zur Kontrolle der Rumpfposition einsetzen.
Ausführung: Rumpfextension.

Dehnübungen

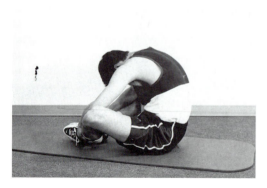

Abb. 8.308 Dehnung der Rumpfextensoren.
Ausgangsstellung: Sitz. Der Patient hat die Beine angezogen und hält mit seinen Armen z. B. die Knöchel.
Ausführung: Patient flektiert den Rücken und unterstützt diese Flexion passiv durch vermehrten Zug an den Knien.

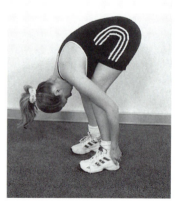

Abb. 8.309 Dehnung der Rumpfextensoren und Ischiokruralmuskulatur.
Ausgangsstellung: Stand. Die Patientin hat ihren Rumpf flektiert und ist in Hüft- und Kniegelenk leicht flektiert. Sie umfaßt ihre distalen Unterschenkel.
Ausführung: Die Patientin intensiviert ihre Rumpfflexion durch vermehrten Zug an den Unterschenkeln.

8.46 Übungen der Rumpfrotatoren

Hauptmuskeln	Ursprung	Ansatz	Innervation
M. obliquus abdominis internus	vom Rand des tiefen Blattes der Fascia lumbalis; von der Linea interna cristae iliacae; laterale Hälfte des Leistenbandes	ventrales Ende der letzten 3 Rippen; an der Aponeurose, die sich am Rand des M. rectus abdominis in 2 Blätter spaltet	Nn. intercostales VII–XII; N. iliohypogastricus, ilioinguinalis, genitofemoralis (Th_{12}, L_1)
M. obliquus abdominis externus	8 Zacken auf den äußeren Flächen der 8 letzten Rippen	Labium externum cristae iliacae Lig. inguinale, vorderes Blatt der Scheide des M. rectus abdominis	Nn. intercostales V–XI (XII)
Hilfsmuskeln: M. rectus abdominis bei gleichzeitigem Aufsetzen, der rotationsseitige M. iliocostalis, die rotationsgegenseitigen Mm. semispinalis, multifidus, rotatores, latissimus dorsi	*Neutralisationsmuskeln:* Die ventralen und dorsalen Muskeln heben gegenseitig die Tendenz zur Flexion und Extension auf. Die Muskeln der entgegengesetzten Seiten heben ihre Tendenz zur Lateroflexion gegenseitig auf	*Stabilisationsmuskeln:* Mm. obliqui, erector spinae, intercostales interni	

Tabelle 8.57 Hauptmuskeln (Ursprung, Ansatz und Innervation), Hilfs-, Neutralisations- und Stabilisationsmuskeln für die *Rumpfrotation* (vgl. Janda 1994, 48)

Referenzübungen

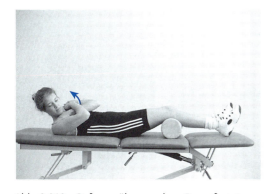 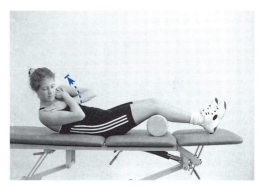

Abb. 8.310 Referenzübung der Rumpfrotatoren bei M2.
Ausgangsstellung: Rückenlage. Die Arme sind vor der Brust verschränkt, die Beine mit einer Knierolle unterlagert.
Ausführung: Die Patientin hebt den Kopf und rotiert den Rumpf zu einer Seite hin. Das Becken bleibt auf der Unterlage. Ein volles Bewegungsausmaß ist nicht möglich.

Abb. 8.311 Referenzübung der Rumpfrotatoren bei M3.
Ausgangsstellung: Rückenlage. Die Arme sind vor der Brust verschränkt, die Beine mit einer Knierolle unterlagert.
Ausführung: Die Patientin hebt den Kopf und rotiert den Rumpf zu einer Seite hin bis zum vollen Bewegungsausmaß. Das Becken bleibt auf der Unterlage.

Kraftübungen

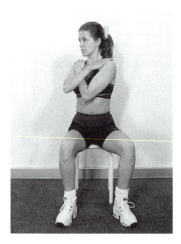

Abb. 8.312 Rumpfrotation bei M2.
Ausgangsstellung: Sitz. Die Arme sind vor der Brust verschränkt.
Ausführung: Rumpfrotation.
Hinweis: Durch Verlagern des Rumpfes nach dorsal oder ventral werden vermehrt die dorsalen oder ventralen Rumpfrotatoren beansprucht.

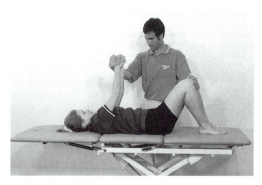 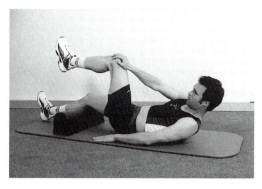

Abb. 8.313a Isometrische Übung für die Rumpfrotatoren mit manuellem Widerstand des Therapeuten (a) und Selbstwiderstand (b). Abb. 8.313b
Ausgangsstellung: Rückenlage.
a Die Arme sind vertikal vor dem Körper, die Hände gefaltet. Beide Beine sind angewinkelt.
b Der Patient hat seine Hand am heterolateralen Knie. Der Kopf ist flektiert.
Ausführung:
a Der Therapeut gibt kontralateralen Widerstand an den Händen und Knien. Die Patientin versucht die Ausgangsstellung beizubehalten.
b Der Patient stemmt seine Hand gegen das Knie.

8.46 Übungen der Rumpfrotatoren

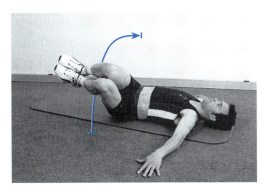 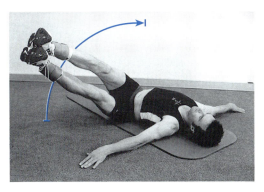

Abb. 8.314a Rumpfrotation mit Einsatz des Beingewichtes (a) und zusätzlich mit Gewichtsmanschetten (b).
Ausgangsstellung: Rückenlage mit 90° Hüftflexion. Die Knie sind
a angewinkelt.
b extendiert und an den Füßen sind Gewichtsmanschetten angebracht.
Ausführung: Rumpfrotation.

Abb. 8.314b

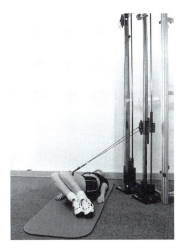

Abb. 8.315b

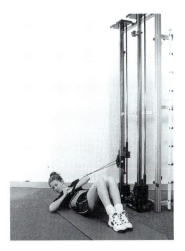

Abb. 8.315 Rumpfrotation mit dem Kraftzugapparat.
Ausgangsstellung:
a Rückenlage. Die Arme sind vor dem Körper verschränkt, und die Patientin hält den Griff des Kraftzugapparates.
b Rückenlage. Die Fixation des Kraftzugapparates ist um die Knie angebracht.
c Sitz. Die Patientin ist seitlich vor dem Kraftzugapparat. Die Arme sind vor dem Körper verschränkt und sie hält den Griff des Kraftzugapparates.
Ausführung: Rotation des Rumpfes durch
a und c Drehen des Oberkörpers und
b Beckenrotation.

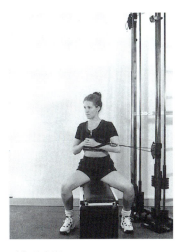

Abb. 8.315c

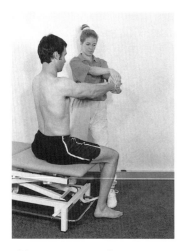
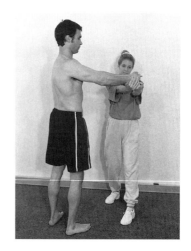

Abb. 8.316a Rumpfrotation mit manuellem Widerstand.
Ausgangsstellung: Die Arme sind horizontal nach vorne gestreckt im
a Sitz.
b Stand.
Die Therapeutin hält die Hände des Patienten.
Ausführung: Rumpfrotation gegen manuellen Widerstand.

Abb. 8.316b

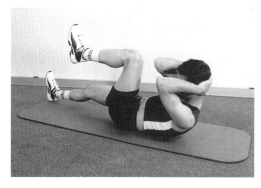
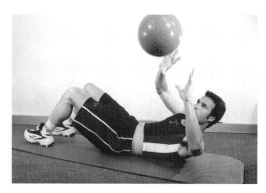

Abb. 8.317 Rumpfrotation mit Einsatz des Körpergewichtes.
Ausgangsstellung: Rückenlage. Die Hände sind hinter dem Kopf verschränkt.
Ausführung: Der Patient bewegt mit dem Ellbogen zum heterolateralen Knie.

Abb. 8.318 Reaktive Übung für die Rumpfrotatoren mit Ball.
Ausgangsstellung: Rückenlage. Der Patient hebt seinen Kopf und rotiert seinen Körper zur Therapeutin hin.
Ausführung: Einen zugeworfenen Ball wirft der Patient hart wieder zurück.

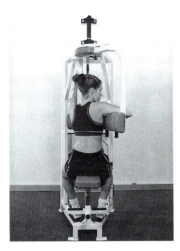

Abb. 8.319 Rumpfrotation mit der Rotary Torso Kraftmaschine.
Ausgangsstellung: Sitz. Die Arme sind auf dem Polster aufgestützt.
Ausführung: Aus vorgedehnter Rotationsstellung macht die Patientin eine Drehung um die eigene Körperlängsachse in die maximale Gegenrotation der Wirbelsäule.

Dehnübung

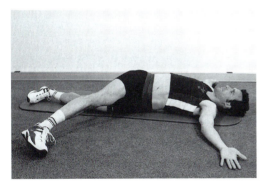

Abb. 8.320 Dehnung der Rumpfrotatoren.
Ausgangsstellung: Rückenlage. Die Arme sind seitlich des Körpers gestreckt.
Ausführung: Das heterolaterale Bein wird über die Körpermitte auf die Unterlage abgelegt, wobei eine maximale Rumpfrotation anzustreben ist.

8.47 Übungen der Rumpflateralflexoren

Hauptmuskeln	Ursprung	Ansatz	Innervation
M. quadratus lumborum	ventrale Schicht: letzte Rippe dorsale Schicht: 3–4 obere Lendenwirbel; letzte Rippe	Querfortsätze der 3–4 letzten unteren Lendenwirbel Cr. iliaca; Lig. iliolumbale	N. subcostalis Th_{12} Plexus lumbalis $L_1 - L_3$
Hilfsmuskeln: Mm. latissimus dorsi, iliocostalis lumborum, obliquus externus abdominis, obliquus internus abdominis	*Neutralisationsmuskeln:* im Stehen Rücken- und Bauchmuskeln, im Liegen hauptsächlich Rückenmuskeln	*Stabilisationsmuskeln:* Bauch-, Rücken- und Interkostalmuskeln	

Tabelle 8.58 Hauptmuskeln (Ursprung, Ansatz und Innervation), Hilfs-, Neutralisations- und Stabilisationsmuskeln für die *Rumpflateralflexion* (vgl. Janda 1994, 55)

Referenzübungen

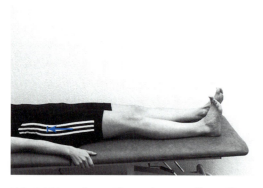

Abb. 8.321 Referenzübung der Rumpflateralflexoren bei M2.
Ausgangsstellung: Rückenlage. Die Beine sind in leichter Abduktionsstellung.
Ausführung: Die Patientin zieht eine Beckenseite bis zum vollen Bewegungsausmaß nach kranial.

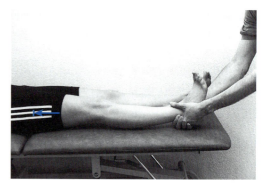

Abb. 8.322 Referenzübung der Rumpflateralflexoren bei M3.
Ausgangsstellung: Rückenlage. Die Beine sind in leichter Abduktionsstellung. Der Therapeut hält den Fuß der zu testenden Rumpfseite.
Ausführung: Die Patientin zieht eine Beckenseite gegen den manuellen Widerstand bis zum vollen Bewegungsausmaß nach kranial.

Kraftübungen

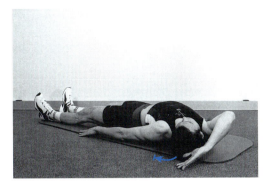 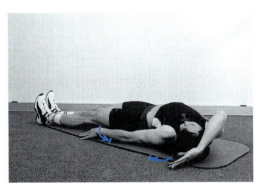

Abb. 8.323a Rumpflateralflexion mit Bewegungseinsatz vom Oberkörper (a) und zusätzlich vom Unterkörper (b) her.
Ausgangsstellung: Rückenlage.
Ausführung:
a Rumpflateralflexion bis zum vollen Bewegungsausmaß und
b gleichzeitiges Hochziehen der homolateralen Beckenseite.

Abb. 8.323b

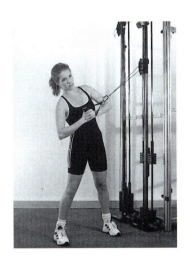

Abb. 8.324 Rumpflateralflexion mit dem Kraftzugapparat.
Ausgangsstellung: Spreizstand. Die Patientin steht seitlich vor dem Kraftzugapparat, hat die Arme vor dem Brustkorb verschränkt und hält den Griff des Kraftzugapparates.
Ausführung: Rumpflateralflexion.

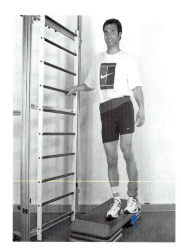 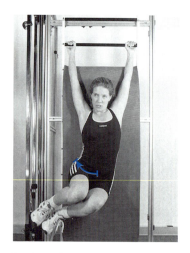

Abb. 8.325a Rumpflateralflexion mit Einsatz des Bein- (a) und Unterkörpergewichtes (b).
Abb. 8.325b
Ausgangsstellung:
a Einbeinstand auf einer Stufe. Der Patient hält sich stabil an z. B. einer Sprossenwand. Am Fuß ist eine Gewichtsmanschette fixiert.
b Die Patientin hängt an einer Sprosse, Hüft- und Kniegelenk sind flektiert.
Ausführung: Hochziehen einer Beckenhälfte.

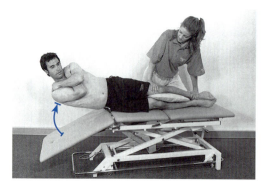 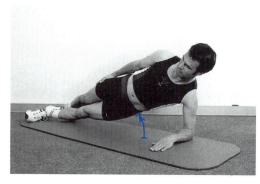

Abb. 8.326 Rumpflateralflexion mit Einsatz des Oberkörpergewichtes aus der Vordehnung.
Ausgangsstellung: Seitenlage. Das Becken wird manuell und/oder mit Fixationsgurt stabil gehalten. Der Rumpf ist in einer Vordehnung durch Negativeinstellung des Kopfteiles des Tisches. Die Arme sind vor dem Brustkorb verschränkt.
Ausführung: Rumpflateralflexion.
Hinweis: Verschiedene Armstellungen intensivieren oder vereinfachen die Übung.

Abb. 8.327 Rumpflateralflexion mit Einsatz des Körpergewichtes in geschlossener Kette.
Ausgangsstellung: Seitenlage mit Unterarmstütz.
Ausführung: Hochheben des Beckens in der Sagittalebene.

Dehnübung

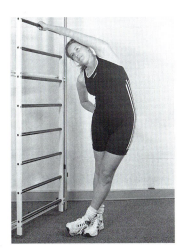

Abb. 8.328 Dehnung der Rumpflateralflexoren.
Ausgangsstellung: Stand mit gekreuzten Beinen seitlich einer Sprossenwand. Die Patientin hält mit der Hand eine Sprosse.
Ausführung: Vermehrtes Lateralverschieben des Beckens in der Sagittalebene.

9 Trainingspläne

Die konkrete praktische Umsetzung der theoretischen Grundlagen in ein gezieltes und optimiertes Krafttraining ist nicht einfach. Die Schwierigkeit liegt darin, daß sehr viele Aspekte bezüglich der Therapieprinzipien, der Trainingsmethoden und der Belastungsnormativen sowie die geeignete Auswahl der Trainingsmittel und Trainingsübungen in das Krafttraining einbezogen werden müssen. Erschwerend kommen die verschiedenen Besonderheiten der Trainingsmittel und situativen Momente (z.B. Übungsausführung) hinzu. Die trainingswissenschaftlichen Grundlagen, auf denen sich das Krafttraining in der Therapie stützt, beruhen auf Untersuchungen und praktischen Erfahrungen, die aus der Trainingslehre und der Sportmedizin stammen.

Ein großer Unterschied beim Krafttraining mit Patienten im Vergleich zu gesunden Sportlern besteht in den zusätzlichen pathologischen Einschränkungen (z.B. Schmerz, Wundheilung, Degeneration, Krankheiten, kardiale oder pulmonale Einschränkung), den erschwerenden Voraussetzungen (z.B. Muskelkraftwert M0 – M3 oder Schmerz) und der großen Altersstreuung des Patientengutes.

Patienten, die ein normales Arbeitspensum haben, verfügen oft in ihrer Freizeit für die therapieflankierenden Maßnahmen (Aufwärmen, Abwärmen, passive wie aktive Erholung) über zu wenig Zeit, was für die Patienten eine weitere Erschwernis darstellt.

Die meisten Patienten stehen in einem psychosozialen und beruflichen Umfeld, das störenden und/oder erschwerenden Einfluß auf das Krafttraining ausüben kann. Nicht selten kann sich der Patient nur unter zusätzlicher Motivation zum Krafttraining überwinden.

Die größte Verunsicherung des Therapeuten bei der Planung und Instruktion bzw. Durchführung des Krafttrainings mit dem Patienten dürfte aber im Bereich der Belastungsoptimierung in Kombination mit pathologischen und schmerzhaften Zuständen vorliegen. Vermutlich deshalb, weil man bei Sportlern vom Gesunden ausgehen kann und bei Patienten praktisch immer mit Einschränkungen rechnen muß. Eine der wichtigsten Aufgaben, die der Therapeut in dieser Situation leisten muß, ist gleichsam der *Transfer* vom Krafttraining, wie es für Sportler optimal ist, zum Krafttraining mit Patienten. Ideal wäre, wenn er ohne zu viele Modifikationen und Kompromisse auf Kosten der Effizienz an diese Aufgabe herantreten könnte. Leider kommt man aufgrund des pathologischen Zustands selten um Einschränkungen herum. Diese vielschichtige Problemstellung verlangt vom Therapeuten ein großes Wissen und viel praktische Erfahrung, um die Kraft des Patienten optimal zu verbessern. Ohne fundiertes Wissen und mangelnde Praxis bei der Arbeit mit Patienten könnte es vorkommen, daß weit ab vom Optimum die Kraft zu gering verbessert wird oder daß sich der Zustand des Patienten sogar verschlechtert.

Generell versucht man als Therapeut bei komplexen Arbeitsprozessen zu vereinfachen, damit das therapeutische Vorgehen überschaubar bleibt. Deswegen können Trainingspläne zur Strukturierung der Vorgehensweise hilfreich sein. Die Reduzierungen auf konkrete Trainingspläne oder auf „Kochrezepte" haben den Nachteil, daß im Trainingsplan nicht für alle Möglichkeiten Vorschläge gemacht werden können; denn es ist notwendig, daß man auf individuelle patientenspezifische Situationen adäquat reagieren kann. Nur wenn der Therapeut bereit ist, vom Schema abzuweichen, wenn es notwendig wird, kann er situationsspezifisch und variabel mit Therapieprinzipien, -methoden und Trainingsmitteln umgehen. Diese Unabhängigkeit erlaubt es erst, seinen Patienten als Individuum zu behandeln.

Die vorliegenden Trainingspläne bieten dem Therapeuten die Möglichkeit, auf einfache Art erste Erfahrungen mit krafttrainingsspezifischen Aspekten zu sammeln. Darüber hinaus besteht für den Therapeuten die Möglichkeit seine Krafttrainingsplanung mit den vorgeschlagenen Trainingsplänen zu vergleichen, gegebenenfalls zu ergänzen bzw. abzuändern.

Wir haben uns bei der Auswahl der Trainingspläne bemüht, auf häufig auftretende Krankheitsbilder und damit ebenso auf therapeutisch häufig vorkommende Situationen einzugehen. Die exemplarische Themenwahl beschränkt sich auf Krankheitsbilder aus den Fachbereichen Prävention, Orthopädie, Traumatologie, Rheumatologie und Neurologie sowie auf die vielfältigen Ursachen des Kraftverlustes z. B. bei Bankhart-Läsion, Tibiakopfosteotomie, operativ versorgter Diskushernie und Peronäusparese. Weitere Auswahlkriterien waren: obere Extremität, untere Extremität, Rumpf, Anwendung der meisten vorgestellten Methoden und Belastungsprinzipien, Leistungszustand der Patienten.

Vorgehensweise bei der Erstellung von Trainingsplänen

Bei den fünf vorgestellten Trainingsplänen zu den oben erwähnten Krankheitsbildern halten wir uns bei der Beschreibung immer an die gleiche Vorgehensweise:

1. Jedes Krankheitsbild beginnt mit einer kurzen Beschreibung der speziellen *Pathologie.*
2. Danach folgen die Darstellungen eines konkreten *Patientenbeispiels* (ärztliche Diagnose, Anamnese, Ziele des Patienten, physische Untersuchung etc.) und die außerdem dabei theoretisch zu erwartenden Komplikationen und Einschränkungen der Leistungsfähigkeit. Wir legen dann die *Behandlungsaspekte* und *-ziele,* abgeleitet aus den erfaßten Angaben und klinischer Erfahrung, fest.
3. Diese stellen wir in tabellarischer Form dar (Abb. 9.**1**). Wir zeigen damit, wie die „Zusammenstellung der wichtigsten Aspekte der the-

rapeutischen Behandlung …" bei einer bestimmten Pathologie in unserem konkreten Patientenbeispiel ausgesehen hat.

Die aufgeführten Behandlungstechniken und Anwendungen beziehen sich auf das konkrete Fallbeispiel. Wir erwähnen Aspekte unseres therapeutischen Vorgehens beim jeweiligen Patient. Differenziert werden diejenigen Behandlungsziele dargestellt, welche mit dem Krafttraining direkt im Zusammenhang stehen (hervorgehoben dargestellt).

Bei den anderen Maßnahmen sind diejenigen aufgeführt, welche von uns verwendet wurden. Es ist jedoch jedem Therapeut überlassen, nach welchen Konzepten er behandeln oder welche Anwendungen/Techniken er verwenden will. Sie werden nur genannt, ohne sie ausführlich zu erläutern. Die Ausführung dieser Therapieaspekte wäre sehr umfangreich. Aus Gründen der Übersichtlichkeit haben wir deshalb darauf verzichtet.

Die zeitlichen Angaben beziehen sich auf das konkrete Patientenbeispiel und können entsprechend variieren.

4. Weiter folgt immer eine Tabelle, welche die *zeitliche Darstellung der krafttrainingsspezifischen Aspekte* über den gesamten Behandlungszeitraum darstellt. Sie ist nach dem Muster in Abb. 9.**2** aufgebaut.

Die differenzierte Darstellung der krafttrainingsrelevanten Aspekte ist angelehnt an die Periodisierungsabschnitte bei der therapeutischen Kräftigung.

Die Dauer gibt den Zeitraum von Beginn bis zum Ende der Behandlung des angestrebten Behandlungsziels an.

Behandlungsziel	Maßnahme	Technik/Anwendung/Methoden	Dauer
Schmerzlinderung bzw. Verminderung der reflektorischen Inhibition	▪ Kälte ▪ Elektrotherapie	▪ Eis ▪ TENS	nach Bedarf
Hypotrophieprophylaxe	▪ Krafttraining mit Methode der differenzierten Kraftentwicklung	▪ Extensive MA- (Muskelaufbau-) Methode (isometrisch-kontinuierlich)	10. Tag – 3. Woche

Die dunkelblaue Zeile entspricht den krafttrainingsspezifischen Behandlungszielen. Sie werden als Trainingsplan und Verlaufsdokumentation dargestellt.

Die hellblaue Zeile entspricht nichtkrafttrainingsspezifischen Behandlungszielen, somit werden dazu keine Trainingspläne erstellt.

Abb. 9.1 Darstellung und Erläuterung zu den Tabellen „Zusammenstellung der wichtigsten Aspekte einer therapeutischen Behandlung …"

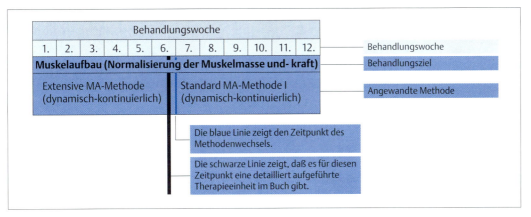

Abb. 9.2 Darstellung und Erläuterung zu den Tabellen „Zeitliche Darstellung der krafttrainingsspezifischen Aspekte ..."

Die entsprechenden Tabellen zur zeitlichen Darstellung der krafttrainingsspezifischen Aspekte enthalten die Zusammenstellung von Behandlungszielen und -maßnahmen für das jeweilige Krankheitsbild. Diese Tabellen erlauben generell gegenüber den sehr differenzierten Trainingsplänen folgende Vereinfachung: Nach patientengerechter Festlegung des Behandlungszieles nimmt man die adäquate Krafttrainingsmethode. Entsprechend dieser Methode wählt der Therapeut die Belastungsnormative zur Methode und legt diese eindeutig fest.

Beispiel:
Ziel: Hypotrophieprophylaxe
Methode: Extensive MA-Methode (dynamisch-kontinuierlich)
Wiederholungen: 15 (mit submaximaler Ausbelastung innerhalb der Serie)
Serien: 3
Pause: 2 Minuten

Diese Festlegung hält der Therapeut über die gesamte Therapiedauer bei und paßt die Intensität der sich verändernden Leistungsfähigkeit des Patienten an (unmittelbare methodenspezifische Intensitätsanpassung). Auf diese Weise erhält der Therapeut einen einfachen Trainingsplan zur Übersicht.
Zur Anpassung dieses einfachen Trainingsplanes an die aktuelle therapeutische Situation berücksichtigt der Therapeut neben möglichen Beschwerden des Patienten die Prinzipien zur Belastungssteigerung.

Zu beachten bleibt, daß unsere Trainingspläne Beispielscharakter haben und insofern kaum vollständig auf andere Patienten zutreffen. Der Therapeut kann sich bei vergleichbaren Krankheitsbildern an unseren Trainingsplänen orientieren.
Er muß aber darüber hinaus, an seinen Patienten angepaßt, die vorgeschlagenen Behandlungsziele und Krafttrainingsmethoden modifizieren oder ergänzen. Dies betrifft ebenso die Planung des zeitlichen Therapieablaufes.
Um das Verständnis der eigentlichen *Trainingspläne* und der *Verlaufsdokumentation* zu erleichtern, weisen wir in Abb. 9.3 (s. S. 248) auf die einzelnen Elemente der Pläne hin.
Um möglichst praxisnah zu bleiben, haben wir jeweils den aktuellen Befund und zum größten Teil diejenigen Störeinflüsse, welche bei unseren Patienten auftraten, in den Trainingsplan mit einbezogen und beschrieben. Dieses Vorgehen ermöglicht uns aufzuzeigen, wie beispielsweise auf neu auftretende bzw. plötzliches Fehlen von Beschwerden, zusätzliche Erkrankung, neue ärztliche Anweisungen oder Therapieausfälle etc. sinnvoll reagiert werden kann.
5. Damit alle Details bei der Durchführung einer ganzen Therapieeinheit sichtbar werden, enthält jeder Trainingsplan eine exemplarisch ausführlich beschriebene *Therapieeinheit*. Mit Hilfe der Abb. 9.4 (s. S. 248) ist eine Behandlung von der ersten bis zur letzten Minute der TE nachvollziehbar.

Wir behandeln in den folgenden Trainingsplänen erstens das Training der jeweils betroffenen

9 Trainingspläne

Tabellenkopf und hervorgehobene Zeile entsprechen den krafttrainingsspezifischen Behandlungszielen, wie sie in der „Tabelle der wichtigsten Aspekte bei einer therapeutischen Behandlung nach einer ..." aufgelistet sind.

Behandlungsziel	Maßnahme	Technik/Anwendung/Methode	Dauer
Hypotrophieprophylaxe	Krafttraining mit Methoden der differenzierten Kraftentwicklung	Extensive MA-Methode (isometrisch-kontinuierlich)	10. Tag – 3. Woche

Trainingsmittel: z. B. Kurzhanteln
Übungen: z. B. Flexion in Rückenlage, Abb. Nr. 8.146a

Woche	TE	BI/Wdh	BD/Wdh	Serien	Pause	Bemerkungen
10	2× pro Woche	Flexion: 2,5 kg Submaximal	10	4	120"	Verlängerte Pausendauer, weil die Reizintensität ...

Die schwarze Linie bedeutet, daß diese Therapieeinheit explizit mit allen Details dargestellt ist (siehe Tabelle „Detailtrainingsplan und Verlaufsdokumentation einer exemplarischen Therapieeinheit ...")

Die blaue Linie zeigt immer einen Methodenwechsel oder einen Übergang zu einem anderen Behandlungsziel mit einer kurzen Begründung und Erläuterung der aktuellen Umstände.

Abkürzungen:
TE: Anzahl der Therapieeinheiten pro Tag oder Woche
BI/AB: Belastungsintensität als äußerer Widerstand oder als Grad der Ausbelastung
BD/Wdh: Belastungsdauer oder Wiederholungen
Serien: Anzahl Serien pro Kraftübung
Pausen: Zwischen den Serien (" = Sekunden; ' = Minuten)

Abb. 9.3 Darstellung und Erläuterung zu den Tabellen „Trainingsplan und Verlaufsdokumentation zur ..."

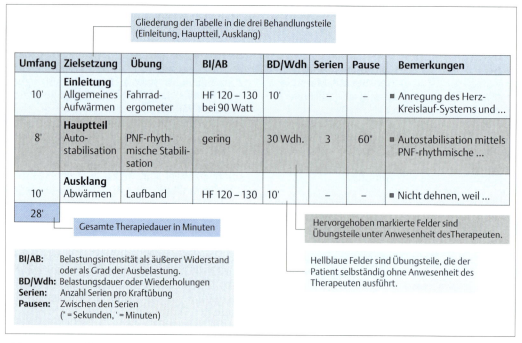

Gliederung der Tabelle in die drei Behandlungsteile (Einleitung, Hauptteil, Ausklang)

Umfang	Zielsetzung	Übung	BI/AB	BD/Wdh	Serien	Pause	Bemerkungen
10'	**Einleitung** Allgemeines Aufwärmen	Fahrradergometer	HF 120 – 130 bei 90 Watt	10'	–	–	■ Anregung des Herz-Kreislauf-Systems und ...
8'	**Hauptteil** Autostabilisation	PNF-rhythmische Stabilisation	gering	30 Wdh.	3	60"	■ Autostabilisation mittels PNF-rhythmische ...
10'	**Ausklang** Abwärmen	Laufband	HF 120 – 130	10'	–	–	■ Nicht dehnen, weil ...
28'							

Gesamte Therapiedauer in Minuten

Hervorgehoben markierte Felder sind Übungsteile unter Anwesenheit des Therapeuten.

BI/AB: Belastungsintensität als äußerer Widerstand oder als Grad der Ausbelastung.
BD/Wdh: Belastungsdauer oder Wiederholungen
Serien: Anzahl Serien pro Kraftübung
Pausen: Zwischen den Serien (" = Sekunden, ' = Minuten)

Hellblaue Felder sind Übungsteile, die der Patient selbständig ohne Anwesenheit des Therapeuten ausführt.

Abb. 9.4 Darstellung und Erläuterung zu den Tabellen „Detailtrainingsplan und Verlaufsdokumentation einer exemplarischen Therapieeinheit ..."

Muskulatur. Zweitens stellen wir das Training der zusätzlich immobilisierten oder teilbelasteten Strukturen dar. In der Regel lassen wir die Trainingsdokumentation der gesunden, nicht betroffenen Muskulatur beiseite, da dieses Training normalerweise keine besonderen Probleme stellt. Trotzdem ist uns bewußt, daß es häufig der Fall sein kann, daß auch die gesunde Muskulatur trainiert werden muß.

Uns geht es insbesondere um die praxisgerechte und differenzierte pathologie- und patientenspezifische Darstellung und Umsetzung

– des organisatorischen Therapieverlaufes innerhalb einer TE und über große Therapieabschnitte hinweg,
– der Belastungsnormative,
– der verschiedenen Trainingsmethoden für unterschiedliche Ziele,
– der Trainingsmittel,
– der verschiedenen Übungen und
– der Therapieprinzipien.

Wir empfehlen zum besseren Verständnis der Trainingsplanung das Grundlagenbuch Rehabilitation Trainingslehre, Thieme 1998.

9.1 Trainingsplan für die posttraumatische Nachbehandlung bei Bankhart-Läsion

Wir haben als erstes einen Trainingsplan eines Krafttrainings mit einem Patienten aus dem Fachgebiet der Traumatologie zusammengestellt. Wir wählten dabei die Schulter, weil bei diesem Gelenk besonders gut zum Ausdruck kommt, daß bei Gelenken mit viel Bewegungsfreiheit die muskuläre Stabilisation von großer Bedeutung ist.

Spontan könnte man dazu neigen, die Trainingspläne, wie wir sie für eine *konservativ behandelte Bankhart-Läsion* postulieren, problemlos auch für habituelle Schulterluxationen anzuwenden. Aus folgenden Gründen sollte man das jedoch nicht tun:

– Bei der habituellen Schulterluxation liegt kein Trauma im Sinn einer artikulären Läsion vor.
– Es sind kaum Schmerzen zu erwarten.
– Das Gelenk neigt eher zu Hypermobilität.
– Die Kraft läßt in der Regel nicht nach.
– Bei der habituellen Schulterluxation steht die Aktivierung der stabilisierenden Muskeln im Vordergrund.

Die Therapieziele richten sich bei der Behandlung der *habituellen Schulterluxationen* mehrheitlich auf die Vermeidung von Rezidiven. Hierfür eignen sich Stabilisationsübungen. Wichtig zu erwähnen ist hier, daß man die negativen Aspekte des Muskelaufbautrainings sehr gut ausnutzen kann:
Durch das Muskelaufbautraining steigt der Tonus der Agonisten, dadurch provoziert man die Tendenz der Verkürzungsneigung dieser Muskeln, was die Gelenkstabilisation erhöht. Beim Aufwärmen, Abwärmen, in den Serienpausen und der Regenerationszeit zwischen den TE,

sollte man darauf achten, daß nicht mit Dehnungen und Entspannungsübungen die gewollten Effekte (Tonuserhöhung und Muskelverkürzung) wieder aufgelöst werden.
Zur weiteren Prophylaxe müßte man endgradige Bewegungen vermeiden. Ebenfalls sollte der Patient eine Art Automechanismus für Ko-Kontraktionen einschleifen. Dieser Automechanismus verhindert dann, daß bei endgradiger Bewegung in der Schulterregion eine Luxation ohne oder mit geringem Muskeltonus (z. B. nicht passiv in die Gelenke hängen oder stützen) droht.
Am Beispiel der Bankhart-Läsion zeigen wir, in welcher Form in allen Wundheilungsphasen der ligamentären und artikulären Strukturen eines Gelenkes ein Krafttraining gestaltet werden kann.

Unter einer Bankhart-Läsion
versteht man eine Verletzung des Pfannenrandes im vorderen oder unteren Bereich bei traumatischer Schulterluxation nach ventral-kaudal [9.1].

Die Bankhart-Läsion bietet ein gutes Beispiel, weil die klinische Erfahrung und theoretische Erkenntnisse zeigen, daß bei der Behandlung Kraftverluste der Muskulatur im Schultergürtel- und Oberarmbereich zu erwarten sind. Ein Krafttraining sollte deshalb in den therapeutischen Behandlungszielen integriert sein.

9 Trainingspläne

Wir stellen folgenden Fall vor (Tab. 9.1–9.7 u. Abb. 9.5):	
Ärztliche Diagnose:	Röntgenologisch bestätigte Verletzung des vorderen Pfannenrandes bei traumatischer Schulterluxation nach ventral-kaudal (Bankhart-Läsion)
Nebendiagnosen:	Adipositas, Varikosis und Hypertonie (medikamentös behandelt)
Anamnese:	35jähriger Patient; Beruf: Briefträger; Hobbys: Skifahren, Schwimmen, Spielen mit der Tochter im Garten
Physische Untersuchung:	▪ Ruheschmerzen mit Ausstrahlung in den Oberarm; ▪ Sekundär reaktiver Hypertonus der Schulter-Nacken-Muskulatur infolge der Schmerzen und der Schonhaltung (Adduzieren und Innenrotieren glenohumeral und skapuläre Elevation); ▪ Hypotrophie der Schulter- und Ellbogenmuskulatur ▪ Schwellung im Finger-Hand-Bereich; ▪ Einschränkung der physiologischen Mobilität durch Adhäsionen oder Verdickung der Synovia v.a. in Flexion, Außenrotation, Abduktion und Innenrotation
Ziele des Patienten:	Volle Arbeitsfähigkeit, keine Einschränkung der Hobbys, keine Schmerzen, keine Rezidive
Vorsichtssituationen:	bis 6. Woche Flexion max. 60°; Abduktion max. 60°; Außenrotation 0°
Aktuelles Leistungsvermögen:	leicht trainiert

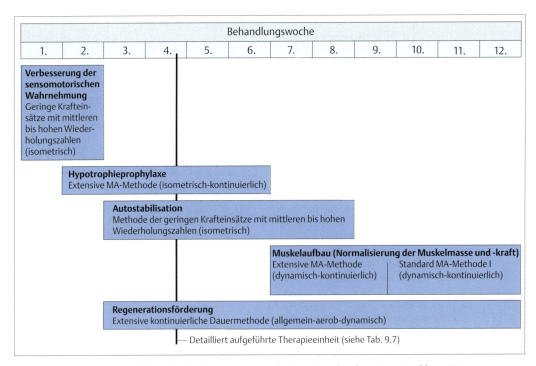

Abb. 9.5 Zeitliche Darstellung der krafttrainingsspezifischen Aspekte bei einer Bankhart-Läsion

9.1 Trainingsplan für die posttraumatische Nachbehandlung bei Bankhart-Läsion

Behandlungsziel	Maßnahme	Technik/Anwendung/Methode	Dauer
Schmerzlinderung bzw. Verminderung der reflektorischen Inhibition	■ Kälte ■ Elektrotherapie	– Eis – TENS	nach Bedarf
Wundheilungsoptimierung (s. Merke:)	■ Trophik und Metabolismus der Gewebe verbessern	– Extensive kontinuierliche Dauermethode (allgemein-aerob-dynamisch)	1.–2. Woche
Verhinderung von Komplikationen und/oder Rezidiven	■ Ruhigstellung	– Desault-Verband	1.–6. Woche
Adhäsionsprophylaxe	■ Mobilisation	– Passives Pendeln	10. Tag – 3. Woche
Verbesserung der sensomotorischen Wahrnehmung	■ Krafttraining mit Methoden der komplexen Kraftentwicklung	– Methode der geringen Krafteinsätze mit mittleren bis hohen Wiederholungszahlen (isometrisch)	1.–2. Woche
Hypotrophieprophylaxe	■ Krafttraining mit Methoden der differenzierten Kraftentwicklung	– Extensive MA-Methode (isometrisch-kontinuierlich)	10. Tag – 6. Woche
Autostabilisation	■ Krafttraining mit Methoden der komplexen Kraftentwicklung	– Methode der geringen Krafteinsätze mit mittleren bis hohen Wiederholungszahlen (isometrisch)	3.–8. Woche
Regenerationsförderung	■ Allgemeines dynamisches aerobes Ausdauertraining zur aktiven Erholung	– Extensive kontinuierliche Dauermethode (allgemein-aerob-dynamisch)	3.–12. Woche
Muskelaufbau (Normalisierung der Muskelmasse und -kraft)	■ Krafttraining mit Methoden der differenzierten Kraftentwicklung	– Extensive MA-Methode (dynamisch-kontinuierlich) – Standard-MA-Methode I (dynamisch-kontinuierlich)	1.–9. Woche 10.–12. Woche
Normalisierung der pathophysiologischen Gelenkstrukturen und der Neurodynamik	■ Mobilisation der artikulären und periartikulären Strukturen	artikulär/neurogen/muskulär: – PNF-Muster – funktionelle Übungen nach Klein-Vogelbach	nach Bedarf
Vorsichtssituationen:	■ erlaubtes Bewegungsausmaß 60° Flexion, 60° Abduktion und 0° Außenrotation		1.–6. Woche

Tabelle 9.1 Zusammenstellung der wichtigsten Aspekte einer therapeutischen Behandlung bei einer Bankhart-Läsion (modifizierte Zusammenstellung nach: Cotta 1984, 235; Kuner/Schlosser 1988, 126f; Cotta et al. 1990, 242f; Kolster et al. 1994, 434f)

Merke:
Die Wundheilungsoptimierung hat zum Ziel: die Linderung der posttraumatischen Schmerzen, das Abklingen der aseptischen Entzündungsreaktion und die Vermeidung von mikrotraumatisierenden Bewegungen. Um eine bessere Vernarbung der zerrissenen Kapselstrukturen zu gewährleisten und Rezidive zu vermeiden, soll der Patient für ca. 2–6 Wochen einen Desault-Verband oder eine Thorax-Arm-Abduktionsschiene tragen [9.2].

Behandlungsziel		Maßnahme	Technik/Anwendung/Methode	Dauer
Verbesserung der sensomotorischen Wahrnehmung		Krafttraining mit Methoden der komplexen Kraftentwicklung	Geringe Krafteinsätze mit geringen bis hohen Wiederholungszahlen (isometrisch)	1. – 2. Woche

Trainingsmittel: Eigener Körper

Übungen: Rhythmische Stabilisation in Nullstellung (Flexion und Abduktion)

Woche	TE	BI/AB	BD/Wdh	Serien	Pause	Bemerkungen
1. – 2.	5 × pro Tag	gering	10"	10	15"	▪ Um keine weiteren Schmerzen zu provozieren, bleibt der Grad der Ausbelastung gering. ▪ Wegen der geringen Ausbelastung braucht der Patient für den Erhalt seiner Konzentrationsfähigkeit bezüglich der Bewegung nur eine kurze Pause (15 Sekunden). ▪ Zum Abbau der Belastungsangst des Patienten wählen wir zunächst eine kurze Belastungsdauer von 10 Sekunden. ▪ Die allmähliche Entwicklung der Wahrnehmung erfolgt über eine hohe Serienzahl (10), weil der Patient als Untrainierter eine sehr schlechte Bewegungswahrnehmung hat. ▪ Nach der ersten TE erhält der Patient die Aufforderung und Anleitung, die Bewegungsaufgabe zur sensomotorischen Wahrnehmungsschulung weiterhin zu Hause in Form der Autotherapie durchzuführen.

Tabelle 9.2 Trainingsplan und Verlaufsdokumentation zur Verbesserung der sensomotorischen Wahrnehmung bei einer Bankhart-Läsion

Behandlungsziel	Maßnahme	Technik/Anwendung/Methode	Dauer
Hypotrophieprophylaxe	Krafttraining mit Methoden der differenzierten Kraftentwicklung	Extensive MA-Methode (isometrisch-kontinuierlich)	10. Tag – 6. Woche

Trainingsmittel: Eigener Körper, therapeutischer Widerstand

Übungen:
a) Isometrische Kokontraktion der Schulter- und Oberarmmuskulatur (Schulter in 0°-Stellung, Ellbogen 90° flektiert)
b) Isometrische Kontraktion der Schulter- und Oberarmmuskulatur (isoliert)
c) Isometrische Kontraktion der Schulter- und Oberarmmuskulatur (PNF-rhythmische Stabilisation mit Flex/Abd/Ar)

Woche	TE	BI/AB	BD/Wdh	Serien	Pause	Bemerkungen
2.	1 × pro Tag	a) mittel (maximal entwickelbare Kraft über die Belastungsdauer)	30"	10	30"	▪ Der Patient muß bei Übungen mit Ko-Kontraktion darauf aufmerksam gemacht werden, daß es gilt, über die Belastungsdauer die maximal mögliche Kraft gleichmäßig hoch zu entwickeln. Der Therapeut hat nämlich hierüber keine Kontrollmöglichkeit. Der Patient muß ein Belastungsgefühl für die Übung entwickeln, das ihm eine Reproduktion der geforderten Belastung ermöglicht. ▪ Der Patient kommt 2 × pro Woche in die Therapie. Da innerhalb der Serien und insgesamt innerhalb der Therapieeinheit nur mittlere Ausbelastung vorliegt, muß der Patient die Übung zusätzlich 3 × pro Woche innerhalb seiner Autotherapie zu Hause durchführen (= tägliches Training). ▪ Kurze Pausendauer, da auftretende Schmerzen keine hohe Kraftentwicklung und damit nur eine mittlere Ausbelastung innerhalb der Serie zulassen. ▪ Die annähernde Ausbelastung bei einer Übung erfolgt summarisch über die hohe Serienzahl.
3. – 4.	2 × pro Woche	b) submaximal (maximal entwickelbare Kraft über die Belastungsdauer)	20"	4	2'	▪ zusätzlich: therapeutischer Widerstand, isoliert in alle Bewegungsrichtungen, innerhalb des erlaubten Bewegungsausmaßes. ▪ Die relativ lange Belastungszeit ist hier aufgrund der besseren Belastbarkeit angebracht. ▪ 20 Sekunden Belastungszeit bedeuten gleichzeitig eine Intensitätssteigerung.

Tabelle 9.3 Trainingsplan und Verlaufsdokumentation zur Hypotrophieprophylaxe bei einer Bankhart-Läsion

Behandlungsziel	Maßnahme	Technik/Anwendung/Methode	Dauer
Hypotrophieprophylaxe	Krafttraining mit Methoden der differenzierten Kraftentwicklung	Extensive MA-Methode (isometrisch-kontinuierlich)	10. Tag – 6. Woche

Trainingsmittel: Eigener Körper, therapeutischer Widerstand

Übungen:
a) Isometrische Kokontraktion der Schulter- und Oberarmmuskulatur (Schulter in 0°-Stellung, Ellbogen 90° flektiert)
b) Isometrische Kontraktion der Schulter- und Oberarmmuskulatur (isoliert)
c) Isometrische Kontraktion der Schulter- und Oberarmmuskulatur (PNF-rhythmische Stabilisation mit Flex/Abd/Ar)

Woche	TE	BI/AB	BD/Wdh	Serien	Pause	Bemerkungen
5.	–	–	–	–	–	▪ Die Ausbelastung findet submaximal bereits innerhalb der Serie statt, daher wurde die Serienzahl niedriger angelegt, die Pausendauer jedoch verlängert aufgrund der im Vergleich zur Ausbelastungsfähigkeit in Woche zwei jetzt tiefer entleerbaren Speicher (KrP). ▪ Die Behandlung fällt für eine Woche aus, weil der Patient krank ist (Darmgrippe mit zwei Tagen Fieber = Kontraindikation für Krafttraining).
6.	2 × pro Woche	c) submaximal maximal entwickelbare Kraft über die Belastungsdauer	20"	4	2'	▪ Trotz der einwöchigen krankheitsbedingten Therapiepause, kann unser Patient etwa die Leistungen aus Woche vier erbringen. ▪ zusätzlich: therapeutischer Widerstand (PNF-rhythmische Stabilisation mit Flex/Abd/Ar innerhalb erlaubten Bewegungsausmaßes) ▪ Gleiche Belastungsintensität, jedoch höhere koordinative Anforderung, weil dreidimensionale Widerstandsrichtung mittels PNF-Muster.

Mit der Hypotrophieprophylaxe bezweckt man, die Schonungszeit, in welcher die Muskulatur nicht mit ihren alltäglichen Belastungen aktiviert wird, mit möglichst geringem Muskelmassen- und Kraftverlust zu überbrücken. Sie ist dann beendet, wenn die verordneten Belastungs- und Bewegungseinschränkungen aufgehoben werden. Bei der Bankhart-Läsion ist das in der Regel nach dem letzten Arztbesuch in der 6. Woche der Fall. Da nach drei Wochen extensiven isometrisch-kontinuierlichen Muskelaufbautrainings erste strukturelle Anpassungserscheinungen (Muskelkraft und -masse) vorhanden sein sollten, aber insbesondere bei dynamischen Belastungen noch ein Kraftmangel besteht, führt der Patient anstelle der Hypotrophieprophylaxe ein dynamisches Muskelaufbautraining aus.

Fortsetzung von Tabelle 9.3   Trainingsplan und Verlaufsdokumentation zur Hypotrophieprophylaxe bei einer Bankhart-Läsion

Behandlungsziel		Maßnahme	Technik/Anwendung/Methode	Dauer
Muskelaufbau (Normalisierung der Muskelmasse und -kraft)		Krafttraining mit Methoden der differenzierten Kraftentwicklung	Extensive MA-Methode (dynamisch-kontinuierlich)	7.–9. Woche

Trainingsmittel: Kraftzugapparat

Übungen: St. Antonio-Programm

Woche	TE	BI/AB		BD/Wdh	Serien	Pause	Bemerkungen
7.	2 × pro Woche	Flexion: Abduktion: Innenrotation: Außenrotation: (submaximal)	4 kg 2,5 kg 5 kg 2 kg	15 15 15 15	2 2 2 2	2' 2' 2' 2'	■ Das St. Antonio-Programm ist eine Übungsauswahl für die Schultermuskulatur. Im Stehen oder Sitzen zieht der Patient am Kraftzugapparat in alle Bewegungsrichtungen der Schulter. Ausgangsposition ist immer die glenohumerale 0°-Stellung. Weder Flexion noch Abduktion gehen über 90°, um den Subakromialraum zu schützen (kein Impingement der Supraspinatussehne). ■ Die gute Belastungsverträglichkeit der Schultermuskulatur ermöglicht bereits eine submaximale Ausbelastung innerhalb der Serie. Deshalb muß die Pausendauer mindestens bei zwei Minuten liegen. ■ Daß der Patient zweimal pro Woche das MA-Training absolvieren kann, liegt an seinem normalen bis leicht trainierten körperlichen Zustand. Er benötigt deshalb zwischen zwei TE ca. 72 Stunden Regenerationszeit bis zu seiner Superkompensation.
8.	2 × pro Woche	Flexion: Abduktion: Innenrotation: Außenrotation: (submaximal)	4 kg 2,5 kg 5 kg 1,5 kg	15 15 15 10	3 3 3 3	2' 2' 2' 3'	■ Plötzlich treten für den Patienten bei der Außenrotation nicht tolerierbare Schmerzen auf. Der Grund dafür liegt wahrscheinlich in einer Überbelastung nach Aufhebung der Bewegungseinschränkung, der Wiederaufnahme der Arbeitsbelastung und Einführung der dynamischen Bewegungen in der letzten Woche. Die adäquaten Entlastungsmaßnahmen hierfür sind: ■ Bei der Außenrotation muß die Belastungsintensität und der Grad der Ausbelastung vermindert werden (auf 1,5 kg). Das bedingt für diese eine Übung einen Methodenwechsel zur Methode der geringen Krafteinsätzen mit mittleren bis hohen Wiederholungszahlen (Wdh. auf 10). Dabei soll nur eine mittlere Ausbelastung stattfinden. Die Serienzahl bleibt auf drei, damit keine umfangmäßige Ausbelastung erfolgt. Die Pausendauer setzen wir zur Erholung der Struktur ebenfalls herauf (auf drei Minuten). ■ Außerdem erhöht der Patient bei der Außenrotation die Bewegungsgeschwindigkeit (Aquaplaningeffekt).

Tabelle 9.4 Trainingsplan und Verlaufsdokumentation zum Muskelaufbau (Normalisierung der Muskelmasse und -kraft) bei einer Bankhart-Läsion

Behandlungsziel		Maßnahme	Technik/Anwendung/Methode	Dauer
Muskelaufbau (Normalisierung der Muskelmasse und -kraft)		Krafttraining mit Methoden der differenzierten Kraftentwicklung	Extensive MA-Methode (dynamisch-kontinuierlich)	9.–12. Woche

Trainingsmittel: Kraftzugapparat
Übungen: St. Antonio-Programm

Woche	TE	BI/AB	BD/Wdh	Serien	Pause	Bemerkungen
9.	2 × pro Woche	Flexion: 4,5 kg Abduktion: 3 kg Innenrotation: 5,5 kg Außenrotation: 2,5 kg (submaximal)	15 15 15 15	4 4 4 4	2' 2' 2' 2'	▪ Die Schmerzen bei der Außenrotation haben sich deutlich reduziert. Das Krafttraining kann wieder mit der extensiven MA-Methode weitergeführt werden. ▪ Es stellt sich heraus, daß der Patient mittlerweile mit den Gewichten der Vorwoche bei jeder Übung deutlich mehr als die 15 für extensiven Muskelaufbau geforderten Wiederholungen absolvieren kann. Deshalb müssen höhere Gewichte als in der siebten Woche (vor der schmerzhaften Phase) benutzt werden, um wieder auf 15 Wiederholungen und damit in den für Muskelaufbau wirksamen Bereich zurückzukommen (automatische Belastungsanpassung). ▪ Die Pausendauer braucht wegen der gleichen relativen submaximalen Ausbelastung nicht erhöht zu werden, sondern kann bei zwei Minuten bleiben. ▪ Aufgrund der insgesamt besseren Leistungsfähigkeit sollte zunächst die Anzahl der TE pro Woche auf drei erhöht werden. Da der Patient aus beruflichen Gründen aber nicht häufiger als zweimal pro Woche in die Therapie kommen kann, erhöhen wir als nächstmögliche Maßnahme der allmählichen Belastungssteigerung den Belastungsumfang mittels Serienzahl auf vier.

↑ Nach Abschluß der 9. Therapiewoche ist der Patient praktisch schmerzfrei und verfügt über eine gute Belastbarkeit. Da die Anzahl der TE pro Woche und der Belastungsumfang im Sinne der Belastungssteigerung maximal bzw. optimal ausgeschöpft sind, bedeutet dies, daß die Belastungsintensität nun willkürlich zu steigern ist. Die nächst intensivere Methode wäre die Standard-MA-Methode I.

Fortsetzung von Tabelle 9.4   Trainingsplan und Verlaufsdokumentation zum Muskelaufbau (Normalisierung der Muskelmasse und -kraft) bei einer Bankart-Läsion

Woche	TE	BI/AB	BD/Wdh	Serien	Pause	Bemerkungen
10.–11.	2 × pro Woche	Flexion: 5 kg Abduktion: 3 kg Innenrotation: 7 kg Außenrotation: 3 kg (submaximal)	12 12 12 12	4 4 4 4	2' 2' 2' 2	■ Das aktuelle Bewegungsausmaß beträgt: Flex 155°, Abd 135°, Ir 90°, Ar 45°. Damit ist nur die Außenrotation im Sinne des St. Antonio-Programmes eingeschränkt zu trainieren. ■ Durch eine gute Bewegungskoordination und kaum auftretenden Schmerzen gelingt dem Patienten am Kraftzugapparat eine einwandfreie Bewegungsausführung, die sich in einer erhöhten Belastbarkeit mit submaximaler Ausbelastung äußert.
12.	2 × pro Woche	Flexion: 5 kg Abduktion: 4 kg Innenrotation: 8 kg Außenrotation: 3,5 kg (submaximal)	10 10 10 10	4 4 4 4	3' 3' 3' 3'	■ Da eine maximale Ausbelastung innerhalb der Serie möglich ist, erfordert eine weitere Belastungssteigerung die Erhöhung der Belastungsintensität. ■ Folglich muß durch den größeren Energieumsatz der Resynthese mehr Zeit eingeräumt werden. Die Therapeutin gewährt dem Patienten aus diesem Grunde eine längere Pause (drei Minuten).

Fortsetzung von Tabelle 9.4 Trainingsplan und Verlaufsdokumentation zum Muskelaufbau (Normalisierung der Muskelmasse und -kraft) bei einer Bankhart-Läsion

Behandlungsziel	Maßnahme	Technik/Anwendung/Methode	Dauer
Autostabilisation	Krafttraining mit Methoden der komplexen Kraftentwicklung	Methode der geringen Krafteinsätze mit mittleren bis hohen Wiederholungszahlen (isometrisch)	3.–8. Woche

Trainingsmittel: Therapeutischer Widerstand

Übungen: PNF-Muster Flex/Abd/Ar mit der Technik „rhythmische Stabilisation"

Woche	TE	BI/AB	BD/Wdh	Serien	Pause	Bemerkungen
3.–8.	2 × pro Woche	gering	15 × 5"	3	60"	▪ Das PNF-Muster dient zur Entwicklung eines guten muskulär provozierten Gelenkpartnerkontaktes. Dabei erhöht sich die Arthrozeption, was zur Verhinderung einer erneuten Luxation beiträgt. ▪ Die Bewegung des PNF-Musters erfolgt bis zur 6. Woche innerhalb des erlaubten Bewegungsausmaßes von 60° Flexion, 60° Abduktion und 0° Außenrotation. ▪ Der Anspruch an den therapeutischen Widerstand und an die Übungsausführung heißt: Ein einwandfreier koordinativer Ablauf muß gewährleistet sein, deshalb darf innerhalb einer Serie nur eine geringe Ermüdung stattfinden.

↑ Das isolierte Autostabilisationstraining kann hier beendet werden, weil die Sensorik genügend entwickelt ist und der Patient alltäglich-funktionelle Bewegungen mittlerweile recht gut ausführt. Die weitere Verbesserung der Autostabilisation erfolgt durch das dynamisch-kontinuierliche Muskelaufbautraining (Standard-MA-Methode I).

Tabelle 9.5 Trainingsplan und Verlaufsdokumentation zur Autostabilisation bei einer Bankhart-Läsion

Behandlungsziel	Maßnahme	Technik/Anwendung/Methode	Dauer
Regenerationsförderung	Allgemeines dynamisches aerobes Ausdauertraining zur aktiven Erholung	Extensive kontinuierliche Dauermethode (allgemein-aerob-dynamisch)	3.–12. Woche

Trainingsmittel: a) Fahrradergometer
b) Armkurbelergometer

Woche	TE	BI/AB	BD/Wdh	Bemerkungen
3.–5.	2 × pro Woche	a) 75 Watt HF 130	10–20'	▪ Der Patient belastet sich auf dem Fahrradergometer und hält den Arm im Desault-Verband. Dadurch wird der Arm nicht belastet. ▪ Die Bewegungsausführung, Intensität und Belastungsdauer liegen im Bereich der allgemeinen aeroben Ausdauer. Diese Belastungsart fördert die Regeneration nach einem Krafttraining und hilft, Metabolite abzubauen.
6.–7.	2 × pro Woche	a) 100 Watt HF 130 b) 25 Watt HF 85	10–20'	▪ Zusätzlich zum Fahrradergometer beginnt der Patient auf dem Armkurbelergometer mit dem lokalen aeroben Ausdauertraining. ▪ Das Drehen des Armkurbelergometers hat zusätzlich noch den Vorteil, in dieser Phase der eingeschränkten Beweglichkeit mobilisierend zu wirken. ▪ Die Intensität ist entsprechend dem extensiven aeroben Ausdauertraining sehr gering gewählt (25 Watt). Die Beschwerden des Patienten spielen außerdem die entscheidende Rolle bei dieser Kurbelergometerarbeit.
8.–12.	2 × pro Woche	b) 60 Watt HF 110	10–20'	▪ Da sich die Beschwerden des Patienten deutlich reduziert haben, kann er das Armkurbelergometertraining im Sinne eines extensiven lokal aeroben Ausdauertrainings intensitätsmäßig steigern.

Tabelle 9.6 Trainingsplan und Verlaufsdokumentation zur Regenerationsförderung bei einer Bankhart-Läsion

Umfang	Zielsetzung	Übungen	BI/AB	BD/Wdh	Serien	Pause	Bemerkungen
10'	**Einleitung** 1. Allgemeines Aufwärmen	Fahrrad-ergometer	75 Watt HF 130	10'	–	–	▪ Nach der entsprechenden Instruktion in den vergangenen Therapieeinheiten kann der Patient das Aufwärmen selbstständig ausführen. ▪ Allgemeine dynamische extensive aerobe Belastung zur Anregung des Herz-Kreislauf-Systems und zur Erhöhung der zentralen wie peripheren Körpertemperatur. ▪ Diese Art des Aufwärmens kann im Zusammenhang mit dem Desault-Verband als Aspekt der Wundheilungsoptimierung angesehen werden.
	2. Verbesserung Muskelelastizität	–	–	–	–	–	▪ Das normalerweise übliche Dehnen würde in diesem Fall die Luxationsgefahr erhöhen und wird deshalb grundsätzlich bei diesem Krankheitsbild in dieser frühen Rehabilitationsphase nicht durchgeführt. Im Gegenteil, das Ziel liegt, zur aktuellen Erhaltung der Stabilität, in der leichten aktiven Verkürzung (Tonisierung) der Schultergelenksmuskeln im folgenden Krafttraining.
3'	3. Tonus-regulation	siehe Bemerkungen	gering	je 30"	1	–	▪ Leichte Schüttelungen, Pendeln des Armes in der Sagittalebene und leichte Kreisbewegungen des hängenden Armes bei geringer Oberkörpervorneigung zur Lockerung des Arm-Schulter-Bereiches. ▪ Die Bewegungen sollen keine Schmerzen provozieren, deshalb ist eine sanfte Ausführung gewünscht.
8'	**Hauptteil** 4. Autostabilisation	PNF-rhythmische Stabilisation mit Flex/Abd/Ar	gering	ca. 30 Wdh	3	1'	▪ Autostabilisation mittels PNF (rhythmische Stabilisation), vor dem Krafttraining üben, weil der Patient vor dem eigentlichen Krafttraining nicht ermüden sollte. ▪ Dient zur Verbesserung und Vorbereitung der neuromuskulären Erregungsübertragung für die folgende Krafttrainingsübung.

Tabelle 9.7 Detailtrainingsplan und Verlaufsdokumentation einer exemplarischen Therapieeinheit aus der 4. Behandlungswoche bei einer Bankhart-Läsion

9.1 Trainingsplan für die posttraumatische Nachbehandlung bei Bankhart-Läsion

Umfang	Zielsetzung	Übungen	BI/AB	BD/Wdh	Serien	Pause	Bemerkungen
2'	5. Vorbereitung Kraft	Kokontraktion der Schulter- und Oberarmmuskulatur (Schulter in 0°-Stellung, Ellbogen 90° flektiert)	mittel-submaximal	5–8"	3	15"	▪ Energetische und neuromuskuläre Vorbereitung auf die nachfolgende Übung (spezielles Aufwärmen mittels automotivierter Ko-Kontraktion).
10'	6. Hypotrophieprophylaxe	Kokontraktion der Schulter- und Oberarmmuskulatur (Schulter in 0°-Stellung, Ellbogen 90° flektiert)	maximal entwickelbare Kraft über die Belastungsdauer	20"	4	2'	▪ Die Therapeutin gibt innerhalb des erlaubten Bewegungsausmaßes und isoliert in alle Bewegungsrichtungen zusätzlichen Widerstand. ▪ Pausengestaltung: Lockern im Sinne des Pendelns (s.o.) ▪ in der Pause nicht dehnen, da die Tonuserhöhung durch das Krafttraining bewußt zu einem auf diese aktive Weise leicht verkürzten Muskel (Kontraktionsrückstand) führen soll, der das Gelenk besser stabilisiert.
10'	**Ausklang** 7. Abwärmen	Lockern, Laufband mit leichtem bewegungsinitiiertem Armschwung	HF 130	10'	–	–	Nicht dehnen (s.o.)
2'	8. Evaluation	▪ Nachbesprechung: Instruktion der Selbstpalpation zur Kontrolle der Ko-Kontraktion im Heimprogramm (Ko-Kontraktion der Schulter- und Oberarmmuskulatur (Schulter in 0°-Stellung, Ellbogen 90° flektiert), submaximale Ausbelastung; 15 Sekunden Belastungsdauer; vier Serien; 120 Sekunden Pause).					
10'	9. Einleitung einer beschleunigten Regeneration	kalt/warm Duschen mit Selbstmassage					▪ Bewirkt gesteigerte Durchblutung durch Wechsel von Vasodilatation (Wärme) und Vasokonstriktion (Kälte) sowie Anregung des Herz-Kreislauf-Systems. ▪ Zusätzlich, um die Regeneration so gut wie möglich zu beschleunigen, führt der Patient zu Hause ein allgemeines aerobes Ausdauertraining durch. Gemäß dem Trainingsplan (Tab. 9.6, s. S. 259) für die 4. Woche trainiert er auf dem Fahrradergometer mit dem Arm im Desault-Verband 10–20 Minuten mit einer Herzfrequenz von 130.
55'							

Fortsetzung von Tabelle 9.7 Detailtrainingsplan und Verlaufsdokumentation einer exemplarischen Therapieeinheit aus der 4. Behandlungswoche bei einer Bankhart-Läsion

9.2 Trainingsplan für die postoperative Nachbehandlung bei Status nach Tibiakopfosteotomie

Beim zweiten Trainingsplan haben wir ein Krafttraining für eine Patientin aus dem Fachgebiet Orthopädie zusammengestellt. Am Beispiel der postoperativen Nachbehandlung bei Status nach Tibiakopfosteotomie zeigen wir, wie das Krafttraining in allen Phasen der ossären Wundheilung und in einer relativ langen Entlastungsphase mit ihren negativen Folgen gestaltet werden kann.

Mit einer Tibiakopfosteotomie
(syn.: Keilosteotomie, Umstellungsosteotomie, Varisierungsosteotomie, infrakondyläre Korrekturosteotomie) bezweckt man die varisierende Korrektur der Kniegelenksbelastung mittels Entnahme eines medianen Knochenkeils am Tibiakopf mit anschließender Osteosynthese, um das laterale Kompartiment zu entlasten [9.3].

Bei röntgenologisch diagnostizierter, unikondylärer Gonarthrose auf Grund eines ausgeprägten valgischen, frontalen Kniewinkels, kann mittels Korrekturosteotomie der Tibia die Gelenkstellung günstig verändert werden. Die Veränderung der Statik durch eine varisierende Tibiakopfumstellungsosteotomie bewirkt eine Entlastung der statisch bedingten unilateralen Gelenksüberbelastung des arthrotischen Kompartiments durch biomechanisch günstigere Druckverteilung. Mittels Entnahme eines medianen Knochenkeils medial und subkondylär, jedoch noch oberhalb der Tuberositas tibiae, vermindert sich die Valgusstellung bis zum physiologischen Ausmaß von ca. 8°. Mit anschließender Fixation der Segmente durch eine 90° Winkelplatte und gegenseitiger Sicherung unter Verwendung von einer interfragmentären Schraube stabilisiert man die Fraktur (Abb. 9.**6**). Dadurch verteilt sich die Belastung der Gelenksflächen wieder symmetrisch auf beide Femurkondylen, wodurch sich das Fortschreiten der Arthrose auf der lateralen Gelenksfläche verzögert. Die Schmerzen lassen nach, und die sekundäre muskuläre Dysbalance kann durch adäquates Training aufgehoben werden. Diese orthopädisch-chirurgische Maßnahme hat auch bei älteren Menschen meistens einen langanhaltenden Erfolg [9.4].

Die *therapeutische Nachbehandlung* richtet sich mit ihren Zielen besonders nach der Frakturheilung bei Osteosynthesen. Da die Korrekturosteotomie mit einer 90°-Winkelplatte stabilisiert wird, ist eine Nachbehandlung ohne zusätzlich fixierende Verbände von außen (Gipsverband) gewährleistet.

Für die Festlegung des Behandlungsprozederes und der Vorsichtsmaßnahmen lehnen wir uns an die Angaben von Kuner/Schlosser [9.5] an:

- Die aktive Bewegungstherapie beginnt bereits am 1. postoperativen Tag. Wesentlich ist dabei, daß die Schmerzgrenze nicht überschritten wird.
- Die Entlassung in ambulante Behandlung kann erfolgen, wenn der Patient mit Unterarmgehstützen vertraut ist und sicher entlasten kann (Teilbelastung bis 20 kg).
- Die Aufnahme der Belastung der Osteotomie steht in Abhängigkeit vom Fortschritt der knöchernen Konsolidierung. Nach Plattenosteosynthese ist dies bei einer Tibiafraktur (bei einer Umstellungsosteotomie gewissermaßen iatrogen gesetzt) in der Regel nach 8–12 Wochen der Fall.

Die Tibiakopfosteotomie eignet sich besonders gut für eine beispielhafte Darstellung der Nachbehandlung nach orthopädisch-chirurgischen Eingriffen.

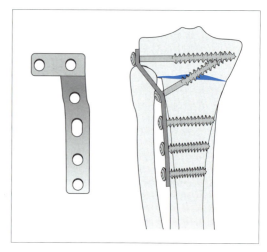

Abb. 9.6 Planungsskizze einer infrakondylären Korrekturosteotomie mit 90°-Winkelplatte (nach Baumgartner/Ochsner 1983, 294).

9.2 Trainingsplan für die postoperative Nachbehandlung bei Status nach Tibiakopfosteotomie

Wir haben einen Trainingsplan zusammengestellt, welcher mit einigen Schwierigkeiten, die während der Nachbehandlung auftreten könnten, bestückt ist (Tab. 9.8–9.14 u. Abb. 9.7):

Ärztliche Diagnose:	Gonarthrose und Femoropatellararthrose links
Anamnese:	60jährige Patientin, Beruf: Damenschneiderin; Hobbys: Schnittblumen, Kartenspielen (Patiencen), Fernsehen. Lebt alleine in einer kleinen Wohnung im dritten Stock ohne Lift
Zu erwartende postoperative Befunde:	• Schmerzen bei Flexion; • Hypotrophie der Knie- und Hüftstreckmuskulatur, Hüftabduktoren (Stabilisatoren) sowie der Wadenmuskulatur; • Einschränkung der physiologischen Mobilität durch Adhäsionen des Recessus praepatellaris, Hydrops und reaktiven schmerzbedingten Hypertonus; • aufgrund der vorbestehenden Gonarthrose muskuläre Dysbalance: Verkürzungen von M. rectus femoris, der ischiokruralen Muskelgruppe und Abschwächung der Beinmuskulatur
Ziele der Patientin:	Volle Arbeitsfähigkeit, keine Schmerzen; ohne große Mühe Treppen steigen; Spaziergänge von ca. 1–2 Stunden ohne Hinken
Vorsichtssituationen:	– Erlaubtes Bewegungsausmaß: Flex/Ext 90°/0°/0° (1.–3. Woche); – Teilbelastung max. 20 kg (1.–8. Woche)
Aktuelles Leistungsvermögen:	untrainiert mit geringer Alltagsbelastung

Die Behandlung beginnt am Tag vor der Operation. In der ersten Behandlung (TE$_1$) führt der Therapeut die Befunderhebung durch und beginnt mit der Gehschulung, damit die Patientin bereits Gelegenheit erhält, noch ohne Vorsichtssituationen mit den Unterarmstöcken die Entlastung üben zu können. Ebenfalls werden pneumonieprophylaktische Maßnahmen (z. B. Atemvertiefung) und thromboseprophylaktische Maßnahmen (z. B. aktive OSG-Plantarflexion/Dorsalextension) instruiert.

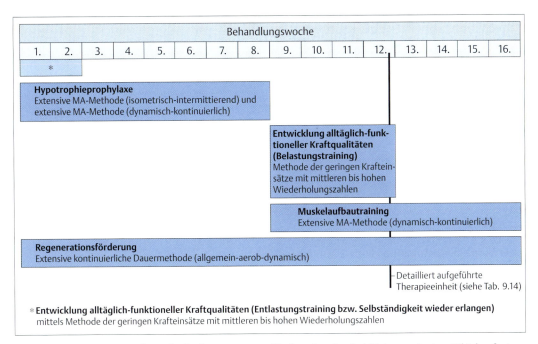

Abb. 9.7 Zeitliche Darstellung der krafttrainingsspezifischen Aspekte bei Status nach einer Tibiakopfosteotomie.

9 Trainingspläne

Behandlungsziel	Maßnahme	Technik/Anwendung/Methode	Dauer
Schmerzlinderung bzw. Verminderung der reflektorischen Inhibition	■ Hitze ■ Elektrotherapie	– Heiße Rolle – Interferenz 4-Pol, 120 Hz, 15'	nach Bedarf
Wundheilungs-optimierung	■ Trophik und Metabolismus der Gewebe verbessern	– Extensive kontinuierliche Dauermethode (allgemein-aerob-dynamisch)	1.–16. Woche (s. Merke)
Ödemresorption	■ Venösen Rückstau vermeiden ■ Lymphfluß fördern	– Lagerung – Antiemboliestrümpfe – Manuelle Lymphdrainage	nach Bedarf
Adhäsionsprophylaxe	■ Passive Mobilisation	– Motorische Bewegungsschiene	bis 90° Flexion erreicht ist
Entwicklung alltäglich-funktioneller Kraftqualitäten (Entlastungstraining bzw. Selbständigkeit wiedererlangen)	■ Krafttraining mit Methoden der komplexen Kraftentwicklung	– Methoden der geringen Krafteinsätze mit mittleren bis hohen Wiederholungszahlen (Gehschule an Unterarmstökken mit Teilbelastung von 20 kg, inklusive Treppensteigen)	1.–2. Woche
Hypotrophie-prophylaxe	■ Krafttraining mit Methoden der differenzierten Kraftentwicklung	– Extensive MA-Methode (isometrisch-kontinuierlich) – Extensive MA-Methode (dynamisch-kontinuierlich)	1.–8. Woche 1.–8. Woche
Entwicklung alltäglich-funktioneller Kraftqualitäten (Belastungstraining)	■ Krafttraining mit Methoden der komplexen Kraftentwicklung	– Methode der geringen Krafteinsätze mit mittleren bis hohen Wiederholungszahlen (Gehschule bis Vollbelastung)	9.–12. Woche
Muskelaufbau (Normalisierung der Muskelmasse und -kraft)	■ Krafttraining mit Methoden der differenzierten Kraftentwicklung	– Extensive MA-Methode (dynamisch-kontinuierlich)	9.–16. Woche
Regenerationsförderung	■ Allgemeines dynamisches aerobes Ausdauertraining zur aktiven Erholung	– Extensive kontinuierliche Dauermethode (allgemein-aerob-dynamisch)	1.–16. Woche (s. Merke)
Normalisierung der pathophysiologischen Gelenkstrukturen und der Neurodynamik	■ Mobilisation der artikulären und periartikulären Strukturen	artikulär/neurogen/muskulär: – Mobilisationstechniken nach Maitland, Kaltenborn; Dehnen nach Janda etc.	nach Bedarf
Vorsichtssituation:	■ Erlaubtes Bewegungsausmaß Flex/Ext 90°/0°/0° ■ Teilbelastung bis 20 kg erlaubt		1.–3. Woche 1.–8. Woche

Tabelle 9.8 Zusammenstellung der wichtigsten Aspekte einer therapeutischen Behandlung bei Status nach einer Tibiakopfosteotomie (modifizierte Zusammenstellung nach: Kolster et al. 1994, 485ff; Cotta et al. 1990, 382)

Merke:

Ein Ausdauertraining ist sowohl für die Wundheilungsoptimierung wie für die Regeneration geeignet, insofern werden mit der gleichen Maßnahme zwei Ziele zugleich abgehandelt (hier zu Beginn mittels Armkurbelergometer).

9.2 Trainingsplan für die postoperative Nachbehandlung bei Status nach Tibiakopfosteotomie

Behandlungsziel	Maßnahme	Technik/Anwendung/Methode	Dauer
Entwicklung alltäglich-funktioneller Kraftqualitäten (Entlastungstraining bzw. Selbständigkeit wiedererlangen)	Krafttraining mit Methoden der komplexen Kraftentwicklung	Methode der geringen Krafteinsätze mit mittleren bis hohen Wiederholungszahlen	1. – 2. Woche

Hilfsmittel: zwei Unterarmstöcke

Übungen: Gehschule (inklusive Treppensteigen) an Unterarmstöcken mit Teilbelastung bis 20 kg

Woche	TE	BI/AB	BD/Wdh	Serien	Pause	Bemerkungen
1.	2 × pro Tag	gering	ca. 60 Schritte	3	60"	■ Zum Erlernen und Anwenden der Entlastung (Teilbelastung 20 kg) bietet sich die Gehschule an. Gleichzeitig dient diese zum Angstabbau und dazu, vorhandene Ausweichbewegungen zu eliminieren.
2.	2 × pro Tag	gering	15 Stufen	3	60"	■ Das Treppensteigen wird geübt, weil damit die Belastungsintensität der am Stützen beteiligten Muskelgruppen steigt. Die Belastung soll nur so lange durchgeführt werden, daß keine Koordinationsmängel auftreten. ■ Diese Belastungsart entspricht auch einer notwendigen Alltagssituation, die ohne Schwierigkeiten zu bewältigen sein sollte.

↑ Nach zwei Wochen beherrscht die Patientin das Gehen an Stöcken unter einer Teilbelastung von 20 kg gut. Sie ist somit weitgehend selbständig und kann sich längere Zeit belasten (z. B. spazierengehen). Nach einer Kontrolle der Frakturkonsolidierung mittels Röntgenbild in der achten postoperativen Woche sind die Tibiakondylen genügend belastungsstabil. Die Patientin darf von nun an voll belasten. Zur Verbesserung der Koordination und Stabilisation, um damit ein hinkfreies und sicheres Gehen zu erreichen, beginnt in der achten Woche das Belastungstraining bzw. Koordinations-/Stabilisationstraining. Da vor allem koordinative Fähigkeiten entwickelt und stabilisiert werden sollen, muß in dieser nächsten Trainingsphase der Umfang relativ groß sein.

Tabelle 9.9 Trainingsplan und Verlaufsdokumentation zum Erlernen der Entlastung bzw. zur Wiedererlangung der Selbständigkeit bei Status nach einer Tibiakopfosteotomie

Behandlungsziel	Maßnahme				Dauer
Hypotrophieprophylaxe	Krafttraining mit Methoden der differenzierten Kraftentwicklung				1.–8. Woche

Trainingsmittel: Eigener Körper

Übungen:
a) M. quadriceps femoris in Rückenlage für die extensiv-isometrisch-intermittierende MA-Methode
b) M. glutaeus maximus in Rückenlage für die extensiv-isometrisch-intermittierende MA-Methode
c) Knieextension im Sitz für die extensiv-dynamisch-kontinuierliche MA-Methode (Abb. Nr. 8.84c).

Woche	TE	BI/AB	BD/Wdh	Serien	Pause	Technik/Anwendung/Methode
1.–2.	4× pro Tag	a) mittel	a) 4 × 5" (5" Pause zwischen den Muskelaktionen)	5	20"	Extensive MA-Methode (isometrisch-intermittierend) und extensive MA-Methode (dynamisch-kontinuierlich)
						Bemerkungen
						▪ Bei Übung a) soll die Patientin die Knieextensoren etwa in 0°-Stellung isometrisch spannen. Das macht sie intermittierend. Da sich die Patientin bezüglich der Knieextension wegen Schmerzen bei einer kontinuierlichen Belastung von 20 Sekunden nur mittel ausbelastet, teilt sie die Kontraktionsdauer in 4 × 5 Sekunden Belastungsdauer auf. Dies ermöglicht gegenüber einer kontinuierlichen Belastung eine leicht höhere Belastungsintensität.
						▪ Obwohl die Anforderung der maximalen Ausbelastung von der Patientin versucht wird, reicht ihre maximale Anstrengung bei allen Übungen gerade für eine mittlere Ausbelastung. Sie verkürzt deshalb adäquat die Serienpause (= 20"). Das heißt jedoch, daß sie zur summativen Ausbelastung die Serienzahl hoch wählt (= 5). Nur dann bleibt sie mit der MA-Methode im hypertrophiewirksamen Bereich.
		b) submaximal	b) 4 × 5" (5" Pause zwischen den Muskelaktionen)	3	90"	▪ Bei Übung b) soll die Patientin, die sich vorwiegend im Krankenbett aufhält, die Gesäßmuskulatur isometrisch-intermittierend spannen. Subjektiv kommt sie mit der intermittierenden Bewegungsausführung besser zurecht.
						▪ Da sie bei dieser Übung keinerlei Beschwerden hat, kann sie sich ihrem Leistungsniveau entsprechend submaximal ausbelasten. Insofern kommen weniger Serien (3) und eine längere Pause (90") als bei Übung a) und c) mit nur mittlerer Ausbelastung in Frage.
		c) mittel	15	5	30"	▪ Bei Übung c) führt sie die Knieextension ohne distale Widerstände langsam dynamisch aus. Dies genügt gerade für eine mittlere Ausbelastung. Insofern sind die Pausen kurz, die Serienzahl hoch.
						▪ Die Auswahl der Knieextensoren und der Hüftmuskulatur ergibt sich aus ihrer Funktion als Antigravitätsmuskulatur, die nun durch die funktionelle Immobilisation (Entlastung) wesentlich zur Atrophie neigt.

Tabelle 9.10   Trainingsplan und Verlaufsdokumentation zur Hypotrophieprophylaxe bei Status nach einer Tibiakopfosteotomie

Woche	TE	BI/AB	BD/Wdh	Serien	Pause	Bemerkungen
						■ Wegen der insgesamt schlechten Belastbarkeit erweist es sich als günstig, wenn in mehreren Trainingseinheiten pro Tag insgesamt Trainingsreize gegeben werden. Der Effekt geht allerdings dann mehr in Richtung neuromuskulärer Verbesserung als in Richtung Muskelhypertrophie. Die Patientin wird deshalb bis etwa zum 5. postoperativen Tag zweimal pro Tag vom Therapeuten im Krankenzimmer besucht. Die Behandlungen gelten je als eine Trainingseinheit. Zwischen den therapeutischen Behandlungen vollführt die Patientin selbständige Trainingseinheiten (2 TE/Tag).

Die Patientin wird nach Hause entlassen. Sie kommt von nun an zweimal wöchentlich zur ambulanten Therapie. Da die Übung b) keine Probleme bietet, kann sie diese unter Beibehaltung aller genannter Methodenparameter bis einschließlich Woche acht selbständig weiter ausführen. Sie soll nur versuchen, die Intensität der Muskelspannung anzupassen, damit weiterhin die submaximale – wenn möglich sogar eine maximale – Ausbelastung zustande kommt.

Die Trainingseinheiten teilen sich ab jetzt wie folgt auf: 2 × pro Woche beim Therapeuten, 2 × pro Tag selbständig zu Hause.

Solange die Osteosynthese nur übungsstabil ist, dürfen keine Widerstände distal der Osteosynthese gegeben werden. Die Teilbelastung des Beines von max. 20 kg, sowie das Bewegungsausmaß von max. Flex/Ext 90°/0°/0° sind auch nach der stationären Phase einzuhalten. Deswegen darf bis zur Konsolidierung der Fraktursegmente (nach acht Wochen) keine Steigerung der Belastung nach der Krankenhausentlassung vorgenommen werden.

Woche	TE	BI/AB	BD/Wdh	Serien	Pause	Bemerkungen
3. – 8.	4 × pro Tag	a) mittel-sub-maximal	a) 4 × 5" (5" Pause zwischen den Muskelaktionen)	4	45"	■ Für Übung a) zeigt sich, daß die Schmerzen nachlassen. Die Patientin kann sich etwa mittel bis submaximal ausbelasten. ■ Dies bedeutet eine leichte Erhöhung der (inneren) Belastungsintensität. ■ Die Serien sinken deshalb auf das „normale" Niveau von vier. ■ Zur Erholung nach der tieferen Erschöpfung benötigt sie eine etwas längere Pause.
		c) mittel-sub-maximal	je 4 × 5"	je 2	60"	■ Die Vorsichtsmaßnahmen (keine distalen Widerstände, 20 kg Teilbelastung) stellen für die Wahl der optimalen Intensität ein Problem dar: Die Patientin kann bei Übung c) mit dem Eigengewicht ihres Unterschenkels zum jetzigen Zeitpunkt 25 Wiederholungen ausführen bis sie submaximal ausbelastet ist. Dies entspräche aber einem Kraftausdauertraining und nicht der gewünschten Atrophieprophylaxe. Um die notwendige Intensität für die Muskelhypertrophie provozieren zu können, müssen wir deshalb auf die Kokontraktion zurückgreifen. Denn jedes andere Trainingsmittel würde mittels eines äußeren Widerstandes ansetzen (mit Ausnahme der Elektrostimulation). ■ Zur Dynamikimitation durch Isometrie in ±15°-Abständen ist die Patientin angeleitet, die Muskelaktionen über den ganzen möglichen Bewegungsbereich in 30°-Abständen unter Kokontraktion (damit der Widerstand durch Gegenzug der Antagonisten zunimmt) zu entwickeln. Dies findet somit bei 15°, 45° und 75° Flexion statt.

Fortsetzung von Tabelle 9.10   Trainingsplan und Verlaufsdokumentation zur Hypotrophieprophylaxe bei Status nach einer Tibiakopfosteotomie

Behandlungsziel	Maßnahme	Technik/Anwendung/Methode	Dauer
Hypotrophieprophylaxe	Krafttraining mit Methoden der differenzierten Kraftentwicklung	Extensive MA-Methode (isometrisch-intermittierend) und extensive MA-Methode (dynamisch-kontinuierlich)	1. – 8. Woche

Trainingsmittel: Eigener Körper

Übungen:
a) M. quadriceps femoris in Rückenlage für die extensiv-isometrisch-intermittierende MA-Methode
b) M. glutaeus maximus in Rückenlage für die extensiv-isometrisch-intermittierende MA-Methode
c) Knieextension im Sitz für die extensiv-dynamisch-kontinuierliche MA-Methode (Abb. Nr. 8.84c).

Woche	TE	BI/AB	BD/Wdh	Serien	Pause	Bemerkungen
						▪ Die Ko-Kontraktion macht der Patientin bezüglich der agonistisch-antagonistischen Abstimmung Mühe. Zu ihrer Orientierung setzen wir ein zweikanaliges Myo-Feedback-Gerät mit opto-akustischer Anzeige ein.
						▪ Ihr gelingt die mittlere bis submaximale Ausbelastung. Dies verlangt, daß in jeder Winkelposition nur je zwei Serien ausgeführt werden und sich die Pause auf 60 Sekunden verlängert.
						▪ Die isometrisch-intermittierende Übungsausführung und die gewählte MA-Methode entsprechen nicht dynamischen Belastungsformen. Damit die Patientin jedoch weiterhin ihre dynamische Beinbewegung unter Berücksichtigung der Vorsichtssituationen beibehalten kann, absolviert sie im Minimum 10 Minuten lang ein aerobes Ausdauertraining entweder auf einem Fahrradergometer oder in Form von zügigem Gehen mit einer Herzfrequenz von 120 – 130 Schlägen pro Minute (siehe Regenerationsförderung).

↑ Das Ziel mittels der Hypotrophieprophylaxe die Schonungszeit, in welcher die Muskulatur nicht mit ihren alltäglichen Bewegungen aktiviert wird, möglichst ohne großen Muskelmassenverlust zu überbrücken, ist dann erreicht, wenn keine Belastungseinschränkungen mehr bestehen (nach dem letzten Arztbesuch in der 8. Woche). Da nach drei Wochen extensivem isometrisch-intermittierendem MA-Training erste strukturelle Anpassungserscheinungen vorhanden sein sollten, aber trotzdem noch ein Mangel an Kraft und Masse besteht, führt die Patientin ab jetzt ein dynamisches MA-Training zur Normalisierung der Muskelmasse und -kraft durch (s. Tab. 9.11).

Fortsetzung von Tabelle 9.10   Trainingsplan und Verlaufsdokumentation zur Hypotrophieprophylaxe bei Status nach einer Tibiakopfosteotomie

Behandlungsziel	Maßnahme	Technik/Anwendung/Methode	Dauer
Entwicklung alltäglich-funktioneller Kraftqualitäten (Belastungstraining)	Krafttraining mit Methoden der komplexen Kraftentwicklung	Methode der geringen Krafteinsätze mit mittleren bis hohen Wiederholungszahlen	9. – 12. Woche

Trainingsmittel: Eigener Körper

Übungen: Gehen, Treppensteigen (Gehschule bis Vollbelastung)

Woche	TE	BI/AB	BD/Wdh	Serien	Pause	Bemerkungen
9. – 12.	2 × pro Woche	gering	ca. 20. Schritte	8 – 10	30"	▪ Nach der achten Woche soll die Patientin noch mit einem Stock gehen, bis sie an Sicherheit beim Gehen gewinnt. Das ist innerhalb der nächsten beiden Wochen der Fall. ▪ Auffällig ist das Duchenne-Hinken beim Laufen ohne Stock wegen des schwachen M. glutaeus medius. Neben der Kräftigung im MA-Training fokussieren wir ihre Aufmerksamkeit auf dieses Problem. Als Wahrnehmungshilfe lassen wir sie auf einen Spiegel zulaufen, in dem sie sich selbst beobachten kann (visuelles Feedback). Das ermöglicht ihr eine Schnellinformation bezüglich ihrer Bewegungsmängel und deren sofortiger Korrektur. ▪ Die Koordinationsmängel treten insbesondere durch ihre nachlassende Konzentration nach ca. 20 Schritten verstärkt auf. Somit ist die Konzentrationsfähigkeit das Kriterium für die Pausenlänge und nicht eine muskuläre Ermüdung. Als weitere Hilfe bieten wir ihr die begleitende verbale Rhythmisierung und Unterstützung des Gehens. ▪ Da die Gehstrecke, auf der sie korrekt gehen kann, noch nicht sehr lang ist, erreichen wir den notwendigen hohen Umfang zur Automatisierung und Stabilisierung der Koordination beim Gehen über eine sehr hohe Serienzahl. ▪ Erst zu Beginn der 12. postoperativen Woche tritt beim Gehen ohne Stock kaum mehr das leichte Hinken auf.

↑ Das Treppensteigen (abwärts) macht ihr gegen Ende der 14. Woche keine Mühe mehr. Sie hat die volle Sicherheit dabei erworben, nachdem sie nach Ende des alltäglich-funktionellen Belastungstrainings ihre Beinkraft durch das Muskelaufbautraining genügend weiter steigern konnte.

Tabelle 9.11 Trainingsplan und Verlaufsdokumentation zum Erlernen und Anwenden der Belastung bei Status nach einer Tibiakopfosteotomie

270 9 Trainingspläne

Behandlungsziel		Maßnahme			Technik/Anwendung/Methode		Dauer
Muskelaufbau (Normalisierung der Muskelmasse und -kraft)		Krafttraining mit Methoden der differenzierten Kraftentwicklung			Extensive MA-Methode (dynamisch-kontinuierlich)		9. – 16. Woche

Trainingsmittel: Gummizug

Übungen:
a) Knieextension: (Abb. Nr. 8.84c)
b) Knieflexion: (Abb. Nr. 8.73)
c) Hüftabduktion: (Abb. Nr. 8.35)
d) Hüftextension: (Abb. Nr. 8.21)

Woche	TE	BI/AB	BD/Wdh	Serien	Pause	Bemerkungen
9. – 11.	2 × pro Woche	mittel-sub-maximal a) blau b) rot c) rot d) rot	je 15	je 2	je 60"	▪ Nach der Phase der Atrophieprophylaxe, die durch die teilweise Immobilisation charakterisiert ist, findet nun der Übertritt in das Muskelaufbautraining mit der Vollbelastung des betroffenen Beines statt. Die leichte Hypotrophie der Bein- und Hüftmuskeln soll hin zur individuellen normalen Trophik und/oder einer normalen Funktion verbessert werden. ▪ Die Angabe unterschiedlicher Farben der Gummizüge richtet sich nach der unterschiedlichen Stärke der Gummizüge. ▪ Die Patientin kommt zweimal pro Woche in die Therapie. Die Therapieziele richten sich nach den noch bestehenden Defiziten der Gelenksmobilität und der mangelhaften Stabilisationsfähigkeit, Koordination, Gangunsicherheit und dem Hinken. ▪ Einmal in zwei Wochen setzt man jedoch das Schwergewicht der Behandlung auf die Instruktion des Krafttrainings, damit die Patientin selbständig zu Hause 2 × pro Woche als Autotherapie (syn. Heimprogramm) trainieren kann. Der Therapeut kontrolliert die Übungsausführung nach allen Methodenparametern, bestimmt in Abhängigkeit von der extensiven MA-Methode die Intensität und den Trainingsumfang. In der kurzen Serienpause soll die Patientin die belastete Muskulatur mittels Pendeln lockern und die Antagonisten leicht dehnen.
12. – 14.	2 × pro Woche	mittel-sub-maximal a) grün b) blau c) blau d) grün	je 15	je 3	je 60"	▪ Entsprechend dem generellen Leistungszustand (untrainiert) und der damit verbundenen relativ langen Regenerationszeit (72 – 84 Std.) unserer Patientin und gemäß ihrem Alltagsanspruch genügen zwei Muskelaufbautrainings pro Woche. ▪ Der Trainingsumfang wird im Sinne der allmählichen Belastungssteigerung durch eine zusätzliche Serie gesteigert. ▪ Die Belastungsintensität wurde durch die Wahl der jeweils nächst stärkeren Gummizüge angepaßt. Dies in dem Sinn, daß sie mit ca. 15 Wiederholungen eine mittlere bis submaximale Ausbelastung zustande bringt.

Tabelle 9.12 Trainingsplan und Verlaufsdokumentation zum Muskelaufbau (Normalisierung der Muskelmasse und -kraft) bei Status nach einer Tibiakopfosteotomie

9.2 Trainingsplan für die postoperative Nachbehandlung bei Status nach Tibiakopfosteotomie

Woche	TE	BI/AB	BD/Wdh	Serien	Pause	Bemerkungen
14. – 16.	2 × pro Woche	sub-maximal a) schwarz b) grün c) grün d) schwarz	je 12	je 3	je 2'	▪ Der Therapeut erhöht die Intensität durch die jeweils nächst stärkeren Gummizüge, so daß sich innerhalb der extensiven MA-Methode die Wiederholungszahl auf 12 reduziert. ▪ Die höhere Intensität und die leicht gesteigerte Fähigkeit in Richtung submaximaler Ausbelastung verlangen eine verlängerte Pause (2').

↑ Die ursprüngliche Trophik des linken Beines ist noch nicht ganz wiederhergestellt. Trotzdem verfügt die Patientin über ein gutes Kraftniveau, das ihr alle Alltagsbewegungen ihres Anspruches ermöglicht. Ein weiteres therapeutisches Vorgehen erscheint deshalb nicht notwendig. Die reduzierte Muskelmasse wird sich, bezogen auf ihre relativ niedrige Alltagsbelastung, nur sehr allmählich wieder normalisieren. Dies kann ohne weiteres spezifisches Training, das ihr der Therapeut zwar empfohlen hat, von ihr jedoch abgelehnt wurde, noch bis zu einem Jahr oder länger dauern.

Fortsetzung von Tabelle 9.12 Trainingsplan und Verlaufsdokumentation zum Muskelaufbau (Normalisierung der Muskelmasse und -kraft) bei Status nach einer Tibiakopfosteotomie

9 Trainingspläne

Behandlungsziel		Maßnahme	Technik/Anwendung/Methode	Dauer
Regenerationsförderung		Allgemeines dynamisches aerobes Ausdauertraining zur aktiven Erholung	Extensive kontinuierliche Dauermethode (allgemein-aerob-dynamisch)	1.–16. Woche

Trainingsmittel: Kurbel- und Fahrradergometer

Woche	TE	BI/AB	BD/Wdh	Bemerkungen
1.–16.	2 × pro Woche	HF 120–130	10–20'	▪ Mittels Fahrradergometer kann man die Nebendiagnosen (Adipositas, Varikosis, Hypertonie) sinnvoll ins Training einbeziehen: Die Patientin kann körpergewichtsunabhängig üben. Das extensiv-aerobe Ausdauertraining reduziert die Fettmasse und senkt die Hypertonie.
				▪ Während des Krankenhausaufenthaltes (Woche 1–2) arbeitet sie zur Schonung des operierten Beines am Kurbelergometer. Ab Woche drei kann sie zum Fahrradergometer wechseln.
				▪ Während der Entlastungsphase (bis Woche acht) wirkt das Fahren auf dem Fahrradergometer wie ein intermuskuläres Koordinationstraining, das auf das Gehen ohne Stöcke vorbereiten soll.
				▪ Es sollte darauf geachtet werden, daß keine Steigerung der Intensität über eine Erhöhung der Herzfrequenz stattfindet. Dies wird dadurch gewährleistet, daß die Patientin sich immer mit einer HF von 120–130 belastet, auch wenn die äußere Belastungsintensität mit zunehmender Leistungsfähigkeit steigt. Sonst sind die Effekte der Fettverbrennung und Ökonomisierung des Herz-Kreislauf-Systems mit Reduktion der Hypertonie nicht mehr optimal (nur bei kontinuierlicher extensiver aerober Ausdauermethode).
				▪ Bewegungsausführung, Intensität und Belastungsdauer liegen im Bereich der allgemeinen Ausdauer. Diese fördert somit die Regeneration und hilft, Metabolite abzubauen.
				▪ Der Widerstand darf nicht so hoch sein, daß mit Belastungen über 20 kg zu rechnen ist.
				▪ Der Tretradius des Pedals muß den Bewegungsmöglichkeiten des Kniegelenkes angepaßt sein. Ab der dritten postoperativen Woche ist das freie Bewegungsausmaß innerhalb der von der Patientin tolerierten Schmerzen erlaubt.

Tabelle 9.13 Trainingsplan und Verlaufsdokumentation zur Regenerationsförderung bei Status nach einer Tibiakopfosteotomie

9.2 Trainingsplan für die postoperative Nachbehandlung bei Status nach Tibiakopfosteotomie

Umfang	Zielsetzung	Übungen	BI/AB	BD/Wdh	Serien	Pause	Bemerkungen
	Einleitung						
10'	1. Allgemeines Aufwärmen	Fahrradergometer	HF 120–130 60 Watt	10'	–	–	▪ Allgemeine dynamische extensive aerobe Belastung zur Anregung des Herz-Kreislauf-Systems und zur Erhöhung der zentralen wie peripheren Körpertemperatur.
5'	2. Verbesserung Muskelelastizität	Dehnen: ▪ Ischiokrural-muskulatur ▪ M. quadriceps femoris ▪ M. iliopsoas	leichtes Dehngefühl	je 25"	2	–	▪ Keine Schmerzen beim Dehnen provozieren. Diese führen zur reflektorischen Hemmung des Antagonisten bei gleichzeitiger Tonuserhöhung des zu dehnenden Muskels. Daraus resultiert eine schlechte Dehnfähigkeit.
3'	3. Tonus-regulation	Lockern	gering	3'	–	–	▪ Leichte aerobe gymnastische Schwungübungen, Schüttelungen und Selbstmassage (Streichungen und leichte Knetungen).
	Hauptteil						
10'	4. Entwicklung alltäglich-funktioneller Kraftqualitäten (Belastungstraining)	Gehschule	gering	ca. 20 Schritte	8–10	30"	▪ Pausengestaltung in Form von Lockerungen, leichten dynamischen aeroben Übungen. Mittels Spiegel beobachtet die Patientin ihre auftretenden koordinativen Mängel (Asymmetrien, Stabilisationsdefizite etc.) und versucht die korrekte Bewegungsausführung wieder zu finden. ▪ Die Entwicklung neuromuskulärer Erregungsübertragung kommt im Ablauf der Therapieeinheit zeitlich vor der konditionellen Belastung (Muskelaufbautraining).
1'	5. Vorbereitung Kraft Knieextension	Knieextension	Gummizug grün	1. Serie 6 2. Serie 10	2	15"	▪ Energetische und neuromuskuläre Vorbereitung auf die kommende Belastung (spezielles Aufwärmen). In der Serienpause Lockerung.

Tabelle 9.14 Detailtrainingsplan und Verlaufsdokumentation einer exemplarisch beschriebenen Therapieeinheit aus der 12. Behandlungswoche bei Status nach einer Tibiakopfosteotomie

9 Trainingspläne

Umfang	Zielsetzung	Übungen	BI/AB	BD/Wdh	Serien	Pause	Bemerkungen
8'	6. Muskelaufbau (Normalisierung der Muskelmasse und -kraft)	Knieextension	Gummizug grün	15	3	60"	▪ Pausengestaltung durch allgemeine dynamische aerobe Ausdauerbelastung, indem der Patient mit einer Herzfrequenz von ca. 120–130 auf dem Fahrradergometer fährt. Dadurch beschleunigt sich die aerobe Phosphorylierung und der Abtransport von Metaboliten.
		Dehnen: M. quadriceps femoris	leichtes Dehngefühl	25"	2	–	▪ Leichtes Dehnen zur Lockerung des Agonisten.
1'	7. Vorbereitung Kraft Knieflexion	Knieflexion	Gummizug blau	1. Serie 5 1. Serie 11	2	15"	▪ Energetische und neuromuskuläre Vorbereitung auf die kommende Belastung (spezielles Aufwärmen).
8'	8. Muskelaufbau (Normalisierung der Muskelmasse und -kraft)	Knieflexion	Gummizug blau	15	3	60"	▪ Pausengestaltung und Dehnung wie unter 6.
		Dehnen: Ischiocruralmuskulatur	leichtes Dehngefühl	25"	1	–	
1'	9. Vorbereitung Kraft Hüftabduktion	Hüftabduktion	Gummizug blau	1. Serie 6 2. Serie 10	2	15"	▪ Energetische und neuromuskuläre Vorbereitung auf die kommende Belastung (spezielles Aufwärmen).
8'	10. Muskelaufbau (Normalisierung der Muskelmasse und -kraft)	Hüftabduktion	Gummizug blau	15	3	60"	▪ Pausengestaltung und Dehnung wie unter 6.
		Dehnen: Hüftabduktoren	leichtes Dehngefühl	25"	1	–	

Fortsetzung von Tabelle 9.14   Detailtrainingsplan und Verlaufsdokumentation einer exemplarisch beschriebenen Therapieeinheit aus der 12. Behandlungswoche bei Status nach einer Tibiakopfosteotomie

Umfang	Zielsetzung	Übungen	BI/AB	BD/Wdh	Serien	Pause	Bemerkungen
11. 1'	Vorbereitung Kraft Hüftextension	Hüftextension	Gummizug grün	1. Serie 6 / 2. Serie 10	2	15"	▪ Energetische und neuromuskuläre Vorbereitung auf die kommende Belastung (spezielles Aufwärmen).
12. 8'	Muskelaufbau (Normalisierung der Muskelmasse und -kraft)	Hüftextension	Gummizug grün	15	3	60"	▪ Pausengestaltung und Dehnung wie unter 6.
		Dehnen: M. glutaeus maximus	leichtes Dehngefühl	25"	1	–	
13. 5'	Ausklang Abwärmen	Fahrradergometer, Lockern	HF 100–120	5'	–	–	▪ Zur Normalisierung des Stoffwechsels.
14. 2'	Evaluation	▪ Nachbesprechung: Da die Patientin die Belastung gut verträgt, fordert man sie auf, sich noch stärker auszubelasten. Die Patientin kann ab sofort die Kraftinhalte dieser Therapieeinheit vollständig in ihr Heimprogramm übernehmen, da alle Abläufe von ihr beherrscht werden. Hilfsmittel werden mitgegeben. In der Therapie sind andere Inhalte vorrangig (Gelenkmobilität, mangelhafte Stabilisationsfähigkeit, Koordination, Gangunsicherheit und Hinken).					
15. 10'	Einleitung einer beschleunigten Regeneration	Wechselbad mit Selbstmassage					▪ Bewirkt gesteigerte Durchblutung durch Wechsel von Vasodilatation (Wärme) und Vasokonstriktion (Kälte) sowie Anregung des Herz-Kreislauf-Systems.
81'							

Fortsetzung von Tabelle 9.14 Detailtrainingsplan und Verlaufsdokumentation einer exemplarisch beschriebenen Therapieeinheit aus der 12. Behandlungswoche bei Status nach einer Tibiakopfosteotomie

Um die Regeneration so gut wie möglich zu beschleunigen, führt die Patientin zu Hause ein allgemeines kontinuierliches extensives aerobes Ausdauertraining durch. Gemäß dem Trainingsplan (Tab. 9.13) für die dritte Woche trainiert sie mit dem Fahrradergometer 10–20 Minuten mit einer Herzfrequenz von 120–130.

9.3 Trainingsplan für die postoperative Nachbehandlung bei Status nach Diskushernienoperation L_5/S_1

Unter einer Diskushernienoperation versteht man die chirurgische Entnahme von Nukleus- oder von Teilen des Anulus-fibrosus-Materials [9.6].

Statistisch gesehen sind die Wurzeln L4 und L5 für eine Kompression durch eine Diskushernie am meisten prädestiniert (zusammen über 90%). Die Ursachen für einen Bandscheibenschaden beruhen häufig auf Überlastung der Öffnungsklammer infolge großer Scherkräfte und großer Gewichtsbelastung. Die Überlastung deformiert den Diskus so, daß mit der Zeit oder plötzlich durch ein Verhebetrauma Nukleusmaterial durch Risse im Anulus-fibrosus-Material hereindringen kann. Anulus-fibrosus-Material und/oder Nukleusmaterial können aus dem Faserring meistens nach dorsolateral austreten. Bei einem Schaden der Bandscheibe können sowohl sensible als auch motorische Ausfälle sowie Schmerzcharakteristiken nach Schema auftreten. Im Hinblick auf das Ausmaß der Beschwerden kann unter anderem folgendes Prinzip gelten: Je mehr Rezeptoren gereizt werden, um so größer, heftiger und/oder distaler ist die extrasegmentale Ausstrahlung [9.7].

Die Ursache der Schmerzen kann dabei unterschiedlichen Strukturen zugesprochen werden:

- *Zentrale und/oder unilaterale Kreuzschmerzen* können entstehen, wenn Rezeptoren der äußeren Schicht des Anulus fibrosus (ventral, dorsal, lateral oder Kombinationen) gereizt werden.
- Schmerzen, welche z.B. mal im linken Gesäß und mal im rechten Gesäß auftreten, weisen auf einen T-förmigen Anulusriß hin.
- Von *duralen Schmerzen* spricht man, wenn eine Wölbung der Bandscheibe nach posterior oder posterolateral durch Druck oder Reibung an der Dura Schmerzen verursacht. Infolge der multisegmentalen Innervierung der Dura mater kann dies zu extrasegmentalem, projiziertem Schmerz führen („Referred pain") (Abb. 9.**8a–b**).
- Bei *ligamentären Schmerzen* handelt es sich z.B. um eine Reizung der Noziozeptoren im Lig. longitudinale posterior durch erhöhten Druck bzw. Reibung von Nukleus- oder Anulus-Material [9.8].

Weil die Bandscheibe L5/S1, die Wurzel L5 und/oder S1 wie alle auf dieser Höhe im Duralsack gelegenen Wurzeln (Cauda equina) komprimieren kann, treten zu den Schmerzen möglicher-

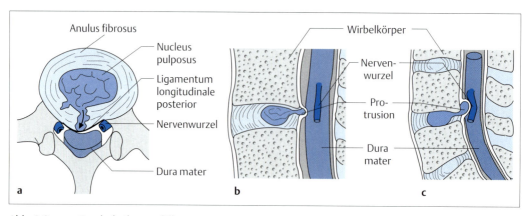

Abb. 9.8a–c Bandscheibenvorfälle.
a Bandscheibenvorfall mit Nukleusmaterial, welches den intakten Anulus nach dorsal drückt und ihn dorsal ausbeult. Die Verschiebung preßt das posteriore Längsband nach hinten auf die Dura mater.
b Bandscheibenläsion mit posteriorem Riß des Anulus fibrosus, dessen Verschiebung das posteriore Längsband nach hinten auf die Dura mater drückt.
c Bei ausgeprägterer Protrusion des Nukleusmaterials nach posterolateral kommt es zum Impingement der Nervenwurzel (nach Cyriax 1983, 112).

weise *radikuläre Symptome* und Zeichen hinzu. Als Hinweise auf eine Wurzelirritation gelten Schmerzausstrahlungen in ein bestimmtes Dermatom, welches oft nicht vollständig ausgefüllt ist (Abb. 9.**9**). Zum größten Teil treten Parästhesien, unter Umständen nur Sensibilitätsstörungen, in der gleichen radikulären Ausbreitung auf. Sehr starke Wurzelkompressionen können zu signifikanten Reflexabschwächungen (vor allem bei L3- und S1-Kompression), motorischen Ausfällen und Hypotrophien führen (Abb. 9.**6**) [9.9].

Wie aus der Abb. 9.**9** zu entnehmen ist, sind die Kennmuskeltests nicht ausschließlich spezifisch einer Nervenwurzel zuzuordnen (ausgezogene Linie entspricht der Hauptversorgung, gestrichelte Linie der Mitinnervation). Die Tests sind dennoch gut als klinisches Untersuchungsmittel zu gebrauchen, weil bei einem Ausfall der Nervenwurzel (Abb. 9.**10a–f**, s. S. 278) ein deutlicher Kraftverlust der Kennmuskeln zu beobachten ist. Die sensiblen Areale dürfen nicht streng in den dargestellten Grenzen aufgefaßt werden. Die Dermatome der Sensibilität einzelner Wurzeln überschneiden sich zum größten Teil. Duus [9.10] beschreibt, daß sich die Dermatome der Berührungsempfindung mehr überlappen als jene der Schmerzempfindung:

1. Bei einer totalen Wurzelschädigung ist das hypalgetische Hautareal ausgedehnter als das hypästhetische.

2. Ein anästhetisches und analgetisches Hautareal ist im Gegensatz zur kompletten sensiblen Nervenschädigung weniger oder kaum vorhanden.

Operation. Wenn eine lumbale Diskushernie zu funktionell bedeutsamen Lähmungserscheinungen geführt hat, so ist meist eine absolute Indikation zur Operation gegeben. Eine relative Indikation zur Operation besteht nach erfolgloser konservativer Behandlung mit radikulären Symptomen ohne Paresen über 4–6 Wochen, davon möglichst einige Wochen stationär.

Operationsverfahren: Nach Häring/Zilch [9.11] führt man beim lateralen lumbalen Bandscheibenvorfall entweder einen interlaminären Ausschnitt (Fenestration) oder eine Hemilaminekto-

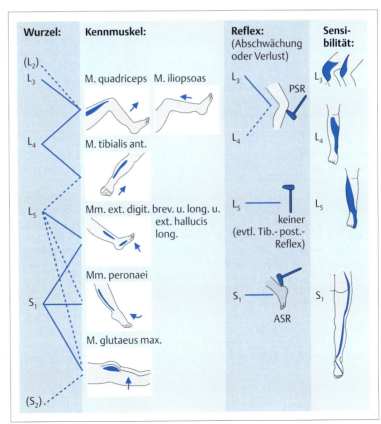

Abb. 9.9 Synopsis klinisch wichtiger Wurzelsyndrome der unteren Extremität (zusammengestellt aus: Delank 1991, 72; Ousbregt et al. 1995, 519).

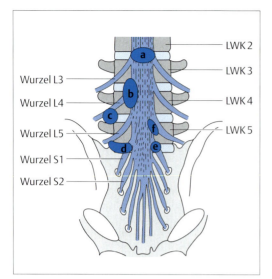 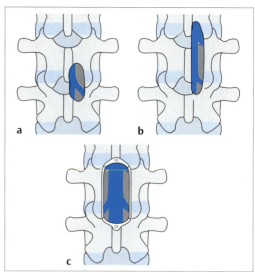

Abb. 9.10 a–f Typische Lokalisationen lumbaler Wurzelkompressionen durch Bandscheibenvorfälle:
a medialer Massenprolaps zwischen dem 2. und 3. LWK mit Cauda-equina-Kompression
b sequestrierter, nach unten gerutschter, lateraler Bandscheibenvorfall L3/4 mit Kompression der Wurzel L4, weniger auch L5
c extraforaminaler Bandscheibenvorfall LWK 4/5 mit Kompression der Wurzel L4
d intraforaminaler Bandscheibenvorfall L5/S1 mit Kompression der Wurzeln L5 und S1
e lateraler, axillärer, nach unten sequestrierter Prolaps L4/5 ohne direkte Kompression einer Nervenwurzel, meist nur Schmerzsyndrom
f lateraler Prolaps L5/S1 mit Kompression der Wurzel S1 (nach Häring/Zilch 1988, 234f.).

Abb. 9.11 a–c Operationstechniken beim lumbalen Bandscheibenvorfall:
a Ausschnitt: Resektion des Lig. flavum, evtl. Wegnahme von Knochenanteilen der benachbarten Halbbögen
b Hemilaminektomie: Resektion des Halbbogens zur Darstellung von zwei benachbarten Nervenwurzeln bzw. Bandscheibenetagen
c Laminektomie: Resektion eines gesamten Wirbelbogens einschließlich des Dornfortsatzes zur Darstellung des Duralsackes und der in der Etage abgehenden Nervenwurzeln (nach Häring/Zilch 1988, 239).

mie durch (Abb. 9.**11a–c**). Das ausgetretene Nukleusmaterial wird entfernt. Zusätzlich geht man in den eröffneten Intervertebralraum und räumt diesen so vorsichtig wie möglich aus. Die Operation wird heute oft mikrochirurgisch durchgeführt. Alternativen wären u. U. eine Nukleotomie, die Chemonukleolyse oder die perkutane Aspiration von gelöstem Bandscheibenmaterial durch einen Laser [9.12].

Für die *therapeutische Nachbehandlung* sind mehrere Aspekte wichtig:

- Größtmöglichen Schutz über die Dauer der Wundheilung (v.a. Lig. flavum) der Operationsstelle bieten, damit sich die entzündlichen Reaktionen nicht verstärken.
- Die Folgen der Ruhigstellung und Vorsichtsmaßnahmen möglichst gering halten:
  - Hypotrophie der Rückenmuskulatur,
  - vermindertes Herz- Kreislauf-Leistungsvermögen,
  - vermindertes Atemvolumen,
  - Bewegungseinschränkung der Wirbelsäulensegmente.
- Nach der Schonungszeit das Gewebe wieder strapazierfähig machen und Dysfunktionen normalisieren.
- Belastungsverträglichkeit der passiven Strukturen erhöhen.
- Leistungsfähigkeit der aktiven Systeme (Muskulatur, Herz-Kreislauf, neuromuskuläres System etc.) erhöhen.
- Rückenergonomie erarbeiten, um Rezidive zu vermeiden.

9.3 Trainingsplan für die postoperative Nachbehandlung bei Status nach Diskushernienoperation L5/S1

Wir haben einen Trainingsplan zusammengestellt, der einige Schwierigkeiten, die während der Nachbehandlung auftreten könnten, beinhaltet (Tab. 9.15–9.21 u. Abb. 9.12):

Ärztliche Diagnose:	Diskushernie L5/S1 mit MRI Kompression der rechten Nervenwurzel L5/S1 nachgewiesen
Anamnese:	25jähriger Patient; Beruf: kaufmännischer Angestellter (100 %); Hobby: Skifahren, Rudern, Tennis als Leistungssport
Physische Untersuchung: (präoperativ)	<ul><li>ausstrahlender Schmerz (dumpf, diffus, brennend) von Knie-Unterschenkel-Außenseite bis Ferse,</li><li>Dysästhesie distales Drittel Unterschenkel und Ferse,</li><li>Schmerzen beim Niesen oder Husten (stechend) in der Lumbalgegend,</li><li>lumbaler Shift nach links,</li><li>schmerzhaft eingeschränkte lumbale Flexion mit FBA von 48 cm,</li><li>abgeschwächter Zehengang,</li><li>der Achillessehnenreflex ist vermindert, ermüdet früh,</li><li>mit neurodynamischen Tests findet man Zeichen verminderter Mobilität des N. ischiadicus</li></ul>
Ziele des Patienten:	Volle Arbeitsfähigkeit, keine Schmerzen; Tennis wieder als Leistungssportart betreiben können; alle Hobbys ausführen zu können
Vorsichtssituationen:	Vorsichtssituationen (s. Merke) – kein Sitzen – nur Lasten bis 2 kg heben – keine LWS-Mobilisation bis 3. Woche postoperativ
Aktuelles Leistungvermögen:	Tennis als Leistungssport

Die Darstellung der Nachbehandlung einer lumbalen Diskushernienoperation eignet sich besonders gut, um das Vorgehen nach neurochirurgischen Eingriffen zu zeigen. Vor allem, wenn es darum geht, die verminderte Belastbarkeit der Wirbelsäule nach der Operation zu zeigen und in der Rehabilitation zu berücksichtigen. Zudem birgt eine meist relativ rasche Schmerzfreiheit während dieser Schonungszeit die Gefahr, die nötige Schonung zu vernachlässigen [9.13]

Die Behandlung beginnt am Abend des Operationstages. In der ersten Behandlung macht der Therapeut eine kurze Befunderhebung und beginnt mit der Kontrolle der präoperativ instruierten Thromboseprophylaxe und der Pneumonieprophylaxe.

Solange der Patient ein Muskelaufbautraining absolviert, muß er, wie in den Behandlungszielen aufgeführt, parallel dazu die Regeneration unterhalten, indem er ein allgemeines dynamisches extensives aerobes Ausdauertraining macht. In der momentanen Phase haben wir dem Patienten das Crawl-Schwimmen empfohlen. Das allgemeine dynamische extensive aerobe Ausdauertraining bewältigt der Patient außerhalb der Therapie bzw. im Hallenbad (3 × pro Woche) und zu Hause.

Merke:

Um eine bessere Vernarbung der traumatisierten Bandstrukturen zu gewährleisten und somit Rezidive zu vermeiden, sollte der Patient für ca. 3 Wochen Streßbelastungen durch Flexion oder Rotation kombiniert mit Flexion der Wirbelsäule unterlassen.

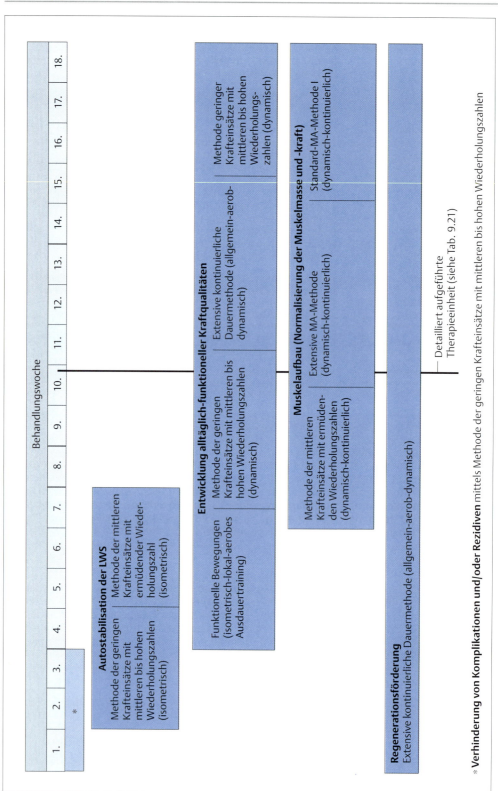

Abb. 9.12 Zeitliche Darstellung der krafttrainingsspezifischen Aspekte bei Status nach einer Diskushernienoperation L5/S1

* **Verhinderung von Komplikationen und/oder Rezidiven** mittels Methode der geringen Krafteinsätze mit mittleren bis hohen Wiederholungszahlen

9.3 Trainingsplan für die postoperative Nachbehandlung bei Status nach Diskushernienoperation L5/S1

Behandlungsziel	Maßnahme	Technik/Anwendung/Methode	Dauer
Schmerzlinderung bzw. Verminderung der reflektorischen Inhibition	▪ Wärmen ▪ Entspannung	– Heiße Rolle – Lagerung	nach Bedarf
Wundheilungsoptimierung	▪ Immobilisation der LWS ▪ Trophik und Metabolismus der Gewebe verbessern	– Lagerung – Extensive kontinuierliche Dauermethode (allgemein-aerob-dynamisch)	1.–3. Woche
Verhindern postoperativer Komplikationen	▪ Thromboseprophylaxe ▪ Pneumonieprophylaxe	– aktive OSG-Plantarflexion/Dorsalextension, Stützstrümpfe – Atemvertiefung	bis 6. Tag
Verhinderung von Komplikationen und/oder Rezidiven	▪ aktive lumbosakrale Stabilisation bei Alltagsbewegungen	– Methode der geringen Krafteinsätze mit mittleren bis hohen Wiederholungszahlen (isometrisch) – Methode der geringen Krafteinsätze mit mittleren Wiederholungszahlen (isometrisch)	1.–3. Woche 5.–7. Woche
Autostabilisation der LWS	▪ Krafttraining mit Methoden der komplexen Kraftentwicklung	– Methode der geringen Krafteinsätze mit mittleren bis hohen Wiederholungszahlen (isometrisch) – Methode der geringen Krafteinsätze mit mittleren Wiederholungszahlen (isometrisch)	2.–4. Woche 5.–7. Woche
Entwicklung alltäglich-funktioneller Kraftqualitäten	▪ Spezielle Kraftentwicklung mit lokalem Ausdauertraining ▪ Spezielle Kraftentwicklung mit Methoden der komplexen Kraftentwicklung ▪ Allgemeines dynamisches aerobes Ausdauertraining ▪ Krafttraining mit Methoden der komplexen Kraftentwicklung	– Funktionelle Bewegungen (isometrisch-lokal-aerobes Ausdauertraining) – Methode der geringen Krafteinsätze mit mittleren bis hohen Wiederholungszahlen (dynamisch) – Extensive kontinuierliche Dauermethode (allgemein-aerob-dynamisch) – Methode der geringen Krafteinsätze mit mittleren bis hohen Wiederholungszahlen (dynamisch)	4.–7. Woche 8.–11. Woche 12.–15. Woche 16.–18. Woche

Tabelle 9.15 Zusammenstellung der wichtigsten Aspekte einer therapeutischen Behandlung bei Status nach einer Diskushernienoperation L5/S1 (modifizierte Zusammenstellung aus: Cotta 1984, 219; Kolster et al. 1994, 454ff; Lenz 1995, 14ff)

Behandlungsziel	Maßnahme	Technik/Anwendung/Methode	Dauer
Muskelaufbau (Normalisierung der Muskelmasse und -kraft)	▪ Krafttraining mit Methoden der komplexen Kraftentwicklung ▪ Krafttraining mit Methoden der differenzierten Kraftentwicklung	– Methoden der mittleren Krafteinsätze mit ermüdenden Wiederholungszahlen (dynamisch kontinuierlich) – Extensive MA-Methode (dynamisch-kontinuierlich) – Standard-MA-Methode I (dynamisch-kontinuierlich)	7.–8. Woche 9.–11. Woche 12.–18. Woche
Regenerationsförderung	▪ Allgemeines dynamisches aerobes Ausdauertraining zur aktiven Erholung	– Extensive kontinuierliche Dauermethode (allgemein-aerob-dynamisch)	1.–18. Woche
Normalisierung der pathophysiologischen Gelenkstrukturen und der Neurodynamik	▪ Mobilisation der artikulären und periartikulären Strukturen	artikulär/neurogen/muskulär: – Mobilisationstechniken nach Maitland, Sohier, Brügger und McKenzie u. v. a. m.	ab 3. Woche nach Bedarf
Normalisierung des Muskeltonus	▪ Klassische Massage	– Lockerungsmassage	ab 2. Woche nach Bedarf
Vorsichtssituationen:	▪ kein Sitzen, ▪ nur Lasten bis 2 kg heben, ▪ keine LWS-Mobilisation		1.–3. Woche

Fortsetzung von Tabelle 9.15   Zusammenstellung der wichtigsten Aspekte einer therapeutischen Behandlung bei Status nach einer Diskushernienoperation L5/S1 (modifizierte Zusammenstellung aus: Cotta 1984, 219; Kolster et al. 1994, 454ff; Lenz 1995, 14ff)

9.3 Trainingsplan für die postoperative Nachbehandlung bei Status nach Diskushernienoperation L5/S1

Behandlungsziel	Maßnahme	Technik/Anwendung/Methode	Dauer
Verhinderung von Komplikationen und/oder Rezidiven	Aktive lumbosakrale Stabilisation bei Alltagsbewegungen	Methode der geringen Krafteinsätze mit mittleren bis hohen Wiederholungszahlen (isometrisch intermittierend)	1.–3. Woche

Trainingsmittel: Eigener Körper

Übungen: Diverse Alltagsbewegungen

Woche	TE	BI/AB	BD/Wdh	Serien	Pause	Bemerkungen
1.	–	gering	–	–	–	■ Der Patient muß im Verlauf der ersten postoperativen Woche lernen, Alltagsbewegungen, wie das Rutschen, Drehen, Verschieben im Bett, vom Liegen ins Stehen kommen, Gehen, Hinlegen, Treppensteigen, Bücken, aus dem Stand auf den Boden legen unter lumbosakraler Stabilisierung (isometrisch-intermittierend), auszuführen. Für den Patienten ist dies wichtig, damit er in seinem Tagesablauf die betroffene LWS nicht ungünstig belastet: Ruckartige Bewegungen sollten ebenso wie die Flexion und Rotation vermieden werden. ■ Unser Patient ist ein „Bewegungstalent", und das Erlernen der verschiedenen Bewegungen unter der LWS-Stabilisation bereitet ihm keine Schwierigkeiten. Er lernt spontan. Insofern sind nur wenige Wiederholungen, aber keine Serien mit Pausen etc. im methodischen Sinn aufgetreten. ■ In seinen alltäglichen Aktivitäten wendet er diese lumbosakrale Stabilisation häufig an. ■ Methodisch-didaktisch verwenden wir das Kontraktionsmodell der hauptsächlich an der lumbalen Stabilisation beteiligten Muskeln. Es sind die Mm. transversus abdomini und die Mm. multifidi. Dem Patienten wird das „abdominal hollowing" gelernt. [9.14]

➔ selbständig anwenden bis 3. postoperative Woche

Tabelle 9.16 Trainingsplan und Verlaufsdokumentation zur Verhinderung von Komplikationen und/oder Rezidiven bei Status nach einer Diskushernienoperation L5/S1

9 Trainingspläne

Behandlungsziel	Maßnahme	Technik/Anwendung/Methode	Dauer
Autostabilisation der LWS	Krafttraining mit Methoden der komplexen Kraftentwicklung	Methode der geringen Krafteinsätze mit mittleren bis hohen Wiederholungszahlen (isometrisch)	2.–4. Woche

Trainingsmittel: Eigener Körper

Übungen: Vier-Füßler (Abb. Nr. 8.292)

Woche	TE	BI/AB	BD/Wdh	Serien	Pause	Bemerkungen
2.	2 × pro Tag	gering-mittel	10 (wechsel-seitig)	2	45"	■ Die Rumpfmuskulatur soll quasi isometrisch in Flexion/Extension und Rotation kompensierend wirken. Dabei dürfen keine Schmerzen und kein axialer Druck auftreten. ■ Die Kriterien der Übung sind: koordinativ einwandfreie und gleichmäßige Ausführung, und wenn dies nicht möglich ist, muß der Therapeut die Übung per Modifikation anpassen (z. B. in Rückenlage mit therapeutischem Widerstand). ■ Der Patient kann bis zu 20 Wiederholungen ausführen, bis der Schmerz langsam einsetzt. Daraus folgen Unsicherheit, Angst und Koordinationsstörungen. Mit der Reduktion auf nur 10 Wiederholungen erfolgt die Übung absolut schmerzfrei, und der Patient kann die Übung koordinativ einwandfrei mit nur geringer bis mittlerer Ausbelastung ausführen. ■ Bei einem Krafttraining mit geringer bis mittlerer Ausbelastung mit nur zwei Serien kann unser Patient zweimal pro Tag trainieren. Die Erholungszeit ist für ihn lang genug. ■ Die Pause ist kurz (45 Sekunden), da nur eine geringe bis mittlere Ausbelastung entsteht. ■ Willkürlich im Sinn einer Voraktivierung um die Stabilisation einzuleiten, aktiviert der Patient vor der Übungsausführung das „abdominal hollowing"
3.	2 × pro Tag	gering-mittel	10 (wechsel-seitig)	3	45"	■ Die Belastungsverträglichkeit ist weiterhin gut. Wir führen eine erste Steigerung mittels einer Umfangerhöhung auf drei Serien aus. ■ Aus diesem Grund reduzieren wir die Therapiehäufigkeit auf einmal pro Tag.
4.	1 × pro Tag	gering-mittel	20 (wechsel-seitig)	3	45"	Tests ergaben, daß die maximale schmerzfreie Wiederholungszahl jetzt bei 30 liegt. Weitere Umfangsteigerung zur Erhöhung der Belastungsverträglichkeit durch Erhöhung der Wiederholungen (auf 20).

↑ In der vierten Woche nach der Operation erfolgt ein Methodenwechsel, um intensiver belasten zu können. Um eine gewisse Übungsmonotonie zu vermeiden, findet ein Übungswechsel statt.

Tabelle 9.17 Trainingsplan und Verlaufsdokumentation zur Autostabilisation der Lendenwirbelsäule bei Status nach einer Diskushernienoperation L5/S1

9.3 Trainingsplan für die postoperative Nachbehandlung bei Status nach Diskushernienoperation L5/S1

Behandlungsziel	Maßnahme	Technik/Anwendung/Methode	Dauer
Autostabilisation der LWS	Krafttraining mit Methoden der komplexen Kraftentwicklung	Methode der geringen Krafteinsätze mit mittleren bis hohen Wiederholungszahlen (für die Rückenmuskulatur quasi isometrisch)	5. – 7. Woche

Trainingsmittel: Kurzhantel

Übungen: WS-Extension über Tischkante (Abb. Nr. 8.300)

Woche	TE	BI/AB	BD/Wdh	Serien	Pause	Bemerkungen
5. – 7.	1 × pro Tag	0,5 kg je Hand mittel	10	3	150"	▪ Die Rumpfmuskulatur soll isometrisch in Flexion/Extension und Rotation kompensierend wirken. Es sollen weiterhin keine Schmerzen und kein axialer Druck auftreten. ▪ Ein Zusatzgewicht von 0,5 kg in jeder Hand ist nötig, um die Belastungsintensität allmählich zu erhöhen. Der Patient ist nach maximal 20 Wiederholungen ausbelastet. Er übt mit 50 % der maximalen Wiederholungszahl (= 10 Wiederholungen).

↑ Zu diesem Zeitpunkt erfolgte der allmähliche Übergang zum Krafttraining mit Methoden der differenzierten Kraftentwicklung, um einen maximierten Kraft- und Muskelaufbaueffekt zu erzielen.

Fortsetzung von Tabelle 9.17 Trainingsplan und Verlaufsdokumentation zur Autostabilisation der Lendenwirbelsäule bei Status nach einer Diskushernienoperation L5/S1

Behandlungsziel	Maßnahme	Technik/Anwendung/Methode	Dauer
Entwicklung alltäglich-funktioneller Kraftqualitäten	Spezielle Kraftentwicklung mit lokalem Ausdauertraining	Funktionelle Bewegungen (isometrisch-lokal-aerobes Ausdauertraining)	4. – 7. Woche

Trainingsmittel: Eigener Körper/Gymnastikball

Übungen: Sitzen auf Gymnastikball

Woche	TE	BI/AB	BD/Wdh	Serien	Pause	Bemerkungen
4. – 5.	3 – 4 × pro Tag	gering	5'	1	–	■ Beim Sitzen auf dem Gymnastikball soll der Patient leicht oszillierende Bewegungen in alle Richtungen ausführen. Dies dient zur Vermeidung einer isolierten isometrischen Sitzhaltung durch die leicht dynamischen oder „quasi isometrischen" Muskelaktionen. ■ Die Intensität muß so gewählt werden, daß keine Schmerzen auftreten. Ebenfalls sollte die Übung mit nur geringer Belastung und Koordinationsmängeln (insbesondere mangelnde Stabilisation) ausführbar sein. ■ Die Belastungsdauer ist individuell und subjektiv unter dem Aspekt der geringen Belastung und der Belastungsverträglichkeit vom Patienten selbst allmählich zu steigern.
6. – 7.	3 – 4 × pro Tag	gering	15'	1	–	■ Der Auftrag an den Patienten zur Belastungsgestaltung, der Erhöhung der Belastungsdauer und zu den Vorsichtssituationen lautet gleich wie oben.

Ab der achten postoperativen Woche arbeitet der Patient wieder zu 50 %. Seine sitzende Tätigkeit verlangt die bis jetzt trainierte Ausdauerleistungsfähigkeit des unteren Rückens. Insofern besteht weiterhin derselbe Auftrag zur Belastungssteigerung. Darüber hinaus benötigt er zum Heben und Tragen von Akten und Taschen und später im Sport zum Aufheben von Bällen eine weitere spezielle alltäglich-funktionelle Kraftqualität: Bücken und Heben von Gegenständen.

Tabelle 9.18 Trainingsplan und Verlaufsdokumentation zur Entwicklung alltäglich-funktioneller Kraftqualitäten bei Status nach einer Diskushernienoperation L5/S1

9.3 Trainingsplan für die postoperative Nachbehandlung bei Status nach Diskushernienoperation L5/S1

Behandlungsziel	Maßnahme	Technik/Anwendung/Methode	Dauer
Entwicklung alltäglich-funktioneller Kraftqualitäten	Spezielle Kraftentwicklung mit Methoden der komplexen Kraftentwicklung	Methode der geringen Krafteinsätze mit mittleren bis hohen Wiederholungszahlen (dynamisch)	8.–11. Woche

Trainingsmittel: Gegenstände/eigener Körper

Übungen: Gegenstand heben

Woche	TE	BI/AB	BD/Wdh	Serien	Pause	Bemerkungen
8.–9.	1× pro Tag	2 kg gering	10	3	30"	▪ Die Intensität des zu hebenden Gegenstandes muß so gewählt werden, daß keine Schmerzen auftreten. Ebenfalls sollte sie ohne Ermüdung und Koordinationsmängel (mangelnde Stabilisation) ausführbar sein. ▪ Nach Tests kann der Patient einen 2 kg schweren Gegenstand ca. 30mal heben, bis intensivere Schmerzen und koordinative Beeinträchtigungen auftreten. Um dem Anspruch der geringen Ausbelastung zu genügen, wählen wir deshalb zehn Wiederholungen, unter denen die genannten Bedingungen erfüllt werden können. Es ist nur eine kurze Pause (30 Sekunden) notwendig, da nur wenige Wiederholungen mit einer geringen Ausbelastung vorliegen.
10.–11.	1× pro Tag	4 kg gering	10	4	30"	▪ Nach erneuten Tests kann der Patient vier Kilogramm 25mal heben. Damit man langsam sowohl den Belastungsumfang wie auch die Belastungsintensität steigert, erhöhen wir die Serienzahl von drei auf vier und die Intensität von zwei auf vier Kilogramm. Die Wiederholungszahl bleibt weiterhin bei zehn. Wir wollen die geringe Ausbelastung beibehalten, weil diese seinen Alltagsanforderungen am ehesten entspricht. Er muß nämlich keine wirklich schweren Gegenstände heben.

↑ Allmählich soll der Patient, der jetzt seine Alltagsbewegung relativ gut beherrscht, den Übergang zum angestrebten sportlichen Training einleiten. Die Anforderung lautet hier: geringe Intensität bei einer funktionellen sportartspezifischen Bewegung.

Fortsetzung von Tabelle 9.18 Trainingsplan und Verlaufsdokumentation zur Entwicklung alltäglich-funktioneller Kraftqualitäten bei Status nach einer Diskushernienoperation L5/S1

Behandlungsziel	Maßnahme	Technik/Anwendung/Methode	Dauer
Entwicklung alltäglich-funktioneller Kraftqualitäten	Allgemeines dynamisches aerobes Ausdauertraining	Extensive kontinuierliche Dauermethode (allgemein-aerob-dynamisch)	12.–15. Woche

Trainingsmittel: Softball, Tennisschläger

Übungen: Tennisbewegung mit Softballtennis

Woche	TE	BI/AB	BD/Wdh	Serien	Pause	Bemerkungen
12.–15.	2 × pro Woche	HF 130–150	30–45'	1	–	

Bemerkungen
- Zum allmählichen Erarbeiten der Tennisbewegung soll der Patient Softtennis spielen, damit Kraftspitzen vermieden werden. Die Intensität muß so gewählt werden, daß weder Ermüdungszeichen noch Koordinationsmängel (mangelnde Stabilisation) oder Schmerzen auftreten (eingeschränkte Rotation). Gleichzeitig dient dies als funktionelles Bewegungstraining (Tennisimitation) und als funktionelles sportartspezifisches Ausdauertraining.
- Während des Übens soll der Patient das „abdominal hollowing" anwenden.

→ Der Patient soll jetzt, nachdem er gelernt hat, welche Rotationsbewegungen auszuführen, die Belastungsintensität bei der Rotation allmählich steigern. Sein nächstes Ziel liegt in der „sanften" reaktiven Belastungsform (langsamer DVZ) für die Rumpfmuskulatur.

Behandlungsziel	Maßnahme	Technik/Anwendung/Methode	Dauer
Entwicklung alltäglich-funktioneller Kraftqualitäten	Krafttraining mit Methoden der komplexen Kraftentwicklung	Methode der geringen Krafteinsätze mit mittleren bis hohen Wiederholungszahlen (dynamisch)	16.–18. Woche

Trainingsmittel: Bälle

Übungen: Bälle neben dem Körper auffangen und sofort wieder zurückwerfen.

Woche	TE	BI/AB	BD/Wdh	Serien	Pause	Bemerkungen
16.–18.	2 × pro Woche	–	6–10	4	1'	

Bemerkungen
- Die Intensität (Ballgewicht, Wurfhärte) muß so gewählt werden, daß weder Ermüdungszeichen noch Koordinationsmängel (mangelnde Stabilisation) oder Schmerzen auftreten.
- Diese Belastungsart dient zur Vorbereitung auf das reaktive Training mit der Reaktivkraft-Methode (Dehnungs-Verkürzungs-Zyklus).

→ Übergabe an Tennistrainer zum sanften Beginn des sportartspezifischen Trainings (Beginn mit leichtem Tennistraining).

Fortsetzung von Tabelle 9.18 Trainingsplan und Verlaufsdokumentation zur Entwicklung alltäglich-funktioneller Kraftqualitäten bei Status nach einer Diskushernienoperation L5/S1

9.3 Trainingsplan für die postoperative Nachbehandlung bei Status nach Diskushernienoperation L5/S1

Behandlungsziel	Maßnahme	Technik/Anwendung/Methode	Dauer
Muskelaufbau (Normalisierung der Muskelmasse und -kraft)	Krafttraining mit Methoden der komplexen Kraftentwicklung	Methode der mittleren Krafteinsätze mit ermüdenden Wiederholungszahlen	7. – 8. Woche

Trainingsmittel: Kurzhantel

Übungen: WS-Extension über Tischkante (Abb Nr. 8.304)

Woche	TE	BI/AB	BD/Wdh	Serien	Pause	Bemerkungen
7. + 8.	3 × pro Woche	4 kg je Hand mittel bis submaximal	12	3	90"	▪ Die kontinuierliche Kraftentwicklung ist zu Beginn einfacher als die intermittierende. Denn der Patient hat länger Zeit, die sensomotorische Rückenstabilisation wahrzunehmen. Über die 20 Sekunden Spannungszeit kommt es zur submaximalen Ausbelastung. ▪ Nach Tests hat sich herausgestellt, daß der Patient mit 8 kg nach 20 Wiederholungen ausbelastet ist; deshalb soll er 12 Wiederholungen zur Steigerung seiner Ausbelastung von mittel in Richtung submaximal machen. ▪ Drei Serien werden aus den Erfahrungen mit dieser Übung im Autostabilisationstraining (siehe Tab. 9.17) beibehalten. ▪ Drei TE pro Woche sind angebracht, weil der Ausbelastungsgrad etwas höher liegt als im Autostabilisationstraining und der Patient eine etwas längere Regenerationszeit zwischen den TE braucht.

↑ Bereits nach zwei Wochen MA-Training wird ein Wechsel der Methode nötig, damit der Patient sich mit seiner erhöhten Belastungsverträglichkeit noch besser ausbelasten kann (submaximal).

Tabelle 9.19 Trainingsplan und Verlaufsdokumentation zum Muskelaufbau (Normalisierung der Muskelmasse und -kraft) bei Status nach einer Diskushernienoperation L5/S1

Behandlungsziel	Maßnahme	Technik/Anwendung/Methode	Dauer
Muskelaufbau (Normalisierung der Muskelmasse und -kraft)	Krafttraining mit Methoden der differenzierten Kraftentwicklung	Extensive MA-Methode (dynamisch-kontinuierlich)	9. – 11. Woche

Trainingsmittel: Kraftzugapparat

Übungen: WS-Rotation im Sitzen (Abb. Nr. 8.315)

Woche	TE	BI/AB	BD/Wdh	Serien	Pause	Bemerkungen
9. – 10.	3 × pro Woche	10 kg submaximal	20"	3	150"	▪ Die Pause ist eher lang (150 Sekunden), da eine submaximale Ausbelastung vorliegt. ▪ Drei TE pro Woche genügen, da das Krafttraining mit submaximaler Ausbelastung möglich ist.
11. – 12.	3 × pro Woche	15 kg submaximal	15"	4	150"	▪ Eine weitere Erhöhung der Intensität findet mittels Verkürzung der Belastungsdauer statt. Die weitere Erhöhung des Gewichtes dient zur Steigerung der sportartspezifischen Belastungsfähigkeit.

↑ In der 12. Woche nach der Operation erfolgt ein **Methodenwechsel** als unmittelbare Vorbereitung auf das MA-Training und Wettkampfbelastungen.

Fortsetzung von Tabelle 9.19 Trainingsplan und Verlaufsdokumentation zum Muskelaufbau (Normalisierung der Muskelmasse und -kraft) bei Status nach einer Diskushernienoperation L5/S1

9.3 Trainingsplan für die postoperative Nachbehandlung bei Status nach Diskushernienoperation L5/S1

Behandlungsziel	Maßnahme	Technik/Anwendung/Methode	Dauer
Muskelaufbau (Normalisierung der Muskelmasse und -kraft)	Krafttraining mit Methoden der differenzierten Kraftentwicklung	Standard-MA-Methode I (dynamisch-kontinuierlich)	12. – 18. Woche

Trainingsmittel: a) Lumbale Extensionsmaschine b) Kraftzugapparat

Übungen: a) LWS-Extension (Abb. Nr. 8.307) b) Rotation am Kraftzugapparat (Abb. Nr. 8.315)

Woche	TE	BI/AB	BD/Wdh	Serien	Pause	Bemerkungen
12. – 13.	2 × pro Woche	a) 100 Nm b) 20 kg submaximal	12 12	4 2	180" 180"	■ Bei der Extensionsmaschine müssen der Oberschenkel und das Becken voll fixiert werden, damit es zur ausschließlichen LWS-Extension und nicht zu einer Hüftextension kommt. ■ Bei der LWS-Extension soll die volle Flexion/Extension der LWS (pro LWS-Segment ca. 4–7°) mit Extensionsmaschine erreicht werden. ■ Die Rumpfrotation kommt als Imitationsübung zur sportartspezifischen Vorbereitung zum Einsatz. ■ Die submaximale Ausbelastung erreicht der Patient nach 12 Wiederholungen. ■ Zur langsamen Entwicklung der Rumpfrotation und aus Gründen der Gewöhnung beginnt er mit zwölf Wiederholungen, 180 Sekunden Pause und zwei Serien. ■ Zwei TE pro Woche genügen, da dem Patient die submaximale Ausbelastung möglich ist.
14. – 15.	2 × pro Woche	a) 100 Nm b) 22.5 kg submaximal	10 12	4 3	180" 180"	■ Der positive Trainingseffekt und das Trainingsziel (intensive isometrische exzentrische Belastung) bedingt eine Steigerung der Intensität im Sinne der automatischen Belastungsanpassung. ■ Die Serienzahl setzt der Therapeut auf drei, damit die Belastungsverträglichkeit über den Umfang weiterhin steigt.
16. – 18.	2 × pro Woche	a) 110 Nm b) 25 kg submaximal	10 12	4 3	150" 180"	■ Die Kraft entwickelt sich weiterhin gut, so daß eine Steigerung der Intensität möglich (jeweils bis submaximalen Ausbelastung) wird.

↑ Übergabe an Tennistrainer zum sanften Beginn des sportartspezifischen Trainings (Beginn mit leichtem Tennistraining).

Fortsetzung von Tabelle 9.19   Trainingsplan und Verlaufsdokumentation zum Muskelaufbau (Normalisierung der Muskelmasse und -kraft) bei Status nach einer Diskushernienoperation L5/S1

Behandlungsziel	Maßnahme	Technik/Anwendung/Methode	Dauer
Regenerationsförderung	Allgemeines dynamisches aerobes Ausdauertraining zur aktiven Erholung	Extensive kontinuierliche Dauermethode (allgemein-aerob-dynamisch)	1.–18. Woche

Trainingsmittel: Armkurbelergometer

Woche	TE	BI/AB	BD/Wdh	Bemerkungen
3.–10. Tag	2× pro Tag	HF 110 (50 W)	10–20'	▪ Drehen des Armkurbelergometers im Stehen. Bewegungsausführung, Intensität und Belastungsdauer liegen im Bereich der lokalen aeroben dynamischen extensiven Ausdauer. Fördert somit die Regeneration und unterstützt die Wundheilung (Durchblutungsförderung, Kapillarisierung etc.).

Übung: Walking

Woche	TE	BI/AB	BD/Wdh	Bemerkungen
2.–4.	2× pro Tag	HF 110–130	30–45'	▪ Nach Spitalaustritt erfolgt Ausdauertraining mittels Spaziergängen. Damit erforderliche Belastung erreicht wird, sportliches Walking jedoch nur mit leichtem Armschwung (keine Rotationsbelastung und Schmerzen).

Übung: Crawl-Schwimmen

Woche	TE	BI/AB	BD/Wdh	Bemerkungen
5.–18.	2× pro Woche	HF 130–150	30–45'	▪ Änderung der Übung zur Vermeidung der Monotonie und zur allmählichen Entwicklung der Rotationsfähigkeit. ▪ Crawl-Schwimmen mit geringer Beinschlagamplitude, um nur eine leichte bis mittlere Rotation zuzulassen. ▪ Ausdehnung der Belastungsdauer, weil gesteigertes Leistungsvermögen und als Vorbereitung auf ein Grundlagenausdauertraining. ▪ Gesteigerte Belastungsintensität (HF 130–150) bedeutet intensives Ausdauertraining zur Erhöhung der aeroben Kapazität.

↑ Übergabe an Tennistrainer zum sanften Beginn des sportartspezifischen Trainings (Beginn mit leichtem Tennistraining).

Tabelle 9.20 Trainingsplan und Verlaufsdokumentation zur Regenerationsförderung bei Status nach einer Diskushernienoperation L5/S1

Umfang	Zielsetzung	Übungen	BI/AB	BD/Wdh	Serien	Pause	Bemerkungen
	Einleitung						
10'	1. Allgemeines Aufwärmen	Fahrradergometer	HF 120–130 bei 90 Watt	10'	–	–	■ Allgemeine dynamische extensive aerobe Belastung zur Anregung des Herz-Kreislauf-Systems und zur Erhöhung der zentralen wie peripheren Körpertemperatur.
2'	2. Verbesserung Muskelelastizität	Postisometrische Relaxation	gering	6''	3	10''	
2'	3. Tonusregulation	Lockern mit hubfreien/-armen LWS-Bewegungen (Flex/Ext, LF vom Becken)	gering	je 30''	–	–	■ In entspannter Ausgangsstellung (Rückenlage).
	Hauptteil						
5'	4. Entwicklung alltäglich-funktioneller Kraftqualitäten	Gegenstand heben	4 kg gering	10	4	30''	■ Die Übung nur ohne Ermüdung und Koordinationsmängel, die zu einer mangelnden Stabilisation führen, ausführen. ■ Während der Übung führt der Patient das „abdominal hollowing" aus.
2'	5. Vorbereitung Kraft	WS-Rotation im Sitzen (Abb. Nr. 8.315)	1 kg gering	8	2	30''	■ Zwischen den Serienpausen mit hubfreien/-armen LWS-Bewegungen lockern. ■ Kein Dehnen der LWS-Muskulatur, da Endstellungen notwendig wären. ■ Energetische und neuromuskuläre Vorbereitung auf die kommende Belastung (spezielles Aufwärmen).
10'	6. Muskelaufbautraining	WS-Rotation im Sitzen (Abb. Nr. 8.315)	10 kg submaximal	15''	3	150''	■ Zwischen den Serien erholt sich der Patient mit feinen oszillierenden Bewegungen der LWS in verschiedene Richtungen (z. B. Flex/Ext oder Latflex) mit kleiner Bewegungsamplitude.
	Ausklang						
10'	7. Abwärmen	Lockern, Dehnen	HF 120–130	10'	–	–	

Tabelle 9.21 Detailtrainingsplan und Verlaufsdokumentation einer exemplarischen Therapieeinheit aus der 10. Behandlungswoche bei Status nach einer Diskushernienoperation L5/S1

Umfang	Zielsetzung	Übungen	Bl/AB	BD/Wdh	Serien	Pause	Bemerkungen
2'	8. Evaluation	■ Nachbesprechung: Der Patient wird noch einmal auf die gröbsten Ausweichbewegungen aufmerksam gemacht, so daß der Patient nun diese TE zu Hause durchführen kann und man die Behandlungszeit in der Therapie für therapeutische (manuelle) Belange verwenden kann. Der Patient ist für die Autotherapie genügend motiviert.					
10'	9. Einleitung einer beschleunigten Regeneration	Wechselbad mit Selbstmassage	–	–	–	–	Bewirkt gesteigerte Durchblutung durch Wechsel von Wärme (Vasodilatation) und Kälte (Vaso-konstriktion) sowie Anregung des Herz-Kreislauf-Systems.
53'							

Fortsetzung von Tabelle 9.21 Detailtrainingsplan und Verlaufsdokumentation einer exemplarischen Therapieeinheit aus der 10. Behandlungswoche bei Status nach einer Diskushernienoperation L5/S1

9.4 Trainingsplan für die Behandlung nach Läsion des N. peronaeus

Als häufigste traumatische periphere Nervenläsion ist die Peronäusläsion ein typisches Beispiel einer mechanischen Druckschädigung (Tab. 9.**22**). Sie ist meistens Folge einer Fibulafraktur oder auf eine lagerungsbedingte Schädigung zurückzuführen.

Oft ist die Druckstelle auf der Höhe des Fibulaköpfchens lokalisiert, weil dort eine Prädilektionsstelle durch den oberflächlichen Verlauf des N. peronaeus communis mit harter Unterlage (Caput fibulae) besteht. Ungeschützt durch Weichteile liegt er direkt auf dem Periost des Collum fibulae. Als zusätzlich ungünstig in bezug auf die Ischämieneigung gilt der Umstand, daß auf dem Weg zum Caput fibulae ca. 88 % der intraneuralen Gefäße auf der Oberfläche und nur ca. 12 % geschützt zwischen den Faszikeln liegen. Deshalb reicht manchmal schon das bloße Übereinanderschlagen der Beine, ein schlecht sitzender Gipsverband oder falsche Lagerung von Bewußtlosen zur Schädigung aus. Gelegentlich beobachtet man Läsionen bei Arbeiten in kniender Stellung (Kompression zwischen Sehne des M. biceps femoris und dem lateralen Kopf des M. gastrocnemius oder dem Caput fibulae) [9.15].

Das klinische Bild äußert sich nicht immer einheitlich. Das liegt daran, daß die Läsionsstelle entweder am N. peronaeus communis oder direkt nach seiner Aufzweigung, also im N. peronaeus profundus bzw. N. peronaeus superficialis, liegt. Zudem trifft man nicht selten eine inkomplette Lähmung an. Die motorischen Fasern sind dabei häufiger betroffen. Die Unterschiede der kompletten Lähmung sind in Tab. 9.**23** (s. S. 296) zusammengestellt.

Das Gangbild imponiert durch den sogenannten Steppergang (syn.: Hahnentritt, Fallfuß), d. h. die ausgefallene aktive Dorsalextension des Fußes in der Schwungbeinphase. Damit der Patient dabei nicht den Fuß am Boden schleift oder an Unebenheiten hängen bleibt, hebt er den Fuß durch vermehrte Knie- und Hüftflexion höher an. Nach dem Aufsetzen des schlaffen Fußes fehlt die erste Phase des Abrollens. In abnormer Weise setzt der Patient den lateralen Fußrand zuerst ab. Der Fuß hat dabei die Tendenz nach lateral umzuknicken, da die muskuläre Stabilisation fehlt. Durch das Mißverhältnis der noch innervierten Unterschenkelmuskulatur (von N. tibialis) steht der Fuß in Equinovarusstellung. Durch den insuffizienten venösen Rücktransport entstehen Ödeme, und die Hauttrophik ist gestört [9.16].

Wenn die Pathogenese (Theorie) im Hinblick auf die wichtigsten pathophysiologischen und klinischen Aspekte, die für die therapeutische Behandlung relevant sind, und die darauf zu erwartenden klinischen Befunde (Klinik) betrachtet werden, lassen sich wichtige Schlüsse für die Ziele und Planung der Behandlung ziehen (Abb. 9.**13**, s. S. 296).

Ist die Frage der *Ursache* und der *Schädigungsart* geklärt, kann anhand der pathophysiologischen und klinischen Grundlagen die Behandlung abgeleitet werden. Es lassen sich dann Leitmotive festlegen, welche die richtige Wahl der Behandlungsmethoden und Techniken ermöglichen. Maßnahmen zur axonalen Regenerationsstimulation, die dem Reiz der Regeneration des peripheren Nervs, nämlich der zentralen funktionellen Generierung von Aktionspotentialen entspricht, sollten sich in der Behandlung etablieren. Im Gegensatz zur Kontrakturprophylaxe ist die Hypotrophieprophylaxe bei einer Denervationshypotrophie (auf Grund einer Kontinuitätsunterbrechung des Axons bei Axonotmesis und Neurotmesis) in Frage zu stellen. Es hat sich gezeigt, daß nach Reinnervation mit relativ rascher Erholung zu rechnen ist. Daraus geht hervor, daß der Aufwand, die Wirksamkeit und die Durchführung kritischer Abwägung zu-

Obere Extremität:	N. axillaris	0,1 %	
	N. musculocutaneus	0,6 %	
	N. radialis	17,9 %	
	N. ulnaris	27,4 %	
	N. medianus	13,3 %	Insgesamt 59,3 %
Untere Extremität:	N. femoralis	1,6 %	
	N. ischiadicus	4,4 %	
	N. peronaeus	29,2 %	
	N. tibialis	4,9 %	Insgesamt 40,1 % (1003 Fälle)

Tabelle 9.22 Häufigkeitsverteilung peripherer Nervenverletzungen (nach Delank 1980, 502)

	N. peronaeus communis	N. peronaeus profundus	N. peronaeus superficialis
innervierte Muskeln	M. tibialis anterior M. extensor digitorum longus M. extensor digitorum brevis M. extensor hallucis longus M. extensor hallucis brevis M. peronaeus longus M. peronaeus brevis	M. tibialis anterior M. extensor digitorum longus M. extensor digitorum brevis M. extensor hallucis longus M. extensor hallucis brevis	M. peronaeus longus M. peronaeus brevis
mot. Ausfälle	Fuß: Dorsalext., Pronation Zehen: Dorsalextension Abgeschwächt: Fuß: Supination, Plantarflexion	Fuß: Dorsalextension Zehen: Dorsalextension Abgeschwächt: Fuß: Supination	Fuß: Pronation Abgeschwächt: Fuß: Plantarflexion
sens. Ausfälle	Lateraler Unterschenkel und dorsaler Fuß inkl. Zehen mit Ausnahme der Kleinzehen-Lateralseite	Zwischen den Zehen I und II Spatium interosseum dorsale I	Unterschenkel lateral/distal gesamter Fußrücken; Zehe I Medialseite; zwischen den Zehen II und III sowie IV und V.

Tabelle 9.23 Motorische und sensible Innervation des N. peronaeus communis, N. peronaeus profundus und N. peronaeus superficialis sowie klinische Zeichen bei Ausfall der einzelnen Nervenäste (zusammengestellt aus: Hopf et al. 1986, 2.129; Mucha et al. 1984, 90; Nix 1991a, 211; Stör/Riffel 1988, 221f; Tackmann et al. 1989, 422; Bachmann 1993, 87)

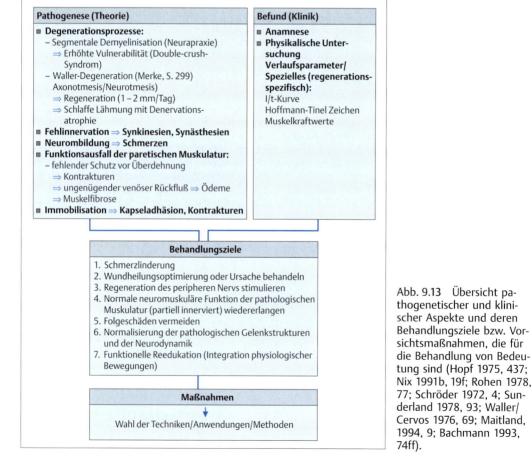

Abb. 9.13 Übersicht pathogenetischer und klinischer Aspekte und deren Behandlungsziele bzw. Vorsichtsmaßnahmen, die für die Behandlung von Bedeutung sind (Hopf 1975, 437; Nix 1991b, 19f; Rohen 1978, 77; Schröder 1972, 4; Sunderland 1978, 93; Waller/Cervos 1976, 69; Maitland, 1994, 9; Bachmann 1993, 74ff).

gunsten der axonalen Regenerationsstimulierung unterliegen muß. Bei der Behebung der Ursache (chronische Druckläsion) mit dem Ziel, dem lädierten Nerv Platz zu schaffen, stehen uns Mobilisationstechniken zur Verfügung. Eine besondere Stellung nimmt das Double-Crush-Syndrom ein. Mobilisationstechniken sind deshalb für den ganzen Nervenverlauf bzw. an dessen verletzungsausgesetzten Stellen angezeigt. Die Beschreibung der Maßnahmen bei der Behandlung peripherer Nervenschäden berücksichtigt nur diejenigen Anwendungen und Techniken, die sich an den Leitmotiven orientieren und besondere Aspekte beinhalten. Konkret sind dies folgende Punkte:

- Die *Hypotrophieprophylaxe* ist in Frage zu stellen, da nach Reinnervation mit relativ rascher Erholung zu rechnen ist. Die in diesem Zusammenhang oft diskutierte elektrische Reizung wird seit längerer Zeit untersucht. Tierversuche geben Auskunft über wirksame Parameter zur Hypotrophieprophylaxe und axonalen Regenerationsstimulierung, scheitern aber beim Menschen auf Grund ihrer schwierigen Durchführbarkeit (implantierte Elektroden) [9.17].

- Die *Schmerzlinderung* ist prinzipiell immer an die erste Stelle der Behandlung zu setzen, jedoch bei Nervenläsionen nicht immer obligat. Schmerzen beschleunigen die Hypotrophie und hemmen die Regeneration des Nervs erheblich. Sie verstärken die metabolischen Veränderungen im Muskel (fibrotische Umwandlung) und verletzen den Nervenstamm im Sinne einer behinderten Nervenregeneration. Schmerzen tragen so zu sekundären Kontrakturen bei [9.18].

- Die *Kontrakturprophylaxe* erfolgt, indem bis zur Wiederherstellung einer normalen Reflexaktivität des Agonisten eine Überdehnung des Antagonisten vermieden wird (Schienung), weil eine Mikrotraumatisierung kontrakturfördernd und regenerationshemmend wirkt [9.19].

- Der funktionelle Reiz für die *Stimulation der axonalen Regeneration* des peripheren Nervs ist die maximale Durchflutung des aussprossenden Axons mit Aktionspotentialen. Sie werden mittels funktionell zentral aktivierter Generierung oder durch Einschaltung des Neurons in Reflexvorgänge erzeugt. Vermutlich bewirkt ständige physiologische, funktionelle Aktivierung regenerierender Zellen eine Steigerung des Axonplasmastromes und eine

Beschleunigung der Proteinsynthese, was die Regeneration stimuliert. Abgeleitet von dieser Grundlage, stellt die aktive Bewegungstherapie die beste Stimulation für die axonale Regeneration dar (supramaximale und maximale IK-Methoden). Sie ist auch der Elektrotherapie und deren Kombination mit aktiven Techniken (v.a. IK-Training) überlegen [9.21]. Es gibt auch die Möglichkeit mit passiven Mitteln die Regeneration des peripheren Nervs zu beschleunigen. Schmidtbleicher [9.22] weist darauf hin, daß Vibrationen mit einer Frequenz von 20 – 30 Hz im Verlauf des intakten Nervs (proximal der Läsion) der Axonplasmastrom gefördert werden kann.

> **Merke:**
> Durch den fehlenden Eigenreflex ist der Kapsel-Band-Apparat vor Mikrotraumatisierung ungeschützt, was Kontrakturen zur Folge hat. Mikrotraumatisierung der kollagenen Fasern durch Überdehnung des paretischen Muskels wirkt verzögernd auf Reinnervation und Wiederaufbau der kontraktilen Strukturen. Überdehnung stimuliert den ohnehin zum Hypertonus neigenden Antagonisten zur adaptiven Verkürzung, weil ein denervierter Muskel bei schlaffer Lähmung im Prinzip seinem Antagonisten keinen Gegenhalt mehr bieten kann und bei geschädigter Propriozeptivität die reziproke Hemmung fehlt [9.20].

- Das *Muskelaufbautraining* zur Normalisierung der Kraft erfolgt nach Reinnervation (z. B. mit MA-Training und kombinierten Methoden).

- Die *Verbesserung und Optimierung der Trophik und des Metabolismus* als flankierende Maßnahmen sind bei jedem Trauma zur Beschleunigung und Optimierung der Wundheilung wichtig. Hierzu eignet sich ein allgemein aerob-extensives Ausdauertraining. Bei peripheren Nervenläsionen tritt die Neigung zu Ödemen hinzu (schlaffe Lähmung bewirkt Ausfall der Muskelpumpe). Ödeme sind kontrakturfördernd. Da der Antagonist zur Verkürzung prädestiniert ist, muß er detonisiert und gedehnt werden [9.23].

- Die *Behebung der Ursache* hat das oberste Ziel, dem lädierten Nerv Platz zu schaffen. Je nach komprimierender Struktur treten artikuläre, muskuläre und/oder neurodynamische Mobilisationstechniken in den Vordergrund. Eine besonders wichtige Stellung nimmt die Verhinderung des Double-(oder Triple-) Crush-Syndroms ein. Mobilisationstechniken sind deshalb für den ganzen Nervenverlauf bzw. deren Engpässe angezeigt [9.24].

Folgende Darstellung der Behandlung einer *traumatischen Peronäusparese* stützt sich auf die Grundlagen der Pathogenese und den aus dem Befund abgeleiteten Arbeitshypothesen.

Im Akutstadium setzt die Kontraktur- und Thromboseprophylaxe sowie die Verhinderung des venösen Rückstaus durch das Hochlagern der betroffenen Extremität sofort ein. Diese Maßnahme kommt bis zum Rückgang der Schwellung im Fuß zur Anwendung. Der paretische Fuß ist dabei mit einer Schiene oder einem Verband vor Überdehnung geschützt. Durch die Parese der Mm. peronaei und des M. tibialis anterior verlieren OSG und USG ihre funktionelle Stabilität. Zur Kontrakturprophylaxe (Schutz des instabilen Gelenkes) bewährte sich die Heidelberger-Schiene. Durch einen angelegten Stützverband erhält die Muskelpumpe Unterstützung im Rücktransport des venösen Blutes, oder Lymphdrainage kommt zur Anwendung. Die Hämatom- und/oder Ödemresorption zur Vermeidung von Folgeschäden (muskuläre Kontraktur) sind im Akutstadium wichtig. Geeignete Mittel könnten Anwendungen der physikalischen Therapie sein (wenn aktive Bewegungstherapie nicht möglich ist).

Ein Muskelaufbautraining für die Glutaeal- und Quadrizepsmuskulatur verhindert deren Inaktivitätshypotrophie. Sobald der Patient gehfähig wird, und er sich im Alltag genügend bewegt, so daß keine Kontrakturen von Hüfte und Knie zu erwarten sind, treten diese Maßnahmen in den Hintergrund (bei unserem Patientenbeispiel nicht im Vordergrund, weil er nach wenigen Tagen bereits wieder gehfähig wird). Nach Abklingen der Akutphase soll die Trophik z. B. mit einer leichten Massage aktiviert werden (nur Streichungen, weil Knetungen und Friktionen kontraindiziert sind).

Die Stimulation der axonalen Regeneration erfolgt zum Beispiel durch funktionelle Übungen oder PNF-Komplexbewegungen in der Kombination mit hochintensiven Methoden. Die Übungen richten sich nach den Funktionsstufen der denervierten Muskulatur (M0 → M3) und dem Aktivieren ganzer Muskelketten. Nach ca. 7 – 8 Wochen beginnt dosiert die Mobilisation der neuromeningealen Strukturen mittels neurodynamischer Mobilisationstechniken.

Besonders gut eignen sich zur Stimulation für die axonale Regeneration bei der Peronaeusläsion Techniken aus dem PNF-Konzept (Trainingsmittel: therapeutischer Widerstand) und funktionelle Übungen (Trainingsmittel: eigener Körper), weil sie die Aspekte der muskulären Stabilisation und Koordination beinhalten. Die versorgten Muskelgruppen sind naturgemäß in einen komplexen Bewegungsablauf eingebettet, so daß optimale Ansatzmöglichkeiten für gezielte Übungen bestehen. Durch einen funktionsgerechten Einsatz sensomotorischer und willkürlicher Übungselemente kann man hier der Forderung nach reflektorischer und zentraler Innervationslenkung und Intensivierung optimal entsprechen. Dabei werden die Übungen so geplant, daß sie kontralateral vor allem die (entsprechend auf der paretischen Seite) betroffene Muskulatur ansprechen. Dies sind: M. peronaeus longus und brevis, M. tibialis anterior, M. extensor hallucis longus und brevis sowie M. extensor digitorum longus und brevis. Auf der betroffenen Seite sollten die Übungen ausschließlich die Synergisten der paretischen Muskulatur aktivieren (M. glutaeus medius und M. quadriceps femoris). Sobald die Reinnervation soweit fortgeschritten ist, daß Bewegungen unter Ausschaltung der Schwerkraft gelingen, empfiehlt es sich, direkt mit der geschwächten Muskulatur zu trainieren. Dies entspricht dem Behandlungsziel, die normale neuromuskuläre Funktion wiederzuerlangen. Die Stimulation der Regeneration des verletzten peripheren Nervs mit diesen Übungen erfolgt jedoch noch weiterhin bis zum Erreichen der Kraftwerte > M3 (Tab. 9.**25** – 9.**28** u. Abb. 9.**15**).

Merke:

Die Techniken der propriozeptiven neuromuskulären Faszilitation (PNF) sind definiert als Förderung oder Beschleunigung der Reaktion des neuromuskulären Mechanismus durch Reizung der Propriozeptoren mit dem Ziel, das Zusammenspiel von Muskeln und Nerven durch adäquate Reize der propriozeptiven Sinnesorgane zu erleichtern. Die Methode bezweckt die Bahnung von Bewegungen über die funktionelle Einheit von Nerv und Muskel [9.25].

Nach diesen ausführlichen Erläuterungen des therapeutischen Vorgehens nun zum konkreten Fall (Tab. 9.24):

Ärztliche Diagnose:	Peronaeusparese rechts aufgrund druckbedingter (Lagerung) Axonotmesis des N. peronaeus communis im Bereich des Fibulaköpfchens
Anamnese:	45jähriger Patient; Beruf: Lehrer; Hobby: Wandern, Kegeln, ist Aktivmitglied im Turnverein
Physische Untersuchung:	▪ sensibler Ausfall am lateralen Unterschenkel und dorsalen Fuß inklusive aller Zehen mit Ausnahme der Lateralseite der Kleinzehen; ▪ lokale Schmerzen bei Kompression des proximalen tibiofibularen Gelenkes; ▪ ein Ziehen popliteal bei SLR-Test ab 55 cm Malleolen-Boden-Abstand; ▪ Inspektion des Gangbildes zeigt ausgeprägten Steppergang mit Aufsetzen des lateralen Vorfußes, Hypotrophie der Peronäalmuskulatur; ▪ Kraftwerte: M. peronaeus longus und brevis = M0 M. tibialis anterior = M0 M. extensor hallucis longus und brevis = M2 M. extensor digitorum longus und brevis = M2
Ziele des Patienten:	volle Arbeitsfähigkeit, ohne Lähmungszeichen alle Hobbys ausführen können
Vorsichtssituationen:	– keine Schmerzen auslösen, – keine Überdehnung der artikulären, muskulären und neuralen Strukturen, – keine kräftigen Knetungen im Gebiet der Läsion oder der aussprossenden Axonspitze
Aktuelles Leistungsvermögen:	untrainiert

Merke:
(Ergänzung zu Abb. 9.13, S. 296, Waller-Degeneration)
Bei einer Kontinuitätsunterbrechung des Axons (Axonotmesis, Neurotmesis) kommt es zu tiefgreifenden histopathogenetischen Prozessen, nicht nur im distalen Axonabschnitt:

Retrograd: – Rückzug von 60–80 % der Zellen, die durch synaptische Verbindungen Kontakt mit der geschädigten Nervenzelle hatten.
– Perikaryonveränderungen (Chromatolyse, Zerfall der Nisselschollen, randständiger Nukleus).

Anterograd: – Myelinzerfall durch Makrophagen.
– Durch Proliferation der Schwannschen Zellen entstehen Hanke-Büngnersche Bänder, die als Leitschienen für die regenerierenden Axone dienen.
– Aussprossung der Axone aus Wachstumsknopsen und Vorwachsen in die Hanke-Büngnerschen Bänder bis zum Endorgan.

Regeneration: – die Regenerationsgeschwindigkeit liegt durchschnittlich bei 1–2 mm/Tag.

Merke:
(Ergänzung zu Tab. 9.24, S. 301, Folgeschäden vermeiden)
Besonders fibrotische Umwandlung der paretischen Muskulatur; entweder durch ödematöse Stauung (durch Ausfall der Muskelpumpe) oder durch mikrotraumatisierende Überdehnung. Die artikuläre Immobilisation provoziert Kontraktur und Adhäsion des Kapsel-Band-Apparates

Behandlungsziel	Maßnahme	Technik/Anwendung/Methode	Dauer
Schmerzlinderung bzw. Verminderung der reflektorischen Inhibition	▪ Wärme ▪ Kälte ▪ Elektrotherapie	– Warme Kompressen – Eis – TENS	nach Bedarf
Wundheilungsoptimierung	▪ Trophik und Metabolismus (Nerv/Muskel) verbessern	– aktiv-assistiv bewegen	1.–16. Woche
Regeneration des peripheren Nervs stimulieren	▪ Krafttraining mit Methoden der differenzierten Kraftentwicklung	– Extensive und intensive MA-Methode (dynamisch-kontinuierlich) – Kombinierte Methode (dynamisch) – Dynamisch-konzentrisch-exzentrische IK-Methode – Kombinierte Methode (dynamisch) – Standard-MA-Methode I (dynamisch-kontinuierlich)	1.–4. Woche 5.–6. Woche 7.–12. Woche 13.–14. Woche 15.–18. Woche
	▪ Sensorik aktivieren	– Oberflächenreize (Wechselbäder, Pinseln, Streichungen)	1.–4. Woche
Normale neuromuskuläre Funktion der pathologischen Muskulatur (partiell innerviert) wiedererlangen	▪ Krafttraining mit Methoden der differenzierten Kraftentwicklung	– Reaktivkraft-Methode (Dehnungs-Verkürzungs-Zyklus) – Dynamisch-exzentrische IK-Methode – Dynamisch-konzentrisch-exzentrische IK-Methode – Kombinierte Methode (dynamisch) – Intensive MA-Methode (dynamisch-kontinuierlich) – Standard-MA-Methode I (dynamisch-kontinuierlich) – Extensive MA-Methode (dynamisch-kontinuierlich)	8.–11. Woche 12.–15. Woche 16.–18. Woche 19.–20. Woche 21.–22. Woche 23.–24. Woche 25.–26. Woche
	▪ Muskuläre Dysbalance vermeiden	– leichte Dehnungen Antagonist	nach Bedarf
Entwicklung alltäglich-funktioneller Kraftqualitäten (sicheres Gehen)	▪ Spezielle Kraftentwicklung mit Methoden der komplexen Kraftentwicklung	– Methoden der geringen Krafteinsätze mit mittleren bis hohen Wiederholungszahlen (Gangschule, Stabilisationsübungen) – Methode der leichten Krafteinsätze mit mittleren Wiederholungszahlen (Gangschule, Stabilisationsübungen) – Methoden der geringen Krafteinsätze mit mittleren bis hohen Wiederholungszahlen	12.–18. Woche 19.–23. Woche 24.–26. Woche

Tabelle 9.24 Zusammenstellung der wichtigsten Aspekte einer therapeutischen Behandlung bei einer Läsion des N. peronaeus (Axonotmesis)

9.4 Trainingsplan für die Behandlung nach Läsion des N. peronaeus

Behandlungsziel	Maßnahme	Technik/Anwendung/Methode	Dauer
Regenerationsförderung Folgeschäden vermeiden (s. Merke S. 299)	▪ Aktive Erholung mit allgemein-aerob-dynamischem Ausdauertraining ▪ Kontraktur- und Adhäsionsprophylaxe ▪ Venösen Rückstau vermeiden und Lymphfluß fördern	– Extensive kontinuierliche Dauermethode (allgemein-aerob-dynamisch) – Lagerungsschiene – aktiv-assistiv bewegen (Aktivieren der Muskelpumpe)	1.–26. Woche 1.–16. Woche
Normalisierung der pathophysiologischen Gelenkstrukturen und der Neurodynamik	▪ Mobilisation der artikulären und periartikulären Strukturen	artikulär/neurogen/muskulär: ▪ Mobilisationstechniken nach Maitland, Kaltenborn und Dehnen nach Janda etc.	nach Bedarf
Vorsichtsmaßnahmen	▪ keine Schmerzen auslösen, ▪ keine Überdehnung der artikulären, muskulären und neuralen Strukturen, ▪ keine kräftigen Knetungen im Gebiet der Läsion oder der aussprossenden Axonspitze.		

Fortsetzung von Tabelle 9.24 Zusammenstellung der wichtigsten Aspekte einer therapeutischen Behandlung bei einer Läsion des N. peronaeus (Axonotmesis)

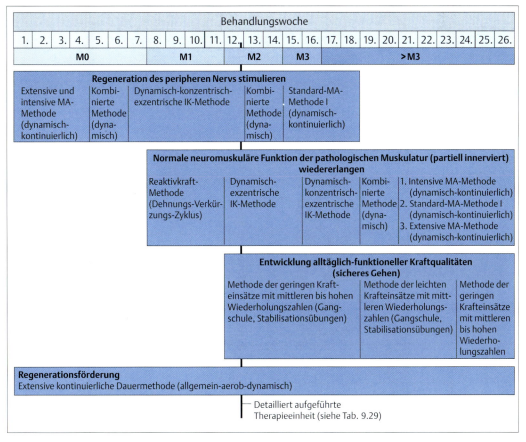

Abb. 9.14 Zeitliche Darstellung der krafttrainingsspezifischen Aspekte bei einer Läsion des N. peronaeus (Axonotmesis)

Behandlungsziel	Maßnahme	Technik/Anwendung/Methode	Dauer
Regeneration des peripheren Nervs stimulieren	Krafttraining mit Methoden der differenzierten Kraftentwicklung	Extensive und intensive MA-Methode (dynamisch-kontinuierlich)	1.–4. Woche

Trainingsmittel:
a) Therapeutischer Widerstand
b) Kraftzugapparat
c) Kraftmaschine

Übungen:
a) Kontralaterale Muskulatur: PNF-Muster Flex/Abd/Ir mit Knieflexion mit Technik „langsame Bewegungsumkehr"

b) M. glutaeus medius (Abb. Nr. 8.31)
c) Leg-extension (Abb. Nr. 8.11)

Woche	TE	BI/AB	BD/Wdh	Serien	Pause	Bemerkungen
1.	3 × pro Woche	gering	–	–	–	■ Die Belastungsvorbereitung auf das angesteuerte Ziel IK-Training muß in den ersten drei TE über die komplexe Kraftentwicklung und dann über MA-Methoden erfolgen. Denn ein untrainierter Patient kann unmöglich die hohen Belastungsintensitäten eines IK-Trainings vertragen. Das gesamte belastete System (Muskel, Sehnen, Bänder, Knochen etc.) wäre für diese Belastung zu schwach und die Verletzungsgefahr sehr hoch. Deshalb dient das MA-Training der allmählichen Erhöhung der Belastungsverträglichkeit des Patienten. ■ In der ersten TE lernt der Patient das PNF-Beinmuster. Das „echte" Peroneusmuster Flex/Abd/Ir mit Knieflexion wird an der kontralateralen Seite erlernt.

Tabelle 9.25 Trainingsplan und Verlaufsdokumentation zur Regenerationsstimulierung des peripheren Nervs bei einer Läsion des N. peronaeus (Axonotmesis)

9.4 Trainingsplan für die Behandlung nach Läsion des N. peronaeus

Woche	TE	BI/AB	BD/Wdh	Serien	Pause	Bemerkungen
						▪ In der ersten Woche bedient man sich ausschließlich der komplexen Kraftentwicklung, damit die einwandfreie Koordination des PNF-Musters erlernt wird. Der Patient übt ermüdungsfrei, die Wiederholungszahlen sind in diesem Sinn individuell anzupassen.
2.	2 × pro Woche	a) mittel b) 6 kg c) 10 kg	15	3	120"	▪ Generell wäre das Ziel dieses Therapieabschnittes, mittels der Generierung maximaler Frequenzierung der Aktionspotentiale die Regeneration des peripheren Nervs zu stimulieren. Jedoch ist es nicht möglich, direkt mit den hierzu notwendigen IK-Methoden einzusteigen. Die Belastung wäre für den untrainierten Patienten zu hoch. Die Folgen wären:
3.	2 × pro Woche	a) mittel b) 8 kg c) 12,5 kg	12	3	120"	▪ Muskelkater, generelle Übermüdungsphänomene (sehr starke zentralnervöse Ermüdung, Reizung des Sehnen-Knochen-Überganges, Gefahr von Muskelfaserrissen etc.). Deshalb erhöht man die Belastungsverträglichkeit des Patienten mit einem kurzen MA-Training. In diesem MA-Training gilt es, die Intensität relativ schnell zu steigern (15 – 12 – 10 Wiederholungen), um frühestmöglich über die kombinierte Methode zum IK-Training zu gelangen. Da der Patient kontralateral und synergistisch normal belastbar ist, sollte dies keine Probleme bereiten. Trotzdem ist auf Grund der beschleunigten Vorgehensweise eine gute Kontrolle der Belastungsverträglichkeit nötig. Diese Vorgehensweise gilt für die PNF-Übungen sowie für die Übungen (= a) der Synergisten (= b) M. glutaeus medius und M. quadriceps.
4.	2 × pro Woche	a) mittel b) 10 kg c) 15 kg	10	3	120"	▪ Der Patient absolviert nur zwei TE pro Woche, weil diese TE für ihn als Untrainierten an der Grenze seiner Belastungs- und Erholungsfähigkeit liegen. ▪ 120 Sekunden Pause sind angebracht, da eine normale Belastbarkeit vorliegt und eine submaximale Ausbelastung möglich ist.

↑ Methodenwechsel zu kombinierter Methode zur weiteren Intensitätssteigerung in Richtung IK-Training. Ein IK-Training läßt sich mit dem ausgewählten PNF-Muster nicht durchführen. Damit trotzdem intensiver gearbeitet werden kann, um den Overflow zu maximieren, wechseln wir zur Technik „wiederholte Kontraktion". Auch mit dieser Technik erreicht man in der Regel keine maximale Ausbelastung im Sinne eines differenzierten Krafttrainings, weil die koordinativen Anteile sehr hoch sind und die praktisch-organisatorische Ausführung dies nicht zuläßt (therapeutischer Widerstand/Fixation des Patienten). So läßt sich unserer Erfahrung nach bestenfalls eine mittlere Ausbelastung erreichen.

Fortsetzung von Tabelle 9.25   Trainingsplan und Verlaufsdokumentation zur Regenerationsstimulierung des peripheren Nervs bei einer Läsion des N. peronaeus (Axonotmesis)

Behandlungsziel	Maßnahme	Technik/Anwendung/Methode	Dauer
Regeneration des peripheren Nervs stimulieren	Krafttraining mit Methoden der differenzierten Kraftentwicklung	Kombinierte Methode (dynamisch)	5.–6. Woche

Trainingsmittel:
a) Therapeutischer Widerstand
b) Kraftzugapparat
c) Kraftmaschine

Übungen:
a) Kontralaterale Muskulatur: PNF-Muster Flex/Abd/Ir mit Knieflexion mit Technik „wiederholte Kontraktion"
b) M. glutaeus medius (Abb. Nr. 8.31)
c) Leg-extension (Abb. Nr. 8.11)

Woche	TE	BI/AB	BD/Wdh	Serien	Pause	Bemerkungen
5.	2 × pro Woche	a) mittel b) 11/12/13 kg c) 15/16/18 kg	8 – 6 – 4	3	120"/5'	■ Die kombinierte Methode dient dem allmählichen Übergang und dem weiteren Intensivieren in Richtung Ziel IK-Training. Acht und sechs Wiederholungen wären noch dem intensiven MA-Training zuzurechnen. Vier Wiederholungen sind bereits IK-Belastung. Wegen der zusätzlichen Intensivierung bei einer relativ untrainierten Person wird mehr Erholungszeit notwendig (Reduktion auf zwei TE pro Woche). Die Pause zwischen der 8er- und 6er- bzw. 6er- und 4er-Serie bleibt bei 120 Sekunden (Kreatinphosphatregeneration). Die Pause nach der 4er-Serie muß wegen der erhöhten Belastung des neuromuskulären Systems auf fünf Minuten erhöht werden.
6.	2 × pro Woche	a) mittel b) 12/13/14 kg c) 16/17/18 kg	8 – 6 – 4	3	120"/5'	■ Auf Grund des IK-Anteils der kombinierten Methode steigt die Kraft des Patienten sehr rasch an, d. h., man muß von TE zu TE die Intensität anpassen (erhöhen), damit schließlich der maximale Effekt erreicht wird.

↑ Methodenwechsel zu IK-Training

Fortsetzung von Tabelle 9.25 Trainingsplan und Verlaufsdokumentation zur Regenerationsstimulierung des peripheren Nervs bei einer Läsion des N. peronaeus (Axonotmesis)

9.4 Trainingsplan für die Behandlung nach Läsion des N. peronaeus

Behandlungsziel	Maßnahme	Technik/Anwendung/Methode	Dauer
Regeneration des peripheren Nervs stimulieren	Krafttraining mit Methoden der differenzierten Kraftentwicklung	Dynamisch-konzentrisch-exzentrische IK-Methode	7.–12. Woche

Trainingsmittel:
a) Therapeutischer Widerstand
b) Kraftzugapparat
c) Kraftmaschine

Übungen:
a) Kontralaterale Muskulatur: PNF-Muster Flex/Abd/Ir mit Knieflexion mit Technik „wiederholte Kontraktion"
b) M. glutaeus medius (Abb. Nr. 8.31)
c) Leg-extension (Abb. Nr. 8.11)

Woche	TE	BI/AB	BD/Wdh	Serien	Pause	Bemerkungen
7.–8.	2 × pro Woche	a) mittel b) je 15 kg c) je 18 kg	5–5–5	3	5'	■ Damit nicht immer ein Intensitätswechsel stattfinden muß, wählen wir immer die gleiche Wiederholungszahl (5–5–5). Patient und Therapeut können sich dadurch besser auf die notwendige Belastung einstellen. ■ Im IK-Training sollten mindestens 15 Wiederholungen über alle Serien absolviert werden. Deshalb sind drei Serien à fünf Wiederholungen das extensive Minimum für das IK-Training eines Untrainierten. Generell sollte das IK-Training extensiv beginnen, d. h., daß zu Beginn die höchste Wiederholungszahl zu wählen ist.
9.	2 × pro Woche	a) mittel b) je 16 kg c) je 19 kg	4–4–4 –4	4	5'	■ Es kommt zur nochmaligen Intensitätssteigerung, indem der Widerstand so hoch gewählt wird, daß nur noch vier Wiederholungen pro Serie möglich sind. Da drei Serien à vier Wiederholungen insgesamt nur 12 Wiederholungen ergeben, erreicht man erst mit einer 4. Serie die notwendige Mindestwiederholungszahl von 15. Während des IK-Trainings steigt die Kraft sehr schnell an. Deshalb ist eine sofortige Intensitätsanpassung (= Steigerung) in jeder TE notwendig.
10.	1 × pro Woche	a) mittel b) je 18 kg c) je 20 kg	3–3–3 –3–3	5	5'	■ Eine weitere Steigerung findet über eine Reduktion der Wiederholungen bei gleichzeitiger Intensitätserhöhung statt. Fünf Serien sind notwendig, da 5 × 3 = 15 ist. ■ Die erforderlichen, relativ langen fünfminütigen Pausen verlängern mit zunehmender Serienzahl den Hauptteil einer TE beträchtlich. ■ In dieser Woche klagt der Patient über eine zunehmende generelle körperliche und geistige Ermüdung. Dies deutet auf eine typische Übertrainingssituation im Krafttraining hin. Als Sofortmaßnahme lassen wir die zweite TE in dieser Woche aus und ersetzen diese durch ein regeneratives Training (siehe Trainingsplan Tab. 9.27, s. S. 317). Außerdem klagt der Patient über lumbale Schmerzen. Ursächlich hierfür war vermutlich der starke extendierende Iliopsoaszug L1–L5. Aus diesem Grund wurde die Übung variiert (PNF-Muster). Dies sorgt dafür daß die Lendenwirbelsäule weniger extendiert wird.

Fortsetzung von Tabelle 9.25 Trainingsplan und Verlaufsdokumentation zur Regenerationsstimulierung des peripheren Nervs bei einer Läsion des N. peronaeus (Axonotmesis)

Behandlungsziel		Maßnahme	Technik/Anwendung/Methode	Dauer
Regeneration des peripheren Nervs stimulieren		Krafttraining mit Methoden der differenzierten Kraftentwicklung	Dynamisch-konzentrisch-exzentrische IK-Methode	7.–12. Woche

Trainingsmittel:
a) Therapeutischer Widerstand
b) Kraftzugapparat
c) Kraftmaschine

Übungen:
a) Kontralaterale Muskulatur: PNF-Muster Flex/Abd/Ir mit Knieflexion mit Technik „wiederholte Kontraktion"
b) M. glutaeus medius (Abb. Nr. 8.31)
c) Leg-extension (Abb. Nr. 8.11)

Woche	TE	BI/AB	BD/Wdh	Serien	Pause	Bemerkungen
11.	2 × pro Woche	a) mittel b) je 16 kg c) je 19 kg	4 – 4 – 4 – 4	4	5'	■ Da wir vermutlich mit den 5 Serien à drei Wiederholungen die aktuelle körperliche Belastungsgrenze unseres untrainierten Patienten überschritten haben, reduzieren wir die Intensität, indem wir auf 4 Serien à vier Wiederholungen zurückgehen. Wir versuchen zunächst, auf diesem Niveau die Leistung zu stabilisieren.
12.	2 × pro Woche	a) mittel b) je 17 kg c) je 20 kg	4 – 4 – 4 – 4 – 4	5	5'	■ In der 10. Woche zeigte sich, daß eine weitere Steigerung der Intensität für den Patienten nicht möglich ist. In Woche 11 konnte die Leistung beschwerdefrei absolviert werden. Um nicht wieder neue Beschwerden durch eine Intensitätssteigerung zu provozieren, soll jetzt der Umfang gesteigert werden. Mit fünf Serien zu je vier Wiederholungen generiert man zwar nicht eine maximal hohe Frequenz der Aktionspotentiale, dafür kann der Patient mit einer Umfangssteigerung die maximal mögliche Intensität häufiger erbringen.

Nach einem sechswöchigen IK-Training ist der maximale IK-Effekt ausgeschöpft. Außerdem läßt sich für Untrainierte ein IK-Training mit derartig intensiven Belastungen grundsätzlich nur über wenige Wochen durchhalten. Denn alle beteiligten Strukturen werden permanent stark belastet. Die IK-Methode ist an die Bedingung geknüpft, daß eine außergewöhnliche Belastungsverträglichkeit und Erholungsfähigkeit vorliegen. Weiterhin hat sich der Nerv soweit regeneriert, daß der Patient die pathologische Muskulatur mit M2 belasten kann. Denn das direkte Ansprechen der pathologischen Muskulatur mit IK-Methoden erscheint deswegen wesentlich effizienter als das indirekte Ansprechen über synergistische oder kontralaterale Irradiation. Trotzdem soll die Regeneration mittels indirekte Übungen weiterhin unterstützt werden. Andererseits sollte die Rückführung des IK-Trainings in ein MA-Training über die kombinierte Methode gehen. Dieses Vorgehen dient außerdem der systematischen Belastungsreduktion.

Fortsetzung von Tabelle 9.25   Trainingsplan und Verlaufsdokumentation zur Regenerationsstimulierung des peripheren Nervs bei einer Läsion des N. peronaeus (Axonotmesis)

Behandlungsziel	Maßnahme	Technik/Anwendung/Methode	Dauer
Regeneration des peripheren Nervs stimulieren	Krafttraining mit Methoden der differenzierten Kraftentwicklung	Kombinierte Methode (dynamisch)	13. – 14. Woche

Trainingsmittel:
a) Kraftzugapparat
b) Kraftmaschine

Übungen:
a) M. glutaeus medius (Abb. Nr. 8.31)
b) Leg-extension (Abb. Nr. 8.11)

Woche	TE	BI/AB	BD/Wdh	Serien	Pause	Bemerkungen
13. – 14.	2× pro Woche	a) 17/16/ 15 kg b) 20/19/ 18 kg	4 – 6 – 8	3	120"/5'	■ Da eine generelle Rückführung von IK auf MA stattfinden soll, ist der allmähliche Übergang zum MA-Training mittels kombinierter Methode vorgesehen. Dies geschieht mit der Organisationsform der Pyramide wie folgt: 1. Serie mit vier Wiederholungen, 2. Serie mit sechs Wiederholungen, 3. Serie mit acht Wiederholungen. Dabei nimmt die Intensität bei größer werdender Wiederholungszahl ab. ■ Die Reduktion auf drei Serien stellt gleichzeitig eine Entlastung des Umfanges dar.

↑ Zur weiteren Reduktion im Sinne einer Rückführung der Belastung, reduzieren wir auf intensives MA-Training (dynamisch-kontinuierlich).

Behandlungsziel	Maßnahme	Technik/Anwendung/Methode	Dauer
Regeneraton des peripheren Nervs stimulieren	Krafttraining mit Methoden der differenzierten Kraftentwicklung	Standard-MA-Methode I (dynamisch-kontinuierlich)	15. – 18. Woche

Trainingsmittel:
a) Kraftzugapparat
b) Kraftmaschine

Übungen:
a) M. glutaeus medius (Abb. Nr. 8.31)
b) Leg-extension (Abb. Nr. 8.11)

Woche	TE	BI/AB	BD/Wdh	Serien	Pause	Bemerkungen
15. – 18.	2× pro Woche	a) 14 kg b) 17 kg	10	3	120"	Entspricht dem Standard-Programm bei normaler Ausbelastung. Nur eine TE pro Woche, weil in dieser Phase der zunehmenden Belastbarkeit der pathologischen Muskulatur dem Krafttraining mehr Platz eingeräumt werden muß (siehe Trainingsplan Tab. 9.26, s. S. 308ff.).

Fortsetzung von Tabelle 9.25   Trainingsplan und Verlaufsdokumentation zur Regenerationsstimulierung des peripheren Nervs bei einer Läsion des N. peronaeus (Axonotmesis)

Behandlungsziel		Maßnahme		Technik/Anwendung/Methode		Dauer
Normale neuromuskuläre Funktion der pathologischen Muskulatur (partiell innerviert) wiedererlangen		Krafttraining mit Methoden der differenzierten Kraftentwicklung		Relativkraft-Methode (Dehnungs-Verkürzungs-Zyklus)		8. – 11. Woche

Trainingsmittel: Therapeutischer Widerstand

Übungen: a) Dorsalextension
b) Pronation

Woche	TE	BI/AB	BD/Wdh	Serien	Pause	Bemerkungen
8. – 11.	5 × pro Tag	supra-maximal	6	10	15"	

- In Woche acht palpiert der Therapeut erstmals eine Muskelspannung (M1 des M. tibialis anterior und der Peronaealmuskulatur). Aktive Muskelaktionen werden über die pathologische Muskulatur möglich.
- Ziel der eingesetzten Methode ist, die maximale willkürliche und unwillkürliche Innervation in dieser Phase (M1) zu provozieren. D. h., es sollen so viele Aktionspotentiale wie möglich generiert werden. Dies geschieht bei einer geringen Wiederholungszahl (in diesem Beispiel = 6) in Verbindung mit der derzeitig maximal möglichen Intensität. Der Dehnungs-Verkürzungs-Zyklus (reaktive Kraftentwicklung) gewährleistet diese nur unwillkürlich supramaximale Intensität bei voller Konzentration des Patienten auf die einzelne Muskelaktion. Wesentlich ist dabei die Entwicklung einer korrekten Bewegungsvorstellung von Dorsalextension und Pronation zum intensiven „Mitdenken" der Bewegung während der Muskelanspannung.
- Der Patient versucht hubfrei die isometrische Dorsalextension (isometrische Phase) einzunehmen. Sowie der Therapeut eine Muskelspannung des M. tibialis anterior palpiert, gibt er einen leichten Stoß auf den Fußrücken (exzentrische Phase) in Richtung Plantarflexion bzw. Supination. Sofort – d. h. ohne wesentliche Pause – soll der Patient die Spannung sofort wieder aufbauen (isometrisch-konzentrisch). Dieses Vorgehen wiederholt der Therapeut sechsmal. Nach einer 15sekündigen Pause folgen neun weitere Serien. Die Ermüdung ist generell nicht muskulär-energetisch, sondern eher zentral und neuromuskulär bedingt (auch kognitiv). Da aber die absolute Belastung sehr gering ist, kann die Pause kurz gehalten werden (= 15 s). Wenn sich die maximale isometrische Spannung oder sich der Reflex in seiner Antwort vermindert, ist die richtige Wiederholungszahl erreicht.

Tabelle 9.26 Trainingsplan und Verlaufsdokumentation zur Normalisierung der neuromuskulären Funktion bei einer Läsion des N. peronaeus (Axonotmesis)

Woche	TE	BI/AB	BD/Wdh	Serien	Pause	Bemerkungen
						▪ Der Patient sollte im Sinne einer Belastungsvariation und zur Vermeidung einer Monotonie unterschiedliche Winkelstellungen einnehmen, um unter Belastung intramuskulär verschiedene Muskelareale anzusprechen. ▪ Der Patient führt nach einmaliger Instruktion diese Methodenumsetzung als Heimprogramm so oft wie möglich (z. B. bis zu fünfmal täglich) selbständig weiterhin aus. ▪ In Analogie zur Dorsalextension muß ebenfalls die Pronation des Fußes trainiert werden. Diese erwähnen wir nur, führen sie aber nicht beschreibend weiter aus.

→ Nach vier Wochen zeigt der Patient eine etwas höhere Kraft (M2). Mittels der dynamisch-exzentrischen IK-Methode ist es nun sinnvoll, zusätzlich über die gesamte Bewegungsamplitude supramaximal zu belasten.

Behandlungsziel	Maßnahme	Technik/Anwendung/Methode	Dauer
Normale neuromuskuläre Funktion der pathologischen Muskulatur (partiell innerviert) wiedererlangen	Krafttraining mit Methoden der differenzierten Kraftentwicklung	Dynamisch-exzentrische IK-Methode	12. – 15. Woche

Trainingsmittel: Therapeutischer Widerstand

Übungen:
a) Dorsalextension
b) Pronation

Woche	TE	BI/AB	BD/Wdh	Serien	Pause	Bemerkungen
12. – 15.	5 × pro Tag	supra-maximal	3	10	15"	▪ In Ergänzung zum Reaktivkrafttraining kommt das dynamisch-exzentrische Training zum Einsatz. Auch hier bleibt das Ziel einer Maximierung der Frequenz der Aktionspotentiale bestehen. Deshalb wird den exzentrischen Muskelaktionsformen gegenüber den konzentrischen der Vorzug gegeben. ▪ Dabei assistiert der Therapeut die Dorsalextension des Fußes gegen die Schwerkraft (Unterstützung der konzentrischen Phase). Jetzt läßt der Therapeut den Fuß los, und der Patient versucht den Fuß gegen die Schwerkraft zu halten. Dies gelingt ihm aber nicht (M2!), so daß der Fuß absinkt. Die Muskulatur wird dabei dynamisch-exzentrisch belastet. Das Absinken des Fußes muß vom Patient einigermaßen kontrollierbar sein (abbremsende Bewegung), d. h., der Fuß sinkt langsam ab und fällt nicht einfach unkontrolliert hinunter. Erfolgt die Bewegungsausführung sehr langsam oder nimmt die Kraft zu, kann der Therapeut die bremsende Abwärtsbewegung durch kaudal gerichteten Druck weiterhin intensivieren. Die am Bewegungsende entstehende Dehnung sollte nur gering sein.

Fortsetzung von Tabelle 9.26 Trainingsplan und Verlaufsdokumentation zur Normalisierung der neuromuskulären Funktion bei einer Läsion des N. peronaeus (Axonotmesis)

Woche	TE	BI/AB	BD/Wdh	Serien	Pause	Bemerkungen
						■ Diese Bewegungsausführung folgt dreimal ohne Pause aufeinander. Mit drei Wiederholungen erreicht man eine höhere Intensität als mit ebenso für diese Methode zulässigen 5 Wiederholungen. Die Pause bleibt bei 15 Sekunden, da die absolute Belastung immer noch sehr niedrig ist (praktisch keine Ausbelastung). Der optimale Belastungsumfang wird mit der hohen Serienzahl (10) erreicht. ■ Um die wirklich geforderte maximale Anstrengung des Patienten zu erreichen, gibt der Therapeut intensive verbale Motivationen. ■ Das gesamte Vorgehen wird dem Patienten in dieser TE so gut instruiert, daß er dies zusätzlich in sein Heimprogramm integriert.

→ Allmählich erhöht sich die Kraft des Patienten (M3). Dieser Kraftzuwachs macht es notwendig, die intensivste der bisher angewendeten Reaktivkraft-Methode (Dehnungs-Verkürzungs-Zyklus) wegzulassen, da die beteiligten Strukturen bei Untrainierten rasch überstrapaziert werden könnten. Um diese absolute Krafterhöhung sinnvoll mit einer IK-Methode zu begleiten, wählen wir die weniger intensive dynamisch-konzentrisch-exzentrische IK-Methode aus. Diese Vorgehensweise berücksichtigt die steigende Schädigungsgefahr mit Zunahme der absoluten Muskelkraft. Das bedeutet, je weiter die Kraft steigt, desto weiter muß die Intensität zurückgenommen werden, damit die Belastung auf die Strukturen nicht zu groß wird.
Die Ausführung der Übungen mit der dynamisch-exzentrischen Methode bleibt. Dazu stülpt der Patient eine Gewichtsmanschette über den Vorfuß. Das Gewicht der Manschette sollte so hoch sein, daß die konzentrische Dorsalextension knapp nicht mehr möglich ist. Während der Übung zieht der Patient mit einem Band den Fuß passiv in die Dorsalextension. Indem er das Band nun losläßt, erfolgt wiederum die dynamisch-exzentrische Bewegungsausführung. Mit dieser Ausführungsvariation fährt der Patient nun 2 – 3mal täglich in seinem Heimprogramm fort.

Behandlungsziel	Maßnahme	Technik/Anwendung/Methode	Dauer
Normale neuromuskuläre Funktion der pathologischen Muskulatur (partiell innerviert) wiedererlangen	Krafttraining mit Methoden der differenzierten Kraftentwicklung	Dynamisch-konzentrisch-exzentrische IK-Methode	16. – 18. Woche

Trainingsmittel: Eigenes Körpergewicht

Übungen: a) Dorsalextension
b) Pronation

Woche	TE	BI/AB	BD/Wdh	Serien	Pause	Bemerkungen
17. – 18.	5 × pro Tag	maximal	5	6	60"	■ Das eigene Fußgewicht reicht dem Patienten gerade, um fünf Wiederholungen auszuführen. Wegen der höheren Belastbarkeit folgt für die neuromuskuläre Erholung eine etwas größere Pause. Nach 60 Sekunden Pause kann der Patient die Belastung von fünf Wiederholungen gut reproduzieren. Wegen der gesteigerten Belastbarkeit nehmen auch die Serien auf sechs ab. ■ Diese Übungen führt der Patient wegen der geringen äußeren Belastungsintensität fünfmal täglich aus.

Fortsetzung von Tabelle 9.26   Trainingsplan und Verlaufsdokumentation zur Normalisierung der neuromuskulären Funktion bei einer Läsion des N. peronaeus

Relativ rasch erhöht der Patient seine Kraft (> M3). Man bemerkt dies daran, daß bei der dynamisch-konzentrisch-exzentrischen Methode mehr als fünf Wiederholungen möglich sind. Mit steigender Kraft reduzieren wir die Intensität aus genannten Gründen weiterhin. Deshalb kommt die kombinierte Methode zum Einsatz. Die kombinierte Methode gewährleistet auch den allmählichen Übergang zum zusätzlichen Ziel Muskelaufbau der hypotrophierten Muskulatur.
Die dynamisch-exzentrische und dynamisch-konzentrisch-exzentrische Methode wird zu diesem Zeitpunkt beendet.

Behandlungsziel	Maßnahme	Technik/Anwendung/Methode	Dauer
Normale neuromuskuläre Funktion der pathologischen Muskulatur (partiell innerviert) wiedererlangen	Krafttraining mit Methoden der differenzierten Kraftentwicklung	Kombinierte Methode	19.–20. Woche

Trainingsmittel: Eigener Körper, Gewichtsmanschette

Übungen:
a) Dorsalextension (Abb. Nr. 8.103b)
b) Pronation (Abb. Nr. 8.93a)

Woche	TE	BI/AB	BD/Wdh	Serien	Pause	Bemerkungen
19.–20.	1 × pro Tag	0,5 kg/0 kg assistiv	4–4–6–6–8–8	6	2'/60"	■ Die kombinierte Methode wird als umgekehrte stumpfe Pyramide organisiert, d.h. je zwei Serien mit vier, sechs, und acht Wiederholungen. Vier Wiederholungen können mit 0,5 kg Zusatzgewicht, sechs ohne (0 kg) und acht nur mit leichter Unterstützung (assistiv) ausgeführt werden. ■ Die sechs Serien erfolgen, damit auf der einen Seite die intramuskuläre Koordination weiterhin ausgeprägt wird. Wegen der aber immer noch geringen Kraftfähigkeit des Patienten sind mindestens vier Serien im Muskelaufbaubereich notwendig, um hier einigermaßen gute Effekte zu erzielen. ■ Die Pausen nach den 4er-Wiederholungen zur neuromuskulären Erholung sind länger (zwei Minuten) als die nach den 6er- und 8er-Wiederholungen zur metabolischen Regeneration des Kreatinphosphats (60 Sekunden). Die geringe Belastungsfähigkeit läßt keine Auslastung zu, deshalb sind die Pausen relativ kurz. ■ Da sich die Kraft- und Belastungsfähigkeit lokal verbessert, und sich damit die Erholungszeit verlängert, muß die Therapiehäufigkeit von fünfmal auf einmal täglich reduziert werden.

Die Überführung des IK-Trainings mittels der kombinierten Methode zum MA-Training ist soweit fortgeschritten, daß mittels der Intensitätswahl Bereiche des MA-Trainings gut möglich sind. Da weniger funktionelle als strukturelle Mängel im Sinne der Hypotrophie bestehen, wollen wir mittels MA-Methoden einen Ausgleich schaffen.

Fortsetzung von Tabelle 9.26 Trainingsplan und Verlaufsdokumentation zur Normalisierung der neuromuskulären Funktion bei einer Läsion des N. peronaeus (Axonotmesis)

Behandlungsziel	Maßnahme	Technik/Anwendung/Methode	Dauer
Normale neuromuskuläre Funktion der pathologischen Muskulatur (partiell innerviert) wiedererlangen	Krafttraining mit Methoden der differenzierten Kraftentwicklung	▪ Intensive MA-Methode (dynamisch-kontinuierlich) ▪ Standard-MA-Methode (dynamisch-kontinuierlich) ▪ Extensive MA-Methode (dynamisch-kontinuierlich)	21.–26. Woche

Trainingsmittel: Gewichtsmanschette

Übungen: a) Dorsalextension (Abb. Nr. 8.103b)
b) Pronation (Abb. Nr. 8.93a)

Woche	TE	BI/AB	BD/Wdh	Serien	Pause	Bemerkungen
21.–22.	3 × pro Woche	0,5 kg/0 kg	6–6–6–8–8–8	6	90"	▪ Indem die Kraft weiterhin zunimmt, die Intensität jedoch nicht verändert wird, verschiebt sich das Training automatisch in den Bereich des intensiven MA-Trainings (8–10 Wiederholungen). Die Pausendauer muß man der ausgeprägteren Ausbelastung mit 90 Sekunden anpassen.
23.–24.	2 × pro Woche	0,5 kg	8–12	4	120"	▪ Gleich wie in den letzten zwei Wochen belassen wir das Manschettengewicht, um durch die Kraftzunahme mit den nun möglichen Wiederholungen in Richtung MA-Training zu gelangen. ▪ Da nun submaximale Ausbelastungsverhältnisse bestehen, verlängern wir erneut die Pausendauer (120 Sekunden). Damit strukturelle Anpassungserscheinungen eintreten können, reduzieren wir die Trainingshäufigkeit auf 2mal wöchentlich.
25.–26.	2 × pro Woche	1,5 kg	12–15	3	120"	▪ Durch weitere Kraftzunahme drängt sich eine erneute Intensitätssteigerung auf. Da funktionell und im Seitenvergleich keine großen Defizite mehr herrschen, beenden wir zu diesem Zeitpunkt das Muskelaufbautraining.

Fortsetzung von Tabelle 9.26 Trainingsplan und Verlaufsdokumentation zur Normalisierung der neuromuskulären Funktion bei einer Läsion des N. peronaeus (Axonotmesis)

9.4 Trainingsplan für die Behandlung nach Läsion des N. peronaeus

Behandlungsziel	Maßnahme	Technik/Anwendung/Methode	Dauer
Entwicklung alltäglich-funktioneller Kraftqualitäten (sicheres Gehen)	Spezielle Kraftentwicklung mit Methoden der komplexen Kraftentwicklung	Methode der geringen Krafteinsätze mit mittleren bis hohen Wiederholungszahlen (Gangschule, Stabilisationsübungen)	12.–18. Woche

Trainingsmittel: Eigener Körper und Stand im Barren

Übungen: Einzelimitation der gesamten Schwungbeinphase ohne Schuhe im Stand im Gehbarren

Woche	TE	BI/AB	BD/Wdh	Serien	Pause	Bemerkungen
12.–13.	2 × pro Woche	gering	10–15	4	30"	■ Der Patient versucht zyklisch eine korrekte Schwungbeinphase auszuführen (Ende der Abrollphase → Abheben über Großzehen → Schwungphase → Aufsetzen der Ferse). Er übt ohne Schuhe, damit die visuelle und sensible Kontrolle der Bewegung des Fußes gewährleistet bleibt und weil eine Belastung mit Schuh für ihn zu hoch dosiert wäre. Mit M2 kann der Patient gerade 10°-Dorsalextension über den Bewegungsablauf halten. ■ Er übt jede Bewegung mit 10–15 Wiederholungen mit nur einer geringen Ermüdung (wichtig wegen Konzentration und koordinativ einwandfreier Bewegungsausführung). Vier Serien genügen diesem Patienten, um ein Bewegungsmuster anzubahnen und ein motorisches Programm zu entwerfen. ■ Die visuelle Kontrolle der Bewegung hilft dem Patienten zunächst bei der Ausführung. Später läßt er diese weg, um mehr auf propriozeptive Reize zu reagieren und diese zu integrieren. ■ Die Pause dient besonders der Erholung der Konzentrationsfähigkeit. ■ Die Übung wird in Anwesenheit des Therapeuten instruiert, geübt und kontrolliert. Darüber hinaus ist der Patient aufgefordert, die Übung zweimal täglich in Autotherapie auszuführen.

Tabelle 9.27 Trainingsplan und Verlaufsdokumentation zur Entwicklung alltäglich-funktioneller Kraftqualitäten bei einer Läsion des N. peronaeus (Axonotmesis)

Behandlungsziel	Maßnahme	Technik/Anwendung/Methode	Dauer
Entwicklung alltäglich-funktioneller Kraftqualitäten (sicheres Gehen)	Spezielle Kraftentwicklung mit Methoden der komplexen Kraftentwicklung	Methode der geringen Krafteinsätze mit mittleren bis hohen Wiederholungszahlen (Gangschule, Stabilisationsübungen)	12.–18. Woche

Trainingsmittel: Eigener Körper und Stand im Barren

Übungen: Einzelimitation der gesamten Schwungbeinphase ohne Schuhe im Stand im Gehbarren

Woche	TE	BI/AB	BD/Wdh	Serien	Pause	Bemerkungen
14.–18.	2 × pro Woche	gering	50–100	5	1'	▪ Die Übung absolviert der Patient wie oben beschrieben, jedoch diesmal mit Schuh (= Zusatzgewicht). Dies gelingt nun, da er eine Krafterhöhung auf M3 hatte. ▪ Bei dieser alltagsfunktionellen Übung besteht das Ziel darin, die Schwungbeinphase koordinativ harmonisch ausführen zu können. Die typische Belastung wäre dabei lokal-dynamisch-aerob. Das Ziel des Übens besteht dementsprechend neben der Kraftentwicklung in einer verbesserten Ausdauerfähigkeit dieser Bewegung. Dies geschieht auf diese Art in der Therapie, weil der Patient im Alltag noch eine Heidelberger-Schiene trägt, die ihm die funktionelle Bewegung abnimmt und unterstützt. Diese Schiene trägt er, weil es ihm in seiner Standbeinphase noch an Stabilität mangelt und weil der Patient an Sicherheit beim Gehen gewinnt. Das Tragen der Schiene hat aber den Nachteil, daß er mit ihr weder die Koordination noch die Ausdauer im Alltag verbessern kann. Die Entwicklung der Ausdauer gelingt hier, indem der Patient den Belastungsumfang erhöht. Unser Patient führt die Übung allmählich steigernd bis auf 100 Wiederholungen und fünf Serien mit jeweils einer einminütigen Pause koordinativ gut aus, ohne wesentlich zu ermüden. ▪ Neben der Therapie übt der Patient zweimal täglich selbständig.

Nachdem die Schwungbeinphase ein ausreichendes Niveau erreicht hat, wenden wir uns der Standbeinphase zu. Der Patient zeigt hier deutliche Unsicherheit, und die Instabilität des Fußes in der Standbeinphase ist deutlich beobachtbar. Die Stabilität wird durch eine weitere komplexe Methode geschult. Wir wählen dazu die Methode mit leichten Krafteinsätzen mit mittlerer Wiederholungszahl, die mit einer mittleren Ermüdung arbeitet. Der Krafteinsatz zur Aufrechterhaltung der Stabilität ist dabei größer als bei einer einfachen Dorsalextension des Fußes. Die Bewegungsausführung schwankt je nach Bewegungsauftrag zwischen quasi-isometrisch und dynamisch.

Fortsetzung von Tabelle 9.27 Trainingsplan und Verlaufsdokumentation zur Entwicklung alltäglich-funktioneller Kraftqualitäten bei einer Läsion des N. peronaeus (Axonotmesis)

Behandlungsziel	Maßnahme	Technik/Anwendung/Methode	Dauer
Entwicklung alltäglich-funktioneller Kraftqualitäten (sicheres Gehen)	Spezielle Kraftentwicklung mit Methoden der komplexen Kraftentwicklung	Methode der leichten Krafteinsätze mit mittleren Wiederholungszahlen (Gangschule, Stabilisationsübungen)	19.–23. Woche

Trainingsmittel: Eigener Körper

Übungen: Einbeinstand in leichter Flexion mit Variationen

Woche	TE	BI/AB	BD/Wdh	Serien	Pause	Bemerkungen
19.–20.	2 × pro Woche	mittel	30"	5	1'	▪ Der Patient hält sich im Barren und steht mit leicht flektiertem Knie auf dem betroffenen Bein. Der primäre Auftrag lautet, das Fußlängsgewölbe stabil zu halten. Sekundäre Anweisungen sollen ihm diese Aufgabe erschweren. Sie lauten wie folgt: verstärkte Knieflexion, volle Extension, Rotation des Beckens etc. ▪ Der Patient steht etwa eine Minute lang stabil ohne zu ermüden, dann setzen Bewegungsmängel zunehmend ein. Deshalb legen wir die Belastungsdauer entsprechend der Methode etwa auf die Hälfte der Zeit fest (= 30"). Die Pause reicht aus, damit der Patient die nächste Serie wieder etwa mit mittlerer Ermüdung absolvieren kann und die Ermüdung über die fünf Serien nicht zunimmt. Nach fünf Serien läßt seine Konzentrationsfähigkeit nach, und wir brechen die Übung ab.
21.–22.	2 × pro Woche	mittel	30"	5	1'	▪ Eine erste Steigerung und Lenkung in Richtung funktioneller Bewegung besteht darin, daß der Patient sich nicht mehr festhält, sondern frei steht und die beschriebene Übung ohne Halt korrekt ausführt.
23.	2 × pro Woche	mittel	10–15	5	1'	▪ Als zweite Steigerung nimmt der Patient eine neue Übung, nämlich „Gehen auf der Stelle" bis ein mittlerer Ermüdungsgrad eintritt. Das ist nach ca. 10–15 Standbeinphasen der Fall. ▪ Der Auftrag für das Heimprogramm lautet, den Belastungsumfang so weit wie möglich zu steigern, ohne aber irgendwelche koordinativen Mängel in Kauf zu nehmen.

↑ Aufgrund des fleißigen Übens des Patienten zu Hause, erreicht er sehr schnell ermüdungsfrei Wiederholungszahlen von bis zu 50. Das führt zu einem Methodenwechsel, denn der Belastungsumfang nimmt zu, während die Ermüdung geringer wird und sich hinauszögert. Außerdem kommt er mittels dieser Belastungsumfangveränderung dem funktionellen Ziel – sicheres Gehen – von der Belastungsgestaltung und Dauer näher. Da die typische Belastung beim Gehen im Alltag eine lokal-aerob-dynamische ist, dient die Methode der geringen Krafteinsätze mit mittleren bis hohen Wiederholungszahlen nur als Übergangsmethoden, bis die eigentliche Ausdauerbelastung durchführbar wird. Hier steigern wir also nicht die Intensität, sondern die Belastungshäufigkeit und den Belastungsumfang in Richtung einer alltäglichen Bewegungsausführung mit ihren vielfältigen Variationen (unebener Boden, schiefe Ebenen, ohne visuelle Kontrolle im Dunkeln oder mit geschlossenen Augen gehen etc.)

Fortsetzung von Tabelle 9.27 Trainingsplan und Verlaufsdokumentation zur Entwicklung alltäglich-funktioneller Kraftqualitäten bei einer Läsion des N. peronaeus (Axonotmesis)

Behandlungsziel		Maßnahme		Technik/Anwendung/Methode		Dauer
Entwicklung alltäglich-funktioneller Kraftqualitäten (sicheres Gehen)		Spezielle Kraftentwicklung mit Methoden der komplexen Kraftentwicklung		Methode der leichten Krafteinsätze mit mittleren bis hohen Wiederholungszahlen (Gangschule, Stabilisationsübungen)		24.–26. Woche

Trainingsmittel: Eigener Körper

Übungen: Gehen mit Variationen

Woche	TE	BI/AB	BD/Wdh	Serien	Pause	Bemerkungen
24.–26.	2 × pro Woche	gering	50–100	5–10	30"	■ Der Patient beherrscht die funktionelle Gehbewegung mittlerweile einwandfrei. Um diese Fähigkeit zu festigen und weiterhin alltagsgerecht zu flexibilisieren, geben wir dem Patienten folgende Übungsvarianten aus einem Gehparcours: Gehen auf Turnmatten, im Sand, auf unebenem Boden, in Holzschnitzeln, auf Kieselsteinen etc. oder Gehen auf einer schiefen Ebene, mit verbundenen Augen etc.; vorwärts, seitwärts, rückwärts gehen etc.

Fortsetzung von Tabelle 9.27 Trainingsplan und Verlaufsdokumentation zur Entwicklung alltäglich-funktioneller Kraftqualitäten bei einer Läsion des N. peronaeus (Axonotmesis)

9.4 Trainingsplan für die Behandlung nach Läsion des N. peronaeus

Behandlungsziel	Maßnahme	Technik/Anwendung/Methode	Dauer
Regenerationsförderung	Aktive Erholung mit allgemein-aerob-dynamischem Ausdauertraining	Extensive kontinuierliche Dauermethode (allgemein-aerob-dynamisch)	1. – 26. Woche

Trainingsmittel: Fahrradergometer

Woche	TE	BI/AB	BD/Wdh	Bemerkungen
1. – 17.	2 × pro Woche	HF 120 – 130	10 – 20'	Durch die Belastung mit dem Fahrradergometer mit einer Intensität, die einen Puls von 120 – 130 bewirkt, und einer Belastungsdauer von 10 – 20 Minuten liegt der Patient im Bereich der allgemeinen extensiven Ausdauer. Er fördert somit die Regeneration und hilft Metabolite abzubauen.
18. – 22.	2 × pro Woche	HF 120 – 130	10 – 20'	In der 17. Behandlungswoche hat der Patient bereits so viel Kraft in der Dorsalextension des Fußes, daß er während der Tretphase des kontralateralen Beines gleichzeitig mit dem rechten Fuß das Pedal hinten hinauf zieht, was quasi einer isometrisch-konzentrischen Kraftentwicklung für den M. tibialis anterior gleichkommt. Dadurch ist die Muskulatur für die Dorsalextension im allgemeinen aeroben dynamischen Ausdauertraining integriert.
23. – 26.	2 × pro Woche	HF 120 – 130	10 – 20'	Die nun schon recht gute Stabilisation des Fußes ermöglicht dem Patienten leichtes Joggen auf ebener Unterlage. Zur Sicherheit trägt der Patient zum Joggen noch ein Tape, welches ihm die Supination einschränkt.

Tabelle 9.28 Trainingsplan und Verlaufsdokumentation zur Regenerationsförderung bei einer Läsion des N. peronaeus (Axonotmesis)

Umfang	Zielsetzung	Übungen	BI/AB	BD/Wdh	Serien	Pause	Bemerkungen
10'	**Einleitung** 1. Allgemeines Aufwärmen	Fahrradergometer	HF 120–130 bei 90 Watt	10'	–	–	▪ Allgemeine dynamische extensive aerobe Belastung zur Anregung des Herz-Kreislauf-Systems und zur Erhöhung der zentralen wie peripheren Körpertemperatur.
3'	2. Verbesserung Muskelelastizität	siehe Bemerkungen	gering	je 10–20"	2	–	▪ Leichte Dehnung des M. gastrocnemius, M. soleus, M. tibialis anterior und der Peronäalmuskulatur.
1'	3. Tonusregulation	siehe Bemerkungen	gering	je 5–10"	–	–	▪ Lockerung der oben genannten Muskeln (Schüttelungen).
5'	**Hauptteil** 4. Entwicklung alltäglich-funktioneller Kraftqualitäten (Gangschule)	Einzelimitation der gesamten Schwungbeinphase ohne Schuhe im Stand	gering	10–15	4	30"	▪ Die Entwicklung der alltäglich-funktionellen Kraftqualität steht am Beginn der TE, damit der Patient ohne jede ermüdende Vorbelastung diese koordinative Anforderung erfüllen kann. Der Patient wird in dieser TE über die korrekte Bewegungsausführung informiert, damit er diese später selbständig in der Autotherapie zweimal täglich ausführen kann. In der Therapie kontrolliert der Therapeut dann die Bewegungsausführung. ▪ Das weitere Üben dieser Bewegung zur Bewegungsschulung (Entwurf eines motorischen Programmes) macht innerhalb dieser Therapieeinheit keinen Sinn, da die neu erlernte Koordination nur sehr instabil entwickelt ist. Im späteren Verlauf der TE wurde dieselbe Muskulatur (M. tibialis anterior) mit den intensiven IK-Belastungen aktiviert, was zu einer Überlagerung und Veränderung der Bewegungsprogramme führt. Der Effekt des Bewegungslernens wäre dadurch stark beeinträchtigt.

Tabelle 9.29 Detailtrainingsplan und Verlaufsdokumentation einer exemplarischen Therapieeinheit aus der 12. Behandlungswoche bei der Läsion des N. peronaeus.

9.4 Trainingsplan für die Behandlung nach Läsion des N. peronaeus

Umfang	Zielsetzung	Übungen	BI/AB	BD/Wdh	Serien	Pause	Bemerkungen
2'	5. Vorbereitung Kraft	Dorsalextension Pronation	mittel bis sub-maximal	5–10"	2	15"	▪ Energetische und neuromuskuläre Vorbereitung auf die kommende Belastung (spezielles Aufwärmen) durch isometrische Muskelaktionen mit komplexen Methoden gegen einen festen Widerstand. ▪ Die 15" Pause eignen sich in diesem Fall kaum für therapeutische Inhalte, die Pause ist deshalb passiv.
10'	6. Normale neuromuskuläre Funktion der pathologischen Muskulatur (partiell innerviert) wiedererlangen	Dorsalextension Pronation	supra-maximal	3	10	15"	▪ Die Belastung der pathologischen Muskulatur (M2) kommt an nächster Stelle, weil die Konzentration und Motivation (Willensstoßkraft) des Patienten für diese Übungen außerordentlich gefordert wird. Dies obwohl er kaum Kraft entwickeln kann. Gleichzeitig dient diese Belastung als Kontrolle für die Leistungsentwicklung der Muskelkraft und der einwandfreien Bewegungskoordination, um eventuelle Korrekturen der Übungsausführung anzubringen und die Belastungsnormative im Sinne einer Steigerung optimal anzupassen. Dies ist notwendig, da der Patient den größten Teil seiner Therapie als Autotherapie gestaltet.
5'	7. Vorbereitung Kraft	Kontralaterale Muskulatur: PNF Flex/Abd/Ir mit Knieflexion mit Technik „Rhythmische Bewegungseinleitung"	steigernd bis sub-maximal	20	1	3'	▪ Energetische und neuromuskuläre Vorbereitung auf die kommende Belastung (spezielles Aufwärmen). Der Patient wird vom Therapeut in diesem PNF-Muster zunächst manuell und verbal geführt, bis ihm die Bewegung klar ist. Dann gibt der Therapeut zunehmend Widerstand, so daß der Patient ab jetzt nur noch 5–6 intensive Wiederholungen absolvieren kann. Pauseninhalt: Lockern bis leichtes Dehnen der Agonisten und Antagonisten. Lockerung und Dehnung erfolgt passiv mit Knetungen der klassischen Massage.

Fortsetzung von Tabelle 9.29   Detailtrainingsplan und Verlaufsdokumentation einer exemplarischen Therapieeinheit aus der 12. Behandlungswoche bei der Läsion des N. peronaeus

Umfang	Zielsetzung	Übungen	BI/AB	BD/Wdh	Serien	Pause	Bemerkungen
25'	8. Regeneration des peripheren Nervs stimulieren	Kontralaterale Muskulatur: PNF Flex/Abd/Ir mit Knieflexion mit Technik „Langsame Bewegungsumkehr"	mittel	4/4/4/4	5	5'	▪ Der Therapeut gibt so starken Widerstand, daß der Patient maximal vier Wiederholungen schafft. Die fünfminütige Pause hat das ausführliche aktive Lockern und Dehnen der Antagonisten zum Inhalt. Die Agonisten werden nur kurz mittels Schüttelungen gelockert.
20'	9. Vorbereitung Kraft	a) M. glutaeus medius (Abb. 8.31) b) Leg-extension (Abb. 8.11)	5 kg 10 kg 15 kg	20 10 6	1 1 1	30" 3'	▪ Energetische und neuromuskuläre Vorbereitung auf die kommende Belastung (spezielles Aufwärmen). Die erste Belastung gestaltet der Patient mit einem geringen Gewicht und führt die Bewegung ca. 20mal mit einer mittleren Ausbelastung aus. Hiermit übt er den bekannten Bewegungsablauf kurz ein. In der zweiten Serie absolviert der Patient die Übung mit 10 kg, er belastet sich submaximal aus mit 10 Wiederholungen. In der dritten Serie steigert er er auf 15 kg und führt sechs Wiederholungen aus, in denen er sich vollständig ausbelastet. ▪ Die 3minütige Pause hat das ausführliche aktive Lockern und Dehnen der Antagonisten zum Inhalt. Die Agonisten werden nur kurz mittels Schüttelungen gelockert. ▪ Die Übung Leg-extension wird in Analogie ausgeführt (vgl. Abb. 9.15).
50'	10. Regeneration des peripheren Nervs stimulieren	M. glutaeus medius (Abb. 8.31) b) Leg-extension (Abb. 8.11)	17 kg	4/4/4/4	5	5'	▪ Der Patient kennt diese Übung und kann diese selbständig ohne die Anwesenheit des Therapeuten ausführen. Die fünfminütige Pause hat das ausführliche aktive Lockern und Dehnen der Antagonisten zum Inhalt. Die Agonisten werden nur kurz mittels Schüttelungen gelockert. ▪ Die Übung Leg-extension wird in Analogie ausgeführt (vgl. Abb. 9.15).

Fortsetzung von Tabelle 9.29 Detailtrainingsplan und Verlaufsdokumentation einer exemplarischen Therapieeinheit aus der 12. Behandlungswoche bei der Läsion des N. peronaeus

Umfang	Zielsetzung	Übungen	BI/AB	BD/Wdh	Serien	Pause	Bemerkungen
	Ausklang						
10'	11. Abwärmen	Steppergometer	HF 120 – 130	10'	–	–	▪ Zur Normalisierung des Stoffwechsels und des Aktivierungsniveaus.
141'							

Fortsetzung von Tabelle 9.29 Detailtrainingsplan und Verlaufsdokumentation einer exemplarischen Therapieeinheit aus der 12. Behandlungswoche bei der Läsion des N. peronaeus

9.5 Trainingsplan für die postoperative Nachbehandlung bei Status nach vorderer Kreuzbandplastik

Der Kapsel-Band-Apparat sowie der aufwendige Dämpf- und Gleitmechanismus des Kniegelenks mittels Menisci und Bursen funktionieren mit einer komplizierten Biomechanik. Sie dient dazu, den recht hohen alltäglichen Belastungen standzuhalten, und das Gelenk vor Fehlfunktion zu schützen. Als mögliche Fehlfunktionen könnten in Erscheinung treten: Blockierung, Subluxation, Stabilitätsinsuffizienz, Abnutzung, Bewegungseinschränkung etc. Weil die Kniegelenkführung nicht nur über die knöchernen Gelenkpartner, sondern über die passiven und aktiven Strukturen erfolgt, bieten kräftige Muskeln und Bänder durch unterschiedlich angeordnete Zug- und Verlaufsrichtungen extra- und intraartikulär große Wirkmechanismen. Diese Drehmomente bewirken die Flexion und Extension und stabilisieren das Kniegelenk, indem sie das Gelenk überziehen und teilweise eine direkte Verbindung mit der Gelenkkapsel haben. Sie sind nötig, um den Anforderungen an eine einwandfreie Gelenkfunktion zu genügen. Intraartikulär sorgen wiederum der Kapsel-Band-Apparat sowie die Menisci für Stabilität und Schutz vor Abnutzung. Auf dieser biomechanischen Grundlage versteht sich, daß der kontrollierte physiologische Bewegungsablauf auf der Intaktheit aller am Bewegungsablauf beteiligten Strukturen beruht.

Das Kniegelenk kennt im wesentlichen folgende stabile Zustände:

- In annähernder bis voller *Extension* ist eine gute Stabilisation (sagittal wie frontal) durch das in dieser Stellung angespannte vordere Kreuzband und die beiden Kollateralbänder, die sich ebenfalls bei Kniestreckung anspannen und das Gelenk in Schlußrotation blockieren, gewährleistet. Genau genommen sind jetzt beide Kreuzbänder gespannt, nur das vordere stärker als das hintere.

- Bei einer *Flexion* von 30° lockern sich die Seitenbänder, obschon das vordere wie das hintere Kreuzband dann die gleiche Spannung behalten (Isotonie bzw. Isometrie der Kreuzbänder) und so bis 60° das Knie in der Sagittalen stabilisieren. Das vordere Kreuzband ist für die Begrenzung der Dislokation in ventraler Richtung zuständig, das hintere Kreuzband verhindert die Dorsaldislokation der Femurkondylen gegenüber dem Tibiaplateau. Bei einer Flexion von 90° erreicht das hintere Kreuzband eine rechtwinklige Position gegenüber dem Tibiaplateau. Dadurch spannt es sich nun stärker an als das vordere Kreuzband und der zweite stabile Zustand tritt ein.

- Was die axiale Stabilität in der Extensionsstellung betrifft, beobachtet man in biomechanischen Studien daß sich bei Innenrotation des Kniegelenks das vordere Kreuzband mehr als das hintere anspannt. Im Gegensatz dazu entspannen sich die Kollateralbänder. Umgekehrt ist es bei der Außenrotation. Hier spannt sich das hintere mehr an als das vordere Kreuzband [9.26].

In vielen Sportarten (insbesondere im Fußball) wird dies zum Problem, weil es häufig zu extremen Belastungen auf das vordere Kreuzband kommt. Insbesondere beim nach außen rotierten Knie, wenn es zusätzlich noch auf 90° flektiert und valgisiert ist. Dabei entspannt sich das vordere Kreuzband in den ersten 15–20° Außenrotation zunächst noch (weil weniger „umwickelt"). Dadurch verliert das Kniegelenk an Stabilisation, da es nur noch durch die Kollateralbänder gehalten wird. Bei einer weitergehenden Auswärtsdrehung spannt es sich so an, daß es reißen kann. Dies ereignet sich typischerweise bei einer Körperdrehung in Knieflexion bei feststehendem Unterschenkel bzw. Fuß. Zu einer isolierten Läsion eines einzelnen Elements kommt es nur vereinzelt. Ungünstig in bezug auf das Ausmaß der Verletzung erweist sich die Kombinationsverletzung von Innenmeniskus, Innenband und vorderem Kreuzband (= Unhappy-triad-Verletzung) [9.27].

Für die *postoperative Nachbehandlung* einer vorderen Kreuzbandplastik (VKB-Plastik) ist es wichtig, die an der Kniegelenkstabilisation beteiligten Muskeln zu kennen (Tab. 9.**30**, s. S. 323). Im Kapsel-Band-Apparat und in den Sehnen sind die Spannungsrezeptoren lokalisiert. Bei der Feinabstimmung der aktiven Steuerung liefern sie die nötigen Signale (Propriozeption). Durch das Trauma (Überdehnung), den Eingriff (Narbe) und die Bandplastik (nicht innerviert) fehlen postoperativ möglicherweise eine Anzahl dieser für die aktive Stabilisation wichtigen Informationen. Das äußert sich in einer Unsicherheit beim Belasten sowie in Form von Koordinations- und Stabilisationsmängeln. Aus diesem Grund und zum Selbstschutz vor übermäßigem Streß auf die sich noch in der Konsolidierungsphase befindliche Kreuzbandplastik, muß der

9.5 Trainingsplan für die postoperative Nachbehandlung bei Status nach vorderer Kreuzbandplastik

Medial	Lateral	Dorsal	Ventral
M. vastus medialis	M. vastus lateralis	M. gastrocnemius, beide Köpfe	M. quadriceps femoris mit allen Anteilen
M. gracilis	M. tensor fascia latae	M. popliteus	
M. semitendinosus	M. biceps femoris	M. biceps femoris	
M. semimembranosus	M. popliteus		
M. adductor longus	M. gastrocnemius, lateraler Kopf		
M. sartorius			

Tabelle 9.30 Kniegelenkstabilisatoren (mod. n. Cotta et al. 1990, 352)

Patient in der ersten Phase der Nachbehandlung lernen, mittels Kokontraktion der stabilisierenden Muskulatur, sein Knie zu schützen. Insbesondere sollte so ein Ventralgleiten der Tibia gegenüber dem Femur, was zu einer Subluxation des Tibiakopfplateaus nach ventral (= vordere Schublade) führt, verhindert werden. Der Patient darf den M. quadriceps femoris nicht isoliert, sondern immer nur in Ko-Kontraktion mit allen an der Stabilisation des Kniegelenks beteiligten Muskeln aktivieren. Eine Ko-Kontraktion wird oft „Mantelspannung" genannt [9.28].

In der orthopädischen Chirurgie werden eine große Anzahl verschiedener *Operationstechniken* und Methoden beschrieben. Die Entwicklung der operativen Wiederherstellung des vorderen Kreuzbandes ist noch immer im Gang. Der Trend geht in Richtung arthroskopischer Eingriffe mit einem Teilimplantat aus dem Lig. patellae. In unserem Patientenbeispiel gehen wir von dieser Methode aus [9.29]. Da es beim Trainingsplan der postoperativen Nachbehandlung bei Status nach vorderer Kreuzbandplastik im wesentlichen nicht um eine vollständige Dokumentation der verschiedenen Operationstechniken geht, verzichten wir zugunsten der Übersichtlichkeit auf deren Beschreibung und wenden uns direkt dem konkreten Patientenbeispiel zu.

Klinik:
Bei einer frischen Gelenksverletzung zeichnet sich meistens eine Hämarthrosbildung und Kniegelenksinstabilität mit daraus resultierender Belastungsunfähigkeit ab. Die Kniegelenksinstabilität erkennt man beim Riß des vorderen Kreuzbandes klinisch am vorderen Schubladenphänomen (Abb. 9.**15**).

Für die therapeutische Nachbehandlung sind mehrere Aspekte wichtig:

- über die Dauer der Wundheilung der VKB-Plastik größtmöglichen Schutz bieten, damit sich die entzündlichen Reaktionen nicht verstärken.

- Die Folgen der Ruhigstellung und Vorsichtsmaßnahmen möglichst gering halten:
  - Hypotrophie der Antigravitätsmuskulatur der unteren Extremität des operierten Knies,
  - Bewegungseinschränkung (artikulär, ligamentär oder muskulär bedingt),
  - Koordination,
  - Stabilisation.

Die Darstellung der Nachbehandlung einer VKB-Plastik eignet sich gut, um das Vorgehen nach traumatisch-chirurgischen Eingriffen aufzuzeigen.

Das Schwergewicht der Behandlung liegt während der *Hospitalisationsphase* vor allem auf der Instruktion und dem Einüben der kontrollierten Verhinderung einer vorderen Schublade. Insbesondere dann, wenn der M. quadriceps femoris isoliert aktiviert wird oder beim Mobilisieren und Umlagern. Ebenfalls gilt es

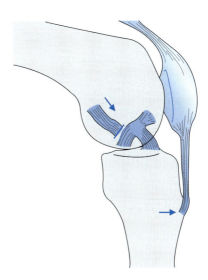

Abb. 9.15 Verletzung des vorderen Kreuzbandes mit vorderem Schubladenphänomen (nach Cotta 1984, 391).

die postoperativen Komplikationen zu vermeiden. Daher sind thrombose- und pneumonie-prophylaktische Maßnahmen durchzuführen. Damit möglichst wenig Ödeme und Adhäsionen entstehen, ist es sinnvoll, in dieser Phase entsprechende Maßnahmen zu ergreifen. Damit der Patient die Gehfähigkeit wieder erlangt und somit aus dem Krankenhaus entlassen werden könnte, ist es angebracht, eine Gangschule mit den folgenden Inhalten durchzuführen:

– Entlastungstraining (z. B. mit einer Waage),
– Gehkoordination mit zwei Unterarmstöcken (inkl. Treppensteigen).

Wenn die Wundheilung gut fortschreitet, die Antikoagulation abgeschlossen ist und die therapeutischen Ziele erreicht sind, was bei unserem Patient nach sechs Tagen postoperativ der Fall war, kann der Patient nach Hause entlassen werden.

Anders liegen die Behandlungsschwerpunkte in der *ambulanten Rehabilitation*. Die Abstimmung der therapeutischen und trainingswissenschaftlichen Aspekte erfolgt gemäß einem Therapie- und Trainingsplan, der sich an den aktuellen Voraussetzungen des Patienten orientiert. Die Gesichtspunkte dieses aktuellen Status sind die motorischen Grundeigenschaften Kraft, Schnelligkeit, Ausdauer, Beweglichkeit, Koordination und Schmerzen oder Beschwerden bei der Bewegungsausführung. Die ambulante Rehabilitation strebt das Ziel einer frühzeitigen und optimalen Alltags-, Arbeits- oder Sportbelastbarkeit des Patienten an. Dabei müssen immer die Vorsichtssituationen berücksichtigt werden. Sie führen oftmals zu Kompromissen

in der Dosierung und Übungsauswahl. Aus Erfahrung zeigt sich, daß oft ein Extensionsdefizit entsteht. Dieses Extensionsdefizit hat zur Folge, daß der M. quadriceps vor allem im Bereich des M. vastus medialis nicht ideal trainierbar ist, folglich hypotrophiert. Dies bedeutet auf Grund der verminderten Aktivierungsmöglichkeit dieses Muskelanteils eine Erschwernis für das effiziente MA-Training. Neben dem unphysiologischen Gangbild führt ein Extensionsdefizit und die Unfähigkeit, den M. vastus medialis zu aktivieren, möglicherweise zu einem Stabilitätsverlust. Die Hydropsbildung kann zu Adhäsionen vor allem im Recessus praepatellaris und zur Innervationshemmung des M. quadriceps femoris führen. Häufig beobachtet man, daß ein Koordinationsmangel beim Gangbild entsteht. Bei genauer Analyse stellt sich heraus, daß es sich dabei um die Unfähigkeit handelt, das Knie in der Schwungphase kurz vor dem Aufsetzen der Ferse zu strecken (Schlußrotation), obwohl passiv keine Bewegungseinschränkung besteht. Es lohnt sich deshalb, das Gangbild immer wieder zu überprüfen, gegebenenfalls mit Koordinationsübungen zu korrigieren. In der Praxis sehen wir immer wieder wie individuell die Nachbehandlung der VKB-Plastik verläuft. Aus diesem Grunde muß man sich bewußt sein, daß es sich bei den Trainingsplänen für die postoperative Nachbehandlung bei Status nach vorderer Kreuzbandplastik um ein konkretes Patientenbeispiel handelt, das nicht ohne Einschränkungen auf andere Patienten übertragen werden darf. Prinzipiell gelten jedoch die dargestellten Behandlungsziele und Trainingsmethoden für die meisten jungen Patienten mit sportlichen Ambitionen.

9.5 Trainingsplan für die postoperative Nachbehandlung bei Status nach vorderer Kreuzbandplastik

Wir haben einen Trainingsplan zusammengestellt, der einige Schwierigkeiten beinhaltet, die während der Nachbehandlung auftreten könnten (Tab. 9.30 – 9.37 u. Abb. 9.17 – 9.19):

Ärztliche Diagnose:	Status nach VKB-Plastik rechtes Knie
Nebendiagnose:	Senkfuß beidseits
Anamnese:	20jähriger Patient; Beruf: Programmierer; Hobbys: Skifahren, Joggen, Fußballspielen
Zu erwartende postoperative Befunde:	▪ Schmerzen bei Flexion, ▪ Hypotrophie der Knie- und Hüftstreckmuskulatur, Hüftabduktoren (Stabilisatoren) sowie der Wadenmuskulatur, ▪ Einschränkung der physiologischen Mobilität durch Adhäsionen des Recessus praepatellaris, Hydrops und reaktiven schmerzbedingten Hypertonus, ▪ Stabilitätsverlust
Ziele des Patienten:	Volle Arbeitsfähigkeit, keine Schmerzen, wieder Fußball spielen können
Vorsichtssituationen: (1. – 6. Woche)	▪ erlaubtes Bewegungsausmaß Flex/Ext 90°/0°/0°; ▪ Abheben des gestreckten Beines nur unter Ko-Kontraktion (Mantelspannung); ▪ übermäßigen Streß auf die Bandplastik vermeiden (keine vordere Schublade; keine forcierte Ext, Ir, Ar); ▪ erlaubte Belastung bis 20 kg; ▪ bewegungseinschränkende Orthese (Flex/Ext 60°/20°/0°) tagsüber und nachts tragen, Ausnahmen bilden Körperpflege und die Therapie; ▪ Orthese (Flex/Ext 90°/0°/0°) muß bis zur 8. Woche tagsüber getragen werden.
Aktuelles Leistungsvermögen:	leicht trainiert

9 Trainingspläne

Behandlungsziel	Maßnahme	Technik/Anwendung/Methode	Dauer
Schmerzlinderung bzw. Verminderung der reflektorischen Inhibition	▪ Kühlen ▪ Entspannung	– Eis – Lagerung	nach Bedarf
Verhindern postoperativer Komplikationen	▪ Thromboseprophylaxe ▪ Pneumonieprophylaxe	– aktive Plantarflexion/ Dorsalextension – Atemvertiefung	1.–6. Tag
Ödemresorption	▪ Venösen Rückstau vermeiden	– Lagerung	nach Bedarf
Adhäsionsprophylaxe	▪ Passives Bewegen ▪ Mobilisationstechniken	– Motorische Bewegungsschiene – Patellamobilisation – Rezessusausstreichungen	nach Bedarf
Entwicklung alltäglichfunktioneller Kraftqualitäten (Entlastungstraining bzw. Selbständigkeit wiedererlangen)	▪ Krafttraining mit Methoden der komplexen Kraftentwicklung	– Methoden der geringen Krafteinsätze mit mittleren bis hohen Wiederholungszahlen (Gehschule an Unterarmstöcken mit Teilbelastung von 20 kg inklusive Treppensteigen)	1. Woche
Wundheilungsoptimierung	▪ Krafttraining mit Methoden der komplexen Kraftentwicklung zur Stabilisation des Knies (Ko-Kokontraktion) ▪ Metabolische Stimulation	– Methode der geringen Krafteinsätze mit mittleren bis hohen Wiederholungszahlen (isometrisch-kontinuierlich) – Allgemeines dynamisches aerobes Ausdauertraining	1.–2. Woche 1.–7. Woche
Hypotrophieprophylaxe	▪ Krafttraining mit Methoden der komplexen Kraftentwicklung	– Methode der leichten Krafteinsätze mit mittleren Wiederholungszahlen (isometrisch-kontinuierlich) – Methode der mittleren Krafteinsätze mit ermüdenden Wiederholungszahlen (dynamisch-kontinuierlich)	1.–3. Woche 4.–8. Woche
Stabilisation des Knies (Phase 1)	▪ Krafttraining mit Methoden der komplexen Kraftentwicklung	– Methode der geringen Krafteinsätze mit mittleren bis hohen Wiederholungszahlen (isometrisch-intermittierend)	3.–8. Woche
Entwicklung alltäglichfunktioneller Kraftqualitäten (Belastungstraining)	▪ Krafttraining mit Methoden der komplexen Kraftentwicklung	– Methoden der geringen Krafteinsätze mit mittleren bis hohen Wiederholungszahlen (Gehschule unter Vollbelastung)	8.–12. Woche
Muskelaufbau (Normalisierung der Muskelmasse und -kraft)	▪ Krafttraining mit Methoden der differenzierten Kraftentwicklung	– Extensive MA-Methode (dynamisch-kontinuierlich) – Standard-MA-Methode I (dynamisch-kontinuierlich)	9.–22. Woche 23.–28. Woche

Tabelle 9.31 Zusammenstellung der wichtigsten Aspekte einer therapeutischen Behandlung bei Status nach einer VKB-Plastik (modifizierte Zusammenstellung aus: Cotta 1984, 390f; Kuner/Schlosser 1986, 364; Cotta et al. 1990, 367; Kolster 1994, 379ff)

9.5 Trainingsplan für die postoperative Nachbehandlung bei Status nach vorderer Kreuzbandplastik

Behandlungsziel	Maßnahme	Technik/Anwendung/Methode	Dauer
Stabilisation des Knies (Phase 2)	■ Krafttraining mit Methoden der differenzierten Kraftentwicklung	– Reaktivkraftmethode (DVZ)	13.–26. Woche
Regenerationsförderung	■ Allgemeines dynamisches aerobes Ausdauertraining zur aktiven Erholung	– Extensive kontinuierliche Dauermethode (allgemein-aerob-dynamisch)	8.–28. Woche
Normalisierung der pathophysiologischen Gelenksstrukturen und der Neurodynamik	■ Mobilisation der artikulären und periartikulären Strukturen	artikulär/muskulär/neurogen: – Mobilisationstechniken nach Maitland, Kaltenborn, Sohier, Dehnen nach Janda etc.	nach Bedarf
Vorsichtssituationen	■ erlaubtes Bewegungsausmaß Flex/Ext 90°/0°/0°; ■ Abheben des gestreckten Beines nur unter Ko-Kontraktion (Mantelspannung); ■ übermäßige Belastung der Bandplastik vermeiden (keine vordere Schublade; keine forcierte Ext, Ir, Ar in 90°); ■ erlaubte Belastung bis 20 kg; ■ Die bewegungseinschränkende Orthese (Flex/Ext 60°/20°/0°) muß tagsüber und nachts getragen werden. Ausnahmen bilden Körperpflege und die Therapie. ■ Die Orthese (Flex/Ext 90°/0°/0°) muß tagsüber getragen werden.		1.–6. Woche 1.–6. Woche 1.–6. Woche 1.–6. Woche 1.–6. Woche 1.–8. Woche

Fortsetzung von Tabelle 9.31 Zusammenstellung der wichtigsten Aspekte einer therapeutischen Behandlung bei Status nach einer VKB-Plastik (modifizierte Zusammenstellung aus: Cotta 1984, 390f; Kuner/Schlosser 1986, 364; Cotta et al. 1990, 367; Kolster 1994, 379ff)

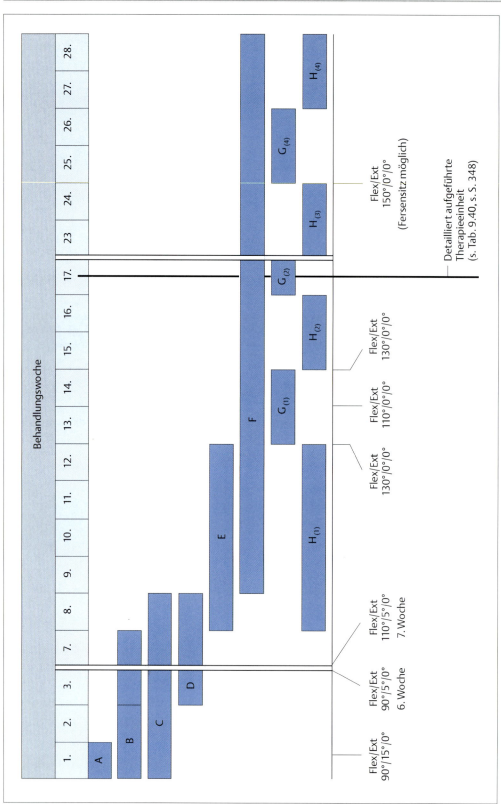

Abb. 9.16 Zeitliche Darstellung der krafttrainingsspezifischen Aspekte bei Status nach einer VKB-Plastik

9.5 Trainingsplan für die postoperative Nachbehandlung bei Status nach vorderer Kreuzbandplastik

	Behandlungsziele	Technik/Anwendung/Methode
A	Entwicklung alltäglich-funktioneller Kraftqualitäten (Entlastungstraining bzw. Selbständigkeit wieder erlangen)	▪ Methode der geringen Krafteinsätze mit mittleren bis hohen Wiederholungszahlen (Gehschule an Unterarmstöcken mit Teilbelastung von 20 kg inklusive Treppensteigen)
B	Wundheilungsoptimierung	▪ Methode der geringen Krafteinsätze mit mittleren bis hohen Wiederholungszahlen (isometrisch-kontinuierlich) ▪ Allgemeines dynamisches aerobes Ausdauertraining
C	Hypotrophieprophylaxe	▪ Methode der leichten Krafteinsätze mit mittleren Wiederholungszahlen (isometrisch-kontinuierlich) ▪ Methode der mittleren Krafteinsätze mit ermüdender Wiederholungszahl (dynamisch-kontinuierlich)
D	Stabilisation des Knies (Phase 1)	▪ Methode der geringen Krafteinsätze mit mittleren bis hohen Wiederholungszahlen (isometrisch-intermittierend)
E	Entwicklung alltäglich-funktioneller Kraftqualitäten (Belastungstraining)	▪ Methode der geringen Krafteinsätze mit mittleren bis hohen Wiederholungszahlen (Gehschule unter Vollbelastung)
F	Muskelaufbau (Normalisierung der Muskelmasse und -kraft)	▪ Extensive MA-Methode (dynamisch-kontinuierlich) ▪ Standard-MA-Methode I (dynamisch-kontinuierlich)
$G_{(1)} - G_{(4)}$	Stabilisation des Knies (Phase 2)	▪ Reaktivkraftmethode (DVZ)
$H_{(1)} - H_{(4)}$	Regenerationsförderung	▪ Extensive kontinuierliche Dauermethode (allgemein-aerob-dynamisch)

Fortsetzung von Abb. 9.16 Zeitliche Darstellung der krafttrainingsspezifischen Aspekte bei Status nach einer VKB-Plastik

Behandlungsziel	Maßnahme	Technik/Anwendung/Methode	Dauer
Entwicklung alltäglich-funktioneller Kraftqualitäten (Entlastungstraining bzw. Selbständigkeit wiedererlangen)	Krafttraining mit Methoden der komplexen Kraftentwicklung	Methode der geringen Krafteinsätze mit mittleren bis hohen Wiederholungszahlen	1. Woche

Trainingsmittel: Eigener Körper (Unterarmstöcke als Hilfsmittel)

Übungen: Gehschule an Unterarmstöcken mit Teilbelastung von 20 kg inklusive Treppensteigen

Woche	TE	BI/AB	BD/Wdh	Serien	Pause	Bemerkungen
1.	2 × pro Tag	gering	50–60 Schritte	2	1'	■ Der Patient soll so schnell wie möglich nach der Operation lernen, mit Gehstöcken selbständig zu gehen. Dazu wird er von der Therapeutin instruiert und kontrolliert. Das operierte Bein darf im Rahmen einer 20 kg großen Teilbelastung bei der Gehbewegung mithelfen. ■ Da die Bewegung einfach strukturiert und bekannt ist, lernt unser Patient diese Bewegung schon in der ersten Therapieeinheit recht schnell. Zwei Serien mit je ca. 50–60 Schritten (Flurlänge) genügen ihm, um die Bewegung zu beherrschen. ■ Ab jetzt benötigt er keine therapeutische Hilfe mehr. Damit sich seine Gehbewegung stabilisiert, ist er aufgefordert, am gleichen Tag noch zweimal den Flur und ab zu gehen. ■ Ab dem zweiten postoperativen Tag übt er die Gehbewegung weiterhin im allgemeinen Ausdauertraining: Der Patient hat deshalb den Auftrag, zweimal pro Tag ca. 15 Minuten spazieren zu gehen. Dies dient ihm zur Wundheilungsoptimierung.
1.	2 × pro Tag	gering	15 Stufen	2	1'	■ Das Treppensteigen gehört zwingend zu den Alltagsfähigkeiten, die der Patient absolvieren muß. ■ Zudem ist Treppensteigen mit Gehstöcken koordinativ anspruchsvoller und intensiver. Wir benutzen die Krankenhaustreppe (15 Stufen) zum Training. ■ Unser Patient erlernt die Bewegung nach der Instruktion und dem Vorzeigen wiederum recht schnell innerhalb von zwei Serien in dieser TE. Er kann deshalb ab sofort alleine Treppensteigen. ■ Ab dem dritten postoperativen Tag übt er die Gehbewegung weiterhin im allgemeinen Ausdauertraining zur Wundheilungsoptimierung.

↑ Indem der Patient die Gehbewegung und das Treppensteigen unter Entlastungsbedingungen erlernt hat, wendet er diese während der Wochen 1–7 weiter an. Ab Woche acht darf der Patient wieder voll belasten. Die Gehstöcke sind dann nicht mehr notwendig. Er lernt ab dann wieder das normale, funktionelle Gehen.

Tabelle 9.32 Trainingsplan und Verlaufsdokumentation zur Entwicklung alltäglich-funktioneller Kraftqualitäten bei Status nach einer VKB-Plastik (Entlastungstraining bzw. Selbständigkeit erlangen)

Behandlungsziel	Maßnahme	Technik/Anwendung/Methode	Dauer
Wundheilungsoptimierung	Stabilisation (Ko-Kontraktion)	Methoden der geringen Krafteinsätze mit mittleren bis hohen Wiederholungszahlen (isometrisch-kontinuierlich)	1.–2. Woche

Trainingsmittel: Eigener Körper

Übungen: Stabilisation des Kniegelenkes (Kokontraktion)

Woche	TE	BI/AB	BD/Wdh	Serien	Pause	Bemerkungen
1.–2.	5 × pro Tag	gering	5–10"	3–5	30"	■ Der Patient muß in der frühen postoperativen Phase (1.–3. Tag) lernen, seine notwendigen Alltagsbewegungen mit gleichzeitiger aktiver Stabilisation des Knies auszuführen. Dabei geht es um das Aufstehen aus dem Bett, das Umlagern im Bett oder das Abheben des Beines etc. Die Stabilisation ist notwendig, damit es nicht zum vorderen Schubladenphänomen kommt und die neue Bandplastik unter starkem Zug gerät. Die Stabilisation als Verhaltensmuster im Alltag wird der Patient für ca. sechs Wochen beibehalten müssen. ■ Am 1.–3. Tag liegt die Schwierigkeit zunächst darin, daß aufgrund der postoperativen Reaktionen (Schmerzen, Schwellung, aseptische Entzündung etc.), eine Hemmung des M. quadriceps vorliegt. Der Patient kann deshalb seine Muskulatur nicht gut anspannen. Die Intensität der Muskelaktion ist gering. Deshalb soll der Patient seine Übung lieber mehrmals über den Tag verteilt, als einmal forciert ausführen. Die Kontraktionsdauer ist dabei allmählich von anfänglich möglicherweise wenigen Sekunden, in denen der Patient überhaupt Kraft entwickeln kann, bis auf ca. 10 Sekunden zu steigern. 10 Sekunden Belastungsdauer sind aus praktischen Gründen anzustreben. Denn der Patient kann damit in der Regel alle notwendigen Alltagsfunktionen ausführen. ■ Wegen der geringen Ausbelastung benötigt er kaum mehr als 30 Sekunden Pause zur kurzfristigen Erholung. ■ Der Patient ist aufgefordert, die aktive Stabilisation so gut wie möglich zu automatisieren, damit er sie immer und ohne nachzudenken in die funktionelle Bewegung einbindet.

↑ Sowie der Patient das Knie 10 Sekunden in der Alltagsfunktion stabilisieren kann, bricht er das separate Stabilisationstraining ab. Dies wird spätestens in der zweiten Woche der Fall sein. Das täglich häufige Anwenden wird ihm ab jetzt als Trainingsreiz genügen.

Tabelle 9.33 Trainingsplan und Verlaufsdokumentation zur Optimierung der Wundheilung bei Status nach einer VKB-Plastik

Behandlungsziel		Maßnahme	Technik/Anwendung/Methode	Dauer
Wundheilungsoptimierung		Metabolische Stimulation	Allgemeines dynamisches aerobes Ausdauertraining	1.–7. Woche

Trainingsmittel: Eigener Körper

Übungen: Spazierengehen oder Treppensteigen

Woche	TE	BI/AB	BD/Wdh	Serien	Pause	Bemerkungen
1.–7.	3 × pro Tag	HF 110–120	10–15'	1	–	▪ Die wesentliche Maßnahme, die Wundheilung schon in der Hospitalisationsphase zu unterstützen, ist die Durchblutungssteigerung der betroffenen Gewebe. Der Stimulus hierzu ist die muskuläre Anregung des Herz-Kreislauf-Systems mittels einer allgemein-extensiv-dynamischen Ausdauerbelastung. ▪ Diesen Patienten haben wir mit einfachsten Mitteln trainiert, indem er dreimal täglich für ca. 10–15 Minuten mit seinen Unterarmstützen spazieren gehen sollte. Dies aber mit einer höheren Bewegungsgeschwindigkeit als das normalerweise der Fall wäre. Er erreichte durch diese Belastung eine Herzfrequenz von ca. 110–120. Dazu war es auch nötig, daß er langsam Treppen aufwärts stieg.

↑ Die Wundheilungsoptimierung bleibt natürlich über die siebte Woche hinaus ein Therapieinhalt. Da der Patient seine Beweglichkeit auf Flex/Ext 110°/0°/0° verbessert hat, kann er jetzt die Ausdauerübung wechseln. Dabei drängt sich die Verwendung eines Fahrradergometers auf.
Gleichzeitig absolviert er ein Training zur Hypotrophieprophylaxe. Dies macht ein Regenerationstraining notwendig.
Da sich diese beiden Trainingsinhalte in diesem Moment überschneiden, führen wir das allgemein-extensiv-aerobe Training unter dem Behandlungsziel „Regenerationsförderung" auf. Auch wenn dieses Training der Regenerationsförderung dient, bleibt der positive Einfluß auf die Wundheilung natürlich erhalten.

Fortsetzung von Tabelle 9.33 Trainingsplan und Verlaufsdokumentation zur Optimierung der Wundheilung bei Status nach einer VKB-Plastik

9.5 Trainingsplan für die postoperative Nachbehandlung bei Status nach vorderer Kreuzbandplastik

Behandlungsziel	Maßnahme	Technik/Anwendung/Methode	Dauer
Hypotrophieprophylaxe	Krafttraining mit Methoden der komplexen Kraftentwicklung	Methode der leichten Krafteinsätze mit mittleren Wiederholungszahlen (isometrisch-kontinuierlich)	1.–8. Woche

Trainingsmittel: Eigener Körper

Übungen: Ko-Kontraktion der Kniemuskulatur

↑ Da das Training der Knieextensoren bei diesem Krankheitsbild bezüglich der Vorsichtssituationen, Methodenumsetzung und -variation eher problematisch ist, soll dieses im folgenden ausführlich dargestellt werden.

Demgegenüber ist das Training der fallverhindernden und stabilisierenden Hüft-, Knie- und Fußmuskulatur unproblematisch. Diese hypotrophiert, weil sie wegen der Teilbelastung von ihrer alltäglich-funktionellen Seite her nicht mehr adäquat angesprochen wird.

Relativ unproblematisch ist das Training der ischiokruralen Muskeln, die mittels therapeutischen Widerstandes in der Therapie während des Krankenhausaufenthaltes oder nachher mit Gummizug zu Hause dynamisch belastet werden können. Dabei entsteht ein Dorsalgleiten der Tibia (hintere Schublade). Außerdem wirkt diese Muskelgruppe antagonistisch zum vorderen Kreuzband.

Bei der Hüftabduktion erscheint es notwendig, eine Orthese zu tragen, da es für viele Patienten schwierig ist, die Abduktion auszuführen und dabei die Kokontraktion der Kniemuskeln nicht zu vergessen. Beide Übungen werden instruiert und dem Patienten zur Autotherapie überlassen.

Da beide Muskelgruppen durch die vorliegende Pathologie nicht beeinträchtigt sind, können diese im Sinn der Hypotrophieprophylaxe mit einem extensiven dynamisch-kontinuierlichen Muskelaufbautraining belastet werden. Die Parameter legen wir wie folgt fest: submaximale Ausbelastung bei 12–15 Wiederholungen, drei Serien, zwei Minuten Pause, zwei TE/Woche. Der Therapeut kontrolliert alle 14 Tage die Bewegungs- und Belastungsgestaltung und vollzieht eventuell notwendige Anpassungen in der Zeit von der ersten bis zur achten Woche, in der die Vollbelastung wieder erlaubt ist. Dieses Training wird von uns nicht weiter dargestellt.

Woche	TE	BI/AB	BD/Wdh	Serien	Pause	Bemerkungen
1.	5 × pro Tag	mittel	10"	3 ×	30"	■ Bei einer isolierten Anspannung des M. quadriceps käme es zu einer vorderen Schublade. Dies wird bei einer gleichzeitigen Anspannung von Agonisten und Antagonisten des Kniegelenkes (Kokontraktion) vermieden. Das Gelenk bleibt in seiner Position stabil. ■ Da bei isometrischen Kontraktionen der Wirkungsbereich des Trainings nur bei ca. ±15° liegt, muß in mehreren Winkeln trainiert werden, damit die Muskulatur über den gesamten momentan möglichen Bereich (Flex/Ext 60°/20°/0°) die Kraft entwickelt. Dazu wählen wir aus: 20°-, 40°- und 60°-Flexionsstellung. In jeder dieser drei Winkelstellungen absolviert der Patient drei Serien (= neun Serien Belastungsumfang). ■ Da der Ausbelastungsgrad aufgrund der vorliegenden Angst vor der Belastung und der leichten Schmerzen nur mittel ist und die Kraft nur für eine kurze Zeit entwickelt werden kann (10"), darf die Pause relativ kurz sein (30") und die Therapiehäufigkeit relativ hoch (5 × pro Tag).

Tabelle 9.34 Trainingsplan und Verlaufsdokumentation zur Hypotrophieprophylaxe bei Status nach einer VKB-Plastik

Behandlungsziel	Maßnahme	Technik/Anwendung/Methode	Dauer
Hypotrophieprophylaxe	Krafttraining mit Methoden der komplexen Kraftentwicklung	Methode der leichten Krafteinsätze mit mittleren Wiederholungszahlen (isometrisch-kontinuierlich)	1.–8. Woche

Trainingsmittel: Eigener Körper

Übungen: Ko-Kontraktion der Kniemuskulatur

Woche	TE	BI/AB	BD/Wdh	Serien	Pause	Bemerkungen
2.	3 × pro Tag	mittel	15"	3 × 3	45"	■ Die Belastungsangst und die Schmerzen liegen in der zweiten Therapiewoche kaum mehr vor. Eine geringe Hemmung entsteht noch durch den leichten Hydrops. Insgesamt liegt aber eine deutlich stärkere muskuläre Anspannung vor, die auch von längerer Dauer ist (15"). Dabei treten allmählich mittlere lokale Ermüdungszeichen auf. Wir verlängern deshalb die Serienpause auf 45" und reduzieren die Therapiehäufigkeit auf 3 × pro Tag. ■ Da das Bewegungsausmaß größer wurde (Flex/Ext 70°/10°/0°), sind die Winkelstellungen anzupassen: 10°, 40° und 70°. Dabei ist das Maximum der einzelnen Winkelsektoren erreicht, der bei ± 15° Wirkungsbereich bei ca. 30° Sektorenabstand liegt.
3.	2 × pro Tag	mittel	15"	4 × 2	1'	■ Der Ausbelastungsgrad und die gesamte Kraftgenerierung haben nochmals zugenommen. D. h. die 15" Belastungsdauer kann der Patient intensiver ausführen. Deshalb muß die Pause verlängert (1') und die Therapiehäufigkeit auf zweimal pro Tag herabgesetzt werden. ■ Durch die Erweiterung der Bewegungsamplitude (Flex/Ext 90°/15°/0°) sind nun vier verschiedene Winkelstellungen angezeigt: 15°, 30°, 60° und 90°. ■ Dadurch ergibt sich eine neue Gestaltung der Serienzahl: vier Winkelstellungen à zwei Serien.

↑ Die Belastbarkeit des Patienten nimmt deutlich zu. Mit dem Einsatz der neuen Methode soll in Richtung dynamisches Muskelaufbautraining vorbereitet werden.

Fortsetzung von Tabelle 9.34   Trainingsplan und Verlaufsdokumentation zur Hypotrophieprophylaxe bei Status nach einer VKB-Plastik

Behandlungsziel	Maßnahme	Technik/Anwendung/Methode	Dauer
Hypotrophieprophylaxe	Krafttraining mit Methoden der komplexen Kraftentwicklung	Methode der mittleren Krafteinsätze mit ermüdender Wiederholungszahl (dynamisch-kontinuierlich)	4.–8. Woche

Trainingsmittel: Eigener Körper

Übungen: Ko-Kontraktion der Kniemuskulatur

Woche	TE	BI/AB	BD/Wdh	Serien	Pause	Bemerkungen
4.–8. Woche	1 × pro Tag	submaximal	8	4	90"	<ul><li>Der Patient ist aufgefordert, sich submaximal auszubelasten, d.h., nach den acht langsamen Wiederholungen könnte er höchstens 2–3 zusätzliche Wiederholungen absolvieren, bis er maximal ausbelastet wäre. Die Anzahl der Therapien pro Tag sinkt deshalb auf eine. Auch ist eine längere Pause nötig (90"). Die Serienzahl sinkt auf das „normale" Maß (4) für eine Person, die sich gut submaximal ausbelasten kann. Laut subjektivem Eindruck des Patienten besteht noch eine leichte Hemmung. Absolut gesehen findet damit keine maximale Kraftentwicklung statt, obwohl der Patient sich submaximal ausbelastet.</li><li>Beim allmählichen Übergang zum dynamischen Training soll die Kokontraktion der Kniemuskulatur ab jetzt langsam dynamisch ausgeführt werden. D.h., daß immer die jeweils konzentrisch arbeitende Muskulatur nur eine leicht höhere Kraft entwickeln darf. Die jeweils exzentrisch arbeitende Muskulatur soll die Bewegung zulassen. Diese Übung ist koordinativ anspruchsvoll, weil sie ungewohnt ist. Sie bedarf der vollen Aufmerksamkeit und Konzentration des Patienten.</li><li>Der Krafteinsatz erfolgt bis zur 6. Woche über das gesamte erlaubte Bewegungsausmaß von Flex/Ext 90°/0°/0°. Nach der sechsten Woche wird jede Bewegungseinschränkung aufgehoben. Ab jetzt ist die maximal mögliche Bewegungsamplitude zu trainieren. Spontan erreichte unser Patient in der siebten Woche Flex/Ext 110°/0°/0°.</li></ul>

Fortsetzung von Tabelle 9.34 Trainingsplan und Verlaufsdokumentation zur Hypotrophieprophylaxe bei Status nach einer VKB-Plastik

Behandlungsziel		Maßnahme		Technik/Anwendung/Methode		Dauer
Entwicklung alltäglich-funktioneller Kraftqualitäten (Belastungstraining)		Krafttraining mit Methoden der komplexen Kraftentwicklung		Methode der geringen Krafteinsätze mit mittleren bis hohen Wiederholungszahlen (Gehschule unter Vollbelastung)		8.–12. Woche

Trainingsmittel: Laufband
Übungen: Gehschule bis Vollbelastung

Woche	TE	BI/AB	BD/Wdh	Serien	Pause	Bemerkungen
8.	2 × pro Woche	gering 1 m/s 2° Steigung	50 Schritte	3	1'	■ Der Patient soll das selbständige Gehen ohne Stöcke wieder erlernen. Dazu gibt ihm der Therapeut eine entsprechende Instruktion. Er achtet vor allem auf koordinative Mängel: Rhythmisierungfähigkeit, Anpassungs- und Umstellungsfähigkeit, Differenzierungsfähigkeit, Bewegungsharmonie, z. B. mangelnde Knieflexion in der Schwungbeinphase, inadäquater Krafteinsatz zu Bewegungsinitialisierung. ■ Als Trainingsmittel verwenden wir das Laufband. Dies gibt dem Patienten Sicherheit, weil er sich notfalls mit den Händen am Geländer halten könnte. Der Therapeut steht hinter ihm, stabilisiert und führt ihn an den Hüften, indem er eindeutige Bewegungsimpulse gibt. ■ Nach ca. 50 Schritten beginnen sich leichte koordinative Mängel einzuschleichen. ■ Die kurze Pause dient einerseits der Schnellinformation des Patienten über notwendige Korrekturen und der Bewußtmachung dieser Bewegungsfehler, andererseits soll ihm genügend Zeit zur vollständigen Erholung gewährt sein.
9.–12.	2 × pro Woche	gering	jede Übung nach Bedarf	–	–	■ Der Patient soll erlernen, unterschiedlichen Gehanforderungen gerecht zu werden. Deshalb übt der Therapeut mit ihm verschiedene Gehvarianten: – Gehen mit unterschiedlicher Schrittfrequenz, beschleunigen und abbremsen, – Gehen mit unterschiedlicher Schrittlänge, – Gehen mit geschlossenen Augen, – Gehen mit Überkreuzen der Beine, – Wechsel zwischen vorwärts-, rückwärts- und seitwärtsgehen, – Gehen über Unebenheiten als (Hindernis-)Parcours im Therapieraum. ■ Darüber hinaus übt der Therapeut mit dem Patienten das Treppenlaufen. Varianten wären: – auf-, ab-, rück- und seitwärts, – mit Tempovariation, – eine Stufe überspringen.

Tabelle 9.35 Trainingsplan und Verlaufsdokumentation zur Entwicklung alltäglich-funktioneller Kraftqualitäten bei Status nach einer VKB-Plastik (Belastungstraining: Gehschule bis Vollbelastung)

Behandlungsziel	Maßnahme	Technik/Anwendung/Methode	Dauer
Muskelaufbau (Normalisierung der Muskelmasse und -kraft)	Krafttraining mit Methoden der differenzierten Kraftentwicklung	Extensive MA-Methode (dynamisch-kontinuierlich)	9.–22. Woche

Trainingsmittel: Kraftmaschinen (Leg-Press und Leg-Extension)

Übungen:
a) einbeinige Leg press (Abb. Nr. 8.23)
b) einbeinige Leg extension (Abb. Nr. 8.88)

Woche	TE	BI/AB	BD/Wdh	Serien	Pause	Bemerkungen
9.	2 × pro Woche	submaximal a) 50 kg b) 15 kg	15	2	2'	▪ Eine Bewegungseinschränkung an den Trainingsmaschinen ist für unseren Patienten bei beiden Übungen nicht notwendig, da er aktuell bei Flex/Ext 120°/0°/0° liegt. ▪ Durch die Übungen an den Kraftmaschinen mit einem gegebenen distalen Widerstand liegt im Gegensatz zur Kokontraktion während der Phase der Atrophieprophylaxe nun ein dynamisches agonistisch isoliertes Training für den M. quadriceps vor. ▪ Geübt wird immer mit der traumatisierten Extremität, damit der Patient seine volle Aufmerksamkeit bezüglich Koordination, Ausweichbewegungen, Trickbewegungen, Belastungsgefühl etc. ausschließlich auf diese Extremität lenkt. Würde er beide Beine gleichzeitig trainieren, träte häufig das Phänomen auf, daß mit der gesunden Seite allzuviel kompensiert wird, ohne daß dies dem Therapeuten auffällt. Der Patient widmet sein Augenmerk auch vermehrt der Bewältigung der Last, als auf die Bewegung selbst zu achten. Außerdem fällt die Verlaufskontrolle für die Leistungsfähigkeit des verletzten Beines präziser aus. ▪ Die Bewegungsausführung an den Krafttrainingsmaschinen (besonders Leg extension) reduziert im Gegensatz zu z. B. freien Kniebeugen den koordinativen Anteil. Dem Patient gelingt es dadurch eher, seine Kniestabilität muskulär zu wahren und eine höhere Kraft zu entwickeln. ▪ Unserem Patienten fallen beide Übungen leichter. Zum einen, weil seine Hemmung weitgehend verschwunden ist, zum anderen, weil die Bewegung an den Kraftmaschinen besser geführt ist – was unserer Intention für deren Einsatz entspricht – als z. B. bei freistehenden Kniebeugen. Bei der Kokontraktion hatte er immer wieder Mühe, die Übung langsam dynamisch auszuführen, da ihm die agonistisch-antagonistische Steuerung schwerfiel.

Tabelle 9.36 Trainingsplan und Verlaufsdokumentation zum Muskelaufbau (Normalisierung der Muskelmasse und -kraft) bei Status nach einer VKB-Plastik

Woche	TE	BI/AB	BD/Wdh	Serien	Pause	Bemerkungen
						■ Aus diesen Gründen ist seine Kontraktion stärker als in den letzten Wochen der Hypotrophieprophylaxe. Die Erhöhung der Wiederholungszahl auf 15 und der damit verbundenen Intensitätssenkung kommt dieser absoluten Kraftsteigerung entgegen. Denn mit einer Weiterführung der acht Wiederholungen und seiner aktuell sehr guten Kraft läge er schon im Bereich eines intensiven Muskelaufbautrainings. Diese massive Belastung wäre für ihn zu hoch und könnte zu Komplikationen führen (Übermüdung, Muskelkater, Schmerzen). ■ Die Serienzahl und die Therapiehäufigkeit liegen bei zwei, damit der Patient die Möglichkeit erhält, in dieser ersten Woche des Muskelaufbaus die Geräte, die notwendige Koordination und dynamische Belastung langsam zu erfahren und zu üben. ■ Der Grad der Ausbelastung ist deshalb, trotz der Anwendung einer differenzierten Kraftentwicklung, zunächst submaximal. ■ Eine Variation der Leg-press-Übung besteht darin, nur den Fußballen auf die Stoßplatte aufzusetzen. Dadurch trainiert der Patient nebenbei den M. triceps surae, der während der Entlastungsphase nur wenig hypotrophiert ist. Deshalb schenken wir dem Training dieses Muskels keine besondere Bedeutung.
10.–13.	2 × pro Woche	submaximal a) 55–65 kg b) 18–22 kg	15	3	2'	■ Mit zwei TE pro Woche wird unser mittlerweile normal belastbarer Patient mit seinem Anspruch an die Bewältigung des Alltages und seine leichten sportlichen Tätigkeiten, die für ihn optimale Therapiehäufigkeit mit einem leicht überdurchschnittlichen Leistungsvermögen erreichen. ■ Innerhalb der vier Therapiewochen muß der Patient immer wieder die Belastungsintensität so anpassen, daß er die 15 Wiederholungen bei submaximaler Ausbelastung schafft. Deshalb erhöht er seine Belastungsintensität bei Übung a) allmählich von 55 bis auf 65 kg, bei Übung b) von 18 auf 22 kg. ■ Zur weiteren Erhöhung der Belastungsfähigkeit heben wir die Serienzahl im Sinne einer allmählichen Belastungssteigerung auf drei an.
14.–15.	2 × pro Woche	mittel a) 30 kg b) 12 kg	15	8	30"	■ In der Woche 13 tritt beim Patienten nach einem unerlaubten Joggingversuch eine Überreizung des Kniegelenkes auf. Die Folge ist ein Hydrops mit einer neuerlichen Bewegungseinschränkung (Flex/Ext 110°/0°/0°). ■ Dies hat auf die Bewegungsamplitude beim Krafttraining zwar keinen Einfluß, aber die reflektorisch auftretende Hemmung zwingt zur Reduktion der Intensität auf a) 30 kg und b) 12 kg bei 15 Wiederholungen. ■ Außerdem gelingt ihm keine wirkliche submaximale metabolische Ausbelastung, deshalb reduziert sich der Grad der Ausbelastung auf mittel. Dies bedingt eine Erhöhung der Serien (Ausbelastung über die Anzahl der Serien, was bei acht der Fall ist) und die gleichzeitige Verminderung der Serienpause auf 30". ■ Innerhalb von zwei Wochen reduzieren sich durch abschwellende Maßnahmen die aufgetretenen Schwierigkeiten, die Belastung steigt wieder auf das vorherige Niveau.

9.5 Trainingsplan für die postoperative Nachbehandlung bei Status nach vorderer Kreuzbandplastik

Woche	TE	BI/AB	BD/Wdh	Serien	Pause	Bemerkungen
16.	2 × pro Woche	submaximal a) 65 kg b) 22 kg	15	3	2'	▪ Die Woche 16 dient nach der vorausgegangenen Bewältigung erschwerter Umstände ausschließlich der Stabilisierung des erreichten Leistungsniveaus.
17.–18.	2 × pro Woche	submaximal a) 65 kg b) 22 kg	15	4	2'	▪ Aufbauend auf einer stabilen Kraftbasis soll nun der Umfang erhöht werden. Die Serienzahl steigt auf vier.
19.–20.	2 × pro Woche	submaximal a) 68 kg b) 25 kg	12	4	2'30"	▪ Die Leistungsfähigkeit steigt weiter an. ▪ Mit vier Serien erreichen wir grundsätzlich bei einem leicht sportlich orientierten Patienten mit guter Belastungs- und Erholungsfähigkeit ein außergewöhnliches Niveau. Insofern haben wir für die Ansprüche unseres Patienten (Fußball, Skifahren, Joggen) ein Optimum erreicht. Deshalb steigern wir hier, in bezug auf den Trainingsumfang (Serien), nicht weiter. ▪ Wir steigern einzig die Intensität, um die Kraft weiter verbessern zu können, indem wir in Richtung Standardmethode allmählich vorbereiten. ▪ Aufgrund der höheren Intensität bei submaximaler Ausbelastung benötigt unser Patient eine etwas längere Pause (= 2'30").
21.–22.	2 × pro Woche	maximal a) 70 kg b) 27 kg	12	4	3'	▪ Mittlerweile kann sich der Patient bei einer einwandfreien Übungsausführung maximal ausbelasten, da alle Hemmnisse (Schmerz, Ödem, Angst) beseitigt sind. Durch die Fähigkeit zur maximalen Ausbelastung muß die Intensität weiter angepaßt werden. ▪ Dies bedingt außerdem eine weitere Erhöhung der Pausendauer (3 Minuten).

Nach 13 Wochen des extensiven Muskelaufbautrainings hat sich der Patient durch die allmähliche Belastungssteigerung sehr gut an die Belastung adaptiert. Seine Muskelmasse ist nach diesen 26 TE im Rechts-links-Vergleich noch nicht ganz normotroph. Mit einem weiteren Muskelaufbautraining soll dies noch erreicht werden. Aufgrund der guten Belastbarkeit wechseln wir zur Standardmethode. Mit dieser Methode ist die beste Möglichkeit für normale Patienten erreicht, ihre Muskelmasse aufzubauen. Wir wählen zum weiteren Training die Standardmethode I mit 10 Wiederholungen.

Fortsetzung von Tabelle 9.36 Trainingsplan und Verlaufsdokumentation zum Muskelaufbau (Normalisierung der Muskelmasse und -kraft) bei Status nach einer VKB-Plastik

Behandlungsziel	Maßnahme	Technik/Anwendung/Methode	Dauer
Muskelaufbau (Normalisierung der Muskelmasse und -kraft)	Krafttraining mit Methoden der differenzierten Kraftentwicklung	Standard-MA-Methode I (dynamisch-kontinuierlich)	23.–28. Woche

Trainingsmittel: Langhantel

Übungen: Beidbeinige Kniebeuge mit Langhantel (Abb. Nr. 8.306)

Woche	TE	BI/AB	BD/Wdh	Serien	Pause	Bemerkungen
23.–25.	2 × pro Woche	maximal 30 kg	10	4	3'	▪ Die notierten Belastungsnormative zur Standardmethode I bleiben für unseren Patienten für die gesamte kommende Trainingszeit gleich. ▪ Ab jetzt führt der Patient eine beidbeinige Kniebeuge dynamisch von 0–100° Flexion aus. Diese absolviert der Patient zunächst mit einer geführten Langhantel. Wegen einer leichten Bewegungseinschränkung im OSG unterlegen wir einen Fersenkeil. ▪ Die Stabilisationsanforderungen steigen bei dieser Übung, weil im Unterschied zur Leg press die Hüfte und der Rumpf nicht mehr von einer Maschine unterstützt werden. Die Bewegung erfolgt gleichzeitig etwas funktioneller, da gegen die Schwerkraft und mit einer geschlossen Muskelkette gearbeitet wird.
26.–28.	2 × pro Woche	maximal 35 kg	10	4	3'	▪ In den drei letzten Wochen der Therapie sollte der Patient eine freie Kniebeuge unter Last absolvieren können. ▪ Akzentuiert erhöhen wir die Bewegungsgeschwindigkeit, um den Fasertyp IIb vermehrt mit einzubeziehen. ▪ Wegen der hohen koordinativen Anforderung (die Langhantel auf den Schultern hebt den Gesamtkörperschwerpunkt deutlich nach oben), welche die Kraftentwicklung beeinflussen, muß die Intensität etwas gesenkt werden. ▪ Der Patient erreicht nach 28 Wochen noch nicht ganz seine vorherige normale Muskelmasse. Er wird sein Training selbständig – eventuell in einem Fitneßstudio – fortsetzen.

Fortsetzung von Tabelle 9.36 Trainingsplan und Verlaufsdokumentation zum Muskelaufbau (Normalisierung der Muskelmasse und -kraft) bei Status nach einer VKB-Plastik

Behandlungsziel	Maßnahme	Technik/Anwendung/Methode	Dauer
Regenerationsförderung	Allgemeines dynamisches aerobes Ausdauertraining zur aktiven Erholung	Extensive kontinuierliche Dauermethode (allgemein-aerob-dynamisch)	8.–28. Woche

Trainingsmittel: Fahrradergometer, Eigener Körper

Übungen: a) Fahrradfahren b) Joggen

Woche	TE	BI/AB	BD/Wdh	Bemerkungen
8.–12.	2 × pro Woche	a) extensiv HF 120–130	15'	▪ Mit der achten Woche beginnt die Regenerationsförderung des Patienten durch das Ausdauertraining auf dem Fahrrad. Sein Auftrag lautet, sich selbständig mit einer Herzfrequenz von 120–130 Schlägen pro Minute zu belasten. Die Bewegung soll langsam (ca. 60 Umdrehungen pro Minute) und regelmäßig erfolgen.

Nach der zwölften Woche beginnt die zweite Phase des Stabilisationstrainings. Da die Inhalte des Trainings auf die Aktivierung der schnellen Typ-II-Fasern gerichtet ist, muß folgender Punkt beachtet werden:
Unser Patient soll sein vor zwölf Wochen operiertes Knie nicht ausschließlich nur bei langsamen Kraftentwicklungen stabilisieren können. Diese Fähigkeit erlernte er in der ersten Phase des Stabilisationstrainings mit dem Belastungstraining, und sogar das Muskelaufbautraining hat zur Stabilisationsfähigkeit beigetragen. Weil der Patient nun in der Lage sein sollte, auch Schnellkraftanforderungen im Sinne der Stabilisationsfähigkeit innerhalb von Bruchteilen einer Sekunde, wie es bei Sprüngen, Joggen, Treppe herabsteigen etc. der Fall ist, korrekt zu bewältigen, beginnt das Reaktivkrafttraining (DVZ). Wenn der Patient nun weiterhin zur Regeneration eine aerobe extensive zyklische Ausdaueraktivität bewältigt, aktiviert er in diesem Training v.a. die langsamen Typ-I-Fasern. Die beiden Entwicklungen sind also entgegengerichtet und es ist zu erwarten, daß sich die Effekte widersprechen und deshalb aufheben bzw. mindern. Dies gilt dann, wenn es dieselben Muskelgruppen betrifft. Wir sehen zwei Möglichkeiten zur Lösung dieses Problems: Entweder verlagert man das Regenerationstraining auf Muskelgruppen der oberen Extremität und des Schultergürtels. Zum Beispiel könnte mittels eines Armkurbelergometers ebenso das Herz-Kreislauf-System aktiviert werden. Man kann die beiden Trainingsformen der gleichen Muskulatur in Blöcken nacheinander alternierend organisieren (z. B. zwei Wochen Ausdauer/zwei Wochen Reaktivkraft etc.). Wir haben uns für die zweite Variante entschieden. Ab der zwölften Woche übt der Patient jeweils für zwei Wochen die „schnelle Stabilisation" und unterläßt in dieser Zeit das Regenerationstraining. Sind die zwei Wochen verstrichen, beginnt der Patient wieder mit dem Regenerationstraining und macht mit dem Stabilisationstraining eine Pause. Dieser Wechsel dauert wiederum nur zwei Wochen bis wieder erneut gewechselt wird. Wir vollziehen diese alternierende Form bis zum Ende des Stabilisationstrainings in der 26. Woche viermal (Abb. 9.16).

Tabelle 9.37 Trainingsplan und Verlaufsdokumentation zur Regeneration bei Status nach einer VKB-Plastik

Behandlungsziel	Maßnahme	Technik/Anwendung/Methode	Dauer
Regenerationsförderung	Allgemeines dynamisches aerobes Ausdauertraining zur aktiven Erholung	Extensive kontinuierliche Dauermethode (allgemein-aerob-dynamisch)	8.–28. Woche

Trainingsmittel: Fahrradergometer, Eigener Körper

Übungen: a) Fahrradfahren, b) Joggen

Woche	TE	BI/AB	BD/Wdh	Bemerkungen
15.–16.	2 × pro Woche	a) extensiv HF 100–120	10'	▪ In der dreizehnten Woche bildet sich beim Patienten, nach einem unerlaubten Versuch zu joggen, ein Reizerguß mit entsprechenden Schmerzen. Er mußte die Belastung unmittelbar abbrechen. ▪ Seine Beweglichkeit reduzierte sich wegen der beschriebenen Problematik spontan hydropsbedingt auf Flex/Ext 110°/0°/0°, hat sich aber bis zum jetzigen Zeitpunkt schon wieder recht gut verbessert (Flex/Ext 130°/0°/0°). ▪ Zur weiteren Beschleunigung der Ödemresorption fährt er wieder auf dem Fahrradergometer. Die Belastungsintensität ist zur Vermeidung weiterer intraartikulärer Reizungen gering (50 Watt), und die Bewegung soll nicht endgradig sein.
19.–20.	2 × pro Woche	b) extensiv HF 120–150	20'	▪ Die korrekte Stabilisationsfähigkeit für Sprünge und die Belastungsfähigkeit der Strukturen nimmt zu. Erste Versuche mit Joggen auf weichem Boden scheinen uns angebracht. Deshalb wechselt der Patient das Trainingsmittel und beginnt das Regenerationstraining mittels Joggen. ▪ Als Maßnahmen zur Vermeidung von weiteren Überlastungserscheinungen verwendet der Patient spezielle, individuell angepaßte Schuhe, läuft nur auf weichem Waldboden und „stützt" (psychologisch) sein Knie mit einer elastischen Binde. Mit diesen Maßnahmen wird eine gute Belastungsverträglichkeit erreicht.
23.–24.	2 × pro Woche	b) extensiv HF 120–150	10'–30'	▪ Allmählich kann er den Belastungsumfang von 10 auf 30 Minuten steigern. ▪ Mit zunehmendem Belastungsumfang variiert er seine Belastungsintensität zwischen HF 120 und 150 (Fahrtspiel).
27.–28.	2 × pro Woche	b) extensiv-intensiv HF 120–170	30'	▪ Als allmähliche Vorbereitung auf seine Hobbys (Skifahren, Fußballspielen als Fernziel) soll er seine Belastungsintensität in Richtung intensiv ausweiten. Auf der Basis einer eher extensiven Belastung steigert er innerhalb einer TE manchmal bis auf HF 170. Dies liegt immer noch unterhalb seiner anaeroben Schwelle, aber im für ihn intensiven aeroben Bereich. ▪ Mit zwei TE pro Woche und 30 Minuten Dauer erreicht er für seinen Fitneßanspruch eine gute Leistungsfähigkeit (Ausdauer = Ermüdungswiderstandsfähigkeit plus Regenerationsfähigkeit).

Fortsetzung von Tabelle 9.37 Trainingsplan und Verlaufsdokumentation zur Regeneration bei Status nach einer VKB-Plastik

Behandlungsziel	Maßnahme	Technik/Anwendung/Methode	Dauer
Stabilisation des Knies (Phase 1)	Krafttraining mit Methoden der komplexen Kraftentwicklung	Methode der geringen Krafteinsätze mit mittleren bis hohen Wiederholungszahlen (isometrisch-intermittierend)	3.–8. Woche

Trainingsmittel: Ball, eigener Körper, therapeutischer Widerstand

Übungen: Sitzen auf Ball mit Abstützen des betroffenen Beines auf dem Boden

Woche	TE	BI/AB	BD/Wdh	Serien	Pause	Bemerkungen
3.–4.	3 × pro Woche	gering	15 × 3" je Bewegungsrichtung	3	15"	■ Übung 1: Der Patient sitzt auf dem Ball und stützt mit dem betroffenen Bein auf dem Boden ab. Er hat den Auftrag, den Fuß und den Ball am gleichen Ort zu halten, ohne diese zu verrücken. Der Therapeut gibt am Ball einen alternierenden leichten Druck, einmal von lateral Richtung medial, das andere Mal in die umgekehrte Richtung. Wichtig ist also die Stabilisation des Knie- und Hüftgelenkes. ■ Übung 2 stellt eine Variante zu Übung 1 dar. Nur sitzt der Patient auf einem Stuhl und setzt den Fuß auf einen kleinen Gymnastikball. Der Therapeut gibt den Druck am Ball in alle möglichen Bewegungsrichtungen.
5.–6.	3 × pro Woche	gering	16 × 3" je Bewegungsrichtung	3	15"	■ Die Aufgabenstellung bleibt gleich wie in den Wochen vorher. Der Druck wird jetzt am Becken oder am Schultergürtel gegeben (PNF mit der Technik „Rhythmische Stabilisation").

Tabelle 9.38   Trainingsplan und Verlaufsdokumentation zur Stabilisation des Knies (Phase 1) bei Status nach einer VKB-Plastik

Behandlungsziel	Maßnahme	Technik/Anwendung/Methode	Dauer
Stabilisation des Knies (Phase 1)	Krafttraining mit Methoden der komplexen Kraftentwicklung	Methode der geringen Krafteinsätze mit mittleren bis hohen Wiederholungszahlen (isometrisch-intermittierend)	3.–8. Woche

Trainingsmittel: Ball, eigener Körper, therapeutischer Widerstand

Übungen: Sitzen auf Ball mit Abstützen des betroffenen Beines auf dem Boden

Woche	TE	BI/AB	BD/Wdh	Serien	Pause	Bemerkungen
7.–8.	3 × pro Woche	gering	15 × 3" je Bewegungsrichtung	3	15"	■ Die Aufgabenstellung bleibt noch immer gleich. Jetzt steht aber nur das betroffene Bein auf dem Boden, das andere wird leicht abgehoben.

Die sensomotorische Leistungsfähigkeit (Autostabilisation und Propriozeption) entspricht zu diesem Zeitpunkt dem zu erwartenden Niveau. Ab Woche neun kann das therapeutische Stabilisationstraining bis auf weiteres unterbrochen werden. Der Grund hierfür liegt einerseits im Muskelaufbautraining, welches als allgemeine Kraftentwicklung zu verstehen ist. Andererseits übt der Patient seit Woche acht die alltäglich-funktionelle Belastung. Hinzu kommt seine Autotherapie, in der er *Duckstanding* und *Duckwalking* mit adäquater Hüft- und Knieflexion übt, so daß in dieser Stellung die Ischiokruralmuskulatur ideal zur Kniestabilisation beiträgt. Während der 5. bis 9. Woche führt er dieses Training selbständig aus. Alle genannten Maßnahmen fördern die Stabilisation des Knies derzeit in ausreichendem Maß. Außerdem stabilisiert sich die Leistungsfähigkeit und steigt allmählich weiter an. Dies geschieht bis zu einem Niveau, das ein weiteres gezieltes Stabilisationstraining auf hohem Niveau notwendig macht.

Fortsetzung von Tabelle 9.38   Trainingsplan und Verlaufsdokumentation zur Stabilisation des Knies (Phase 1) bei Status nach einer VKB-Plastik

9.5 Trainingsplan für die postoperative Nachbehandlung bei Status nach vorderer Kreuzbandplastik

Behandlungsziel	Maßnahme	Technik/Anwendung/Methode	Dauer
Stabilisation des Knies (Phase 2)	Krafttraining mit Methoden der differenzierten Kraftentwicklung	Reaktivkraftmethode (DVZ)	13.–26. Woche

Trainingsmittel: Eigener Körper, Minitrampolin, Stufe (Höhe 10–15 cm)

Übungen: Diverse einbeinige Sprungübungen

Woche	TE	Bl/AB	BD/Wdh	Serien	Pause	Bemerkungen
13.	2 × pro Woche	mittel	ca. 15	4	30"	■ Alle folgenden Übungen werden als reaktive Muskelaktionsformen durchgeführt. Damit die Strukturen am Anfang nicht zu forciert belastet werden, gestalten wir die erste Woche mit vorbereitenden Belastungsformen. Dies geschieht im Rahmen der komplexen Kraftentwicklung mit einer relativ geringen Belastungsintensität, die nur in einem geringen Maß mit einer Reaktivkraftmethode (DVZ) zu vergleichen ist. ■ Der Patient hüpft auf dem betroffenen Bein auf dem Minitrampolin. Er beobachtet sich dabei im Spiegel und achtet auf Ausweichbewegungen und fehlerhafte Kniestabilität etc. Diese Bewegung wirkt im Sinne einer Schnellkraftentwicklung zunächst ohne DVZ-Auslösung. Er muß versuchen, das Bein beim Auftreffen auf das Tuch statisch zu stabilisieren. Würde er im Fuß, im Knie oder in der Hüfte nachgeben, ginge der Effekt der Schnellkraftentwicklung verloren. Als Variation erhöht oder verlangsamt er die Sprungfrequenz und verändert die Sprunghöhe von gering bis hoch. Das Minitrampolin hat zu Beginn der Rehabilitationszeit den Vorteil, daß die Kraftentwicklung nicht ganz so schnell und intensiv ist, wie das bei Schnellkraftübungen mit langsam bzw. schnell ausgelöstem DVZ, insbesondere bei Sprüngen auf dem Boden, der Fall wäre. Mit dem Minitrampolin kann im Idealfall sowieso nur ein langsamer DVZ ausgelöst werden.

↑ Zu diesem Zeitpunkt hatten wir den Eindruck, daß das Knie für länger andauernde Belastungen für impulsive Anforderungen für die Kniestabilisation noch nicht genügend vorbereitet ist. Trotzdem hat unser Patient zwanzig Minuten gejoggt, und aufgrund dieser Überbelastung hat er sich das Kniegelenk überreizt.

Woche	TE	Bl/AB	BD/Wdh	Serien	Pause	Bemerkungen
14.	2 × pro Woche	–	–	–	–	■ Auf Grund der in der letzten Woche erworbenen Reizung des operierten Knies muß das vorbereitende Reaktivkrafttraining abgeschwächt werden. Der Patient soll zur Unterstützung der Regeneration nur noch auf dem Minitrampolin leicht wippen, ohne zu springen. Intensitätsmäßig bewegt er sich dabei eher im extensiv-aeroben Bereich, denn er ist angehalten, keine Ermüdung und keine zusätzlichen Schmerzen zu provozieren.

Tabelle 9.39 Trainingsplan und Verlaufsdokumentation zur Stabilisation des Knies (Phase 2) bei Status nach einer VKB-Plastik

Woche	TE	BI/AB	BD/Wdh	Serien	Pause	Bemerkungen
17.–18.	2 × pro Woche	mittel	ca. 12	3 je Übung	30"	▪ Das Sprungtraining dient nicht nur der Schulung der Stabilisation des Knies. In dieser Phase der Rehabilitation absolviert der Patient schon relativ lange (seit sechzehn Wochen) intensive Kraftübungen mit MA-Methoden. Dies hat zur Folge, daß der Anteil der schnellen Typ-II-Fasern im M. quadriceps stark zurückgegangen ist. Mit dem Reaktivkrafttraining (DVZ), mittels Sprungübungen, aktiviert der Patient zu einem großen Teil die Typ-II-Fasern, was zu einer Verlagerung der Faserverteilung in Richtung anteilmäßiger Zunahme der Typ-II-Fasern führt. ▪ Generell haben wir für das reaktive Training drei Sprungarten bzw. Richtungen ausgesucht: a) vorwärts/rückwärts b) seitwärts (lateral/medial) c) Stufen von ca. 10–15 cm ▪ Nach der zweiwöchigen Vorbereitungszeit beginnen wir mit den ersten Kraftübungen. Zunächst noch ohne DVZ: Der Patient übt die Sprungrichtungen (a) und (b) dynamisch konzentrisch einbeinig. D. h., er steht statisch mit geringer Knieflexion und springt ohne Ausholbewegung durch Knieflexion auf eine weiche Matte (damit beim Landen kein hoher Kraftimpuls entsteht). ▪ In der kurzen Pause erholt sich der Patient aktiv durch leichtes beidbeiniges Wippen auf dem Minitrampolin.
21.–22.	2 × pro Woche	mittel	ca. 10	3 je Übung	1'	▪ Nun intensivieren wir das Stabilisationstraining damit, daß der Patient die Sprungübungen zur Auslösung des langsamen DVZ versucht: ▪ Die Sprungform bleibt gleich wie in der letzten Woche, nur kommt nach dem Einnehmen der statischen Position eine große exzentrische Ausholbewegung mit Knieflexion hinzu. Ihr folgt dann der konzentrische Sprung auf die Matte. ▪ Zur Verbesserung der Reaktivkraftausdauer, d. h. so lange wie möglich präzise den langsamen bzw. schnellen DVZ auszulösen, um selektiv die Typ-II-Fasern zu aktivieren, gilt als Abbruchkriterium für die Sprungübungen folgender Grundsatz: Von dem Moment an, wo der Eindruck entsteht, daß die Sprünge nicht mehr so spritzig gelingen, Pause machen. ▪ Die Intensität des statischen Impulses wird leicht dadurch erhöht, daß er auf dem horizontalen harten Boden springt. Dieser gibt nicht elastisch nach wie das Minitrampolin. Das Auftreffen auf den Boden muß also impulsartig erfolgen. Die Intensität kann man durch die Sprunghöhe regulieren. Unser Patient ist nach ungefähr 10 Sprüngen mittel ermüdet, erste leichte unkontrollierbare koordinative Mängel in bezug auf die Gelenksstabilität stellen sich ein.

Fortsetzung von Tabelle 9.39   Trainingsplan und Verlaufsdokumentation zur Stabilisation des Knies (Phase 2) bei Status nach einer VKB-Plastik

9.5 Trainingsplan für die postoperative Nachbehandlung bei Status nach vorderer Kreuzbandplastik

Woche	TE	Bl/AB	BD/Wdh	Serien	Pause	Bemerkungen
25.–26.	2 × pro Woche	mittel	ca. 10	3 je Übung	1'	▪ Die Steigerung in dieser Woche erfolgt dadurch, daß die Organisationsform zur Entwicklung schneller DVZ-Übungen realisiert wird: ▪ Der Patient soll jetzt einbeinig von einer ca. 10 cm hohen Stufe hinabspringen (schneller DVZ) und sofort dynamisch konzentrisch wieder auf eine vor ihm liegenden Stufe hinaufspringen. Oben angelangt dreht sich der Patient um und wiederholt diesen Vorgang nach einer kurzen Pause von ca. 6 Sekunden zehnmal. ▪ Hierbei zeigt unser Patient deutlich Angst vor der Belastung. Um diese zu überwinden, lassen wir ihn zunächst über kleine Hindernisse springen. Die Höhe der Hindernisse steigern wir allmählich bis sie in etwa die Höhe der Kiste erreichen. ▪ Allmählich gewinnt der Patient an Sicherheit, so daß er auch seitliche Sprünge auf die gleiche Weise versucht. ▪ Als weitere Intensitätssteigerung soll der Patient in der gleichen Art von der Kiste herunter- bzw. hinaufspringen, nun setzt er zusätzlich noch eine Betonung auf eine explosive konzentrische Phasenverstärkung, indem er unmittelbar nach der Landung nachdrückt und so höher springt. Mit zunehmender Stabilisationsfähigkeit haben wir die Höhe der Kiste allmählich bis auf 25 cm vergrößert und die Matte weggelassen.

Fortsetzung von Tabelle 9.39 Trainingsplan und Verlaufsdokumentation zur Stabilisation des Knies (Phase 2) bei Status nach einer VKB-Plastik

Umfang	Zielsetzung	Übungen	BI/AB	BD/Wdh	Serien	Pause	Bemerkungen
10'	**Einleitung** 1. Allgemeines Aufwärmen	Fahrradergometer	HF 120–130 bei 90 Watt	10'	–	–	■ Allgemeine dynamische extensive aerobe Belastung zur Anregung des Herz-Kreislauf-Systems und zur Erhöhung der zentralen wie peripheren Körpertemperatur.
5'	2. Verbesserung Muskelelastizität und Tonusregulation	Dehnen: ■ Ischiokruralmuskulatur ■ M. triceps surae	leichtes Dehngefühl	je 25"	3	15"	■ Der Patient dehnt selbständig seine ischiokrurale und Waden-Muskulatur. ■ Aufgrund der immer noch vorhandenen Bewegungseinschränkung (Flex/Ext 130°/0°/0°) läßt sich der M. quadriceps nicht mittels der üblichen Dehnübungen dehnen.
15'		■ M. quadriceps femoris ■ Kniegelenksmobilisation					■ Statt dessen wird dieser Muskel mit intensiven Knetungen durch den Therapeuten gelockert. Darüber hinaus wird die Flexionseinschränkung mittels passiver Mobilisation endgradig behandelt.
4'	**Hauptteil** 3. Stabilisation	Diverse einbeinige Sprungübungen	mittel	ca. 12	3 je Übung	30"	■ Die Sprungübungen dienen zur allmählichen Entwicklung der verbesserten Steuerung des reaktiven Reflexgeschehens (DVZ) und der Muskelelastizitätskomponente. Durch die Beschleunigung des neuromuskulären Zusammenspiels verbessert sich die Reaktionsfähigkeit der Muskulatur, was eine der Bedingungen zur aktiven Gelenkstabilisation ist. ■ Der Patient übt die Sprungrichtungen vorwärts/rückwärts und seitwärts dynamisch-konzentrisch. D. h., er steht statisch mit geringer Knieflexion und springt ohne Ausholbewegung durch Knieflexion auf eine weiche Matte (damit beim Landen kein DVZ entsteht). In der kurzen Pause erholt sich der Patient aktiv durch leichtes beidbeiniges Wippen auf dem Minitrampolin.

Tabelle 9.40 Detailtrainingsplan und Verlaufsdokumentation einer exemplarischen Therapieeinheit aus der 17. Behandlungswoche bei Status nach einer VKB-Plastik

Umfang	Zielsetzung	Übungen	BI/AB	BD/Wdh	Serien	Pause	Bemerkungen
3'	4. Vorbereitung Kraft	Leg press (Abb. Nr. 8.23)	40 kg mittel	15	2	1'	■ Energetische und neuromuskuläre Vorbereitung auf die kommende Belastung (spezielles Aufwärmen).
8'	5. Normalisierung der Muskelmasse und -kraft	Leg press (Abb. Nr. 8.23) Lockern, Dehnen des Agonisten und Antagonisten	65 kg submaximal	15	4	2'	■ Als Pausengestaltung nimmt der Patient wieder das Minitrampolin, auf dem er mit geringer (extensiv-aerober) Intensität wippt und auf diese Weise den M. quadriceps lockert. Die antagonistischen Hamstrings werden leicht gedehnt.
3'	6. Vorbereitung Kraft	Leg extension (Abb. Nr. 8.88)	15 kg mittel	15	2	1'	■ Energetische und neuromuskuläre Vorbereitung auf die kommende Belastung (spezielles Aufwärmen).
8'	7. Normalisierung der Muskelmasse und -kraft	Leg extension (Abb. Nr. 8.88) Lockern, Dehnen des Agonisten und Antagonisten	22 kg submaximal	15	4	2'	■ Als Pausengestaltung nimmt der Patient wieder das Minitrampolin, auf dem er mit geringer (extensiv-aerober) Intensität wippt und auf diese Weise den M. quadriceps lockert. Die antagonistischen Hamstrings werden leicht gedehnt.
10'	**Ausklang** 8. Abwärmen	Steigen auf Stepper	HF 120–130	10'	–	–	■ Mit einer extensiven aeroben Intensität leitet der Patient auf dem Stepper seine Regeneration ein.
4'	9. Evaluation	■ Mit dem Patienten bespricht der Therapeut die Wirksamkeit der besprochenen Maßnahmen zur Veränderung des Joggingverhaltens (spezielle, individuell angepaßte Schuhe, läuft nur noch auf weichem Waldboden und „stützt" [psychologisch] sein Knie mit einer elastischen Binde). Nach Aussage des Patienten tritt durch diese Anpassungen keine weitere Reizung des Knies auf.					
60'	10. Einleitung einer beschleunigten Regeneration	Saunagang		3	10'	15'	■ Da unser Patient ein bereits regelmäßiger Saunagänger ist, geht er unmittelbar nach der Therapie in seine private Sauna. Dies dient ihm neben allen physischen Vorteilen zur Entspannung und Erholung. Es aktiviert und erfrischt ihn.
130'							

Fortsetzung von Tabelle 9.40   Detailtrainingsplan und Verlaufsdokumentation einer exemplarischen Therapieeinheit aus der 17. Behandlungswoche bei Status nach einer VKB-Plastik

Literatur

Aebi, S., N. Hirt, J. Schaffer: Krafttraining bei chronischen LWS-Beschwerden – Ein Methodenvergleich zwischen Muskelaufbau- und Kraftausdauertraining. Diplomarbeit Feusi Physiotherapieschule Bern. Bern 1996.

Ahrend, E.: Sportmedizinische und -methodische Rehabilitationsprinzipien bei Wiederaufbau des Sportlers nach Sprunggelenkverletzungen. Medizin und Sport 1, 3 (1983) 67–70.

Albrecht, H.J.: Rheumatologie für die Praxis. Basel 1979.

Antonietti, F., R. Baumgartner: Funktionskrankheiten des Bewegungsapparates – Eine Einführung in die Theorie nach Brügger. Diplomarbeit Feusi Physiotherapieschule Bern. Bern 1992.

Appell, H.J., M. Cabric: Über den Einsatz der Elektrostimulation zur Muskelkräftigung in Therapie und Rehabilitation. Physikalische Therapie in Theorie und Praxis 8 (1987) 474-480.

Arns, W., A. Hüter: Krankengymnastik bei neurologischen Erkrankungen. München 1983.

Arvidsson, I., E. Eriksson: Postoperative TENS pain relief after knee surgery: objektive evaluation. Orthopaedics 9 (1986) 1346-1351.

Arvidsson, I., E. Eriksson, E. Knutsson et al.: Reduction of pain inhibition on voluntary muscle activation by epidural analgesia. Orthopaedics 9 (1986) 1415-1419.

Asmussen, E., O. Hansen, O. Lammert: The relation between isometric and dynamic muscle strength in man. Communications from testing and observation Institute of danish national association for infantile. Paralysis 20 (1960) 3.

Bachmann, W.: Physiotherapie bei umschriebenen Nervenläsionen. Pathophysiologische Grundlagen; Zielsetzung der Behandlung und Wahl der Maßnahmen in einem Konzept dargestellt. Diplomarbeit Feusi Physiotherapieschule Bern. Bern 1993.

Badtke, G.: Sportmedizinische Grundlagen der Körpererziehung und des sportlichen Trainings. Leipzig 1987.

Ballreich, R.: Grundlagen sportmotorischer Tests. Frankfurt 1970.

Ballreich, R., P. Brüggemann: Sportmotorische Leistungsdiagnostik aus der Sicht der 'Präventiven Biomechanik'. In: Cotta, H., H. Krahl, K. Steinbrück: Die Belastungstoleranz des Bewegungsapparates. Stuttgart 1980 (S. 65–72).

Banzer, W., D. Neumann, K. Pfeiffer: Die Bedeutung funktioneller Testverfahren zur Qualifizierung von Rehabilitationsprozessen. Med. Orth. Tech. 4 (1994) 166-169.

Banzer, W.: Medizinische Trainingstherapie. Manuelle Medizin (1996) 90-97.

Barnam, J.N.: Mechanical kinesiology. St. Louis 1978.

Baumgartner, R., P. Ochsner: Checkliste Orthopädie. Stuttgart 1983.

Bäumler, G., K. Schneider: Sportmechanik. München 1981.

Beckers, B.: PNF in der Praxis. Berlin 1993.

Benini, A., H. Pinkepank: Die Bedeutung der Physiotherapie in der Behandlung geschädigter peripherer Nerven. Medizinische Monatsschrift (1975) 248-250.

Boener, K., A. Dippold: Trainingseffekte am neuromuskulären System Kniegelenk. Physiotherapeut 10 (1991) 3-8.

Bogduk, N., L.T. Twomey: Clinical anatomy of the lumbal spine. Melbourne 1991.

Bohannon, R.W.: Hand-held compared isokinetic dynamometry for measurement of static knee extension torque (parallel reliability of dynamometers). Clin. Physiol. Meas. 11 (1990) 217-222.

Bosco, C., J.T. Viitasalo, P.V. Komi, P. Luthanen: Combined effect of elastic energy and myoelectrical potentiation during stretch-shortening cycle exercises. Acata Physiol. Scand. 114 (1982) 557–565.

British Medical Research Council: Aids to the investigation of peripheral nerve injuries. Her Majesty's stationary office. London 1943.

Brügger, A.: Funktionskrankheiten des Bewegungsapparates als biologische Manifestation einer Schonung. Physiotherapeut 12 (1991) 2-14.

Bührle, M., D. Schmidtbleicher: Komponenten der Maximal- und Schnellkraft. Sportwissenschaft 11, 1 (1981) 11-27.

Bührle, M.: Dimensionen des Kraftverhaltens und ihre spezifischen Trainingsmethoden. In: ders. (Hrsg.): Grundlagen des Maximal- und Schnellkrafttrainings. Schorndorf 1985 (S. 82-110).

Bührle, M., E. Werner: das Muskelquerschnittstraining der Bodybuilder. In: Bührle, M. (Hrsg.): Grundlagen des Maximal- und Schnellkrafttrainings. Schorndorf 1985, 199-212.

Bührle, M.: Maximalkraft – Schnellkraft – Reaktivkraft. Sportwissenschaft 19, 3 (1989) 311-325.

Butler, D.S.: The mobilisation of the nerval system. Edinbourgh 1991.

Cabri, J.M.H.: Isokinetic strength aspects of human joints and muscles. Crit. Rev. Biomed. Eng. 19, 2,3 (1991) 231–259.

Caillied; R.: Soft Tissue Pain and Disability. Philadelphia 1977.

Literatur

Carl, K.: Training und Trainingslehre in Deutschland. Theoretische und empirische Untersuchung zur Entwicklung des Trainings im 19. und 20. Jahrhundert – Dargestellt am Beispiel der Sportarten Kunstturnen und Leichtathletik. Schorndorf 1983.

Carl, K.: Trainingswissenschaft. In: Carl, K., D. Kayser, H. Mechling u. a. (Hrsg.): Handbuch Sport - Wissenschaftliche Grundlagen von Unterricht und Training. Bd. 1. Düsseldorf 1984 (S. 135-164).

Cometti, G.: Les méthodes modernes de musculation. Tome I: Donnée pratiques. Univ. de Bourgogne. Dijon 1988a.

Cometti, G.: Les méthodes modernes de musculation. Tome II: Donnée pratiques. Univ. de Bourgogne. Dijon 1988b.

Costill, D., E. Coyle, W. Fink et al.: Adaptations in skeletal muscle following strength training. Appl. Physiol. 46 (1979) 96-99.

Cotta, H.: Orthopädie. Stuttgart 1984.

Cotta, H., W. Heiperts, A. Hüter, G. Rompe: Krankengymnastik. Band 9: Neurologie. Stuttgart 1988.

Cotta, H., W. Heiperts, A. Hüter, G. Rompe: Krankengymnastik. Band 5: Orthopädie. Stuttgart 1990.

Cyriax, C.: Textbook of Orthopaedic Medicine. Vol. 1. Diagnosis of soft Tissue Lesions. London 1982.

Cyriax, C.: Textbook of Orthopaedic Medicine. Vol 2. Treatment by Manipulation, Massage and Injection. London 1984.

Cyriax, C.; P.J. Cyriax: Illustrated Manual of Orthopaedic Medicine. London 1983.

Daniels, L., M. Williams, C. Worthingham: Muskelfunktionsprüfung. Stuttgart 1966.

Daniels, L., C. Worthingham: Muskeltest – Manuelle Untersuchungstechniken. Stuttgart 1992.

Davies, G.J.: A compendium of isokinetics in clinical usage and rehabilitation techniques. La Crosse 1987.

Dejung, B.: Die Problematik des Bauchmuskeltrainings. Physiotherapeut 1 (1991) 17–21.

Delank, H.W.: Neurologie. Stuttgart 1991.

Delitto, A., M. Brown, M.J. Strube et al.: Electrical stimulation of quadriceps femoris muscle in an elite weight-lifter: a single subject experiment. Int. J. Sports Med. 10 (1989) 187-191.

Delitto, A., S. Rose, J.M. McKowen et al.: Electrical stimulation versus voluntary exercise in strengthening thigh musculatur after surgery. Phys. Therapy 68 (1988) 45-50.

Dietrich, I., F. Berthold, H. Brenke: Muskeldehnung aus sportmethodischer Sicht. Medizin und Sport 25 (1985) 52-57.

Dobrinski, P. G. Krakau, A. Vogel: Physik für Ingenieure. Stuttgart 1980.

Donskoi, D.: Grundlagen der Biomechanik. Berlin 1975.

Dorn, G.: Physik. Hannover 1971.

Duesburg F. A. Verdonck: Muskeltraining in der postoperativen Rehabilitation. In: Puhl, W.: Der Muskel. Uelzen 1989 (S. 103-110).

Duus, P: Neurologisch-topische Diagnostik. Stuttgart 1976.

Ebelt-Paprotny, G.: Propriozeptive Neuromuskuläre Faszilitation (PNF). In: Kolster, B., G. Ebelt-Paprotny, M. Hirsch: Leitfaden Physiotherapie – Befund, Techniken, Behandlung, Rehabilitation. Neckarsulm 1994 (S. 165–172).

Edwards, R.H., M. McDonald: Hand-held dynamometer for evaluation voluntary muscle funktion. Lancet 2 (1974) 757-758.

Eggli, D.: Maßstab für Kräfte. In: von Ow, D., G. Hüni (Hrsg.): Muskuläre Rehabilitation. Erlangen 1989a (S. 86-98).

Eggli, D.: Maßvolles Training – Einsatz isokinetischer Systeme. In: von Ow, D., G. Hüni (Hrsg.): Muskuläre Rehabilitation. Erlangen 1989b (S. 117-124).

Egkher, E., T. Bochandansky, U. Kroitzsch, U., A. Schultz: Der Patellaschmerz beim jugendlichen Leistungssportler – taktisches Vorgehen hinsichtlich therapeutischer Maßnahmen. In: Spintge, R., R. Droh: (Hrsg.): Schmerz und Sport. Interdisziplinäre Schmerztherapie in der Sportmedizin. Berlin 1988 (S. 59-70).

Ehlenz, H., M. Grosser, E. Zimmermann u. a.: Krafttraining. München 1991.

Eickhof, C.: Gesichtspunkte der krankengymnastischen Therapie bei peripherer Nervenschädigung. Krankengymnastik (1980) 507-509.

Erikkson, E., T. Häggmark: Effect of electrical stimulation on human skeletal muscle. Int. J. Sports Med. 7 (1979) 169–171.

Fahrer, H., H.U. Rentsch, N.J. Gerber, C. Beyeler, C.W. Hess, B. Gruenig: Knee joint effusion and reflex inhibition of quadriceps muscle – a bar to effective retraining. J. Bone Joint Surg. 70B (1988) 635-638.

Faugli, H.P.: Medizinische Trainingstherapie nach Holten. Physiotherapeut 7 (1993) 18-21.

Faugli, H.P.: Medical exercise therapy. Oslo 1996.

Feldenkrais, M.: Bewusstheit durch Bewegung. Frankfurt 1992.

Fidelius, K.: Biomechanische Parameter der oberen Extremitäten. Warschau 1971.

Frank, M.: Technische Mechanik für Ingenieurschulen, Band I. Dresden 1974.

Freiwald, J., M. Engelhardt: Aspekte der Trainierbarkeit nach schwerwiegender Operation (Ersatzplastik des vorderen Kreuzbandes). In: Brack, R., A. Hohmann, H. Wieland (Hrsg.): Trainingssteuerung – Konzeptionelle und trainingsmethodische Aspekte. Stuttgart 1994 (S. 323-328).

Frey, T., R. Stauffer, G. Streich: Russische Stimulation – Eine empirische Untersuchung des elektroneuromuskulären Stimulationseffektes auf unterschiedliche Muskelkraftarten und Muskelhypertrophie. Diplomarbeit Schule für Physiotherapie Inselspital, Bern 1996.

Fridén, J., J. Seger, M. Sjöström, B. Ekblom: Adaptive response in human skeletal muscle subjected to prolonged eccentric training. Int. J. Sports Med. 4 (1983b) 177–183.

Friedli, T., S. Vögele: Die Langhantel – Ein Hilfsmittel für die postoperative Kräftigung der unteren Extremität. Diplomarbeit Physiotherapieschule Insel. Bern 1996.

Froböse, I.: Apparatives Muskeltraining im Rahmen der Trainingstherapie bei Sport- und Unfallverletzungen. Krankengymnast 44, 6 (1992) 738-743.

Literatur

Froböse, I.: Isokinetisches Training in Sport und Therapie: Steuerung des Trainingsaufbaus nach Sport- und Unfallverletzungen. St. Augustin 1993.

Fukunaga, T., H. Philippi, W. Hollmann: Über die Beziehung zwischen statischer Arbeit, Kraftleistung und Durchblutung. Sportarzt u. Sportmed. (1976) 181.

Fulton, M.N.: Paper: Spinal Rehabilitation (Part 1). Gainsville 1993.

Gardiner, M.D.: The principles of exercise therapy. London 1975.

Geiger, U., C. Schmid: Rehatrain – Ein diagnosespezifisches Gesamtkonzept. Kurs I: Obere Extremität, Kurs II: Rumpf und Wirbelsäule, Kurs III: Untere Extremität. Basel 1991.

Gerber, I., S. Lüthi: Kraftausdauertest der Rumpfmuskulatur – Überprüfung der Aussagekraft. Diplomarbeit Schule für Physiotherapie Inselspital, Bern 1997.

Gibson, J.N., W.L. Morrison, C.M. Scrimgeour et al.: Effects of therapeutic percutanous electrical stimulation of atrophic human quadriceps on muscle composition, protein syntheses and contractile properties. Eur. J. Clin. Invest. 19 (1989) 206–212.

Gollhofer, A.: Komponenten der Schnellkraftleistungen im Dehnungs-Verkürzungszyklus. Erlensee 1987.

Gollhofer, A., D. Schmidtbleicher, V. Dietz: Regulation of muscle stiffness in human locomotion. Journal of Sports Med. 5 (1984) 156-159.

Grimby, G.: Orthopädische Aspekte des Krafttrainings. In: Komi, P.V. (Hrsg.): Kraft und Schnellkraft im Sport. Köln 1994 (S. 333-349).

Grosser, M., H. Ehlenz, E. Zimmermann: Richtiges Muskeltraining – Grundlagen und Trainingsprogramme. München 1984.

Grosser, M., H. Hermann, F. Tusker, F. Zintl: Die sportliche Bewegung. Anatomische und biomechanische Grundlagen. München 1987.

Grosser, M., S. Starischka: Konditionstests. München 1989.

Grosser, M., F. Zintl: Training der konditionellen Fähigkeiten. Studienbrief der Trainerakademie Köln des Deutschen Sportbundes. Schorndorf 1994.

Grosser, M., F. Tusker: Methoden der Kraftdiagnostik. Sportorthopädie – Sporttraumatologie 11.3 (1995) 142-145.

Gubler B., M. Hildebrandt: Interferenz versus Niederfrequenz. Diplomarbeit Schule für Physiotherapie Inselspital. Bern 1991.

Gustavsen, R., R. Streeck: Trainingstherapie – im Rahmen der Manuellen Medizin. Prophylaxe und Rehabilitation. Stuttgart 1991.

Häring, R., H. Zilch: Chirurgie mit Repertorium. Stuttgart 1988.

Harre, D. (Red.): Trainingslehre. Einführung in die Theorie und Methodik des sportlichen Trainings. Berlin 1977.

Hartard, M., P. Haber, D. Hieva u. a.: Präventiver und therapeutischer Wert von Krafttraining bei Osteoporose. Sportorthopädie – Sporttraumatologie 11.3 (1995) 160–166.

Hartogh, H. (Hrsg.): 1. Internationaler Kongreß der Sportphysiotherapie – Prävention und Rehabilitation im Sport. Erlangen 1986.

Hassan, S.E.A.: Über die Trainierbarkeit der Maximalkraft bei 7-13jährigen Kindern. Dissertation Deutsche Sporthochschule Köln. Köln 1990.

Heck, H.: Energiestoffwechsel und medizinische Leistungsdiagnostik. Schorndorf 1990.

Hedin-Anden, S.: PNF – Grundverfahren und funktionelles Training. Stuttgart 1994.

Heinold, M.: Krafttraining und Kraftdiagnostik in der Rehabilitation neuromuskulär Erkrankter. In: Brack, R., A. Hohmann, H. Wieland (Hrsg.): Trainingssteuerung – Konzeptionelle und trainingsmethodische Aspekte. Stuttgart 1994 (S. 307-309).

Herbeck, B: Aufbautraining nach Muskelverletzung. In: Puhl, W.: Der Muskel. Uelzen 1989 (S. 68-70).

Hess, H.: Arthrose durch Sport? In: Cotta, H., H. Krahl, K. Steinbrück (Hrsg.): Die Belastungstoleranz des Bewegungsapparates. Grundlagenforschung in der Sportmedizin. 3. Heidelberger Orthopädie-Symposium. Stuttgart 1980 (S. 235–240).

Hess, H.: Sportverletzungen. München 1985.

Hinrichs, H.U.: Sportverletzungen. Reinbek 1986.

Hinrichs, H.U.: Sportverletzungen – Vorbeugen, Erste Hilfe und Wiederherstellung. Studienbrief der Trainerakademie Köln des Deutschen Sportbundes – Nr. 7. Schorndorf 1989.

Hollmann, W., T. Hettinger: Sportmedizin – Arbeits- und Trainingsgrundlagen. Stuttgart 1980.

Hollmann, W., T. Hettinger: Sportmedizin – Arbeits- und Trainingsgrundlagen. Stuttgart 1990.

Hopf, H.C.: Einfluß der Nachbehandlung auf die Nervenregeneration. Melsunger Med. Mitteilungen (1972) 149.

Hopf, H.C.: Konservative Therapie und Rehabilitation der Lokalerkrankungen peripherer Nerven. Akt. Neurol. (1974) 38-40.

Hopf, H.C.: Konservative Therapie der Schädigung peripherer Nerven. Therap. Umsch. (1975) 436-438.

Hopf, H.C., K. Pöck, H. Schliack: Neurologie in Praxis und Klinik. Stuttgart 1986.

Hoppeler, H.: Die Morphologie der menschlichen Skelettmuskulatur und ihre Anpassungsfähigkeit an unterschiedliche Trainingsbedingungen. Sportverletzung – Sportschaden 2 (1987) 71–75.

Hoppeler, H.: Kraft- und Ausdauertraining – Funktionelle und strukturelle Grundlagen. In: Puhl, W.: Der Muskel. Uelzen 1989 (S. 9-16).

Hoppenfeld, S.: Physical examination of the spine and the extremities. New York 1976.

Ikai, M., A.H. Steinhaus: Some factors modifying the expression of human strenght. J. Appl. Physiol. 16 (1961) 157.

Jakowlew, N.: Biochemische Adaptationsmechanismen der Skelettmuskulatur an erhöhte Aktivität. Medizin und Sport 15 (1975) 132-139.

Janda, V.: Muskelfunktionsdiagnostik – Muskeltest, Untersuchung verkürzter Muskeln, Untersuchung der Hypermobilität. Berlin 1979.

Janda, V.: Muskelfunktionsdiagnostik – Muskeltest, Untersuchung verkürzter Muskeln, Untersuchung der Hypermobilität. Berlin 1986.

Janda, V.: Manuelle Muskelfunktionsdiagnostik. Berlin 1994.

Jensen, J.E., R.C. Conn, G. Hazelrigg et al.: The use of transcutaneous neural stimulation and isokinetic testing in arthroscopic knee surgery. Amer. J. of Sports Med. 13 (1985) 27-33.

Jonath, U. (Hrsg.): Lexikon Trainingslehre. Reinbeck 1988.

Jones, A. : The lumbar Spine, the cervical Spine and the Knee. Ocala 1993.

Kapandji, I.A.: The Physiology of the Joints. Vol. 2. Edinburgh 1970.

Kapandji, I.A.: Funktionelle Anatomie der Gelenke. Stuttgart 1985.

Kayser, D.: Fitneß. In: Röthig, P. (Red.) Sportwissenschaftliches Lexikon. Schorndorf 1983. (S. 134).

Kendall, H.O., G.E. Kendall: Muscles, Testing and Function. Baltimore 1971.

Keul, J., A. Berg: Energiestoffwechsel und körperliche Leistung. In: Hollmann, W.: Zentrale Themen der Sportmedizin. Berlin 1986 (S. 196 – 244).

Kirwan, J., P. Clarkson, J. Graves et al.: Levels of serum creatin kinase and myoglobin in woman after two isometric exercise conditions. Europ. J. Appl. Physiol. 55 (1986) 330-333.

Klee, A.: Haltung, muskuläre Balance und Training – Die metrische Erfassung der Haltung und des Funktionsstandes der posturalen Muskulatur – Möglichkeiten der Haltungsbeeinflussung durch funktionelle Dehn- und Kräftigungsübungen. In: Brack, R., A. Hohmann, H. Wieland (Hrsg.): Trainingssteuerung – Konzeptionelle und trainingsmethodische Aspekte. Stuttgart 1994 (S. 311-316).

Kolster, B.: Medizinische Trainingstherapie (MTT). In: Kolster, B., G. Ebelt-Paprotny, M. Hirsch (Hrsg.): Leitfaden Physiotherapie – Befund, Techniken, Behandlungen, Rehabilitation. Stuttgart 1994 (S. 618-636).

Kovarik, J.: Erfahrungen mit exzentrischem Training an Kraftmaschinen. In: Brack, R., A. Hohmann, H. Wieland (Hrsg.): Trainingssteuerung – Konzeptionelle und trainingsmethodische Aspekte. Stuttgart 1994 (S. 317 – 322).

Kramer, J.F.: Effect of electrical stimulation durrent frequencies on isometric knee extension torque. Physical Therapy 1 (1987) 31-38.

Kubli Lanz, D.: Warum auch Läufer Muskeln zeigen sollten. Läufer 11 (1995) 46-48.

Kuner, E., V. Schlosser: Traumatologie. Stuttgart 1988.

Kunz, H.R., W. Schneider, H. Spring u. a.: Krafttraining – Theorie und Praxis. Stuttgart 1990.

Lecsko, S., F. Varisco: Kardiovaskuläre und metabolische Beanspruchung beim Krafttraining. Ein Vergleich der physiologischen Parameter Blutdruck, Herzfrequenz und Blutlaktat während eines Muskelaufbautrainings und eines submaximalen Kraftausdauertrainings. Diplomarbeit Physiotherapieschule Bern. Bern 1996.

Lehnertz, K.: Molekularmechanische Grundlagen der Muskelkraft bei Schlagbewegungen. Leistungssport 14, 5 (1984) 27-34.

Lehnertz, K.: 'Kraftempfindungstraining' als Mittler zwischen Kraft und Techniktraining. In: Mechling, H., J. Schiffer, K. Carl (Red.): Theorie und Praxis des Techniktrainings. Köln 1988a (S. 109 – 123).

Lehnertz, K.: Muskelkraft und Bewegungsleistung – magnetische Aspekete. Leistungssport 18, 1 (1988b) 48-50.

Lenz, M.: Rehabilitation nach Operation an der Wirbelsäule. Physiotherapie 10 (1993) 14-16.

Letzelter, H., M. Letzelter: Krafttraining. Theorie – Praxis – Methoden. Reinbeck 1986.

Lewit, K.: Manuelle Medizin im Rahmen der medizinischen Rehabilitation. München 1984.

Liesen, H.: Die Bedeutung trainingsbegleitender leistungsphysiologischer Untersuchungen in der Vorbereitung auf die Olympischen Spiele. In: Hartogh, H. (Hrsg.): 1. Internationaler Kongreß der Sportphysiotherapie – Prävention und Rehabiliation im Sport. Erlangen 1986 (S. 178-192).

Liesen, H.: Neue Aspekte zur sportmedizinisch orientierten Trainingssteuerung. In: Brack, R., A. Hohmann, H. Wieland (Hrsg.): Trainingssteuerung – Konzeptionelle und trainingsmethodische Aspekte. Stuttgart 1994 (S. 74-85).

Liesen, H.: Baum, M.: Sport und Immunsystem. Hippokrates Verlag, Stuttgart 1997.

Lorenz, R., D. Jeschke: Humorale Veränderungen bei Kraftbelastungen und im Krafttraining. Sportorthopädie – Sporttraumatologie 11.3 (1995) 153 – 159.

Mader, A.: Der Mechanismus der aktiven strukturellen Belastungsanpassung auf zellulärer Ebene – Praktische Konsequenzen eines theoretischen Konzepts. In: Brack, R., A. Hohmann, H. Wieland (Hrsg.): Trainingssteuerung – Konzeptionelle und trainingsmethodische Aspekte. Stuttgart 1994 (S. 169-170).

Maitland, G.D.: Manipulation der peripheren Gelenke. Berlin 1988.

Maitland, G.D.: Manipulation der Wirbelsäule. Berlin 1991.

Maitland, G.D.: Manipulation der Wirbelsäule. Berlin 1994.

Malewski, E., D. Barwich, D., H. Weicker: Belastungshypermyoglobinämie bei Sportlern unterschiedlicher Disziplinen – Eine vergleichende Studie. In: Mellerowicz, H. (Hrsg.): Training und Sport zur Prävention und Rehabiliation in der technisierten Umwelt. 1985 (S. 405-410).

Martin, D.: Grundlagen der Trainingslehre. Teil 1: Die inhaltliche Struktur des Trainingsprozesses. Schorndorf 1979.

Martin, D., K. Carl, K. Lehnertz: Handbuch Trainingslehre. Schorndorf 1993.

Mentzer, M.: Heavy duty. Muscle & Fitness 41 (1980) 5 – 12.

Morrisey, M.C.: Reflex inhibition of thigh muscles in knee injury. Causes and treatment. Sports Med. 7 (1985) 263-276.

Mucha, C., H. Frouse, B. Nöring: Zur differenzierenden Übungstherapie der Peronaeusparese. Krankengymnast 36 (1984) 90-92.

Mühlfriedel, B.: Trainingslehre. Frankfurt 1979.

Müller, H.R.; R. Gräfe: Grundriss der Physik für Mediziner und medizinische Berufe. Thun 1978.

Müller, E., A. Koller, E. Artner-Dworzak u. a.: Zur Trainingssteuerung im Krafttraining – Myoglobin und Creatinkinasekonzentration nach exzentrischen und konzentrischen Trainingsbelastungen. Österreichische Zeitschrift für Sportwissenschaft 1 (1990) 72-84.

Müller, K.J.: Explosivkraft – Eine generelle oder spezifische Eigenschaft. In: Bührle, M. (Hrsg.): Grundlagen des Maximal- und Schnellkrafttrainings. Schorndorf 1985 (S. 144-160).

Mumenthaler, M.: Charakteristische Krankheitsbilder nicht unmittelbar traumatischer peripherer Nervenschäden. Nervenarzt (1974) 61-63.

Mumenthaler, M.: Kompressionssyndrome peripherer Nerven: Diagnose und Klinik. Akt. Neurol. u. Psych. (1978) 3–5.

Mumenthaler, M.: Neurologie. Stuttgart 1990.

Mumenthaler, M., H. Schliack: Läsionen peripherer Nerven. Stuttgart 1987,

Nagel, P., U. Frick, B. Herbek u. a.: Der Vergleich zwischen konzentrischer und exzentrisch/konzentrischer isokinetischer Arbeitsweise hinsichtlich des Muskelaufbaus im Rehabilitationsprozeß nach Knieverletzungen. In: Bernett, P., D. Jeschke (Hrsg.): Sport und Medizin – Pro und Kontra. 32. Deutscher Sportärztekongreß. München 1991 (S. 313-315).

Neef, P., M. Caimi: Chronische Kreuzschmerzen: Funktionsdiagnostik und Therapie mit dem MedX-System. Gesellschaft für medizinische Kräftigungstherapie (GMTK). Kanzleistrasse 126, 8006 Zürich (ohne Jahr).

Neumaier, A.: Sportmotorische Tests in Unterricht und Training. Grundlagen der Entwicklung, Auswahl und Anwendung motorischer Testverfahren im Sport. Schorndorf 1983.

Niethard, F.U., J. Pfeil: Orthopädie. Stuttgart 1989.

Nix, W.: Der periphere Nerv. Rheineck 1991a.

Nix, W.: Nerv, Muskel, Schmerz. Heidelberg 1991b.

Nöcker, J.: Physiologie der Leibeserziehung. Stuttgart 1976.

Noth, J.: Neurophysiologische Aspekte der Muskelelastizität. In: Bührle, M. (Hrsg.): Grundlagen des Maximal- und Schnellkrafttrainings. Schorndorf 1985 (S. 238–253).

Ombregt, L., P. Bisschop, H.J. Ter Veer, T. van de Velde: A System of Orthopaedic Medicine. London 1995.

Pambus, B.: Die Muskelleistung als Intensitätsparameter im Krafttraining – Untersuchung der Muskelleistungsschwelle zur Festlegung des individuellen Kraftniveaus und ihre Anwendung in der Trainingspraxis. Theorie und Praxis der Psychomotorik; Band 12. Gesamthochschulbibliothek Kassel. Kassel 1992.

Prager, G.: Funktionsgymnastik. In: Carl, K., J. Schiffer (Red.): Zur Praxis des Sprungkrafttrainings. Köln 1986 (S. 87-101).

Puhl, W., W. Noack, H.P. Scharf u. a.: Isokinetisches Muskeltraining in Sport und Rehabilitation. Erlangen 1991.

Radlinger, L.: Lokale Kraftausdauer – Theoretische und empirische Untersuchungen leistungsbestimmender Parameter. Dissertation Deutsche Sporthochschule Köln. Köln 1987.

Reichel, H.S.: Der kontralaterale Transfer zur Verhinderung von Muskelatrophien bei Immobilisation. In: Puhl, W.: Der Muskel. Uelzen 1989 (S. 45-50).

Röcker, L., H. Stoboy: Beziehung zwischen Kraft und statischer Ausdauer unter Motivationsbedingungen. Med. Sachverst. 7 (1970) 849.

Rohen, J.W.: Funktionelle Anatomie des Nervensystems. Stuttgart 1978.

Rohmert, W.: Untersuchung statischer Haltearbeit in achtstündigen Arbeitsversuchen. Int. Z. angew. Physiol. 19 (1961) 35.

Rohmert, W.: Untersuchung über Muskelermüdung und Arbeitsgestaltung. REFA e.V. Darmstadt 1962.

Roxin, L.E., P. Venge, G. Friman: Variations in serum myoglobin after a 2–min isokinetic exercise test and the effects of training. Europ. J. Appl. Physiol. 53 (1984) 45-47.

Saziorski, W., A. Aruin, W. Selujanow: Biomechanik des menschlichen Bewegungsapparates. Berlin 1984.

Schiffer, H.: Physiologische, psychologische und trainingsmethodische Aspekte des Auf- und Abwärmens. Köln 1995.

Schliack, H.: Verletzungen peripherer Nerven. Melsunger Med. Mitteilungen (1972) 123-125.

Schmid, C., U. Geiger: Rehatrain – Übungen mit dem Theraband. Stuttgart 1997.

Schmidtbleicher, D., V. Dietz, J. Noth u. a.: Auftreten und funktionelle Bedeutung des Muskeldehnungsreflexes bei Lauf- und Sprintbewegungen. Leistungssport 8 (1978) 480-490.

Schmidtbleicher, D.: Strukturanalyse der motorischen Eigenschaft Kraft. Leichtathletik 35, 30 (1984) 1785-1792.

Schmidtbleicher, D.: Klassifizierung der Trainingsmethoden im Krafttraining. Lehre der Leichtathletik 24 (1985a) 25-30.

Schmidtbleicher, D.: Diagnose des Kraftverhaltens und Trainingssteuerung im Krafttraining. Lehre der Leichtathletik 3 (1985b) 107–110.

Schmidtbleicher, D., A. Gollhofer: Einflußgrößen des reaktiven Bewegungsverhaltens und der Bedeutung für die Sportpraxis. In: Bührle, M. (Hrsg.): Grundlagen des Maximal- und Schnellkrafttrainings. Schorndorf 1985 (S. 271-281).

Schmidtbleicher, D.: Neurophysiologische Aspekte des Sprungkrafttrainings. In: Carl, K., J. Schiffer (Hrsg.): Zur Praxis des Sprungkrafttrainings. Dokumentation eines Workshops vom 5.-7.12.1985 in Köln. Köln 1986 (S. 56-72).

Schmidtbleicher, D.: Motorische Beanspruchungsform Kraft. Deutsche Zeitschrift für Sportmedizin 38, 9 (1987) 356-377.

Schmidtbleicher, D.: Zum Problem der Definition des Begriffs Kraftausdauer. In: Carl, K., S. Starischka, H.M. Stork (Hrsg.): Kraftausdauertraining. Köln 1989 (10-30).

Schmidtbleicher, D., G. Hemmling: Die Auswirkungen einer neuartigen Krafttrainingsmethode auf die Komponenten des Kraftverhaltens und deren neuromuskuläre und metabolische Einflußgrößen. In: Carl, K., H. Mechling, K. Quade u. a. (Hrsg.): Krafttraining in der sportwissenschaftlichen Forschung. Köln 1992 (S. 297–307).

Schmidtbleicher, D.: Konzeptionelle Überlegungen zur muskulären Rehabilitation. Med. Orth. Techn. 114, 4 (1994) 170-173.

Schmidtbleicher, D., G. Hemmling: Neue Tendenzen in der Trainingswissenschaft: Kraft und Schnelligkeit. In: Brack, R., A. Hohmann, H. Wieland (Hrsg.): Trainingssteuerung – Konzeptionelle und trainingsmethodische Aspekte. Stuttgart 1994 (S. 86-102).

Scholz, A.: Stabilisations- und Koordinationsübungen. Krankengymnast 46, 5 (1994) 614-618.

Schröder, J.M.: Zur Feinstruktur der Degeneration und Regeneration im peripheren Nerven. Melsunger Med. Mitteilungen (1972) 37-39.

Schwarzenegger, A.: Bodybuilding für Männer. München 1983.

Seel, F.: Script Biomechanik. Basel 1986.

Shephard, R.J., P.O. Astrand (Hrsg.): Ausdauer im Sport. Köln 1993.

Skinner, J.S.: Rezepte für Sport und Bewegungstherapie – Belastungsunter-suchungen und Aufstellung von Trainingsprogrammen beim Gesunden und Kranken. Köln 1989.

Spencer, J.D., K.C. Hayes, I.J. Alexander: Knee joint effusion and quadriceps reflex inhibition in man. Arch. Phys. Med. Rehabil. 65, 4 (1984) 171–177.

Spintge, R., R. Droh (Hrsg.): Schmerz und Sport – Interdisziplinäre Schmerztherapie in der Sportmedizin. Berlin 1988.

Spring, H., H.R. Kunz, W. Schneider u. a.: Kraft – Theorie und Praxis. Stuttgart 1988.

Spring, H., U. Illi, H.R. Kunz u. a.: Dehnungs- und Kräftigungsgymnastik. Stuttgart 1990.

Spring, H., H.R. Kunz, W. Schneider u. a.: Kraft – Theorie und Praxis. Stuttgart 1990.

Steck, U., K. Bös, G. Wydra: Effektivität und Akzeptanz verschiedener Trainingsprogramme zur Verbesserung der Kraftfähigkeiten für den Bereich der Rumpfmuskulatur – Ein empirischer Vergleich von apparativen (David-Trainingsgeräten) und nicht apparativen Programmen. In: Brack, R., A. Hohmann, H. Wieland (Hrsg.): Trainingssteuerung – Konzeptionelle und trainingsmethodische Aspekte. Stuttgart 1994 (S. 293-298).

Stemper, T., B. Spanke, F. Beuker: Auswirkungen eines dreimonatigen Muskelaufbautrainings auf antrophrometrische, sportphysiologische und -motorische Parameter. In: Bernett, P., D. Jeschke (Hrsg.): Sport und Medizin – Pro und Kontra. 32. Deutscher Sportärztekongreß. München 1991 (S. 638–640).

Stoboy, H.: Das Krafttraining und seine Bedeutung zu verschiedenen Sportarten. Sportwissenschaft 14 (1984) 9-31.

Stock, H.: Rehabilitatives Krafttraining nach Knieverletzungen. In: Brack, R., A. Hohmann, H. Wieland (Hrsg.): Trainingssteuerung – Konzeptionelle und trainingsmethodische Aspekte. Stuttgart 1994 (S. 310).

Stokes, M., A. Young: The contribution of reflexinhibition to arthrogenous muscle weakness. Clinical Science 67 (1984) 7-14.

Stoll, T., P. Brühlmann, G. Stuckl et al.: Muscle strenght assessment in polymyositis and dermatomyosis evaluation of the reliability and clinical use of a new, quantitative, easily applicable method. J. Rheumatol. 22 (1995) 473-477.

Stone, M, H. O'Bryant: Weight Training. Edina 1987.

Stör, M., B. Riffel: Nerven- und Nervenwurzelläsionen. Weinheim 1988.

Sullivan, P., P. Markos, R. Minor: PNF – Ein Weg zum therapeutischen Üben. Stuttgart 1994.

Sunderland, S.: Nerves and nerves injuries. Edinburgh 1978.

Tackmann, W., H.P. Richter, M. Stör: Kompressionssyndrome peripherer Nerven. Berlin 1989.

Tesch, P.A.: Acute and long-term metabolic changes consequent to heavy resistance exercise. Med. and Scie. Sports and Exercise 26 (1987) 67–87.

Thegeder, H.: Hämodynamische Reaktionen bei älteren Patienten auf unterschiedliche Kraftbeanspruchungen und die therapeutischen Konsequenzen für stationäres und ambulantes Rehabilitationstraining. Krankengymnast 46, 11 (1994) 1480-1484.

Thümler, P., P. Schütt: Engpaßsyndrome peripherer Nerven. Neurol. u. Psych. Therap. (1978) 57-59.

Tittel, K.: Beschreibende und funktionelle Anatomie des Menschen. Stuttgart 1978.

Tittel, K.: Beschreibende und funktionelle Anatomie des Menschen. Stuttgart 1985.

Toendury, S., C. von Zeerleder: Muskelaufbau im Trainingsvergleich – Satztraining versus Sequenztraining. Diplomarbeit Physiotherapieschule Insel Bern. Bern 1996.

Tritschler, T., W. Schneider, J.C. Steens, R. van de Velde: Untersuchung und Behandlung der Extremitätengelenke – Testung und Dehnung der verkürzten tonischen Muskulatur. Kursskriptum Schweizerische Arbeitsgruppe für Manuelle Therapie (SAMT). Schaffhausen 1992.

Verdonck, A., F. Duesberg: Möglichkeiten und Grenzen der isokinetischen Trainingssteuerung in der Sport-Rehabiliation. In: Spintge, R., R. Droh (Hrsg.): Schmerz und Sport. Interdisziplinäre Schmerztherapie in der Sportmedizin. Berlin 1988 (S. 26–32).

Verdonck, A., J. Francke: Elastische Trainingsbänder und ihr Dehnungsverhalten. Krankengymnastik 46, 6 (1994) 755-762.

Voss, D., L. Ionta, S. Myers: Propriozeptive neuromuskuläre Faszillitation. Stuttgart 1987.

Waller, R.O., N. Cervos: Pathologie of the peripheral Nerves. Butterworths 1976.

Weider, J.: Bodybuilding. The Weider Approach. Chicago 1981.

Weineck, J.: Sportbiologie. Erlangen 1986.

Weineck, J.: Sportbiologie. Erlangen 1990.

Welsink, D.: Muskelaufbautraining. Krankengymnast 44, 2 (1992) 162-169.

Werner, E.: Die Trainingsmethodik im Bodybuilding. Zulassungsarbeit IfSS Freiburg. Freiburg 1982.

Werner, J.: Biomathematik und medizinische Statistik – Eine praktische Anleitung für Studierende, Doktoranden, Ärzte und Biologen. München 1992.

Wieben, K., B. Falkenberg: Muskelfunktion – Prüfung und klinische Bedeutung. Stuttgart 1991.

Wieben, K., B. Falkenberg: Muskelfunktion. Stuttgart 1997.

Wiebke, D., D. Jeschke, R. Lorenz: Kreatin – Doping oder Substitution. Sportorthopädie – Sporttraumatologie 11.3 (1995) 171 – 175.

Wiggerstad-Lossing, I., G. Grimby, T. Jonsson: Effect of electrical muscle stimulation combined with voluntary contractions after knee ligament surgery. Med. Sci. Sport Exerc. 20 (1988) 93-98.

Wolff, H.: Präventivmedizinisch orientiertes Fitneßtraining – Die präventivmedizinische Bedeutung des gerätegestützten Fitneßtrainings unter besonderer Berücksichtigung orthopädischer Aspekte. Sportwissenschaft und Trainingspraxis; Band 3. Erlensee 1990.

Zatsiorsky, V.M.: Krafttraining – Praxis und Wissenschaft. Aachen 1996.

Zieschang, K.: Aufwärmen bei motorischem Lernen, Training und Wettkampf. Sportwissenschaft 2, 3 (1978) 235-251.

Zintl, F.: Messungen zur Kraftausdauer bei alpinen Skirennläufern. In: Carl, K., S. Starischka, H.M. Stork (Hrsg.): Kraftausdauertraining – Hearing des Bundesinstituts für Sportwissenschaft und der Universität Dortmund. Köln 1989 (S. 50-72).

Quellenverzeichnis

[1.1] vgl. Hees 1985; Hinrichs 1986; Froböse 1993, 3ff
[2.1] vgl. Feldenkrais 1992, 65
[2.2] vgl. Brügger 1991, 2ff; Spring 1990, 12ff
[3.1] vgl. Ehlenz et al. 1991, 11
[3.2] vgl. Müller/Gräfe 1978, 35ff
[3.3] vgl. Ehlenz et al. 1991, 12
[3.4] vgl. Müller/Gräfe 1978, 35ff, Heck 1990,35; Ehlenz et al. 10ff
[3.5] vgl. Marschner 1976 in Martin et al. 1993, 23; Ehlenz et al. 1991, 12
[3.6] vgl. Marschner 1976 in Martin et al. 1993, 23
[3.7] vgl. Dobrinski et al. 1980, 1
[3.8] vgl. Dobrinski et al. 1980, 11
[3.9] vgl. Dobrinski et al. 1980, 12
[3.10] vgl. Dobrinski et al. 1980, 30ff
[3.11] vgl. Dobrinski et al. 1980, 37
[3.12] vgl. Dobrinski et al. 1980, 39ff
[3.13] vgl. Dobrinski et al. 1980, 76
[3.14] vgl. Dobrinski et al. 1980, 71
[3.15] vgl. Ehlenz et al. 1991, 50
[3.16] vgl. Ehlenz et al. 1991, 54
[3.17] vgl. Ehlenz et al. 1991, 55
[3.18] vgl. Frank 1974, 26ff
[3.19] vgl. Ehlenz et al. 1991, 32
[3.20] vgl. Grosser et al. 1987, 110
[3.21] vgl. Grosser et al. 1987, 109
[3.22] vgl. Donskoi 1975, 49f
[3.23] vgl. Fulton 1993, 3; Jones 1993, 10
[3.24] vgl. Fulton 1993, 2
[3.25] vgl. Donskoi 1975, 49f
[3.26] vgl. Grosser et al. 1987, 108ff
[3.27] vgl. Donskoi 1975, 50
[3.28] vgl. Grosser et al. 1987, 111
[3.29] vgl. Ehlenz et al. 1991, 56f
[3.30] vgl. Stoboy 1984, 9ff; Cabri 1991, 231ff
[3.31] vgl. Grosser et al. 1987, 135
[3.32] vgl. Grosser et al. 1987, 136f
[3.33] vgl. Grosser et al. 1987, 135ff
[3.34] vgl. Tittel 1985, 325
[3.35] vgl. Saziorski 1984, 70
[3.36] vgl. Grosser et al. 1987, 144
[4.1] vgl. Harre 1977, 125; Martin 1977, 65; Mühlfriedel 1979, 46; Grosser et al. 1984, 11; Weinbeck [VZE]1986, 205
[4.2] vgl. Nöcker 1980; Schmidtbleicher 1984, 1791; Keul/Berg 1986, 201; Letzelter/Letzelter 1986; Hollmann/Hettinger 1990, 513ff
[4.3] vgl. Schmidtbleicher 1983, 210
[4.4] vgl. Bührle 1986, 17; Ehlenz et al. 1987, 61f; Jonath 1988, 178f
[4.5] vgl. Asmussen et al. 1965, 3f; Werschoshanskij 1972, 85; Bührle 1985, 88; Radlinger 1987, 72
[4.6] vgl. Schmidtbleicher 1984, 1786; Bührle 1985, 87ff
[4.7] vgl. Grosser/Zintl 1994, 36
[4.8] vgl. Lehnertz 1984, 30 und 1988b, 48
[4.9] vgl. Bührle 1985, 89
[4.10] vgl. Bosco et al. 1982, 557ff; Gollhofer et al. 1984, 156ff; Schmidtbleicher 1984, 1786; Noth 1985, 238; Schmidtbleicher/Gollhofer 1985, 271ff; Schmidtbleicher 1986, 56ff
[4.11] vgl. Lehnertz 1984, 1988a, 114
[4.12] vgl. Grosser/Zintl 1994, 37
[4.13] vgl. Sullivan et al. 1985; Cordes et al. 1987, 72; Voss et al. 1987; Beckers 1993; Ebelt-Paprotny 1994, 167; Hedin-Anden 1994
[4.14] vgl. Ehlenz et al. 1995, 72; Martin 1993, 109; Schmidtbleicher 1989, 13
[4.15] vgl. Zintl 1994, 115ff
[4.16] vgl. Hollmann/Hettinger 1990, 334ff; Grosser et al. 1993, 54ff; Zintl 1994, 114ff
[4.17] vgl. Hollmann/Hettinger 1990, 305ff; Grosser et al. 1993, 54ff; Zintl 1994, 111ff
[4.18] vgl. Zintl 1994, 111ff
[4.19] vgl. Hollmann/Hettinger 1990, 305
[4.20] vgl. Hollmann/Hettinger 1990, 305ff; Grosser et al. 1993, 54ff; Zintl 1994, 110ff
[4.21] vgl. Zintl 1994, 110ff
[4.22] vgl. Hollmann/Hettinger 1990, 303ff
[5.1] vgl. Ballreich/Brüggemann 1980, 65ff; Martin et al. 1993, 118
[5.2] vgl. Ballreich 1970, 17
[5.3] vgl. Hettinger 1983, 20ff; Hollmann/Hettinger 1990, 195ff
[5.4] vgl. Ludin 1975, 405
[5.5] vgl. Hopf 1975, 438; Haag 1985, 164ff, Hopf et al. 1986, 277; Cotta 1988, 28; Nix 1991, 53f; [VZE]Bachmann 1993, 64ff
[5.6] vgl. Wieben/Falkenberg 1991, 6
[5.7] vgl. Wieben/Falkenberg 1991, 4ff
[5.8] vgl. Daniels et al. 1966; Kendall/Kendall 1971; Hoppenfeld 1976; Janda 1986; Mumenthaler/Schliak 1987
[5.9] vgl. Daniels/Worthingham 1976, 1ff
[5.10] vgl. Spring et al. 1990, 26ff; Tritschler et al. 1992; vgl. auch Geiger/Schmid 1991
[5.11] Neumaier 1983, 32ff; Bös 1987, 62ff; Grosser/Starischka 1989, 16ff
[5.12] vgl. Spring et al. 1990, 26
[5.13] vgl. Spring et al. 1990, 27
[5.14] vgl. Ehlenz et al. 1987, 113
[5.15] vgl. Bös 1987

[5.16]	vgl. Gerber/Lüthi 1997
[5.17]	vgl. Ikai/Steinhaus 1961, 157ff; Röcker/Stoboy 1970, 849ff; Hollmann/Hettinger 1990, 192
[5.18]	vgl. Edwards/McDonnell 1974, 758f; Eggli 1989 b, 117ff; Zintl 1989, 50ff; Bohannon 1990, 217 ff; Froböse 1993, 38ff; Stoll 1995, 473ff
[5.19]	vgl. Schmidtbleicher 1980, 48ff; Hettinger 1983, 28ff; Radlinger 1987, 47f; Hollman/Hettinger 1990, 196ff; Stoll et al. 1995, 473ff
[5.20]	vgl. Edwards/McDonnell 1974, 758f; Bohannon 1990, 217 ff; Stoll 1995, 473ff
[5.21]	vgl. Muray et al. 1980, 412ff; Davies 1987; Gollhofer 1987, 119; Martin et al. 1993, 121 f; [VZE]Grosser/Zintl 1994, 36
[5.22]	vgl. de Lorne/Watkins u. Zinovieff in Gardiner 1975, 54 ff; Martin 1993, 125; Grosser/Zintl 1994, [VZE]36
[5.23]	vgl. Ehlenz et al. 1987, 105ff; Kunz 1990, 162; Gustavson/Streeck 1991, 48 ff; Kolster et al. 1994, [VZE]627
[5.24]	vgl. Rohmert 1961 u. 1962; Zaciorskij et al. 1970, 141ff; Fukunaga et al. 1976; Radlinger 1987
[5.25]	vgl. Tuttle et al. 1957; Zaciorskij et al. 1970
[5.26]	vgl. Ehlenz et al. 1987, 102
[5.27]	vgl. Radlinger 1987, 101ff
[5.28]	vgl. Rühl 1992 in: Kolster 1994, 636
[5.29]	vgl. Ehlenz et al. 1987, 105 ff; Kunz 1990, 162; Gustavson/Streeck 1991, 48 ff; Kolster et al. [VZE]1994, 627
[6.1]	vgl. Ehlenz et al. 1995, 123
[6.2]	vgl. Ehlenz et al. 1995, 122f
[6.3]	vgl. Charnley in Hess 1980, 235f
[6.4]	vgl. Nagel 1991, 313ff
[6.5]	vgl. Schmidtbleicher 1987
[6.6]	vgl. Jakowlew 1975, 132ff; Costill et al. 1979, 96ff; Bührle/Werner 1985; Cometti 1988a, 3
[6.7]	vgl. Friden et al. 1983a, 170ff und 1983b, 177ff; Malewski et al. 1984; Roxin et al. 1984; Kirwan et al. 1986; Lüthi et al. 1989, 58ff; Müller et al. 1990
[6.8]	vgl. Erikkson/Haggmark 1979; Appell/Cabric 1987; Kramer 1987; Delitto et al. 1988; Wiggerstad et al. 1988; Delitto et al. 1989; Gibson et al. 1989; Gubler/Hildebrandt 1991; Frei et al. 1996
[6.9]	vgl. Mentzer 1980; Weider 1981; Werner 1982; Schwarzenegger 1983; Grosser et al. 1984, 123ff; Bührle/Werner 1985, 204ff; Schmidtbleicher 1985b, 107ff; Grosser/Müller 1985b, 120ff
[6.10]	vgl. Ehlenz et al. 1983, 100
[6.11]	vgl. Ehlenz et al. 1983, 104f
[6.12]	vgl. mündliche Mitteilung Schmidtbleicher 1997
[6.13]	vgl. Schmidtbleicher/Hemmling 1992, 297ff; Schmidtbleicher/Hemmling 1994, 86ff
[6.14]	vgl. Schmidtbleicher 1994, 380f
[6.15]	vgl. Ehlenz et al. 1995, 120
[6.16]	vgl. Badtke 1989, 357f
[6.17]	vgl. Badtke 1989, 366; Zintl 1994, 86f

[6.18]	vgl. Liesen 1986, 178ff; Liesen 1994, 74ff
[6.19]	vgl. Badtke 1989, 359ff; Zintl 1994, 87f, 90ff, 111
[6.20]	vgl. Zintl 1994, 110
[6.21]	vgl. Duesberg/Verdonk 1988, 31f; Egkher et al. 1988, 59ff; Fahrer et al. 1988, 635ff; Schultz et al. 1988, 33ff; Verdonck/Duesberg 1988, 240ff; Eggli 1989a
[6.22]	vgl. Stokes/Young 1984, 7ff; Fahrer et al. 1988, 635ff
[6.23]	vgl. Spencer et al. 1984; Eggli 1989a, 95f
[6.24]	vgl. Aebi et al. 1996
[6.25]	vgl. Arvidsson et al. 1986, 1415ff; Grimby 1994, 339
[6.26]	vgl. Jensen et al. 1985, 27ff; Arvidsson/Erikson 1986, 1415ff
[6.27]	vgl. Fahrer et al. 1988, 635ff
[6.28]	vgl. Wise et al. 1984, 95ff; Morrisey 1989, 263
[6.29]	vgl. Barnam 1978; Davies 1987; Froböse 1993, 23
[6.30]	vgl. Müller 1985, 144ff; Cabri 1991, 231ff; Froböse 1993, 23
[7.1]	mod. nach Carl 1984, 421
[8.1]	vgl. Cyriax 1983, 53; Ombregt et al. 1995, 56
[8.2]	vgl. Janda 1994,253ff
[8.3]	vgl. Kapandji 1970, 68
[8.4]	vgl. Schmidtbleicher 1994, 172
[9.1]	vgl. Niethard/Pfeil 1989, 364
[9.2]	vgl. Niethard/Pfeil 1989, 364f
[9.3]	vgl. Baumgartner/Ochsner 1983, 294; Niethard/Pfeil 1989, 448; Cotta et al. 1990, 434
[9.4]	vgl. Baumgartner/Ochsner 1983, 294f; Niethard/Pfeil 1989, 448
[9.5]	vgl. Kuner/Schlosser 1988,75
[9.6]	vgl. Häring/Zilch 1988, 234
[9.7]	vgl. Delank 1991, 119ff; Albrecht 1979, 221ff
[9.8]	vgl. Caillied 1977, 64; Bogduk/Twomey 1991, 152
[9.9]	vgl. Ombregt et al. 1995, 6
[9.10]	vgl. Duus 1976, 34f
[9.11]	vgl. Häring/Zilch 1988, 238f
[9.12]	vgl. Delank 1991, 73
[9.13]	vgl. Lenz 1993, 14
[9.14]	vgl. Richardson/Jull 1996, 3ff
[9.15]	vgl. Benini/Pinkepank 1975, 252; Hopf et al. 1986, 2.129; Mucha 1978, 78; Mucha et al. 1984, 90; Mumenthaler 1974, 66; Mumenthaler 1978, 9; Mumenthaler/Schliack 1987, 342; Mumenthaler 1990, 453; Nix 1991a, 212f; Nix 1991b, 121; Stör/Riffel 1988, 221ff; Thümler/Schütt 1978, 66; Tackmann et al. 1989, 424; Bachmann 1993, 86
[9.16]	vgl. Arns/Hüter 1983, 116; Cotta et al. 1988, 98 u. 111f; Hopf et al. 1986, 2.129; Mucha et al. 1984, 91; Mumenthaler/Schliack 1987, 351; Nix 1991a, 221; Stör/Riffel 1988, 222; Tackmann et al. 1989, 422; Bachmann 1993, 87f
[9.17]	vgl. Nix 1991a, 48; Nix 1991b, 161; Schliack 1972, 124
[9.18]	vgl. Hopf 1975, 436; Hopf et al. 1986, 2.25f; Nix 1991b, 164
[9.19]	vgl. Eickhof 1980, 508; Hopf 1974, 44

[9.20]	vgl. Eickhof 1980, 508; Hopf 1974, 44
[9.21]	vgl. Hopf 1972, 149
[9.22]	vgl. Schmidtbleicher 1996
[9.23]	vgl. Hopf et al. 1986, 2.25
[9.24]	vgl. Lewitt 1984, 166; Maitland 1988, 51; Butler 1991, 65ff; Bachmann 1993, 71ff
[9.25]	Voss et al. 1988, 17; Beckers/Buck 1990, 5
[9.26]	vgl. Kapandji 1985,104ff; Kuner/Schlosser 1988, 358f
[9.27]	vgl. Cotta et al. 1984, 390; Kapandji 1985,126; Kuner/Schlosser 1988, 358ff; Niethard/Pfeil 1989, 453f; Cotta et al. 1990, 351
[9.28]	vgl. Kuner/Schlosser 1988, 358ff
[9.29]	vgl. Baumgartner et al. 1983, 309ff

Sachwortverzeichnis

A

Abdominal hollowing 283
Absolutkraft 12, 24
Aquaplaningeffekt 255
Ausbelastung, gering 57, 59
– maximal 57
– mittel 57, 61
– submaximal 57, 61
– supramaximal 57
Ausdauer 1
– aerobe 3, 22
– allgemeine aerobe 22, 81 ff
– Einflußfaktoren 29
– extensive Intervallmethode
  mit Langzeitintervallen 83
– extensive kontinuierliche
  Dauermethode 1
– intensive kontinuierliche
  Dauermethode 82
– lokale aerobe 22, 29, 82 f
– variable Dauermethode 82
Ausdauerkraft 21 ff, 26, 28, 81 f
– Einflußfaktoren 29
Axonotmesis 299

B

Bankhart-Läsion 249
Belastung, intermittierende 56
– kontinuierliche 56
Belastungsdauer 57
Belastungsintensität 57
– Berechnung der 44 ff
– Finden der 46
Belastungssteigerung,
  automatische 270
Beweglichkeit 1
Bewegung, gleichförmige 9
– gleichmäßig beschleunigte 9
– ungleichförmige 9
Bewegungsausführung 55
Bewegungsebene, Verlegen
  der 17, 18
Bewegungsgeschwindigkeit
  56, 86

D

Degenerationsprozesse 295 f
Dehnungs-Verkürzungs-
  Zyklus 288, 308 f, 310
Differenzierte
  Kraftentwicklung 52 f, 62

– Muskelaufbau 51, 62 ff
– Kombinierte Methode 69 ff
– Intramuskuläre
  Koordination 73 ff
– Reaktivkraft 77 ff
– Kombinationen von Kraft
  und Ausdauer 79 ff
Diskopathie 276
Double-Crush-Syndrom 297 f
Drehmoment 11 f
Druck 11

E

Elastische Verformung 10
Energetische und neuromuskuläre Vorbereitung 261,
  274, 293, 319 f, 343 f
Explosivkraft 21 ff, 24 f

F

Fettverbrennung 272
Funktion zweigelenkiger
  Muskeln 19
Funktionelle Vielfältigkeit
  von Muskeln 19

G

Geschwindigkeit 8
Gewichtskraft 9

H

Hauptmuskel 95
– M. abductor digiti minimi
  203
– M. abductor pollicis brevis
  209
– M. abductor pollicis longus
  209
– M. adductor brevis 112
– M. adductor longus 112, 324
– M. adductor magnus 112
– M. adductor pollicis 210
– M. anconaeus 184
– M. biceps brachii 180, 188
– M. biceps femoris 102, 124,
  324
– M. brachialis 180
– M. brachioradialis 180
– M. coracobracialis 157

– M. deltoideus
  (akromialer Teil) 164
– M. deltoideus
  (klavikulärer Teil) 157
– M. deltoideus
  (Schulterblattanteil) 161, 167
– M. erector spinae 221, 230
– M. extensor carpi radialis
  brevis 196
– M. extensor carpi radialis
  longus 196
– M. extensor carpi ulnaris 196
– M. extensor digiti minimi
  201
– M. extensor digitorum 201
– M. extensor digitorum brevis
  143
– M. extensor digitorum
  longus 143
– M. extensor hallucis brevis
  143
– M. extensor hallucis longus
  143
– M. extensor indicis 201
– M. extensor pollicis brevis
  214
– M. extensor pollicis longus
  216
– M. flexor carpi radialis 193
– M. flexor carpi ulnaris 193
– M. flexor digitorum brevis
  140
– M. flexor digitorum longus
  140
– M. flexor digitorum
  profundus 207
– M. flexor digitorum
  superficialis 206
– M. flexor hallucis brevis 140
– M. flexor hallucis longus 140
– M. flexor pollicis brevis 213
– M. flexor pollicis longus 215
– M. gastrocnemius 132, 324
– M. gemellus inferior 120
– M. gemellus superior 120
– M. glutaeus maximus 102,
  120
– M. glutaeus medius 104
– M. glutaeus minimus 106,
  116
– M. gracilis 112, 324
– M. iliacus 98
– M. iliocostalis 230

- M. iliocostalis cervicis 221
- M. iliopsoas 98
- M. infraspinatus 176
- M. latissimus dorsi 161, 172
- M. levator scapulae 145
- M. longissimus cervicis 221
- M. longissimus 230
- M. longissimus capitis 221
- M. longus capitis 217
- M. longus colli 217
- M. multifidus 283
- M. obliquus abdominis externus 235
- M. obliquus abdominis internus 235
- M. obturatorius externus 120
- M. obturatorius internus 120
- M. opponens digiti minimi 212
- M. opponens pollicis 212
- M. pectinaeus 112
- M. pectoralis 172
- M. pectoralis major 167
- M. peronaeus brevis 133
- M. peronaeus longus 133
- M. piriformis 120
- M. popliteus 324
- M. pronator quadratus 190
- M. pronator teres 190
- M. psoas major 98
- M. quadratus femoris 120
- M. quadratus lumborum 230, 240
- M. quadriceps femoris 127
- M. rectus abdominis 225
- M. rectus femoris 127
- M. rhomboideus major 151
- M. rhomboideus minor 151
- M. sartorius 324
- M. scalenus anterior 217
- M. scalenus medius 217
- M. scalenus posterior 217
- M. semimembranosus 102, 124, 324
- M. semitandinosus 102, 124, 324
- M. serratus anterior 154
- M. soleus 132
- M. spinalis 230
- M. spinalis capitis 221
- M. spinalis cervicis 221
- M. sternocleidomastoideus 217
- M. subscapularis 172
- M. supinator 188
- M. supraspinatus 164
- M. tensor fasciae latae 106, 116, 324
- M. teres major 161, 172
- M. teres minor 176
- M. tibialis anterior 137
- M. tibialis posterior 132
- M. transversus abdominis 283

- M. trapezius (mittlere Fasern) 151
- M. trapezius (obere Fasern) 145
- M. trapezius (oberer Teil) 221
- M. trapezius (untere Fasern) 148
- M. triceps brachii 184
- M. triceps surae 132
- M. vastus intermedius 127
- M. vastus lateralis 127
- M. vastus medialis 127, 324
- Mm. Interossei dorsales 199, 203
- Mm. interossei palmares 199, 205
- Mm. lumbricales 140
- Mm. Lumbricales 199
Hauptmuskelgruppe, Daumen- und Kleinfingeropositions- muskeln 212
- Daumenabduktoren 209
- Daumenadduktoren 210 f
- Daumenendgelenks- extensor 216
- Daumenendgelenksflexor 215
- Daumengrundgelenksexten- soren 214
- Daumengrundgelenks- flexoren 213
- Ellbogenextensoren 184 ff
- Ellbogenflexoren 180 ff
- Fingerabduktoren 203 f
- Fingeradduktoren 205
- Fingerendgelenksflexoren 207 f
- Fingergrundgelenksexten- soren 201 ff
- Fingergrundgelenksflexoren 199 ff
- Fingermittelgelenksflexoren 206
- Fussextensoren 137 ff
- Fussflexoren 132 ff
- Halsextensoren 221 ff
- Halsflexoren 217 ff
- Handgelenksextensoren 196 ff
- Handgelenksflexoren 193 ff
- Hüftabduktoren 106 ff
- Hüftadduktoren 112 ff
- Hüftaußenrotatoren 120 ff
- Hüftextensoren 102 ff
- Hüftflexoren 98 ff
- Hüftinnenrotatoren 116 ff
- Knieextensoren 127 ff
- Knieflexoren 124 ff
- Rumpfextensoren 230 ff
- Rumpfflexoren 225 ff
- Rumpflateralflexoren 240 ff
- Rumpfrotatoren 235 ff
- Schulterabduktoren 164 ff

- Schulteradduktoren 167 ff
- Schulteraußenrotatoren 176 ff
- Schulterextensoren 161 ff
- Schulterflexoren 157 ff
- Schultergürteldepressoren 148 ff
- Schultergürtelelevatoren 145 ff
- Schultergürtelprotraktoren 154 ff
- Schultergürtelretraktoren 151 ff
- Schulterinnenrotatoren 172 ff
- Unterarmpronatoren 190 ff
- Unterarmsupinatoren 188 ff
- Zehenextensoren 143 ff
- Zehenflexoren 140 ff
Hebelarm 12 f
Hebelgesetz 13
Herz-Kreislauf-System 260, 272, 341
Hilfsmuskel 95
Hypertrophie 63
Hypotrophieprophylaxe 63

I
IK Methode 309 ff
Impingement der Supraspinatussehne 255
Intramuskuläre Koordination 62, 73 ff
- Vor- und Nachteile 75
Isometrie, vielwinklige 85, 267

K
Kinematik 8
Klinische Kraftskala 32 ff
Ko-Kontraktion 253, 267, 333, 335
Kombinierte Methode 69 ff, 304 f, 311 f
- Vor- und Nachteile 72
Komplexe Kraftentwicklung, Anwendungsbereiche 49 ff
- Methoden 60 ff
- Methodenüberblick 50
- Wirkungen 50
- Ziele 59
Kraft, anaerobe 3, 22
- Arten der 21 f
- biologisch 7
- im Alltag 3 ff
- physikalisch 7
- physiotherapeutische Aspekte 11 f
Kraft und Ausdauer 4, 21 ff, 26
Kraftaufnehmer 41
Kraftausdauer 4, 21 ff, 26 ff, 79 f
- Einflußfaktoren 28

Sachwortverzeichnis

– Tests 35
Kraftdefizit 24
Kräfte, zerlegen und zusammensetzen 13 ff
Kraftentfaltung 17
Kraftentwicklung, allgemeine 53 f
– spezielle 54
Krafttests 31
– Aufgaben von 31
– dynamische 42 f
– isometrische 40 f
– klinisch-funktionelle Tests 34
– Kraftausdauer 35
– Kraftleistungsfähigkeit 38
– Maximalkraftausdauer 43
– Normierung 37
– objektive 31 f
– semiobjektive 31 f
– subjektive 31 f
Krafttraining, Differenzierte Kraftentwicklung 51 ff
– Komplexe Kraftentwicklung 49 ff
– segmental 17, 267
– Therapieziele 49
– Ziele 2, 22
Krafttrainingsmethode 22
– desmodromische MA-Methode 66 f
– dynamisch-exzentrische-IK-Methode 74 f
– dynamisch-konzentrisch-exzentrische-IK-Methode 73 f
– extensive Kombination von Muskelaktionen (eKOMA) 75 f
– extensive MA-Methode 64 f
– intensive Kombination von Muskelaktionen (iKOMA) 75 f
– Intensive MA-Methode 64
– Intramuskuläre Koordination 73 ff
– Intramuskuläre Koordination 73 f
– isokinetische MA-Methode 66 f
– isometrische IK-Methode 74 f
– Kombination Kraft und Ausdauer 79 f
– Kombinierte Methode 69 ff
– Kraftausdauer 79
– MA-Methode der forcierten aeroben Rephosphorylierung 67
– MA-Varianten 66
– Maximalkraftausdauer 79
– Methode der geringen Krafteinsätze mit mittleren bis hohen Wiederholungszahlen 59, 61 f

– Methode der leichten Krafteinsätze mit mittleren Wiederholungszahlen 60 f
– Methode der mittleren Krafteinsätze mit ermüdender Wiederholungszahl 60 ff
– Muskelaufbau 64 ff
– Name 55
– Reaktivkraft 77 ff
– Reaktivkraftausdauer 80
– Standard-MA-Methode I 64
– Standard-MA-Methode II 64
– Variationen bei Beschwerden 84 ff
Krafttrainingsspezifische Aspekte, zeitliche Darstellung 246
Kraftvektoren 13 ff
Kraftverlust 4
Kraftwerteskala 32 ff
Kraft-Zeit-Kurve 23, 41, 55, 57

L

Laufband 336
Leistung 7 f
– begrenzende Faktoren 22
Leistungsanforderungen, alltägliche 3
Lumbale Diskushernienoperation 277

M

Maximalkraft 21 ff, 62
– Bestimmung 34
– dynamisch-exzentrische 23
– dynamisch-konzentrische 23
– Einflußfaktoren 24
– isometrische 42
Maximalkraftausdauer 21 ff, 26 f, 79
– Einflußfaktoren 27
Muskelaktionsformen 55, 65
Muskelaufbau, Methoden 62 ff
– Methodenvarianten 66 ff
– Vor- und Nachteile 69
Muskelfasern, Typ-I 341
– Typ-II 323, 341
Muskeln, funktionelle Vielfältigkeit 19 f
– zweigelenkige 19
Muskelzugkraft 15
Muskuläre Kraft 1, 11
– Trainierbarkeit 16 f
Myo-Feedback 268

N

Nerven, N. peronaeus 295 f
Neurotmesis 322
Neutralisationsmuskel 95
Newton, Axiom I 9

– Axiom II 9
– Axiom III 10
Normalisierung des Stoffwechsels 275

O

Operationsverfahren 277

P

Patientenbeispiele 246
Pause 58
– unvollständige 58, 65
– vollständige 58
Pausengestaltung 274
Peronaeusläsion, traumatische 298
PNF-Muster 20, 258
Prävention/Fitness 2
Propriozeptiven Neuromuskulären Fazilitation (PNF) 322
Pyramidentraining 69 ff

R

Reaktivkraft 21 ff, 24
– Einflußfaktoren 25
– Methode 308, 341, 347 ff
– Training 77 ff
Referenzübung 96
Regenerationsförderung 332
Regenerationszeiten 81
Rehabilitation 2
Reibung 10
Relative Kraft 24

S

Schnellkraft 21 ff, 24 f
– Einflußfaktoren 25
– konzentrische 25
– statistische 25
Schulterluxation, Habituelle 249
Serien, Anzahl der 58
Sport 2
St Antonio-Programm 255
Stabilisationsmuskeln 95
Startkraft 21 ff, 24 f
Statische Schnellkraft 23 ff
Stepper 344
Stimulation der axonalen Regeneration 297, 302
Supramaximalkraft 22 ff

T

Tibiakopfosteotomie 262
Träge Masse 9
Trägheitskraft 10, 11
Trainierbarkeit 16
Trainingsmittel 89 ff
– Ball 92 f

– Eigener Körper   90
– Elektrostimulation   93 f
– Gewichtsmanschette   92
– Gummizüge   93
– Knetmasse   92
– Kraftmaschine   93
– Kraftzugapparat   92
– Kurzhanteln   92
– Langhanteln   92
– Schlingentisch   92
– Therapeut   91 f
– Wasser   91
Trainingspläne   245

– Bankhart-Läsion   249
– Diskushernie L5/S1   276
– Peronaeusläsion   295
– Tibiakopfosteotomie   262
– Vordere Kreuzbandplastik
  323

U
Übungsmonotonie   284
Unhappy-triad-Verletzung
  323

V
Verlaufsdokumentation   247
Vorgehensweise   246

W
Wiederholungen   57
Wundheilungsoptimierung
  251, 264, 281, 300, 327, 329,
  331 f